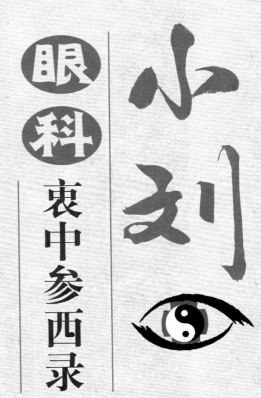

小刘眼科

眼科衷中参西录

刘 恒 刘爱民 刘爱新◎著

毕宏生 郭承伟 王静波◎主审

全国百佳图书出版单位
中国中医药出版社
·北京·

图书在版编目（CIP）数据

小刘眼科衷中参西录 / 刘恒，刘爱民，刘爱新著 . —北京：
中国中医药出版社，2021.12
ISBN 978-7-5132-5573-8

Ⅰ.①小… Ⅱ.①刘…②刘…③刘… Ⅲ.①眼病—
中西医结合疗法 Ⅳ.① R770.5

中国版本图书馆 CIP 数据核字（2019）第 087932 号

中国中医药出版社出版

北京经济技术开发区科创十三街 31 号院二区 8 号楼
邮政编码 100176
传真 010-64405721
廊坊市祥丰印刷有限公司印刷
各地新华书店经销

开本 880×1230 1/32 印张 16.25 彩插 0.5 字数 413 千字
2021 年 12 月第 1 版 2021 年 12 月第 1 次印刷
书号 ISBN 978 – 7 – 5132 – 5573 –8

定价 69.00 元
网址 www.cptcm.com

服 务 热 线 010-64405510
购 书 热 线 010-89535836
维 权 打 假 010-64405753

微信服务号 zgzyycbs
微商城网址 https://kdt.im/LIdUGr
官 方 微 博 http://e.weibo.com/cptcm
天猫旗舰店网址 https://zgzyycbs.tmall.com

如有印装质量问题请与本社出版部联系（010-64405510）

毕　序

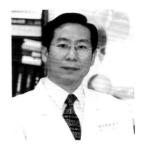

中医眼科学，是中医学的重要组成部分，是历代医家在眼病防治中不断积累、总结、完善而形成的一门学科，是中华民族长期与眼病做斗争的有力武器。近代，西医学取得巨大发展，中医眼科诚以包容的姿态接受了它，使中西医结合成为眼科发展的新潮流。

中西医结合眼科，立足于中医，充分吸收西医眼科学的理论与方法，辨病和辨证相结合，宏观和微观相结合，治标和治本相结合，整体和局部相结合，使我国眼病的基础理论、诊断和治疗水平达到了新的高度。

《小刘眼科衷中参西录》的作者刘恒，家学渊源，在本书中总结了他对眼科理法方药的最新认知和临床辨治的实践经验，是中西医结合眼科的成果和结晶。

是书分为上、下两篇。上篇总论部分，包括眼与脏腑经络的关系、解剖和生理的论述等眼科基础知识，以及作者独创的辨证用药、治疗措施和内治方法等。

下篇各论部分，作者是通过临床医案，以辨证思维对各种眼病的病因、病机、辨证、治法进行系统阐述。尤其在按语中引经据典，分析透彻，总结精炼；更是特别借鉴了诸多现代医家的新理论、新经验，体现了中西医术相结合，同病异治、异病同治而殊途同归——使目疾获愈的特点。

附录部分，作者在医论中，对用药、为医、愈病、养生、治未病及欲求探索和解决的医学课题等多方面，博古通今，阐述了一些独特的观点，彰显了他的开阔思维和对辩证法的运用。其自编汤头歌诀等，亦有简练、可用之特色。这对坚守医者本色，履行除疾康民之天职，具有实际的借鉴意义。

《小刘眼科衷中参西录》秉承"衷中参西"的理念，充分阐释了作者的中西医结合临证思维，与广大同道分享了作者丰富的中西医结合眼科诊疗经验，具有较高的理论与临床指导价值，是中西医结合眼科领域难得的佳作。

中国中西医结合学会眼科分会　主任委员
山东中医药大学教授　博士生导师
山东中医药大学附属眼科医院　院长
山东中医药大学眼科研究所　所长
2020 年 1 月 17 日　于北京

郭　序

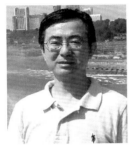

　　中医眼科源远流长，千百年来以其独特的疗效，在眼病预防与治疗方面发挥着无可替代的作用。现代科技的发展使眼科技术发生了质的飞跃，也为中医眼科插上了腾飞的翅膀。而传统医学与现代技术的交融，更显优势互补、减毒增效，这当是眼科发展的必然趋势。

　　刘恒医师深谙"大医精诚"之真谛，以弘扬中医眼科为己任。他秉承家传，广拜名师，勤于实践；宗于经典，结合现代，集家传秘籍与临床经验之大成，编纂了《小刘眼科衷中参西录》一书，正是中西医眼科完美结合的成果。

　　《小刘眼科衷中参西录》遵循继承与发展的理念，尊古而尚今，创新而不忘传承。取百家之所长，结合祖传及自身的临床经验，可谓当今中医眼科界难得之好书。该书不仅内容丰富，编排也独具特色。特别是下篇各论，精选大量亲诊的代表性病案，以深厚的中医理论功底，丰富的临床经验和创新性思维，对各种眼病从病因病机、辨证、治法与技巧诸方面进行系统完整的阐述。在突出中医药优势和疗效的同时，提供了大量简、便、廉、验的中医诊疗技术，并充分运用现代诊疗手段，体现了作者"衷中参西"的理念。

　　更难能可贵的是，每个病案后都加有按语，对诊疗过程进行了详细分析、阐述，做到有理有据，寻根求源。在立足临床之同时，从经典文献中寻找依据，不仅看上去很美，更能使读者有一种若品味美酒，意犹未尽的感受，获得学以致用的效果。

　　书中病案各具代表性，是中医辨证与辨病、整体辨证与局部辨证结合，中西医相结合的完美体现。品读之后，深感作者功底之深厚，临证经验之丰富，受益匪浅。

　　可以说，该书中西合璧，理论与实践相结合，继承与创新相结合，学术性与实用性兼备，是一部难得的眼科著作。

　　该书的出版，无疑将有助于中医眼科临床技能和学术水平的提高。

　　山东中医药学会眼科专业委员会　主任委员
　　　山东中医药大学教授　博士生导师
　　　山东中医药大学附属医院　眼科主任　
　　　　　2020 年 4 月 6 日　于泉城

王 序

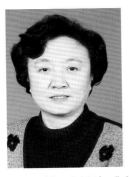

中医眼科，是中国医药学宝库中的瑰宝，在中华民族医学发展的历史中，形成了具有专科特色的辨证论治体系，在眼病的防治中发挥着不可低估的作用。

随着近代西医学的发展，"衷中参西"推动了中医眼科的诊断水平，提高了中医眼科的临床治疗效果。

刘恒医师在这方面做出了表率。

刘恒医师的《小刘眼科衷中参西录》，从中医眼科的源头处理好了继承和发扬的关系，是由其个人长期医疗实践中总结出的经验汇集而成。他勤求古训，博采众方，古为今用，充分发挥了中医药在眼科治疗中的优势。他在诊治眼病过程中，能按患者的个体状况差异，因人、因时、因地制宜地制订中西医治疗方案，并按不同的证候"衷中参西"，制订了许多独创的治疗方法，如肿核灼刺法，直达病灶，为治疗痰湿顽症提供了有效的疗法。

本书的最大特点是在治疗中以中医辨证思维，辨证地应用西医的各种治疗手法及手段，于临床治疗各种疑难、顽固病症，并取得了良好的效果。此乃刘恒医师在临床实践中"衷中参西"的最好佐证。

以中医辨证思维解读西医病因病机，转而中医辨证治疗，是"衷中参西"的另一种思路，其方法的灵活运用，为中西医结合眼科临床提供了独特的思路，为一些眼病的中西医结合治疗探索了可行的方法，取得了事半功倍之良效。

　　《小刘眼科衷中参西录》一书，是刘恒医师毕生经验的总结，可以反映出其对眼科事业的热爱和忠诚，是后辈中医眼科医师学习的榜样，也是一本临床寻医问药难得的好书。

山东省中医药学会眼科专业委员会　原主任委员
　　　　　山东中医药大学教授　博士生导师
山东中医药大学附属山东省中医院　原眼科主任
　　　　2020 年 7 月 28 日　于泉城

临床病案摄片

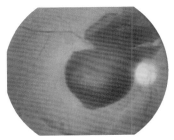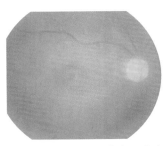

视网膜前出血，自 2010 年 5 月 7 日—2010 年 5 月 25 日治疗，痊愈

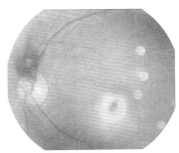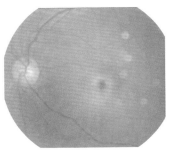

视乳头血管炎出血，自 2010 年 1 月 5 日—2010 年 2 月 2 日治疗，痊愈

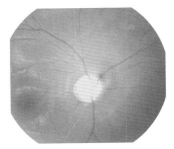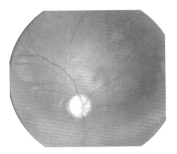

视神经萎缩，自 2010 年 3 月 2 日—2010 年 5 月 20 日治疗，
视力由 0.05 增至 0.5

部分传承医籍

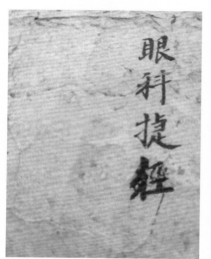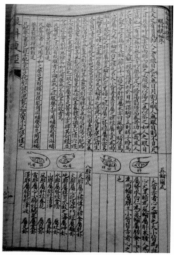

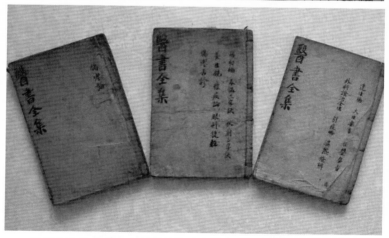

刘恒先生的祖父——刘纯清先生所珍藏并传授后代的古典医籍

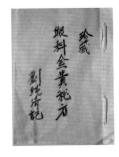

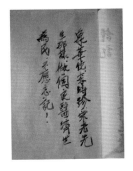

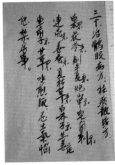

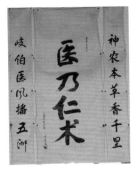

刘恒先生的祖父——刘纯清先生手抄眼科秘方

刘恒生活及工作剪影

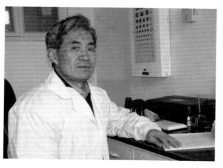

滨州市非物质文化遗产——"小刘眼科"
创始人刘恒

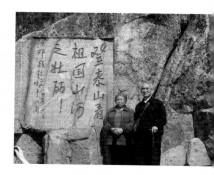

刘恒与夫人李荣云

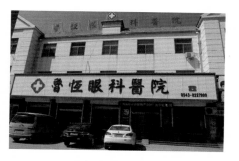

鲁恒眼科医院正门

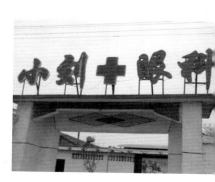

"小刘眼科"标志牌

自　序

　　眼目，为人体五官之首，司洞察万物之职，将所视之物象传于心（脑），以思之辨之，再令手去做，去改造这个世界，方才能适人之生息、宜人之繁续！

　　如若目病不明，心无所思，手无所从，居不能适，岂还能有人之美好生活？

　　然而，目为人身之一部，非单独存在者；唯有五脏六腑之精、血、神、气充之，阴平阳秘守之，目才能有光而明；反之，脏腑衰微，阴阳失衡，外邪侵袭则会夺目之明；若脏腑内郁之邪循经侵目，亦可致目暗而不辨。故此，医者治目之病，不可只见石而不见山，只见目疾而不察脏腑、阴阳！

　　医学，乃世上最严谨的生命科学之一。

　　中华民族独有的中医学有着几千年的历史，由于古代没有先进的检查手段，对眼病之描述，多源于医者观察和患者的症状。其诊治手段和方法与现代科学对应，相当于以宏观控制理论为基础和指导，采用"不打开黑箱"的方法，从天人合一、阴阳平衡、脏腑协调、经络通畅的有机联系，和内外求因（如：气郁血瘀、痰饮水停、积聚房劳、六淫戾气、外伤侵害等）、据证遣法等层次入手，利用天然或加工药物、割治疗法，或针灸、气功、按摩等经络"传感"技术，以求达到机体的"阴平阳秘"，来研究、解决人体的生命、疾病、康复活动的一门科学。究其灵魂即是——辨证论治。

　　而西医学，则是以微观分析理论为基础和指导，采用的是"打开黑箱"的方法，从人体的器官、组织、细胞、基因等内部结构，和对病查因（如：细菌、病毒、肿瘤、消耗、免疫、代谢、外伤等），以因施药（术）等层次入手；利用化学药物、物理疗法和介入技术等，以求"病因去，症状消"，来研究、解决人体的生命、疾病、康复活动的一门科学。考其宗旨乃为——辨病施治。

辨证法告诉我们，世界上任何一种现象和事物，尤其是生命现象和医学领域的每一个环节，都是一个个偌大的"黑箱"（尚不知其所以然）。在科学技术发达的今天，虽然有不少的"黑箱"已被打开成为"白箱"（已知其所以然）；但是，还有相当多的未被打开（仍是黑箱）或只有部分被打开（成为灰箱）的领域，有待人们去探究。"黑箱方法"，即是以综合的辨析力，在不（或不能）打开它的前提下，分析其输出的信息后，再输入相对应的信息去干预它，来认识和解决这些"黑箱"或"灰箱"问题的有效方法。

人类疾病的发生，当是一种机体和大自然抗争的生物学反应。无论其原发病因是什么，总是内、外两因对身体共同作用的结果。在临床上，就有一个寻因、辨证（病）、诊断再施治的问题。

在对疾病的诊治上，西医学针对性强，有的放矢，力求找出病因，可以说是"白箱方法"的实践和运用；对打开的"白箱"去认识它，对确诊之病因准确施以有效措施，以实现"除病"之目的。而中医学，可以说是"黑箱方法"的具体实践和运用。虽不求（或不可能）找到确切的病因，但力求辨清疾病的表现和发病机制（证），再对"辨证"所得疾病特征——"黑箱"发出的信息进行综合分析，再确定对其输入可控策略和措施（治则、治法），以达到"阴平阳秘，疾病乃去"之目的。

中西医药学，这是两种截然不同的理论体系和对待疾病的诊治方法。两者各有千秋，各有其本身不能逾越的鸿沟和相互不可替代的优势。如：中医不借助现代仪器，就不能扩大"望诊"范围以明确诊断；对器质性病变，如：视网膜脱落、玻璃体机化等就束手无策。而西医对打不开的"黑箱"或"灰箱"疾病，亦尚无针对性药物和措施，多是盲人摸象而之术无策。但是，两者所努力争取的却是殊途同归的一致目的——愈病。

清代名医张锡纯，就崇尚"衷中参西"，主张汇通"中西"来找出全新的治学观点和方法。他认为："中医尚多优势……论中医之理多包括西医之理，沟通中西医原非难事。"并发出感慨："吾儒生古人之后，当竟古人未竟之业。而不能与古为新，俾吾中华医学大放光明于全球之上，是吾儒之罪也。"他反对空谈，主张实验、创新的观点："贵发古人所未发，不可以古人之才智囿我，实贵以古人之才智启我，然后医学方有进步也。"

中华人民共和国成立后，伟大领袖毛泽东主席就发出号召，"中国医药学是一个伟大的宝库，应当努力发掘，加以提高""走中西医结合之路，创建中国的新医学、新药学"。

金明教授亦曾明确提出："现代中医凭借'辨证论治'的理论，再插上现代先进技术的翅膀才有所作为；现代医学要勇于揭示数千年实践经验的瑰宝，才可能突破性剖析……发病机制并丰富诊疗手段，'辨证论治'和'辨病论治'的相互借鉴，方可使患者最大限度享受最完美的诊治。"

因此，要更好地解决人类的健康特别是疾病问题，就应走中西医结合之路，将中医的辨证施治理论与现代的仪器检查及病理分析结果进行融汇分析，做到宏观辨证与微观辨病、功能分析和结构解剖的有机结合，相互取长补短，形成全新的对疾病的认知理论和施治概念，从而发挥这两门殊途同归科学的协同相乘效应，才能为人类的生命工程课题给出更完美的答卷。

眼科医学，即是这一生命工程的重要组成部分，要较好地治疗眼疾，还人光明，也应如此。临床上对一些显性的、器质性的、口服药物干预无效的病症，就应施以西医的（中医也有手术之法）介入治疗或手术"割除"之，或可取得立竿见影之效。然而，对相当多的非手术指征，尤其是一些慢性、迁延性眼病，施以中医之法，或予以中西医结合之术相配合，更可彰显其卓越之疗效。

《小刘眼科衷中参西录》，乃是笔者取家传、师授之中医秘方，结合自己所学习、总结、创新之经验，经几十年反复临床实践，所得每每获效之治疗成果。现付梓成册，欲为祖国的中西医结合眼科事业添一片砖瓦，或可有益于苍生。更有意抛砖引玉，期冀更好的眼科经验著作问世以济民。

笔者身在基层，才疏学浅，恐不乏谬误之处，诚望诸位同道斧正。

甲午年　季秋
于中国鸭梨之乡

编 写 说 明

我国的中医眼科事业，自古以来都是在传承中发展的。

刘恒秉承祖辈所传，创办了"小刘眼科"，又受教于陈明举教授等名师门下，苦修中医经典与现代医技，爬罗剔抉，补苴罅漏，勤求古训，博采众方，将"衷中参西"的诊断思路和辨治方法，运用于眼科临床实践，对眼病之治疗获得了非同于单行中医或西医治法的良好疗效，从而在中西医结合眼科之路上迈出了坚实的一步。

《小刘眼科衷中参西录》，正是以作者几十年的临床成功案例为样本，对每个病案以中西医结合理念为指导，从辨证辨病、理法方药、施治过程等方面对认知、实践、再认知、再实践经验进行总结。

本书主要内容分上篇总论、下篇各论及附录三部分。

总论部分，多是参照《黄帝内经》《医学衷中参西录》及各版《中医眼科学》《眼科学》等古今著作，整理的一些基础知识、检查方法，以及作者所独创的一些辨证思路、施治方法、用药心得等内容。

各论部分，是整理的临床眼病典型案例，体现了同病异治、异病同治特点。尤其在每个病案后的按语中，作者从中西医两方面阐述了对该病的融会认知与中西结合施治的心得体会。

附录部分，是作者对眼病、用药、养生、治未病等问题的有关论述；还记载了眼病治疗验方、自编处方歌诀以及部分有关图片等。正文中所有古方及经典处方皆注明出处，其他未注出处者乃笔者的祖传方、师传方、自拟方或加减方，均记录在附录中。

本书参考《中医眼科学》，对病证名用中医之称，如"黑睛疾病·聚星障"，对单个病案则用西医病名，如"病毒性角膜炎"等。

本书对疾病的认知，既从中医学角度注重了天人相应、阴阳平衡、脏腑协调的宏观辩证思维，亦力求借助现代科技的"白箱"方法来辨病、明因，尽量靠近中西医学的相互印证，力争在"明白"中用药施术，以求愈病。这才合乎张锡纯先生"衷中参西"之旨，也实践了创建中西医结合的"新医学"之路。

本书收集了1970—2012年间作者的治验案例。每个病例的编写项目，大致包括：患者信息、主诉、检查、中医辨证、西医诊断、治则、处方及治疗、诊治过程、按语等几个部分。

所载病案的诊治过程，突出了中西医结合的特色，如：中医的药物口服、灌肠、针灸、贴敷、熏洗、偏方、涂药等；西医的服药、滴药、输液、肌内注射、手术，及结膜下、球后、球内、穴位注射等方法。比如：对一病例，在给予了静脉输注、眼部外用抗菌药之同时，就不予中药清热解毒（相当于抗菌、消炎）之品。或是据证情之变，予以中西药物的短板互补，或先后为用，如诸兵种协同作战，以图决胜矣。

缘于编者水平所限，对所载病案的整理、分析、总结等，或不乏陋俗谬误之处，诚不讳诸位名师与同道予以指正。

编　者

2021 年 6 月 26 日

目　录

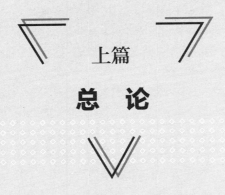

上篇
总　论

　　几千年来，浩瀚的华夏文明，尤其是医学文明，都是在传承中延续发展的。属非物质文化遗产的"小刘眼科"也不例外，在传承祖辈秘方、师授经验的基础上，再学习中医经典与现代西医科技，从而在眼病的病机认知、辨证论治等方面，形成了自己独具特色的理论见解和治疗法则。

第一章

中医眼科基础

第一节　眼与脏腑之关系论

眼属视觉器官，为五官之首。独具明视万物、察辨五色之功能。其与全身各脏腑器官是局部与整体的关系。

眼睛之官，乃五脏六腑先天之精气所成，所以能视万物者，有赖五脏六腑之阴阳所协调，后天之精气血津液所滋养。这正如《灵枢·大惑论》曰："目者，五脏六腑之精也，营卫魂魄之所常营也，神气之所生也。"《玉机微义》亦曰："人目眼，备脏腑五行，精华相资而神明，故能视。"如此说明，在生理上，眼睛是以机体之阴阳为根本，脏腑为依托，各组织器官经络为联系，气血精津为物质基础，方才可维系着其正常的视功能。

《柳洲医话》曰："脏腑失于调和，阴阳失于平衡，气血失于充沛，皆可病于眼目。"如此说明，在病理上，若某一脏腑阴阳失调，或经络筋脉阻滞，或气血精津液亏乏，则常累及眼目而致病。如：脾肾失调所致的糖尿病性眼病，肝火上憎所致的眼底出血等。反之，眼部之病变，也可通过经络的反馈作用而影响到脏腑功能，以致引起全身的病变。如：青光眼可致肝胃失和之头痛呕吐，或可导致神光郁遏之视神经萎缩等。但是，五脏中唯"肝开窍于目"，故诸脏中能主司眼之功能者，肝脏最为重要。如：素有精神抑郁，气血失和，若复遇外感内伤之邪，则更可侵犯肝经而致诸种眼病。

故而于临床中，为目医者，既要重视眼局部的"标"证，又要弄清涉及各脏腑的"本"证，更应注重目之本脏——肝对眼的生理、病理的影响，如此，方可达到精确辨证、得力施治、速愈疾病之目的。

一、眼与心和小肠之关系

（一）心主血脉，诸脉属目

《素问·五脏生成》曰："诸脉者，皆属于目……诸血者，皆属于心。"说明心主全身血脉，又与眼目相连。唯心气充足，血脉调和，方才使"目得血而能视"。故《审视瑶函》曰："夫目之有血，为养目之源……少有亏滞，目病生矣。"如若竭瞻劳思久病，皆可致心血耗损、睛失所养而导致目暗隐涩，疲乏怯视，甚或造成视力渐失。

（二）心藏神，目为心使

《素问·灵兰秘典论》谓："心者，君主之官也，神明出焉。"《审视瑶函》又曰："心藏乎神，运光于目。"此谓之"神"，即指人的精神、情志活动。这说明唯有心神在目发为神光，方才能辨视万物。若心阴不足，心阳衰微，神不守舍，则可致目黯视蒙。若人之病危，心气欲绝，则显见目涩昏暗、瞳神散大等。此乃中医望目察神的理论依据。

（三）心与小肠互为表里，由经脉络属

《素问·灵兰秘典论》曰："小肠者，受盛之官，化物出焉。"水谷由胃腐熟，经小肠分清别浊。清者，乃其精微，经脾达心，输注周身，从而滋养于目。故小肠之常之变，既关系到心，亦可影响到眼。

二、眼与肝和胆之关系

(一) 肝主藏血藏魂，开窍于目，受血而能视

《素问·金匮真言论》曰："肝藏血，心行之……肝主血海故也。"故《审视瑶函》又谓："肝气升运于目，轻清之血，乃滋目经络之血也。"《素问·六节藏象论》亦曰："肝者，魂之居也。"《难经·三十四难》又说："魄者，阳之精，气之灵也。"魂魄，乃人之正常的精神、情志、洞察、决断活动，是由五脏之精气化生，藏于肝、行于外而展现于眼神的。这即是说，眼之视功能与肝血盛衰、魂守魄发有关；若肝血亏乏，魂不守舍，则可致神志不明，眼目昏蒙，夜视罔见矣。

(二) 肝主疏泄，寄生"相火"，气通于目

《灵枢·脉度》曰："肝气通于目，肝和则能辨五色矣。"《格致余论·阳有余阴不足论》亦曰："主闭藏者，肾也，司疏泄者，肝也，二者皆有相火。"严灿老师认为：肝主疏泄，可调节机体的神经递质、神经肽、激素等的合成和分泌；肝的疏泄是调节心理应激反应的核心生理功能，并可影响免疫系统。故唯有肝的疏泄功能正常，方可情志舒展，气血畅运而目明体健。若忧思郁结，暴怒忿哀，致肝气郁滞逆乱，则可有暴盲之忧或青盲之患。

《格致余论·相火论》曰："天主生物，故恒于动，人有此生亦恒于动，其所以恒于动，皆相火也。"《医学衷中参西录》更指出："人之元气，根荄于肾而萌芽于肝。"这说明，人之生命力、眼之精明度，皆源于相火——元阳、元气之功能。如若相火无源，元气衰败，气机逆乱，不但罹患内障目暗，更可致他病丛生矣。

(三) 肝为将军之官，主筋主动

《素问·灵兰秘典论》曰："肝者，将军之官。""肝主

筋。"此即说明，肝对机体的生息犹若三军之统帅，负攘外安内之职，并主筋骨关节之功能。按现代医学认为，这是对脏腑之间的功能调节、免疫机制调节及康复疾病的功能。唯有肝气条畅，精微上注，方目可辨五色。若肝郁血滞，肝火上僭，则更易致生昏渺暴盲、绿风内障、胞睑振跳、鹘眼凝睛等病变。

（四）肝脉上连目系

《灵枢·经脉》载足厥阴肝脉"连目系"。按现代解剖学含义，目系即相当于眼睛的神经、肌肉与血管系统。说明其在物质、功能上的联系密切。再者，外感或内生之邪，亦可循肝脉犯于目。正若《东垣试效方》所谓："肝脉连目系，邪之中人，各从其类，故循此逆而来攻，头目肿闷而瞳子散大。"（如绿风内障、马方综合征等）

（五）肝与胆相表里

肝之余气溢于胆，聚而成精，乃为胆汁。《灵枢·天年》曰："肝气始衰……胆汁始减，目始不明。"《审视瑶函》谓："神膏者，目内包涵之膏液……此膏由胆中渗润精汁，升发于上……方能涵养瞳神。此膏一衰，则瞳神有损。"这说明，目之清明或疾患，与胆汁、精气的充盈与否有密切关系。

三、眼与脾和胃之关系

（一）脾运精气，升清阳，上贯目窍

脾胃为后天之本，主运化水谷精微，乃气血生化之源；脾又主肌肉，司眼睑之开合。《兰室秘藏》曰："五脏六腑之精气，皆禀受于脾，上贯于目……故脾虚则五脏之精气皆失所司，不能归明于目矣。"

由是可知，目为至上之窍，唯清阳升达，方可开合自如，视物清明。若脾虚不运，清阳不得升腾，浊阴不得肃降，则可致眼目昏暗不明，或约束弛缓睑废用，或胞睑浮肿痰核生，或

视衣渗出增殖变等证候。

（二）脾气统血，循养目窍

《景岳全书》谓："盖脾统血，脾气虚则不能收摄而致血病。"血病则目病。血液能正常循行，濡养目窍，不溢于脉外，有赖脾之统摄。与现代医学对应，则是脾脏功能与凝血机制的正常使然。反之，若脾（功能不全）统血失职，则可致眼之内、外血证。

（三）脾胃为升降出入之枢纽

胃和脾，乃是后天水谷受纳腐熟和精微吸收敷布（即人体水谷精微升降出入）之枢纽，唯二者常运有序，方可使清升而目得濡，浊降而眼不暗。这正若《脾胃论》所曰："五脏皆得胃气乃能通利。"目窍唯得胃气乃能清明矣。

四、眼与肺和大肠之关系

（一）肺气充和，注目使明

肺朝百脉，主一身之气，气推则血行。肺脏将吸入之清气与水谷之精气合而输布，周身得以温煦濡养，方使脏腑健运，注气血入于目则目视精明。若肺脏亏虚，输布乏力，目窍失濡则昏暗。正若《灵枢·决气》曰："气脱者，目不明矣。"

（二）肺气宣降，畅通目络

肺主宣发，则气血津液敷布有序；肺气肃降，则水液代谢正常。唯有肺气宣降正常，方能卫外有权、脉络通利而目明不病。反之则血滞水停而致目赤、睑浮、视歧、目昏等症。

（三）肺与大肠互为表里

肺气肃降之功，有助大肠通排正常。若肺气虚弱，肃降失常，则大肠积滞，腑气不通；而大肠积滞不通，亦可累及肺失肃降，使气血上僭而致胞睑虚肿、内障目暗等证候。治以通腹除滞泻热法，或可取得良好疗效。

五、眼与肾和膀胱之关系

（一）肾藏精主水，养目使明

《素问·上古天真论》曰："肾者主水，受五脏六腑之精气而藏之。"肾精能化血生髓，髓脑相通，与目系相连。《医林改错》亦说："两目系如线……所见之物归于脑。"这说明目之所视，悉取于肾精之功，脑用之能，唯肾精充则脑髓丰，目光敏锐；反之，则如《灵枢·海论》所言："髓海不足，则脑转耳鸣……目无所见。"

肾精有先天、后天之分，若先天禀赋不足，可生胎患之眼病；若老年体衰，肾亏精枯，或青壮年者恣情纵欲，而致肾虚精乏者，则可罹患视昏失明之证。

（二）肾寓真阳，激发神光

肾为水火之脏，内寓真阴真阳，为一身阴阳之根。肾精上濡明目，尚须肾阳温煦，神光方得发越，即眼睛的正视功能。正若《审视瑶函》所谓："神光者，谓目中自然能视之精华也""夫神光源于命门……皆肾火之用事。"此论说明，神光之发越与命门（肾）之真火（阳）息息相关。若肾阳衰微，可致神光不得发越而现目暗、失明之证。如肾病性视网膜病变，即是该证候的眼部反应。

（三）肾主津液，上濡目窍

《素问·逆调论》曰："肾者水脏，主津液。"《灵枢·五癃津液别》又说："五脏六腑之津液，皆上渗于目。"此言即说，肾是周身津液代谢的主要器官。津液在目化为泪液、神水，起着卫护、濡养目珠之作用。若肾功能失调，可致水液潴留，神水枯竭，从而导致目之内外的渗出、水肿，目涩、珠缩等症。如肾炎所致的水液代谢失常之症状，即是典型表现。

（四）肾与膀胱互为表里

膀胱有受纳肾气、化气行水、排泄尿液之功。其气化作用取决于肾气之盛衰。若肾阳不足，膀胱气化失常，则可致水湿上泛，而现水湿潴留、目浮视昏之病。

六、眼与三焦之关系

三焦为六腑之一，有"孤府"之称。张介宾说："三焦者，确有一腑，盖在脏腑之外，躯壳之内，包罗诸脏，一腔之大腑也。"《证治准绳·七窍门》指出："目内神水，是由三焦而发源。"至于三焦是否有形，自古尚无定论。但历代医家确认其有通行元气、运化水谷、通调水道之功能。唯三焦功能正常，则目明；若其职失常，则可致目病矣。如临床常见的因操劳过度而出现的眼目红赤、口鼻生疮等症，则常以"上焦起火"，给予清解"上焦"火热之方剂而治；再如对一些湿热较重之目病，则常予引湿热自"下焦"而出之治疗方法。

小 结

总之，眼睛能明视万物，洞察一切，是各脏腑、经络之生理功能正常发挥，相互协调，气血充沛，濡道养窍所使然。正如《玉机微义》所谓："人目眼，备脏腑五行，精华相资而神明，故能视。"

但是，各脏腑对眼的生理功能和病理作用是有差别的；首功者，当推目之本脏——肝矣。

第二节 临床常用辨证方法

临床辨证，是通过传统的四诊方法及现代检测手段，对各项临床资料进行综合分析，从而对疾病做出诊断的过程。辨证是施治的前提和依据，准确与否关系到施治结果的成败。笔者于临床中常将五轮辨证法、脏腑辨证法、内外障辨证法等结合于西医病理分析之中。唯此相互印证，才能对疾病做出切合实际的诊断。

一、五轮学说与现代解剖学在眼科临床的结合运用

五轮学说起源于《黄帝内经》，是中医眼科学独有的理论体系。《太平圣惠方》曰："眼有五轮：风轮、水轮、血轮、气轮、肉轮。五轮应于五脏，随气所主也。"《审视瑶函》又说："五轮者，皆五脏之精华所发，名之曰轮，其象如车轮圆转、运动之意也。"如此，古代医家即是将眼的黑睛、瞳神、两眦、白睛、胞睑分别归属之，通过诊察眼睛各轮之症状，来借以说明眼的生理、病理及其各部与脏腑之间关系的，既朴素简便又深奥实用的眼科独特的五轮辨证法。但是，在现代条件下，唯有与趋于"白箱"化的现代解剖学知识相结合，才能使其展现出新的生命力和切合实际的实用性。

（一）五轮的五脏分属及对应的现代解剖部位

五轮在眼的部位、脏腑分属及与现代解剖位置（表1）。

表 1　五轮的部位，脏腑分属与现代解剖位置对应

五轮名称	对应眼部部位	脏腑分属		对应现代解剖位置
肉轮	胞睑	脾	胃	眼睑：包括上下睑、睑缘、睫毛
血轮	两眦	心	小肠	内外眦、泪器
气轮	白睛	肺	大肠	球结膜、球筋膜、前部巩膜
风轮	黑睛	肝	胆	角膜、睫状体
水轮	瞳神	肾	膀胱	瞳孔：包括虹膜、房水、晶状体、玻璃体、视网膜、视神经等眼内组织

（二）五轮学说在眼科临床的运用

《太平圣惠方》曰："眼通五脏，气贯五轮。"《普济方》亦曰："五脏有病，皆形于目。"此即说明，在眼的病理过程中，轮为其标，脏为其本。

再者，经络于全身无处不在，虽属无形，但确有义。经络起着运行周身气血、沟通表里上下、联络脏腑器官、系连四肢百骸之作用。正若《灵枢·邪气脏腑病形》篇所曰："十二经脉，三百六十五络，其气血皆上于面而走空窍，其精阳之气上走于目而为之睛。"按现代医学之论，这应包括了眼部的肌肉、神经、血液循环及淋巴循环系统等。此即阐明了眼睛与脏腑之间，直接或间接地由经络的密切连贯而构成了一个完整的、动态的有机体系，气血方才得以周身输注，眼目方才得以濡养而晶明。如此，眼目轮之有病，多为脏腑功能及所属经络功能的失常所致。

五轮学说，仅是大体提示了眼病与脏腑之间的关系，有一定的局限性。故临证中应明确其现代解剖学定位及所包括的多重眼部组织；再者，眼病之因相互传变，情况错综复杂，更应酌情结合中医的六经、八纲、病因、气血津液等辨证方法，以及现代仪器的检测结果进行综合分析，才能得出更确切的诊断结论。

1. **肉轮系指胞睑** 内应于脾胃，应包括眼睑（睑缘、睫毛）、眼眶及眼外肌。

（1）眼睑：双睑的边缘为睑缘，常人的睑裂宽度为 7～10mm，两眼睑的形态、开合同步并对称。检查眼睑：是否有上退或下垂，皮下有无出血、水肿、伤痕、硬结等；若上睑下垂、鹊眼凝睛等症可致睑裂缩小或增大。睑后缘有睑板腺开口，若睑缘炎症可致脂质分泌障碍，形成倒睫、干眼、麦粒肿等症。眼睑结膜和睑板紧密相连，内含睑板腺等多种腺体；若由炎症等因致其代谢失常，便可致生眼睑结石、睑板腺炎、睑板腺囊肿等症。眼睑上有丰富的血管、淋巴系统，且是全身皮肤最薄之处，故眼睑的非感染性浮肿与该部的血液、淋巴循环障碍而致的水液积聚有关。

（2）眼眶：成人眶深4~5cm。眼眶外侧壁最易受到损伤，此处也是减轻眶压的首选施术位置。眶周之上为额窦，下为上颌窦，内侧为筛窦，后为蝶窦；若某窦道出现病变便可累及眶内、胞睑。

眼眶内的容积若病理性增加，如眶内炎、水肿、肿瘤、血管扩张、眼外肌肥大等，可引起眼球突出（鹘眼凝睛）。若眼眶内容积病理性变小，如眼球增大、直肌麻痹及眶腔变浅等，也可致眼球假性突出。若眼部炎症后的结缔组织萎缩、眶脂肪吸收（如老年）等，均可致眼球内陷。

眶壁上有神经孔等血管神经通道；眼眶内的神经组织包括视神经、运动神经、感觉神经及自主神经。若此处受伤，可出现眶上裂综合征：包括眼球固定、瞳孔散大、三叉神经一支分布区的感觉障碍、麻痹性角膜炎、眼球突出等症状。睑部、面部的静脉均与眼静脉交通；故面部、睑部的炎肿或鼻窦的感染，均可侵犯眼眶及海绵窦，甚或危及生命。

眼的感觉神经分布于眼睑、眼球、泪腺等部位，主司一般眼部的感觉。其中鼻睫神经的感觉纤维分布于角膜、巩膜和虹膜，司眼部角巩膜的感觉；其交感纤维分布于睫状肌和瞳孔开大肌，参与瞳孔的调节。位于视神经外侧的睫状神经节，包括节前纤维和节后纤维；手术时施行球后麻醉，即是阻断此神经的传导而使眼球转动和痛觉阻断。

（3）眼外肌：眼外肌的名称及功能（表2）。

表2　眼外肌名称及功能

眼外肌名称	主要功能	次要功能
内直肌	使眼球内转	
外直肌	使眼球外转	

眼外肌名称	主要功能	次要功能
下直肌	使眼球下转	使眼球内转、外旋
上直肌	使眼球上转	使眼球内转、内旋
上斜肌	使眼球内旋	使眼球下转、外转
下斜肌	使眼球外旋	使眼球上转、外转

如表 2 所示，眼球的正常运动是依赖上述 6 条眼外肌，在运动神经、自主神经的协调下来完成的。如若某条眼肌或神经受损或功能失常，均可导致眼球活动度失灵而出现斜视、固视等症的发生。因上直肌、内直肌在眶尖部紧贴视神经鞘，故患视神经炎时眼球转动会疼痛。对眼外肌的检查主要观察两眼角膜位置是否居中，各方向动度是否一致，有无眼球震颤、斜视等。

斜视检查，可用角膜光点反映法进行检查：一般将瞳孔中央至角膜缘分为三等份，每份相当于 15° 的斜视。也可用视角检查法：令健眼注视正前方目标，斜眼的偏斜度称为第一视角；令斜眼注视正前方目标，健眼的偏斜度称为第二视角。记录度数。临床上可根据眼球活动受限的方向来判断是哪条眼肌、神经受损或病变，进而确定治疗方案。

肉轮疾病辨证　肉轮疾病常包括如下情况。

胞睑肿胀：若胞睑虚软，不红不痛，纳差便溏者，多为脾肾阳虚，水气上泛（如肾炎性睑肿、过敏性眼睑炎）之证；若红肿弥漫，灼热疼痛，多为风热袭目，热毒壅盛（如泪腺炎、泪囊脓肿）之证；若局限红疖硬痛，多为火郁睑肤（如麦粒肿）之证；若局部肿高，核硬不红，多为痰湿结聚（如霰粒肿）之证；若因外伤碰撞而青紫肿胀，则为络破血瘀之证；若肿胀隆起，推之不移，多为肿瘤等。

睑肤糜烂：若胞睑水疱脓疱，糜烂渗水，多为脾胃湿热

（如眼睑湿疹）之证；若接触某种物质或药物所致，多为风毒（如过敏性睑炎）之证；若睑缘赤烂，痛痒并作，多为风湿热结（如鳞屑性睑缘炎）之证；若睑肤痒疡，鳞屑肥厚，多为血虚风燥（如眼睑湿疹）之证。

睑位异常：若上睑下垂，睁眼无力，属脾虚气弱，风中睑络之证；若胞睑抽搐，紧闭难睁，为脾虚肝旺，虚风内动（如眼睑痉挛）之证；若眼睑内卷，睫毛倒扎，为内挛外弛（如眼睑内翻、倒睫）之证；若眼睑外翻，泪流频作，多为瘢痕牵拉或风袭胞络（如下睑外翻、泪点外翻）之证；若睑瞬频作，不能自控，为脾虚肝旺风扰（如目劄、眼睑痉挛）之证等。

睑内颗粒：若色显黄白，为痰湿凝聚（如眼结石）之证；若睑内颗粒焮红，为湿热瘀滞之证；若颗粒如排石，痛痒频作，为风湿热三邪寓目之证。

肉轮辨证的临床应用　如症见眼睑红赤糜烂者：红赤为热，糜烂属湿，位在肉轮，内应于脾；可辨证为脾胃湿热，上泛胞睑之外障（眼睑湿疹）之证；施治当予泻脾清胃为法。

2. 血轮　系指两眦　内应于心与小肠，包括内外眦、泪器等。

（1）内外眦：睑裂的两侧分别称为内、外眦。两眦暴露于外，血络丰富，易受外邪侵袭而造成炎症、充血、结膜增生、胬肉等。

（2）泪器：分为泪液分泌部——泪腺，和泪液排出部——泪道两部分。前者由泪腺和副泪腺组成；后者由泪小点、泪小管、泪囊和鼻泪管组成。内眦处有泪阜、泪湖、上下泪小点，这里是泪液排出的进口，也是泪囊炎症的菌毒入口。眼轮匝肌除支配眼睑闭合，还主宰泪囊部的肌肉收缩，靠虹吸作用将泪湖内的泪液吸入泪道；若因泪小点外翻或阻塞，或鼻泪管阻塞，或某条眼肌损伤等原因，可导致眼睑闭启失常或泪液排出障碍而出现泪溢症。若细菌循泪道侵入，可致泪囊炎。

泪腺位于眼眶外上方泪腺窝内，开口于上穹隆外侧结膜，分泌泪液；泪液完成濡润眼球任务后，汇于泪湖，经泪小点、鼻泪管排入鼻腔。若其分泌功能不足，则出现干眼症，甚则引起干燥性角膜炎症。泪液分泌实验：正常为 > 15mm/5min，若<5mm/5min 为泪液分泌异常， < 10mm/5min 为泪液分泌不足。

血轮疾病辨证 血轮疾病包括如下情况。

若两眦赤脉粗大深红，为心火炽盛（如急性眦部结膜炎）之证；若轻红隐现，为心阴暗耗（如慢性眦部结膜炎）之证；若内眦清泪频流，为心脾两虚，摄泪无权（如泪道狭窄、功能性溢泪）之证；若内眦溢脓不断，为痰火生腐（如泪囊炎）之证；若两眦红赤糜烂，为心脾湿热（如眦部溃疡性结膜炎）之证；若干涩渗血，为心脾阴枯伤络之证；若两眦赤丝如缕侵入黑睛，是胬肉攀睛等。

血轮辨证的临床应用 如证见大眦部红赤泪流者，红赤为热，位在血轮，内应于心；可辨证为心经火热，上犯目窍之外障（急性眦部结膜炎）眼病；施治当清心泻火为则。

3. 气轮系指白睛 内应于肺与大肠，包括球结膜、前部巩膜、角巩膜缘等。

（1）球结膜：结膜分为球结膜、睑结膜、穹隆部结膜三部分。位于泪阜外侧的结膜形成一半月状的皱襞，其共同围成的囊腔称结膜囊。结膜损伤后可以再生，故眼部手术结膜的部分缺损，可不予处理。因其与外界接触多，易受外邪的侵伤而出现炎症（分泌物增多）；或出现白睛表层血络鲜红，推之可移（结膜充血）；或表层下片状红赤（结膜下出血），甚则出现结膜的增生、变性等。

（2）巩膜：前部巩膜与角膜相连，后部巩膜与视神经相连，表面被结膜、筋膜覆盖；结膜、筋膜再生力强，故眼科手术时结膜创面可不予缝合。巩膜上血管神经较少，不透光，相当于眼球的"黑箱"；当巩膜炎症时可出现白睛表层（结膜）及深层（巩膜）的红赤（混合充血），炎症发生在前部浅层者疼痛较重，在后部深层者则疼痛较轻却病情迁延。

（3）角膜巩膜缘：有 1mm 的半透明区及约 0.75mm 白色巩膜区，此处是眼内手术切口的重要位置；其基底层有未分化的干细胞，对角膜上皮的修复和阻止血管侵入有重要作用。故在胬肉切除术中同时予角膜缘干细胞移植术，可阻止胬肉复发。角巩膜缘是前房角的前外侧壁，青光眼的小梁切除术即在此处进行。若睫状体出现炎症，则显见白睛深层周围黑睛的推之不移的暗红色（睫状体充血）症状。

气轮疾病辨证 气轮疾病包括如下情况。

白睛红赤：若表层鲜红，热泪不断，为风热袭肺（如急性结膜炎）之证；若赤丝纵横，轻重不时，为热郁气轮（如慢性结膜炎）之证；若白睛表层下血染如胭，为热伤肺络或外伤（如流行性出血性结膜炎、结膜下出血）所致；若深层暗红推之不移，为热郁血滞之证；若抱轮红赤，紫暗疼痛，为肝火郁滞（如虹膜睫状体炎）之证；若抱轮淡红轻痛，为阴虚相火上僭（如慢性睫状体炎）之证。临床上，笔者依据相关资料，一般将白睛充血分为：局限性或鲜红色的充血为轻度；范围较大或深红色的充血为中度；弥漫性的或暗红色的充血为重度。

白睛肿胀：若表层肿赤，眵泪骤生，为外感风热（如细菌性结膜炎）之证；若浮肿色暗，泪多眵少，为风寒袭目（如病毒性结膜炎）之证；若红肿、外脱、突起，为热毒壅滞（如超急性细菌性结膜炎）之证。

白睛结节：若表层泡结赤丝环绕，为燥热蕴肺（如泡性结膜炎）之证；若深层结节紫红触疼，为肺火郁滞（如巩膜炎）之证。

白睛青蓝：若青蓝隆起，高低不平，为肺肝热毒（如巩膜葡萄肿）之证；若青蓝一片，不疼不红，为先天而成。

白睛其他：若枯涩无泽，为阴津不足或津液耗损（如干眼症）之证；若稍红污秽，痒极难忍，为脾肺湿热（如过敏性角结膜炎、春季卡他性结膜炎）之证；若表层与睑粘连，多为椒疮遗患或酸碱伤致，称脾肉粘轮。

气轮辨证的临床应用 如证见白睛红赤，流泪疼痛者，白睛属肺，赤重属火，位在气轮，内应于肺；可辨证为肺金火炽之外障（急性结膜炎）眼病；施治当以清肺泻火为则。

4. 风轮系指黑睛 内应于肝胆，包括角膜、睫状体、房水等。

（1）角膜：中医称黑睛。是眼球前方中间薄周边厚的无血管透明组织；其常暴露于外，极易受外界毒邪的侵袭。其由外至里分为五层：①上皮细胞层：该层损伤后可以再生，其神经末梢丰富，故角膜病变时眼睛的刺激征较重；②前弹力层：该层损伤后不能再生并易形成瘢痕；③实质层：损伤后不能再生，屈光性激光手术即是对此层的处理；④后弹力层：富于弹性，在角膜溃疡尚未穿孔时该层可膨出，即形成中医称的"蟹睛"症；⑤内皮细胞层：在角膜-房水屏障中，能维持角膜透明性，其损伤后不易再生；若手术造成其损伤，可导致角膜内皮失代偿。

（2）睫状体：睫状体宽约6mm，其前1/3较厚为睫状冠，后2/3较薄为睫状体扁平部；有分泌房水，调节晶状体屈光度的作用，发挥着血-房水屏障的功能。其部位对于眼科手术十分重要，如睫状体冷冻术、激光光凝术，是对准角巩膜缘后2~3mm处的睫状冠；而青光眼后路滤过术和玻璃体手术切口，则选在角巩膜缘后3.5~5mm处的睫状体平部。若睫状体出现炎症，可见围角膜缘的暗红色泽（抱轮红赤），其充血血管不随结膜移动为其特征。睫状体为葡萄膜的一部分，当出现葡萄膜炎症或眼内恶性肿瘤时，血-房水屏障被破坏，房水中蛋白增加、炎性细胞浸入，便出现房水混浊（Tyndall 征＋），这对诊断有一定意义。

风轮疾病辨证　风轮疾病大致包括如下情况。

黑睛翳障：若星翳初起，红赤热泪，为风热犯目（如细菌性角膜炎）之证；若翳障轻微，红轻泪清，为风寒袭目（如病毒性、浅层角膜炎）之证；若翳漫混浊，或赤丝进入，为肝胆湿热（如血衣包睛）之证；若翳大溃陷，黄白或绿或伴黄液上冲，为火热湿毒蕴结（如霉菌性角膜溃疡）之证；若翳久不敛，时隐时现，为肝肾不足（如慢性角膜炎）之证；若翳障局限，色白如瓷，为瘢翳已成。

黑睛赤脉：若浅层赤丝，密如赤膜或见大泡，为肺肝热盛（如角膜大泡）之证；若深层赤脉，黑睛后附着物聚生，为热毒蕴结，气血瘀滞（如前部色素膜炎）之证；若赤脉成束，尖有白头，为肝经积热，虚实夹杂（如束状角膜炎）之证。

黑睛形状：若突高广泛或局部突起，为肝气亢盛，气机壅塞（如角膜葡萄肿）之证；若大小失常，多为先天所致。

风轮辨证的临床应用　如证见黑睛翳障，白睛红赤，泪出频多；黑睛属肝，白睛属肺，红赤为热，泪出由风；可辨证为风热邪侵肺肝之外障（角膜炎）眼病；施治当予泻肝清肺为则。

5. **水轮为瞳神**　内应于肾与膀胱。按现代解剖学对应，应包括：虹膜、房水、晶状体、玻璃体、视网膜、眼底血管、视神经系统等眼内组织。

（1）虹膜：为葡萄膜前部组织，中间的瞳孔（2.5～4mm）调节进眼光线。虹膜中央厚周边薄，若其裂伤多发生于根部；其肌肉分瞳孔括约肌和开大肌，二者相互作用，调节瞳孔的大小。故在虹膜病变时，会出现瞳孔光反应不灵或消失（瞳神散大、紧小），虹膜脱色（黄仁晦暗）或新生血管（黄仁红变）等。房水充满前房及后房睫状体与晶状体之间隙，维持角膜、晶状体、玻璃体正常功能，只有低分子量的物质如葡萄糖、氨基酸等可进入和离开玻璃体腔。临床用药应酌情参考。

（2）前房与房水：前房正常深度为 3mm，若＜2mm，为浅前房，有发生闭角型青光眼之可能；＞3mm 的为过深前房或晶状体脱位，或为无晶状体眼。前房内充满房水营养角膜，维持眼内正常压力和视力。若角膜、睫状体或虹膜组织发生炎症，可致房水出现混浊（Tyndall 征＋），角膜后生成沉淀物（KP）；或前房出血、积脓，据其多少分为三度：Ⅰ度：积脓或出血之液平面在瞳孔（正常大小）缘与下角膜缘之间 1/2 处；Ⅱ度：液平面至瞳孔缘；Ⅲ度：液平面超出瞳孔缘。

（3）房角与小梁网：眼内房水由睫状冠生成，其生成和排出维持相对平衡才能保持眼内压的正常，正常眼压值是10~21mmHg。房水外流主要是自房角经小梁网途径，此处房水流出是压力依赖性的，阻力与小梁网孔径有关；闭角型青光眼即是由房角闭塞或小梁网孔径狭窄或闭塞所致，故做房角分离术或小梁切除术可取效。其次是葡萄膜巩膜邻管区途径，此处房水的流出是压力非依赖性的，从小梁至邻管区是房水流出阻力最大的区域，开角型青光眼则是因该区通道变窄，房水流出受阻所致，故房角分离术或小梁切除术乏效。

青光眼高眼压的发生，都是房水循环障碍所致。临床所用降眼压药的作用：前列腺素衍生物药，是通过增加房水经葡萄膜巩膜途径的排出量来降低眼压；碳酸酐酶抑制剂及 β 肾上腺素能受体阻滞剂，则是通过抑制房水生成量而降低眼压；虹膜括约肌收缩剂，则是通过加大房角开放以促使房水流出量增加而降低眼压的。

临床一般将房角分为宽、窄两型。①宽角（W）：为眼处于静态时，能看清房角全部结构。②窄角（N）又分为 4 级：a. 窄Ⅰ（N_I），为静态下仅能看到部分睫状体带；b. 窄Ⅱ（N_{II}），为静态下只看到巩膜突；c. 窄Ⅲ（N_{III}），为静态下只看到前部小梁；d. 窄Ⅳ（N_{IV}），为静态下只看到 Schwalbe 线。检查房角的开闭角性质、闭锁范围及眼压的高低，是诊断青光眼类型、确定治疗方案及是否需要手术、实施何种术式的重要依据。

房角情况临床病案举例。

右眼混合性充血重度案。房角：右眼窄Ⅳ，只见 Schwalbe 线；左眼窄Ⅰ，可见睫状体带；眼压：右 56.7mmHg，左 21.9mmHg；C/D：右眼 > 0.6，左眼 ≈ 0.3；诊断：急性闭角型青光眼（右）。治疗：急予降低眼压后，行右眼睫状体平坦部滤过术。眼压恢复正常。

眼部无充血案。眼压：双眼均 26.5mmHg；房角：双 360°均为宽角，右眼睫状体带被虹膜突遮蔽，小梁淡黄色；诊断：开角型青光眼。予保守观察治疗。

眼压和眼底所见似乎符合慢性单纯性青光眼案。检查房角：右眼鼻侧半周为窄Ⅲ，颞侧半周为窄Ⅰ，左眼全周为窄Ⅱ；诊断：慢性非充血性闭角型青光眼。治疗：施行双眼小梁切除+虹膜周切术；眼压降至正常。

（4）晶状体：能调节进眼光线折射成像，并能滤过部分紫外线，起保护视网膜作用。其随年龄增长皮质增厚，核变大变硬，调节力下降而出现老视。若因紫外线、药物等诸因素致其出现变性、混浊即为白内障。现代白内障囊外摘除术，即是只摘除晶状体的实体而保留囊膜的最成功的人体手术之一。

（5）玻璃体：为充满眼球的透明胶质体，除具有屈光功能外，还有对视网膜和眼球壁的支持作用。玻璃体与晶状体、视网膜贴附紧密，若因其脱水、液化、机化等造成对视网膜牵拉时，易出现分离（玻璃体后脱离）。玻璃体损失后不能再生，故因外伤或手术造成其丢失时，其空间终由房水充填，眼球变软和萎缩的可能性增加。

（6）视网膜、脉络膜：其前界为锯齿缘，后界为视乳头周围，外侧为巩膜，内侧为玻璃体。其后极部黄斑中心凹有光点反射，是视觉最敏锐部位。其鼻侧有淡红色边界清楚的视神经乳头（视盘），其中央小凹区称为视杯。视乳头中有视网膜中央动、静脉通过，其上无视细胞，故视野中颞侧固视点外15°处部位形成生理盲点。视网膜又分色素上皮层与神经感觉层，视网膜脱离即发生于此两者之间隙。

脉络膜位于巩膜与视网膜之间，具有供血、散热、遮光和代谢产物扩散作用。其与巩膜之间有一间隙，为脉络膜上腔，当眼压低或局部炎症时，可出现渗出和血液积存而形成脉络膜脱离。其与视网膜紧密连接，构成了血-眼屏障，这有利于视网膜特别是黄斑区的营养供给及免受光和热的损害。视觉信息首先刺激视网膜光感受器——视锥和视杆细胞，完成视觉接收功能。约有50%的视锥细胞分布于30°视野内，故称为中心视野。通常下方视野反映上方视网膜的功能信息；鼻侧视野反映颞侧视网膜的功能信息。因视网膜神经纤维的走行问题，当颞侧纤维发生病变时视野缺损呈弓形；鼻侧纤维病变时常呈三角形。这对视野缺损的定位诊断有参考意义。

（7）血管系统：眼部的血液供应大体顺序如下。

①眼动脉：是由颈内动脉进入后分出，包括：a. 视网膜中央动脉（供应视网膜内层）；b. 泪腺动脉（供应泪腺），进入睑外侧动脉，并与睑动脉弓相连；c. 睫状后动脉（供应脉络膜及视网膜外层）；d. 睫状长后动脉（供应虹膜、睫状体、前部脉络膜）；e. 肌动脉肌支（供应眼外肌），进入睫状前动脉，再分出三支：虹膜睫状体，角膜缘血管网（供应角膜），结膜前动脉（供应前部球结膜）；f. 眶上动脉（供应上睑及额部皮肤），进入结膜后动脉（供应睑结膜及后部球结膜）；g. 额动脉（供应额部皮肤）；h. 鼻梁动脉（供应鼻根部及泪囊），进入睑内侧动脉，部分与额动脉相关联；再进入睑动脉弓，与睑外侧动脉相连。

②另外，颈外动脉分有三支：a. 面动脉，进入内眦动脉（供应内眦、泪囊与下睑内侧皮肤）；b. 颞浅动脉（供应上下睑外侧皮肤及眼轮匝肌）；c. 眶下动脉（供应睑内侧及泪囊下）。

③眼静脉：主要包括视网膜中央静脉、涡静脉、睫状前静脉，负担着眼部的血液回流。进入眼的动脉、静脉血管，在眶内段、管内段被视神经鞘膜包裹及被眼肌 Zinn 环围绕，舒张力受限，故此处是视网膜中央动脉或静脉阻塞的好发部位。

眼底的动脉、静脉血管的硬化、闭塞、扩张、渗出或出血等病变，可造成视网膜的严重损害，这既是损害视力的病因，又是诊断全身性疾病的客观征象。

（8）神经系统：眼的神经系统极为复杂，除上述的运动神经、自主神经及感觉神经外，主管视觉的还包括视路、瞳孔反射路的神经纤维和接受器。

①视路：视路大体分两部分，外侧膝状体前的视觉传导通路为前部视路，外侧膝状体后的视觉传导通路为后部视路。包括 a. 视神经：是从视神经乳头至视交叉前脚的一段。又分为眼球壁内段、眶内段、管内段、颅内段四部分。若因外伤、肿物、炎症等造成一眼视神经损害，可致单眼全盲。b. 视交叉：在此处，来自双眼视网膜的鼻侧纤维交叉至对侧；来自颞侧的纤维不交叉；黄斑纤维也分为交叉和不交叉两部分；因视交叉神经走行复杂，若出现视路上不同部位的病变和损害，可表现不同的视野缺损。视路上各部位的病变与眼底、瞳孔的表现情况，见表3。c. 视束：来自双眼视网膜左半侧神经纤维构成左侧视束，来自双眼视网膜右半侧神经纤维构成右侧视束。如右侧视束病变，则双眼右侧同向偏盲。d. 视放射和枕叶视中枢：该两区域视神经纤维和黄斑纤维的分布及所接受的光线投射功能十分复杂，如每侧枕叶皮质接受双眼同侧一半的视网膜神经纤维的投射；左侧视皮质接受左眼颞侧和右眼鼻侧神经纤维的投射；一侧皮质损害可出现对侧视野的对称性同侧偏盲伴黄斑

回避等（表3）。

表3 视路上各部位病变与眼底、瞳孔反映的不同表现

病变部位	视野变化	眼底改变	瞳孔反应
视神经	全盲或视野缩小，可有中心暗点	有视神经萎缩	直接光反应迟或消失，间接光反应及调节反应好
视交叉	双眼颞侧偏盲	有视神经萎缩	可有偏盲性瞳孔反应异常
视束	双眼同向性偏盲	可有视神经萎缩	间接光反应及调节反应正常
视放射及纹状区	双眼同向性象限性偏盲，有黄斑回避	无视神经萎缩	正常

表4 交感与副交感神经病变对瞳孔影响的鉴别要点

瞳孔状态	病因	阿托品作用瞳孔变化	伴有眼部症状（病侧）
瞳孔散大	痉挛性（交感神经兴奋）	瞳孔进一步散大	瞳孔光反应及调节反应存在，可伴有睑裂增宽，轻度突眼
	麻痹性（副交感神经麻痹）	瞳孔可进一步散大，但不明显	伴眼球运动障碍，上睑下垂，瞳孔光及调节反应消失。若睫状神经节受累，可现Adie瞳孔
瞳孔缩小	痉挛性（副交感神经兴奋）	瞳孔散大明显	光反应消失
	麻痹性（交感神经麻痹）	瞳孔散大不明显	可出现霍纳综合征：患眼视功能正常，但上睑轻度下垂，瞳孔缩小，瞳孔各种反应存在，眼球轻度内陷，可伴有同侧皮温升高及无汗

②瞳孔反射路：瞳孔反射，主要包括直接、间接对光反射及近反射。a. 对光反射：即瞳孔因光线的强弱而相应地缩小或扩大，以调节光线进眼的量；正常情况下，一眼受光而双眼瞳孔伸缩同步。b. 近反射：即调节和辐辏反射，当视近物时

则出现双眼瞳孔缩小、辐辏度加大同时发生。

若瞳孔传入纤维障碍，常伴视力及视野的损害；若瞳孔传出纤维障碍，多是交感神经或副交感神经病损，均可致瞳孔出现异常（表4）。

水轮疾病辨证 水轮疾病大致包括如下情况。

瞳神疾病：①瞳神大小：若症发较急，散大色绿，胀痛呕吐，为肝胆风火上扰目窍（如急性闭角型青光眼）之证；症状较缓者，为阴虚阳亢（如慢性青光眼）之证；若瞳神震荡，歪斜不正，不红不痛，为黄仁迟缓（如瞳孔麻痹或无晶状体或手术外伤）之证；若抱轮暗红，瞳孔变形或伴黄液上冲，黑睛后有附着物，为肝胆湿热（如前部葡萄膜炎）之证。②瞳神气色：若瞳色淡绿，视物不见，为绿风内障或黄风内障；若瞳孔不开，黄白物粘连，为瞳神干缺（如虹膜睫状体炎瞳孔后粘）之证；若瞳开自如，色显白，为圆翳内障；若瞳神变红或红视，视力剧降，为血热妄行（为视网膜出血或玻璃体积血）之证；若瞳显色黄，白睛混赤，睛珠变软，为抱轮外伤或毒邪困睛（如睫状体脱离，玻璃体液化）之证；若瞳现黄白，状如猫眼，眼球大硬，为眼内恶瘤。

眼后段疾病：多由高血压、动脉硬化、糖尿病、免疫异常等全身疾病或眼局部病变向内发展而致；涉及玻璃体、视神经、视网膜、黄斑区等多重组织。常见病变有：①混浊病变：在玻璃体显见尘埃状混浊，多为肝胆湿热之眼内炎症（如葡萄膜炎、玻璃体炎）；若现片条状混浊，多为热灼眼络，气滞血瘀之证或外伤所致（如玻璃体积血）；若现丝网状混浊，多属气弱阴虚（如高度近视、玻璃体变性）等。②血管病变：若血络痉挛充盈，多由肝气郁结，血瘀阻滞；或肝经蕴热，实火上犯；或肝阳上亢，阴虚火旺（如高血压性、动脉硬化性眼底病）所致。若脉络阻塞或血溢脉外，多由脾虚肝郁，痰浊上壅；或肝火郁闭，气血上逆；或肝胆火炽，血瘀络伤

（如视网膜炎、视网膜静脉阻塞）而发。③出血病变：多由视网膜静脉阻塞、视网膜静脉周围炎、视盘血管炎等引起，或可造成玻璃体的积血；若出血色红量多，多属火热实邪，迫血妄行之证；若病缓量少色淡，多为脾虚气弱，统血失职之证；若出血日久机化凝聚，多为气机郁滞，痰瘀互结之证；若眼底出现新生血管，反复出血，多为阴虚火旺，瘀热伤阴；或心脾两虚，统血失职之证等。④水肿病变：若视乳头、视网膜、黄斑部出现水肿，多为脾虚失运，水湿内停；或血热壅盛，气机阻滞，或内热熏蒸，化火上炎之证。⑤渗出物病变：若玻璃体或视网膜出现渗出、混浊、水肿、脱离等，多为肝气郁结，脾失健运，痰湿凝聚之证；若渗出局限，漂浮游动，多为正虚邪恋，痰郁久积之证。⑥增殖变性：常发生于玻璃体、视网膜上，为病久血瘀或渗出物机化所致，多为肝肾阴亏阳虚，或气血凝滞痰聚之证，对此常需手术解决之。

水轮辨证的临床应用 如证见瞳神色黯，视瞻昏渺，腰冷脉沉者；查见视衣淡白，血络纤细，视盘色淡；可辨证为病在水轮，内应于肾脾，浮白为阳虚；当为脾肾阳虚，精气不升，神光受阻之内障（视神经萎缩）眼病；施治应予温阳益气、养血启闭为则。

小 结

眼睛的结构复杂，各轮密切关联，且风轮（黑睛）后更有神水、黄仁，水轮（黄仁中的瞳神）内含有晶珠、神膏、视衣、血络等。按现代解剖学来认识，更是结构精细微妙，生理、病理相互关联。

在眼科临床的辨证中，应首先确定病属内障或外障，再辨清病之轮属及脏腑归属。但更应明确辨别轮间相传，多轮同病或先后发病的脏腑失调之证候；这可引入脏腑生克规律、八纲辨证法等，以辨清疾病的性质再予论治。如证见先发白睛红赤，后生黑睛翳障者，白睛属肺属金，黑睛属肝属木，两者为相克关系，则应辨证为肺金克肝木之证；当泻肺以釜底抽薪，清肝以扬汤止沸，相合以治。

综上所述，五轮学说对指导临床辨证施治是有一定价值的，但亦有其局限性，如：水轮属肾，其病变涉及晶珠、神膏、目系等多重组织，且均与各脏腑紧密关联。故而辨治水轮之病，就不能只囿于肾，而应通盘斟酌，先后缓急地施以治术，可获得速愈疾病之效。

如此，利用"五轮"，而不泥于其固。诚者，斯言！

二、内外障辨证法的临床运用

在临床辨证方法中，内外障辨证法虽看似通俗简单，但是，要辨清病属内障还是外障，属实证还是虚证，是热证还是寒证；外障是否累及脏腑，内障是否由外障所传，是否多脏株连，是属瘀血实证还是出血虚证，是属器质性实证还是功能性虚证等，也是不容易的。故临床应通过传统四诊及现代各项检测资料，再结合五轮、脏腑、八纲等辨证方法进行综合分析，才能做出切合实际的诊断。

（一）要掌握好对眼病的辨证，有几个概念须弄清楚

症，是指疾病的单个症状。对此中西医的认识大体一致：如头痛、眼痛、眼胀、流泪、虹视、黑蒙等，均属于疾病的症状。

病，其含义分两种情况：广义的病，是指生理上或组织上出现的不正常状态；狭义的病，则是指已经确诊的疾病名称。因中医、西医两个理论体系的不同，对疾病的认识差异很大，故对疾病病名的称谓亦很少一致。如中医所称风轮的"聚星障"，西医则称为"病毒性角膜炎"；中医所称水轮的"瞳神紧小、瞳神干缺"，西医则称为"虹膜睫状体炎、瞳孔粘连"等。在对疾病的认知上，中医是从宏观控制论角度，认为疾病

是机体阴阳偏盛或偏衰所致的结果，依据的是对患者症状和体征（包括舌象、脉象及仪器检测结果）分析后作出的诊断，不求确切之"病名"，而求明确之"证候"。而西医学则是从微观分析论角度，认为疾病是某种生物（细菌、病毒等）因素、物理（血栓、外伤等）因素、生理因素、病理（先天性、免疫性等）因素等，所致的机体某组织的异常或器官功能异常的结果，依据的是患者显现症状和化验、活检、影像资料等，力求诊断出准确的病因、病名。

证，是证候的简称。它不单是指症状，更是指一组特定的临床表现（症状、体征），即证候群。其中包含病因、病位、病性及正邪双方的盛衰情况，是更能表明疾病本质的综合概念。在临床诊断中，如对黑睛翳障（角膜炎），中医是明确其病位在风轮，再据感受外邪的寒热、病灶的性质和深浅、抱轮红赤的轻重、脏腑伏邪的有无及舌脉之象的不同等，得出诸如风热犯目、寒袭风轮、火邪上壅、阴虚邪恋等不同证候的辨证，以及聚星障、花翳白陷、凝脂翳等不同病名的诊断。而西医则是根据病灶的性质和实验室检测结果，得出诸如病毒性角膜炎、细菌性角膜炎、霉菌性角膜炎等各种病名的诊断。例如对一西医诊断为"病毒性角膜炎"者，中医诊见：素体虚弱，复感风寒，头痛鼻塞；羞明流泪，白睛红赤，黑睛星翳；舌苔薄白，脉象浮紧；检查白细胞数值正常；辨证认为：属气血不足，风寒袭目，气轮风轮同病之证候，可诊断为"聚星障"。

征，是指疾病表露出的一组迹象，多在西医术语中出现。综合征，是指两种以上疾病相合而出现的综合表现，如青光眼睫状体炎综合征等。

眼科在辨证方法上，除中医眼科独具的内障、外障辨证与五轮辨证法外，更有与内科通用的如八纲辨证，以归纳疾病的性质；脏腑辨证，以分辨疾病的宏观病位；病因辨证，以确定致病之主因；还有六经辨证法亦可借鉴运用之。每个辨证方法，各有其特点和侧重。由于眼病的因果关系复杂，故临床上很难用一种辨证方法来全面概括病情和指导施治。

笔者认为，首先应辨清病是属内障或外障，再酌情运用他种辨证方法，进行病性、病位、病因的综合性分析，明确辨证，再制订治则，方是更可行的。

（二）内、外障辨证法的临床运用

障，是遮蔽之意，此名称医学上多见于眼科。外障是从外而遮，有症可察；内障是从内而弊，外不见症。眼科病症虽繁，但总归为内障、外障两大类，亦即西医所说之内眼病、外眼病。

1. 外障辨证　其内容包括以下几项。

（1）病位：中医是指发于可见的肉轮、血轮、气轮、风轮的病变；西医则是指眼睑、结膜、两眦、角膜、泪点、泪囊等眼外部位的病变。

（2）病因：外因，是属外感六淫侵袭，或外力（化学、物理因素）所致；内因，是属痰火上攻、湿热壅滞所致，或脾虚血亏、肝肾阴虚等因诱发。

（3）特点：刺激症状明显，如疼痛畏光、灼热涩痒、睑垂难睁、抽搐痉挛等；外现体征突出，如红肿、湿烂、眵泪、流脓、翳膜、胬肉、睑闭、搐动等。

（4）病性：外障眼病多为"有余"之实证。所谓"实证"，一般是指有器质性病变者，如充血、眵泪、溃疡、结节、肿物等。但亦有虚证（功能性衰退证，如上睑下垂），及虚实夹杂证（既有器质性病变，又有功能性异常，如逆泪症）。

外障辨证举例

案一：患者于春季因野外劳作而发双眼白睛红赤，热泪如汤；查见：舌苔薄黄，脉象浮数；结膜充血中度，角膜尚清，清泪频出，视力尚可，泪道通畅。西医诊断：急性结膜炎；中医辨证：属外障眼病，病位在气轮；病因当为风热犯肺，暴风客热之实证。

案二：患者无明显诱因出现上睑下垂，睁开无力，面色无华；查见：舌体淡胖，边有齿印，苔白乏津，脉象濡缓；双上睑下垂Ⅱ°，自睁无力，结膜无充血，角膜清，扒开上睑，视力尚可，眼球活动到位。西医诊断：提上睑肌麻痹；中医辨证：属外障眼病，病位在肉轮；病因当为脾虚气弱，胞睑失养所致之睑废虚证。

案三：患者因铁针刺伤眼球，红痛羞明，视物不见；查见：气轮红赤，风轮伤痕显见，舌脉未见明显异常；眼B超示：患眼玻璃体中团块状混浊，眼底窥不进。西医诊断：眼球穿通伤，玻璃体积血；中医辨证：属内、外障同病；病位在风轮，累及气轮、水轮；病因当为外伤性邪毒入侵所致之络伤血瘀之实证。

案四：一诊断为复发性角膜炎者，查见：舌红色黯，苔白乏津，脉象沉弦；白睛微红，抱轮暗红，涩痛泪频；黑睛呈树枝状病灶，房水尚清，瞳孔光反应可；中医辨证：外障眼病，病位在风轮，属阴虚邪留所致宿疾新发之虚实夹杂证。

2. 内障辨证　其内容包括以下几项。

（1）病位：顾名思义，此类眼病是眼内里的病变。有广义和狭义之分。狭义者，是专指瞳神中的晶珠混浊而成的翳障（白内障）。广义者，是泛指水轮疾病，包括瞳神及其后部的晶珠（晶状体）、神膏（玻璃体）、视衣（视网膜）等；按西医解剖学对应包括虹膜、瞳孔、晶状体、玻璃体、视神经、视网膜、黄斑区等。

（2）病因：多为七情内伤、房劳竭视、他病及目等，而导致脏腑精气血津液亏损，脉络阻滞；或眼组织受损、炎症、出血等而致神光不得发越（视功能障碍）。

（3）特点：①视力视觉：视力下降、视物变形、视一为二，或黑影遮挡、视瞻有色、神光自现、观灯虹视等。②外观：或瞳仁变形、黄仁变色、抱轮红赤等。③或眼外观良好，眼底出现血管痉挛、充血、出血；或视网膜出现渗出、水肿、增殖、变性；或视乳头出现边界模糊、水肿、出血、色淡、生理凹陷增大；或黄斑区出现晦暗、渗出、出血、中心凹光反射减弱或消失；或玻璃体内出现混浊、积血、机化物、银屑物；或晶状体显现白色、黄色、褐色混浊等。

（4）病性：内障眼病之病性，不外"八纲辨证"所通揽，"脏腑辨证"所定位。在辨别虚证（如弱视、眼底供血不足、黄斑反光微弱等）、实证（如玻璃体积血、眼底视网膜静脉阻塞、黄斑水肿、视网膜脱离等）之同时，更应辨清虚实夹杂证（如视神经萎缩、糖尿病性眼底病等）。

内障辨证举例

案一：患者素患高血压病，因暴怒而视力剧降。见外眼正常，瞳神略大；面红气促，舌色黯红，苔黄乏津，脉象弦数；眼底脉络怒张，视网膜灰白色水肿及片状鲜红出血，黄斑区晦暗，中心凹反光不见。西医诊断：高血压性眼底出血；中医辨证：属内障眼病，病位在水轮（瞳神）、视衣（视网膜）；为七情生火引发肝阳悖逆，灼伤目络所致之暴盲实证。

案二：患者素体虚弱，因竭瞻劳视而视力渐降。见面容无华，食少懒言，舌质淡，苔薄白，脉象沉细弱；眼底视盘界清色白，血络较细，视网膜色淡，黄斑中心凹反光微弱。西医诊断：视神经萎缩；中医辨证：属内障眼病，病位在水轮（瞳神）、视衣（视网膜）；为虚体竭视，心阴肾阳暗耗，气血两虚，晶珠失濡，神光发越受阻所致之青盲虚证。

案三：患者素有糖尿病史，常腹泻乏力，因生气而视力下降。见外眼无异常，胸闷心烦，口渴多饮，舌黯苔干，边有齿印，脉象弦滑数；眼底视网膜欠清，片状白色渗出及出血，黄斑中心凹反光不见。西医诊断：糖尿病性视网膜病变；中医辨证：属内障眼病，病位在水轮（瞳神）、视衣（视网膜）；为土虚木乘水侮，痰浊郁火内生，灼伤视衣脉络，蒙蔽清窍所致之视瞻昏渺，虚实夹杂证。

小结

内外障辨证法，只是临床最起码的对眼病的审视，即现代所说的是属于内眼病还是外眼病。但是，临床必须依据更详尽的检测结果来进一步诊断病属于哪一"轮"，与哪几个脏腑、经络相关联，是属表证还是里证，是属阳虚还是阴虚或阴阳俱虚，是属寒证还是热证寒热错杂证等。

只有这样谨察阴阳所偏，方能制订出切实有效的治疗方案，使之"以平为期"，而眼疾愈矣。

参见：水前房角镜在眼科临床上的应用. 中国现代医生，2007，45（23）

第三节　临床常用诊断检查方法

在《黄帝内经》等经典著作中，虽然无明确的单纯眼病的诊断治疗法则，但是眼属人身一部，中医的宏观辨证方法是可通揽眼病辨治的。正如黄元御《四圣心源》中说："若内伤不精，但以眼科名家，此千古必无之事也。"

在医学科技蓬勃发展的今天，医生对眼病的诊断，仍然需用传统中医的"四诊"方法来收集疾病的基本信息，包括用现代手段对眼部乃至全身进行相关检查，获得客观图像和数据，这实际是扩大了"望诊"范围；并针对各方面资料进行微观分析和宏观辨证，以尽量明确病因、病位和病性，确定诊断；从而拟定出贴近实际的治疗法则，再施以中医的或西医的或中西医结合的治疗方案，以使病速愈。

一、问诊

眼科问诊，在诊断中非常重要。患者的主要症状、发病时间、发病诱因、病变过程、诊治经过及有无他病等相关资料，只有经过问诊方可获取。

（一）问眼部主症

1. 视力　问视力是否下降，是突发下降还是缓慢下降；是看近怯远还是看远怯近，还是远近皆模糊；是入暮目暗还是与此相反；是否有偏盲或视物缩小；是否伴有眼红眼痛；是否配戴眼镜，度数是多少等，以了解眼病属外障还是内障，是近视还是远视等；可作为辨证眼部疾病属虚、属实之参考。

2. 目妄见　是指眼睛视物的形状或色泽失去正常：应询问眼前有无闪光感、黑影飘动或黑影遮挡；有否视一为二、视大为小、视小为大、视物变形、变色、虹视等。再结合对内眼的检查，以确定病变的位置是在气或在血。

3. 眼痛　问是剧痛、胀痛、刺痛、坠痛，还是灼痛、涩痛、隐痛；是眼表面痛、前部痛还是后面痛；眼痛是否引及头痛，是持续痛、间歇痛还是劳视痛；是喜按还是拒按，是喜热还是喜凉；是否伴呕吐、恶心、烦躁等，以了解病属外障风毒还是内障重症（如青光眼、视神经炎等）；是实证还是虚证。

4. 眼痒　是伴恶冷、恶热还是恶风；是否与季节、环境、饮食、睡眠有关；是轻痒、干涩还是剧痒，是否伴鼻痒和身痒；是初病即痒还是病退时痒等。以此可辨病是属时复、属火、属风，还是属血虚、血燥等证。

5. 眼泪　是迎风流泪还是无时泪下，是热泪频流还是清泪时出；是泪液黏稠还是干涩无泪，推断是外感邪热侵及泪道，还是肝虚失敛或泪液生成障碍等。

6. 眼眵　是骤生还是常有，是量多还是稀少；是黄稠还是白稀，是似脓浆还是黏丝不断等。以此可鉴别眼部之炎症的性质和部位。

7. 羞明　是眼对光刺激产生的敏感反应症状。应了解是轻是重，伴否红痛；若外观正常而羞明，应询问诱因及可否自行缓解，以辨别症状的性质。

（二）问全身症状

因许多眼病是全身疾病的一种表现。应根据眼部的症状，针对性地询问身体的有关情况，如有无头痛眩晕、耳聋耳鸣、咽痛鼻塞、口渴多饮；有无便干溏泻、小便清长、黄赤涩痛；有无烦躁易怒、多食善饥等，以鉴别是否有高血压、糖尿病、甲状腺功能亢进、甲状腺功能减退等相关的原发疾病。

（三）问病史

1. 发病的时间及发病情况　问病是新发、复发还是久疾，是否与时段、季节有关；是单眼发病还是双眼同时或先后发病，起病是急快还是缓慢等。

2. 发病原因及病情演变　问发病之因是否与工作性质、环境有关；是否受风沙、雪雨的侵染，或暴照、暴晒；是否有房劳过度、竭瞻劳视；是否有暴怒、暴饮；是否罹患外感、外伤；是否经过手术、用药；是否常戴眼镜、化妆等。再则了解发病后的变化，有无新的病情出现及有无规律可循等。

3. 相关病史及诊疗经过　问有无其他全身疾病；是否到过传染性眼病区与眼病之人接触；有无酗酒、吸毒等不良嗜好；有无家族史；有无接触过禽、兽等动物；妇女之经、孕、胎、产情况；小儿有无早产、难产及喂养不当，有无患痘、疹、高热等情况；病后进行过何种检查、用药、治疗等。

二、望诊

眼科望诊至关重要，应观察面容是否憔悴，表情是否痛苦；头位、眼位是否端正；双眼睑开合是否同步；眼表组织是否正常等。

在现代眼科临床，望诊内容更包括详细的眼前节、后节乃至全身的仪器检查所得图像、数据等，可更直观地了解病情和确诊。

三、切诊（触诊）

在眼科临床，常用的是眼部及相关部位的触诊。应注意双眼球是胀硬还是柔软，两眼是否相同；眼睑有否硬结、肿胀，是硬肿、红肿还是浮软；泪囊按压是否有眼泪、脓液流出；耳前、耳后、颌下淋巴结是否有肿大和压痛等。

对一些急发的或陈旧性的与多脏腑有关的眼病，更应进行切脉，根据脉象、舌象及眼部症状等进行综合分析，方可做出正确诊断，从而拟定切合病情的治则。

小结

在眼科临床中，问诊内容广泛，是了解病情的重要一环；望诊（包括影像、数据、显微结构等）更是重要诊断手段；至于切（触）诊，也是不可或缺的。

根据现代眼科的临床实践，笔者自编眼诊歌一首，可帮助应用和记忆。

一问目暗症发时；二问妄见痛痒瞤；三问羞明泪质量；四问二便寐饮食；五问头身伤寒热；六问经产痘疹史；七问旅触与旧病；八问昔诊与施治；九望形色察图像，十来切按知病机；医者责任弥足重，辨证遣方俱当识。

四、眼科常用现代检查方法

眼科常用现代检查，是指在上述初步的问、闻、望、触等诊察基础上，再经进一步操作或仪器检测来确诊疾病的措施，这也是"望诊"的扩大化和现代化。

（一）眼底检查

眼底检查是对玻璃体、视网膜、脉络膜、视神经的检查。因视网膜的动脉、静脉是人身上唯一能在活体上直接见到的血管，故眼底的血管神经性病变，或中枢神经、心脑血管、内分泌等全身性疾病，均可在眼底照相、造影、视野、OCT、眼科B超等仪器检查中发现异常。眼底检查主要是查看以下内容。

1. 视神经乳头（视盘）　其正常直径（PD）约1.5mm，色淡红，界清楚，中央部色稍淡，为生理凹陷（视杯）；视盘与视杯的比例称杯盘比（C/D），正常C/D一般≤0.3；若C/D>0.5，可能是青光眼杯。应注意其色泽是否红润，是淡白、苍白、蜡黄还是充血、水肿、渗出；其大小是否正常，边界是否清楚，生理凹陷是否扩大、加深；其上的血管有无波动等。

2. 视网膜中央血管　包括中央动脉（A）、静脉（V），和颞上、鼻上、颞下、鼻下四个分支动、静脉；正常的动、静脉管径比，A：V≈2：3。要察看血管管径是否扩张、偏细，管壁是否反光，走行是否迂曲；动静脉交叉处是否有压迹、中断或拱桥样改变；血管周围有无出血、渗出、白鞘及因血管阻塞而呈白线状态等。

3. 视网膜　正常呈透明均匀的、深橘红色或豹纹状。注意颞上、颞下、鼻上、鼻下四支血管分布区有无水肿、渗出、出血、萎缩、肿物、色素沉着、新生血管或视网膜的裂孔、脱离等。

4. 黄斑　位于视网膜后极部，距视乳头颞侧2个视乳头直径（PD）处，范围约1PD或稍大，中心凹有一锐利反光点。应注意：黄斑中心凹光反射是否存在、锐利；有无水肿、渗出、出血、色素紊乱、裂孔及囊样变性等。

眼底检察记录　应把眼底检查结果以简图做记录，通常以视神经乳头、视网膜血管、黄斑为标志，以红色表示动脉及出血；以蓝色表示静脉及网膜脱离；以黄色表示渗出；黑色表示视网膜色素。标示出眼底病灶在视网膜上的位置和距离。

（二）视功能检查

1. 中心视力　中心视力即通常说的视力（VA），分远视力和近视力。

（1）远视力：成人正常视力 1.0。如远视力达不到 0.1 者，可依次记录为：①数指（FC），如：VA＝FC/30cm；②手动（HM），如：VA＝HM/30cm；③光感（LP），如：VA＝LP/1m；④光定位：光源在 1m 处分上、右上、右、右下、下、左下、左、左上 8 个方向移动，用"＋""－"表示光定位的"阳性""阴性"；⑤无光感（NLP），如：VA＝NLP/1m。

（2）近视力：在充足光线下，距被检眼 30cm，能辨清 1.0 以上视标字向者为正常近视力。若不能，则将视力表前移或后移，至最清楚的距离位置，作以记录，如：VA＝1.0/30cm 或 VA＝0.3/30cm。

2. 周边视力　周边视力即黄斑中心凹以外的视功能，即眼球向前凝视时所见到的空间范围；注视点 30° 以内范围的视野为中心视野，30° 以外至 90° 范围的视野为周边视野；在中心固视点外侧 15.5°、水平线下 1.5° 处有一直径 7.5°±2°、横径 5.5°±2° 的椭圆形生理盲点，为视神经乳头在视野屏上的投影。正常人视野范围：上侧 55°，下侧 70°，鼻侧 60°，颞侧 90°；白色视野最大，蓝、红、绿色视野依次递减 10°。这对眼底病与视路病变的诊断有重要意义。

在正常视野范围内，除生理盲点外出现的任何暗点皆为病理性；完全看不到视标之暗点为绝对性暗点；虽看到视标但明亮度差或辨色困难之暗点为相对性暗点。若中心视野损害，常见的是旁中心暗点；若周边视野损害，在中心视野出现暗点同时，周边视野常自鼻上方—鼻下方—颞侧向心性缩小，或形成中央 5°～10° 的小视野（管状视野）。按 WTO 规定，视野半径≤10°者，即使视力正常也属于盲。

3. 光觉   是视网膜对光的感觉能力。当眼从强光下进入暗处，起初看不见，逐渐随着光敏度的增加方能看清周围的物体，为暗适应；反之，由暗处到明处，亦须经过一段时间方能看清物体，为明适应。在患视网膜色素变性和维生素 A 缺乏性营养不良等疾患时，暗适应功能则减弱或丧失。

4. 色觉   为视网膜视锥细胞辨别不同颜色之功能。色盲图本是最直接的检测工具。正常人能以颜色辨别其中图形；色盲者则只能以明暗来判断。检查应在自然光线下，眼距色盲图约 0.5m，在 5s 内读出者为正常。若超过 10s 勉强读出者为色弱；若读不出，可按附图说明，判定为何种颜色色盲。

色觉障碍分为先天性或获得性。正常人为三色视，色弱者为异常三色视；红、绿、黄单种色盲者为二色视；全色盲者为一色视。

（三）眼底摄片和荧光血管造影检查

1. 眼底彩色摄片   若无通光介质的混浊遮挡，基本可查到眼底视网膜50°范围甚至其周边部。主要观察视乳头边界是否清晰，有否水肿、充血、色淡；动静脉管径有否迂曲、扩张、闭塞、白鞘、渗出、出血；视网膜有否渗出、水肿、出血、脱离、机化物、玻璃膜疣、色素沉着；黄斑中心凹有否反光、渗出、水肿、出血，反光是否锐利等。

2. 眼底荧光素血管造影（FFA）   荧光素钠自肘静脉注入后，10~15s 即循环至视网膜，此段时间称为臂-视网膜循环时间；可观察到荧光素先充盈后睫状动脉系统，出现脉络膜荧光和视乳头早期朦胧荧光，此阶段称视网膜动脉前期；约0.5s 后，视网膜中央动脉开始充盈，先充盈视乳头上动脉主干的中央部分，呈细线状，称之为轴流；随之在动脉分支处沿一侧流动，表现为一侧有荧光、一侧无荧光，维持时间不超过

1s，称为动脉层流；很快整个动脉完全充盈，进入毛细血管网，此时静脉还未显示荧光，称为视网膜动脉期；荧光经毛细血管进入静脉，可见到静脉层流，此阶段为视网膜动、静脉期；到静脉完全充盈，则为静脉期。注射荧光素钠5min后称为晚期；10~15min，荧光素从眼底血管消退。若因某些病变引起血管渗透性改变，或色素上皮受损、屏障破坏，荧光素可渗漏到血管外使视网膜组织着色，亦可随渗出液存于组织间隙，称染料积存。此着色和染料积存显示的荧光称为后期荧光，常持续到造影后数小时。

小 结

眼科临床上，还有其他诸如裂隙灯显微镜、视野计、OCT、脉络膜造影、角膜内皮细胞计数等项检查，以及有关全身的检查，如颅脑CT、MRI、血液检测、免疫功能检查等。为目医者只有掌握重点，酌情查参，分析印证，给眼病的诊断以翔实的依据，才能确定更有效的施治措施，获得良好的疗效。

第二章

临床常用治疗方法和药物

第一节　中医内治十法

中医对疾病的内治法包括中药煎剂的口服、灌肠；丸剂、散剂的口服；以及针灸（调理机体内在经气来实现疗效）等疗法。笔者临床总结了常用的中药内治十法如下。

一、疏风祛邪法

1. 概述　眼目于高位，心肺居上焦。因"风为百病之长"，善行数变，好犯于上。风邪又常挟热、毒、寒、湿之邪，侵袭眼目之肉、血、气、风四轮而导致眼病。故疏风散邪法是治疗外障眼病的重要措施之一。

风者散之，热者清之。疏风散邪汤方，即笔者家传专为风热侵袭气轮之外障眼疾而设。凡外眼红、涩、痒、痛，或兼头痛发热表证者用此方最宜。若眼内障初发而兼有表证者，应先以此方解除表邪，再治其里，或酌相伍用。

2. 组成及方义

疏风散邪汤：桑叶、菊花、连翘、荆芥、蝉蜕、蔓荆子、牛蒡子、薄荷、甘草。水煎2遍，食后温服，第3煎熏洗患眼，1日2次；忌食辛辣。

方义：《温病条辨》曰："治上焦如羽，非轻不举。"本方药性轻扬，以疏风清热散邪为主旨。

方中以桑叶、菊花专疏肺肝风热之邪为君。薄荷、蔓荆子疏肺肝风热，清利头目，载药上行；连翘疏风解毒，透热转气；牛蒡子疏肺胃风热，散肿解毒，共助君为臣。外邪袭目，气轮受之，多显红赤眵泪，或影响风轮而致目羞明，祛之宜从表解；故以荆芥疏风达表解毒，蝉蜕疏风清热明目，共为佐。甘草益气解毒，调和诸药，共与薄荷引药归经，为使。如此君臣相协，使肺经风热清，气轮之证痊愈。

3. 临床应用　分析本方，乃遵《审视瑶函》之祛风散热饮子化裁而成。主初发或复发之风邪侵袭气轮而致的急慢性结膜炎。临床中可据风、寒、湿、热之邪的侧重给予相应的增减运用。

若风邪较重，显双目干涩痒甚者，可加防风、蛇床子等祛风润燥止痒药用治；或选用益气消风散治之。

若风湿热之邪侵袭气轮，眵泪频多者，可减牛蒡子、蝉蜕，加黄柏、苍术等祛湿解毒药；或选清热除湿汤治之。

若风寒湿邪侵袭风、气二轮，白睛轻红，显见星翳、痒甚及频流清泪者，如病毒性角膜炎、过敏性结膜炎、目痒等症；本方已不宜，可选用温经散邪汤方；或选用八味大发散（《眼科奇书》）等，以使"寒去翳自退也"。

若外感风热所发的内障眼病，如视网膜炎症、水肿、充血，视力下降但表证未解者，切不可妄按"肝肾脾虚"治以补法，而应遵《审视瑶函》所谓"先驱其邪气，而后补正气，斯无助邪害正之弊"的训诫，可以此方加桑皮、益母草先疏风通塞，凉血行水；待风热将清，水肿已除，再酌情或予补肝滋阴，或养血益气，或逐瘀降浊，或健脾除湿等法以治。

处方歌：疏风散邪桑菊花，荆芥荆子牛薄荷，

蝉蜕连翘生甘草，风邪袭目加减法。

二、清脏泻腑法

1. 概述　五脏六腑之精气皆上注于目而为之睛。目之四

轮受邪或失治，皆可郁热化火而侵及脏腑；脏腑之内热火毒、郁瘀湿浊之邪，亦可循经犯目而生病变。因目为肝之窍，故目病以肝经罹患火热之邪者为多。故明辨侵脏之邪热而清之，辅以通腑而泻之，乃眼病临床中之重要策略。

然而目病病因多变，不乏寒热错杂者。纵然是"实火"，亦不宜一派药用寒凉。

清肝明目汤方，即笔者据家传清肝方研制的专治风热侵袭风气二轮，罹患黑睛翳障之方。大凡眼睛红涩热痛、黑睛星翳眵泪、视物模糊不清之病毒性、细菌性角膜炎症，伴见舌淡红、苔白干、脉象浮数者均可酌予用之。

2. 组成及方义

清肝明目汤：柴胡、菊花、黄芩^酒、紫草、蔓荆子^炒、丹参、青葙子^炒、羚羊角粉（代）^冲、蛇蜕、甘草、大枣等十二味。水煎2遍兑匀，食后蜂蜜水送服；第3煎熏洗患眼，2次/日；忌食辛辣。

方义：肝为刚脏，主疏泄，恶气郁，调畅为顺；肺为清脏，主肃降，恶热恶郁。若金克肝木或木火刑金，邪常相及，致风气二轮罹患。此当邪在少阳，尚未至入里化热，治当以清为则。

方中以羚羊角粉（或用水牛角代替）清肝息风、解毒除翳为君。以黄芩清肺泻热解毒，柴胡疏肝解郁升阳，遵小柴胡汤（《伤寒论》）之意，清解半表半里之邪；菊花疏肺清热解毒；紫草清肝凉血解毒，共为臣。风轮受邪，星翳丛生，按修瑞娟的理论，组织的病变和破坏都与微循环障碍、抵抗力下降、营养缺乏、菌毒侵入、病理产物聚集有关，故以丹参改善微循环兼以养血解毒；风轮之疾，翳生痛痒，以蔓荆子清利头目，减轻角膜刺激症状；以青葙子、蛇蜕等清肝退翳扩瞳，以防瞳神干缺；大枣等益气养血、升阳解毒，共为佐。甘草益气解毒，调和诸药，与柴胡引药入肝达目，共为使者。如此君臣协同，共奏清肝明目之效。

3. 临床应用　本方药性平和，顺应肝之性，以清为旨。主邪犯肺肝二轮而脏腑阴阳无明显偏者。于临床可根据风寒湿热邪气的侧重和深浅，酌予加减运用。

若症见抱轮红赤，眵泪频多者，为金克木之重证，如角膜炎、色素膜炎等。可减菊花、柴胡，加金银花、石膏清肺解毒来协助清肝，或酌情选用清脾泻火汤，以取釜底抽薪之效。

若肺经热伤脉络，致结膜下出血，可减蔓荆子、蛇蜕，加桑白皮、鲜茅根以清肺止血；或可选四鲜宁血汤。

若肺肝风热而致内障眼病者，可以此方清除肺肝风热后，再换用治内障方。

若寒湿毒邪侵袭风轮，或心肝肺火炽盛犯目，症见翳障凝脂、花翳白陷、抱轮混赤、瞳神紧小或黄液上冲，如细菌性、霉菌性角膜溃疡等症，本方不宜使用。应急予泻肝解毒清肺，排脓逐瘀，存阴救目，可选泻肝清肺汤治之；或选眼珠灌脓方（《中医眼科学讲义》）等。

若素有肝肾阳虚的风湿痹疾，致黑睛翳障、抱轮黯赤、瞳神紧小等症，本方不宜使用；可酌情选用益肾蠲痹汤或温运明目汤以治。

处方歌：**清肝明目柴菊芩，紫草荆子葱丹参，
青葙羚羊蛇枣草，风轮翳障效如神。**

三、滋阴清热法

1. 概述　由脏腑阴血不足，虚火上炎而致目显热象者，多为虚火虚热之证。

阴虚火热证的特点是：气轮隐赤、目珠干涩、风轮星翳、瞳神干缺，伴有口干心烦、失眠多梦，舌红少苔，脉象细数等。古人云："存得一分津液，便有一分生机。"予以滋阴清热之法使虚火下降，犹若浇水救禾使之恢复生机矣。

陈明举教授曾指出：凡内外障眼病，视物昏蒙，外无明显红赤之象，表现为口目干涩、舌红苔干、脉细数者，多为阴虚之证。予滋阴之治酌以清热，使气血津液充足，方可使目得濡养而晶明正视。

滋阴清热明目汤，即笔者根据师传，在家传治疗"阴虚热升目暗"证之方基础上加减而成。无论内外障眼病而属此证候者，皆可用之。

目病以肝肾阴虚者为多，而心、肺、脾阴不足者亦不乏数，当慎辨之。

2. 组方及方义

滋阴清热明目汤：熟地黄、山药、玄参、黄柏^酒、知母^炒、牡丹皮、龟板^炙、山茱萸、女贞子^酒、蔓荆子、青葙子、甘草。水煎3遍，兑匀温服，2次/日。

方义：《素问·至真要大论》曰："诸寒之而热者，取之阴。"王冰说："壮水之主，以制阳光。"此即指补阴清热法而言。《医宗金鉴》将六味地黄丸又加黄柏、知母而成滋肾阴、降相火、清虚热之效方。

本方主阴虚火旺所致之瞳神干缺、视瞻昏渺之证，如慢性虹膜睫状体炎、慢性视网膜炎、视网膜静脉周围炎等。阴虚水不足，则内热生、相火动、血滞不畅。方中以《丹溪心法》之大补阴丸加减，滋补肝肾之阴精，壮水之主，清泄相火为君。以山药滋脾肾之阴且补肺益气；牡丹皮凉血活血，祛肝经伏火；女贞子补肝肾之阴且清热明目，共为臣。山茱萸补益肝肾，阴阳兼顾；青葙子清肝退翳且能扩瞳；蔓荆子疏散宿邪又清利头目，共为佐。甘草益气清热，调和药性，兼为佐使者。如此诸药协同，奏滋阴清热明目之功。

3. 临床应用 本方治一般肝肾阴亏、虚火灼目之证。具体运用尚须进一步辨证加减。

若证见黑睛翳障，抱轮红赤较重，并伴见身热烦躁、口干便秘者，属阴虚火盛，灼炼津液而舟不畅行者，可以生地易熟地，再加麦冬，以遵增液汤（《温病条辨》）之意用治；或据证选用补肝消翳汤治之。

若证见两眦轻红、胬肉增生者，属心阴不足，虚火上炎，可增加麦冬、生地以增滋阴之力；或选用清心泻火汤以治。

若证见白睛轻红，干涩不润，伴咽干鼻燥者，属肺阴不足而乏津失润，可加沙参、天花粉以滋肺阴，助清热；或酌选玉女煎（《景岳全书》）治之。

若证见瞳神干缺，抱轮不红或轻红，视衣有出血者，多属肾阴不足，虚火上炎，可加量用女贞子、墨旱莲等滋肾益阴、清热止血药；或选用和血宁血汤治之。

若见阴虚血少，复受风邪而致的眼肌痉挛、目劄之症，可减黄柏、知母等清热泻火药，加全蝎、蝉蜕等息风止痉之品；或选用滋阴止痉汤以治。

若见口干舌黏、多饮便秘而无热象的视瞻昏渺之证，多为脾肾阴虚津乏，可减黄柏、知母等清热之品，加黄精、葛根以健脾增液用之；或选用健脾降浊汤或玉液汤（《医学衷中参西录》）以治。

处方歌：**滋阴清热药熟地，玄参知柏龟茱萸，**
青葙女贞蔓荆子，丹皮甘草虚火愈。

四、补气养血法

1. 概述　气乃人身之根，血乃人身之本，唯有气血充和，方体健目明。正如张景岳谓："肺主气，气调则营卫脏腑无所不治……人之气血犹若源泉，盛则流畅，少则壅滞，故气血不虚则不滞，虚则无有不滞者。"《审视瑶函》亦言："夫目之有血，为养目之源，充和则有发生长养之功，而目不病。少有亏滞，目病生矣。"

这里提出了一个重要的气血"亏虚"和"郁（瘀）滞"

的关系问题。故对补益与导滞之治，应视其孰轻孰重而兼相掌控，以达到气血即补而不致其郁滞之效。《审视瑶函》又曰："若能视病之轻重，察病之虚实……继导之后，随即补之，使病目者气血无伤害之弊。"这一"开导之后宜补论"，或补益之中佐开导，是有切实临床意义的。

脾主益气散精，肝主藏血输注，唯气血上濡而目明；若气血不足或亏损则目病丛生，而病邪又反会致使气血更加亏虚瘀滞。如此恶性循环，当是某些慢性、失用性、渗出性眼病之本源，这正与上述之论相吻合。总之，补气养血法，以补而不滞邪、导而不伤正为则。

王清任曰："治病之要诀，在明白气血。"补气养血明目汤方原是笔者家传，为"眼目虚浮，怯视不明"证而设。方中补益中佐以理气，凡气血亏虚之内外障眼病，如胞虚如球、干涩无泪、睑肌失用及陈旧性视神经、视网膜病变等，均可酌情用之。

2. 组方及方义

补气养血明目汤：人参、当归^酒、白芍^酒、白术、茯苓、桑椹、川芎^酒、熟地、鹿角霜、肉桂、甘草^炙、砂仁、生姜、大枣。水煎3遍，加蜂蜜服，2次/日。

方义：本方是根据《太平惠民和剂局方》中十全大补汤加减而成。既然气血双亏，当益气补血为要。然而气虚多湿滞，血虚常有瘀；血虚多阴虚，气虚常火衰；气血亏虚则多由肝脾失职所致，应明辨而侧重调之。

方中以《太平惠民和剂局方》"四君"健脾补气，"四物"补肝养血；以桑椹子辅白芍，既补血又益肝肾之阴；以肉桂、鹿角霜辅人参，既补气又益心脾之阳，二者阴阳并调，使气血生化有源。加砂仁、姜、枣者，以理气和胃养脾，生血助运，共为佐。其中川芎行血中瘀郁之气，砂仁醒脾开胃、疏导滞气，甘草益气调和兼为引和。该方气血兼顾，补而不滞，无留寇之弊，能使机体气血充和顺畅，疾病向愈。

3. 临床应用　本方主气血不足伴瘀滞之目暗不明证候。

若见脾虚湿盛重者，可加薏苡仁、茯苓皮以增健脾祛湿之力；或选用参苓白术散（《太平惠民和剂局方》）治之。

若症兼风轮翳障反复发作者，多为肝脾气血虚不抗邪，可加密蒙花、凤凰衣、珍珠粉等益肝驱邪除翳之药；或选用补肝消翳汤、消蒙散治之。

若兼见眼睑痉挛、瞬目频多，多为脾虚肝旺，筋脉失养之证；可减茯苓、桑椹子等利湿滋阴之药，加僵蚕、钩藤平肝息风之品；或选用通络止痉汤治之。

若见气虚溢泪症者，可减当归、桑椹子滋阴活血之品；加五味子、黄芪等补气涩肝、祛风止泪药；或选用益气摄泪汤治之。

若见气虚邪恋之花翳白陷症，可加升陷祛毒收敛药治之；或据证选用升陷汤（《医学衷中参西录》）。

若肝瘀络滞所致鹘眼凝睛、固视偏视证，本方不宜，可选用固本正容汤等。

若证见脾肾两虚，血瘀水停之视瞻昏渺证，如黄斑病变、视网膜陈旧性渗出、出血等，本方不宜，可选用益气通脉汤或平肝逐瘀汤治之。

处方歌：补气养血用八珍，鹿霜肉桂砂桑椹，
　　　　生姜大枣和脾胃，气血两旺目有神。

五、和血启闭法

1. 概述　血液之常，宜守于脉道，不可越位妄行；又宜流动不息，不可郁瘀滞停。目为肝之窍，得血而能视，故血为目之主，血病则目病。正如《审视瑶函》所谓："眼乃五脏六腑之精华……内有脉道孔窍，上通于目，而为光明，如地中有泉脉流通……至目日昏……良由通光脉道之瘀塞耳。"

修瑞娟微循环理论亦认为：人体内的血液流动，是一个有规律的循环系统，对生命运动起着至关重要的作用。一旦这一循环在人体某部位受到障碍或破坏，新陈代谢受阻，便导致出血、血瘀等病变的发生。同样，人的眼部有着极其丰富的血循环网络，其视功能的发挥，营养的补给，药效的到达，致病毒素和病理产物的清除，均有赖于这一微循环系统的正常运行。反之，则生目病或病后难愈。对这一点，中西医的理论颇相吻合。

至于眼部的血证，病机复杂，可归为出血、瘀血、血虚三个方面。唐由之教授认为：因血脉瘀滞而出血者，如视网膜中央静脉阻塞、视乳头血管炎等，当治以活血通脉，使血运无滞而不再外溢。因出血而致瘀者，如视网膜静脉周围炎、湿性老年黄斑变性等，治当以祛瘀生新为主。眼底反复出血的核心病机在于瘀血不去，脉道不通，血不归经，溢于脉外。分析认为，当是因视网膜的出血（离经之血则为瘀）致使正常的血液循环受到破坏，代偿性地产生了脆弱的新生血管，从而导致反复出血。对此的治疗，又若唐由之教授所曰："徒有止血，则不能打破出血—瘀血—再出血的恶性循环；而应化瘀去蓄，使血返常道，不止血而血自止。"

在眼科血证中，除部分是由外伤所致脉道破裂或凝血机制异常外，大多是由外感火热、阴虚内热、气滞血瘀而致的脉络受损，血液妄行而致的眼内外出血证，且多伴有焦躁胸闷、舌黯瘀斑、苔黄乏津、脉象弦滑涩之证候。

本节中所谓和血法，即是针对眼部的出血、瘀血证而言；所谓启闭法，即是针对因"血瘀"而致的窍闭不明而言。

王清任曾谓："元气既虚……血管无气，必停留而瘀……气行则血行。"故在治疗眼部血症中，常伍用益气行气之药，使气充而摄血不溢，气行则瘀滞渐除。但是，病于临床，证常相兼，权治亦当变，是为策。

2. 组方及方义

和血宁血汤：生地^鲜、白芍、白术、三七、仙鹤草、白及、小蓟^鲜、白茅根^鲜、墨旱莲、阿胶。水煎3遍兑匀，食后温服，2次/日，忌食辛辣食物。

该方为笔者家传之方，以凉血止血为治，主内外眼病的急发、新发出血之轻证。急则治其标，止血当先。方中以生地、小蓟、茅根三鲜益阴止血治其标为君。以仙鹤草、白芍、白及平肝养阴，凉血止血以杜出血之源；白术健脾益气，使统血有权，共为臣。三七、阿胶止血活血，养阴敛血，不致留瘀，兼为佐。白茅根凉血利尿生津，使热邪下有出路，兼为使者。临床更可据证适当加减清肺、泻肝、清心之药。

处方歌：和血宁血生地芍，茅根术七蓟鹤草，

白及旱莲阿胶共，凉血止血疗效好。

平肝逐瘀汤：白芍^酒、当归^酒、柴胡^酒、茯苓、郁金、大黄^酒、夏枯草、槐米^炒、土鳖虫^酒、水蛭^炙、益母草、川牛膝。水煎3遍兑匀，食后温服，2次/日，忌食辛辣。

该方平肝解郁逐瘀、和血活血、降火散结兼备。主肝气怫郁、火性上炎所致眼部出血较久而见有瘀血之证候。

该方遵逍遥散（《太平惠民和剂局方》）之意，以大量白芍平上亢肝阳，敛阴气，和营血；当归养血气，活血瘀，使血行不滞，相协为君。阳亢因肝郁，气滞复化火，以柴胡、郁金疏肝凉肝，行气解郁；夏枯草、槐米泻肝通腑，凉血止血，共辅君为臣。离经之血则为瘀，血瘀则湿聚水停，阻碍神光发越，故以土鳖虫、水蛭搜剔逐瘀，化解死血；大黄通腑泻火，化瘀生新；益母草活血利水，四者共使瘀血去、湿浊除，为佐。川牛膝补肝活血，引血下行，兼为佐使。

处方歌：平肝逐瘀归芍郁，土元水蛭枯牛膝，

柴胡川军槐益母，阴敛血活目病祛。

通窍启闭汤：麝香^冲、川芎^酒、桃仁^炒、水蛭^炙、枳实^炒、

石菖蒲、胆南星、赤芍、葱白、大枣。水煎 3 遍兑匀，食后温服，2 次/日。

该方为通窍活血汤（《医林改错》）加减而成。主木郁阳亢，气血上瞀，痰浊瘀闭目窍之暴盲证。方中以麝香开窍启闭，活血散结，为君。瘀血既停，当破当逐，以水蛭、川芎、桃仁破血逐瘀，行气润燥，以助君活血散结，使"渠畅水不逆"，为臣。肝气怫郁则气机逆乱，痰湿浊闭则目窍不明，故以枳实破气行滞，降怫郁之肝气；以菖蒲、胆星化痰息风降浊，启蒙蔽之目窍；以小量黄芪鼓舞气血，以助血行不滞，共为佐。以葱白温润之性，通阳散结和中，引药入经，又防诸药克伐太过，为使者。

处方歌：**通窍启闭芎麝香，桃仁赤芍枳实菖，**
水蛭胆星葱白枣，窍启目明复神光。

3. 临床应用　上述三方，分别主眼部血证的出血、瘀血、窍闭等三个不同的证型和阶段。

第一方，主眼部新发、急发之出血轻证，如白睛溢血、前房出血、眼底出血等，可选加清肺、泻肝之药；或据证选用四鲜宁血汤、泻肝清肺汤治之。

第二方，适于眼部血证已发或复发，虽有瘀血在，但尚未至窍闭失明之阶段，如玻璃体积血、视网膜静脉周围炎、视网膜分支静脉阻塞，以及青光眼术后、巩膜炎、虹膜睫状体炎等充血较重之证。

若伴见湿邪气郁较重者，可适加苍术、香附等健脾除湿解郁之药；或选用疏肝解郁明目汤以治。

第三方，适用于因眼底血证而致的暴盲之证，及视瞻昏渺失治而致近盲者，或因经脉瘀滞而致偏视、固视之重症，如视网膜动脉阻塞、视网膜中央静脉阻塞、玻璃体积血、视神经炎、黄斑出血、水肿、鹘眼凝睛等。

若暴盲而兼见脾虚较重者，可遵补阳还五汤（《医林改错》）之意，加用黄芪、白术补脾益气以助逐瘀通窍；或选益气通脉汤治之。

若暴盲证显阴亏风动者，可重加龟甲、郁金、穿山甲（代）等滋阴通络之品；或选用逐瘀明目汤治之。

六、解郁理气法

1. 概述　肝为刚脏，主怒主气，条达为顺。若肝失疏泄则气机郁滞，气滞则血瘀，血瘀则水停；气郁则生火生痰，上犯则致目病。《素问玄机原病式》曰："玄府者，乃气之出入升降之道路门户……若目无所见，耳无所闻，悉有热气怫郁，玄府闭密而致，气液血脉，荣卫精神，不能升降出入故也。"庞赞襄先生认为：六淫邪气、七情内伤皆可致郁。如此说明，脏腑百骸、五官九窍之气血精津液，以流通为顺，若当升不升，当降不降，即为"气郁"。因郁而致腑滞、火升、痰凝、血瘀者，则多为目病之实证；因郁而致虚羸、目暗、神光难发者，则多为目病之虚证。

气郁之病，症状复杂，并多伴见头胀心烦、胸闷恶呕、舌黯苔腻、脉象弦滑；或气短懒言、怯视羞明、舌淡乏津、脉象沉涩等征象。尤以绿风内障、青风内障、云雾移睛、视瞻昏渺、暴盲等内障眼病为多。

郁随气滞而生，瘀可随血运而除，足见郁、瘀的生杀与气血有关。临床可根据证情之不同，再伍用补气、养血、祛痰、利水、化瘀等法，以使人体的气血精津液循环流畅。故对眼部的郁、瘀之疾，予解郁理气之治当为重要法则。

疏肝解郁明目汤，是笔者遵家传疏肝方"疏肝养血"之意研制而成，辨证用治于上述诸证，效良。

2. 组方及方义

疏肝解郁明目汤：郁金、柴胡^酒、枳实^炒、当归^酒、白芍^酒、夏枯草、白术、茯苓、五味子、蔓荆子、车前子、甘草^炙。水煎3遍，食后温服，2次/日。

方义：肝脾失和、气郁血滞是本证之因，故以郁金行肝气郁滞且活血清心，母子兼清，为君。以四逆散（《伤寒论》）疏肝理脾、解郁益阴，助君为臣。肝郁阴虚则火升，火灼津液则痰成，以当归养血和血，夏枯草清肝泻火消痰；五味子滋肾宁心，培母益子，具缩瞳敛神之功；以白术、茯苓、车前子健脾利水明目；蔓荆子祛久郁宿邪，清利头目，解目珠胀痛，共为佐。以柴胡解郁升阳，引药性上行，与甘草调和诸药，兼为使者。如此，使肝脾相合，郁解瘀去，阴血上濡而目明。

3. 临床应用　该方主肝气郁结之眼病，如开角型青光眼、视网膜炎、视乳头水肿等病证。

若兼痰浊上蒙之视神经炎、视网膜动、静脉阻塞等，可加麝香、胆星等通窍启闭祛痰药治之，或据症选用通窍启闭汤治之。

若兼阴虚火升之视网膜静脉周围炎、视网膜血管炎、黄斑区渗出等，可加女贞子、知母等养阴泻火药，或选用滋阴清热明目汤以治。

若兼肝阳不足，郁湿滞留之证，如慢性青光眼、青光眼术后、视网膜炎、黄斑病变等，可酌加吴茱萸、干姜等温阳之品，或据情选用温运明目汤以治。

若属肝经实热之急性闭角型青光眼，本方功缓，不宜用之，可选用绿风明目汤治之。

处方歌：**疏肝解郁郁芍术，柴胡枳实枯草茯，**

　　　　五味车前归甘蔓，郁解瘀祛昏渺除。

七、补益肝肾法

1. 概述　肝肾为母子之脏，乙癸同源，关系密切。肝藏血，开窍于目；肾藏精，主水轮之明。肝肾两脏在眼的生理、病理过程中，起着尤为重要之作用。故一旦肝肾亏虚，精血不足，眼睛濡润受限，即可致如干眼症、视疲劳、假性近视、眼底缺血、黄斑病变等视瞻昏渺之证，并多伴有头晕失眠、腰酸腿软、口干舌红、脉象弦细等症状。中医还认为："肝无补法，补肾即是补肝；肾无泄法，泄肝即是泄肾。"临床对肝阴不足者，可酌补肾阴；对水亏木亢者，可予平肝泄肝以复肾水。故针对肝肾所偏，予以补益肝肾法，可使精充血足，目得濡养而明矣。

临床所遇，虽肝肾阴虚者居多，但属阳虚者亦不乏，须明辨而施治是也。

2. 组方及方义

补肾益肝明目汤：熟地黄、鹿角胶、人参、白芍^酒、茯苓、香附^酒、山茱萸、菟丝子、龟板^炙、枸杞子、珍珠粉^冲、升麻。水煎 3 遍兑匀，食后温服，2 次/日，忌食辛辣油腻食物。

方义：本方乃遵龟鹿二仙胶（《医方考》）之意，专事补益肝肾为功。方中龟板、鹿角胶二者为水陆异类血肉有情之品，能通调任督二脉，峻补阴阳以化生气血精髓，为君。白芍、熟地滋阴补血，平肝潜阳；山茱萸、枸杞子、菟丝子阴阳双顾，补水涵木，涩肝止泪，益精明目，为臣。珍珠清肝明目，发越神光；人参兼顾五脏，大补元气；香附疏肝理气，使补而不滞；茯苓健脾渗湿，引水湿下行，共为佐。升麻升清，引药性入肝达目，为使者。

3. 临床应用　本方特点是：主补肝肾之阴，兼顾肝肾之阳。原乃笔者在家传"益肝明目方"基础上为"视疲劳"所设，临床中发现其更可主肝肾不足之干眼症、未成年人屈光不正、弱视、老视以及黄斑变性、陈旧性视网膜病等内障眼病。

若虚火上扰，目珠干涩，头昏眼暗较重者，可加女贞子、青葙子以补肝清肝明目；或据证选用滋阴清热明目汤以治。

若木病及子，心脾不足而症见目暗头眩、失眠惊悸者，可加用酸枣仁以补血宁心；或选用补气养血明目汤，或归脾汤

（《济生方》）调之。

若兼见视网膜、黄斑渗出、水肿等视瞻昏渺之证者，可加牛膝、白术、益母草等补肝逐瘀、健脾利水之药；或酌选健脾降浊汤、补肝降浊汤用之。

若见肝肾不足之溢泪症者，可适加防风、五味子等补肝祛风涩泪之品，或选用益气摄泪汤、千金托里散（《眼科集成》）以治。

处方歌：补肾益肝地苓胶，香附菟丝龟参芍，

　　　　珍珠黄肉杞升麻，阴虚目涩视昏消。

八、温运利湿法

1. 概述　《素问·生气通天论》曰："阳气者，若天与日。失其所，则折寿而不彰。"阳为气主，气生运化。若阳虚津液失运则为湿，湿聚则为水，日久则聚生痰饮浊结。唯阳主阴从，经脉温通，气运不息，津液环流，则目明，反之则目病矣。

这里就有个"扶阳"问题。在中医界，大概由于受《儒门事亲》"目不因火则不病……能治火者，一句可了"，以及"投凉见害迟，投温见害速，投凉之害在日后，投温之害在日前"之论的影响，故"扶阳、温运"之治法多被人们避忌。

《审视瑶函》指出："用药如用兵，补泻寒热之间，安危生死之所系也，但需视证之寒热，辨别气血。因寒药伤胃损血……尚不知省，有抱薪救火之患。"

陈明举教授亦曾曰："大凡内外障眼病，若无红赤热象可察，而显见一派面㿠浮、身乏力、舌淡胖、脉沉濡者，当属阳虚气弱湿停证候，治当用温阳助运利湿之法为宜。"

笔者深受上述思想的启发，在师授方基础上创制了温运明目汤，将"温运、扶阳、利湿"法付诸实践。对阳虚气滞湿停证候的内外障眼病，酌情增减应用，受益匪浅。

此法用药多温热辛燥渗利，故阴虚、血少、津乏者当忌用或慎用。

2. 组方及方义

温运明目汤：附子^制、黄芪^炙、桂枝、茯苓、当归^酒、白术^炒、枳实^炒、白芥子、薏苡仁、五味子、穿山甲（代）^炮、通草、生姜皮、大枣为引。水煎 3 遍兑匀，食后温服，2 次/日，忌食生冷食物。

方义：阳虚气弱多责之脾肾，故遵黄芪桂枝五物汤（《金匮要略》）之意，以附子、桂枝温补脾肾之阳，以使根固为君。阳虚必气虚，气虚必血滞；气须附血而运，阳须与阴共存。故以黄芪、白术健脾助运，益气去湿；以当归补血活血，使气有所依；薏苡仁健脾养阴性凉，不致温燥太过，使阴阳互济共为臣。气虚则滞，湿停痰结，以枳实、茯苓、白芥子既助君温运脾阳、行水导滞，又燥湿祛痰、散结降浊；痰湿停滞则血瘀滞结（渗出、机化），以山甲（代）"通经络，消痈肿"，逐瘀血渗出，促进机化物吸收；五味子酸温涩精，收敛浮越之阳；通草甘淡微寒，佐上药燥热之性，其"虽能通利，不甚伤阴，且能通气上达"（《本草从新》）；大枣养血和营，共为佐。以生姜皮辛温健脾益阳，"破血调中，祛冷除痰，开胃"（《本草拾遗》），引药性入脾肺经，上升达目为使。诸药共成温运利湿、降浊明目之方。

3. 临床应用　本方专主属脾阳虚证候的内外障眼病，如中心性渗出性视网膜炎、中心性浆液性视网膜脉络膜病变、视乳头水肿、黄斑水肿、妊娠目病、陈旧性视网膜渗出、水肿、机化物形成等症；胞睑虚浮、冷泪频流、胞睑振跳、寒翳、睑废等症；而兼见面㿠肢凉、腰酸溲长，舌色淡、有齿印，脉虚无力等。

若见气虚较重者，可加人参补益元气。

若伴见郁瘀较重，可加郁金、红花、石菖蒲逐瘀解郁。

若见阳虚较重者，可加重附子用量，以肉桂易桂枝，再加菟丝子、山茱萸等阴阳双补之药，或选用右归饮（《景岳全书》）以治。

若见脾经寒滞水停较重而导致的原发性视网膜脱离，视网膜、视盘、黄斑水肿等症，本方欠佳，可酌选武苓汤用治。

若因肝经虚寒，出现头目络窍闭郁之目黑症、产后头痛目暗症、更年期目暗昏涩症等，本方不宜，可酌选用温肝解痉汤等以治。

处方歌：温运明目附桂枝，白术芪苓归枳实，

薏苡白芥五味子，山甲通草姜枣齐。

小 结

在中医眼科临床中，历来认为"眼病多火证"，形成了"予凉撤火顺稳，予温升阳逆险"之俗念。然而，中医诊病之灵魂是辨阴阳、明寒热而施治。

眼病中既有实热及阴虚火热之证，亦不乏阳虚寒滞之候，更多的则是寒热错杂之证。故不可凡遇目病即一味"消炎、撤火"。纵然是实火之证，亦应遵《格致余论》所言："凡火盛者，不能骤然用寒凉药，必用温散。"

九、祛痰散结降浊法

1. 概述　脾主运化水湿，肝主气机疏泄。若脾虚肝郁，则气滞血瘀湿停，复遇火灼则痰浊结聚。痰瘀者，多由外感、内伤等因，使脏腑三焦气化失司，津液敷布障碍而生。《杂病源流犀烛》曰："痰为百病之源，怪病皆有痰成。"《景岳全书》亦曰："血积既久，郁瘀津凝血败，皆可化为痰水。"如是说明，"痰""瘀"可视为同源异物。

在对痰与瘀的治疗关系上，关幼波老师曾云："治痰要治血，血活则痰化……治瘀必化痰，痰化血亦治。"临床辨证中

还发现，在眼底血证的变化中，或可出现因痰致瘀或因瘀致痰的痰瘀互结证候，从而形成病势的恶性循环。若单行其瘀而痰不化，仍可存瘀成之机；若单化其痰而瘀不行，仍可存生痰之源。遵唐由之教授的"痰瘀同治"理论，既化痰又行瘀，可抑制或打破这种恶性循环的病理环节，较单纯"行瘀或化痰"者，有更大的优越性。

据上论述，临床所见的属痰瘀结聚而非"火热"证候的内外障疑难眼病，如霰粒肿、慢性泪囊炎、动眼神经麻痹，眼底陈旧性瘀血、渗出、机化物等，并常伴见胸闷咽梗、痰壅胃呕、头眩心悸、口腻脉滑等症者，多可归于"痰瘀"证范畴，通过健脾助运、祛痰散结，可使痰水消而瘀结自除矣。

祛痰散结降浊之药多燥热克伐，应注意其乏津伤血之弊。

2. 组方及方义

祛痰散结降浊汤：半夏^制、白芥子、茯苓、白术^炒、夏枯草、穿山甲（代）^炮、皂角刺、陈皮、僵蚕^炒、连翘、车前子、甘草、生姜。水煎2遍兑匀，食后温服，2次/日。

方义：本方是笔者据家传治胞睑肿核（慢性泪腺炎、麦粒肿、霰粒肿）秘方化裁而成。实践证明，对陈旧性视网膜病变属于痰浊凝结者，效亦颇佳。

本方遵二陈汤（《和剂局方》）之意，以半夏燥湿祛痰，降浊散结，降逆止呕；据陆南山老师之经验，此药可促使角膜后沉淀物的消退和房水混浊的吸收，并能防治视网膜白色渗出之病灶；白芥子祛痰利气，通络散结，利九窍，明耳目，二者相协为君。以陈皮理气消痰、燥湿调中，为臣。痰源于脾虚湿聚，以白术健脾燥湿助运；茯苓、车前子渗湿清肝宁心，俾湿去浊降，痰无由生；痰核之成源于火灼络瘀，以连翘、夏枯草清热解毒散结；僵蚕祛风解毒，散结软空；穿山甲（代）、皂角刺祛瘀活血，通络软坚；生姜温脾升散降逆，既制半夏之毒，又引诸药归入脾经，共为佐。使以甘草益气解毒，调和诸药。如此,共奏健脾燥湿化痰,逐瘀散结明目之功。

3. 临床应用　本方为治一般脾虚湿聚痰生,气滞血瘀之内外障眼病之方。

若症兼湿热较重之慢性泪囊炎者,可加薏苡仁、鱼腥草等健脾利湿药,以解毒清热排脓,或据证选用千金托里散(《眼科集成》)治之。

若气虚湿聚较重之眼底病变,如中浆、中渗、黄斑病变、视网膜渗出等症,可减甘草,加黄芪、防己等益气利湿祛痰,软坚散结化浊之品,或选用补肝降浊汤、健脾降浊汤治之。

若兼见肝气郁结之证,如眼底机化物形成、鹘眼凝睛者,可加水蛭、龟甲、牡蛎等软坚消癥散结之药,或合疏肝解郁明目汤加减治之。

若见痰郁血瘀水停夹杂之证,如开角型青光眼、视网膜脱离等,可加槟榔、益母草等逐瘀解郁利水之药,或酌情选用逐瘀明目汤、青风明目丸加减治之。

处方歌:**祛痰散结苓术草,枯草夏陈甲蚕翘,**
皂刺车前白芥姜,痰瘀浊结症难逃。

小 结

中医学认为:痰者,有火痰、寒痰、风痰、燥痰、湿痰、胁痰之分。治痰,"在腑者易治,在脏者难医,在络者更难搜剔"(《成方便读》)。

眼科之痰证,除在脏即在络,为难医之痰是也。且成痰之因有别,所显证候亦各异,故医之则更不易。医者务须求因、审势、辨证以施治,方可获效矣。

十、阴阳通调法

1. 概述　《素问·阴阳应象大论》曰:"阴阳者,天地之道也,生杀之本始,神明之府也,治病必求于本""善诊者,察色按脉，先别阴阳""阴平阳秘，精神乃治；阴阳离决，精气乃绝。"如是说明，阴阳的运动是永恒的，平衡是相对的。唯有阴阳平衡，方才体健神康目明，一旦阴阳失衡则罹患疾病矣。故"治病求本"，即是求机体的"阴阳平衡"。张介宾曰："善补阳者，必阴中求阳，则阳得阴助而生化无穷；善补阴者，必阳中求阴，则阴得阳升而源泉不竭。"诚者，斯言。

《易经》亦曾指出："天行健，君子以自强不息；地势坤，君子以厚德载物。"这即是将乾、坤两卦的哲理融为一体来教育人们：动要像天体的运转不息，静要像大地的宽厚无量。也即是阴阳相济，运行不息；气机豁达，放纳有度之理才是生命的唯一。任应秋老师的一个重要医疗思想，就是重视"阳气"在人体健康、抗病、治疗与康复中的作用。动生阳，静育阴，这充分揭示了人体健康的哲学思想。只有辨别阴阳的盛衰而调之，方乃愈病之根本良策。

在眼科临床中，特别是一些慢性、顽固性的内障眼病，如视神经萎缩、视网膜变性、陈旧性黄斑病变、弱视等，多与机体的阴阳失调或阴阳俱虚相关。

阴阳无形，乃依脏腑气血而存在，以脏腑、器官之功能而显见。故阴阳的失衡即影响脏腑气血的失调而见其功能衰退，络瘀窍闭，神光受阻之证候。

阴阳通调法即是调整五脏气血的盛衰借以恢复阴阳平衡，使络通闭启而获增视防盲之效。复元明目汤方即是该治法的代表方剂。

2. 组方及方义

复元明目汤：人参、胎盘粉、灵芝、女贞子^酒、山茱萸^酒、葛根、川芎^酒、鹿角胶、龟甲^炙、马钱子^制、肉桂、香附^酒、全蝎^炙、甘草^炙等十六味。水煎3遍兑匀，食后温服，2次/日；禁劳思，控饮食，节房事。

方义：本方为笔者家传治青盲之效方。病既日久，神光微弱，乃成目中阴阳衰微之势。故以人参大补元气，生津益血；胎盘补精助阳，养阴益气，二者充养先后二天，补阴助阳，复元濡目，为君。肾中阴阳两虚，任督精血不足，不得上乘濡目而视瞻微弱，故遵龟鹿二仙胶（《医方考》）之意，以鹿角胶通督脉而补阳，龟甲通任脉而补阴；病久常有郁热，视弱为精气散耗，以女贞子补肝肾之阴，兼清肝内郁热；山茱萸温涩肝肾，敛耗散精气；灵芝聚天地之灵气，阴阳双补，五者共助君益阴复阳，为臣。阴阳衰弱，气虚血少不得升濡，必致脉络瘀滞，神光发越受阻而窍闭；以葛根生津升阳，"起阴气"（《神农本草经》）；川芎、肉桂行血散瘀，助相火鼓气血、活阳气；香附、石菖蒲疏肝化湿降浊，解郁气；马钱子等"开经通络散结"，以复视神经传导功能，振经气，醒神气；全蝎等搜剔通络，舒挛止痉，解除对视神经的压迫，共为佐。葛根生津升阳，兼引药性入经达目；甘草益气健脾，调和诸药，为使者。如此，使阴阳通调，气血共治，达窍启光增之效矣。

3. 临床应用　本方用药和平，填阴补精，益气养血，解郁活血，通调阴阳，从而通窍启闭，是专为无明显热证、寒证之视瞻昏渺症如视神经萎缩等而设。

若证见郁热重而未清者，可适加柴胡、车前子等清热凉血，引热下行之品。

若见阳虚较重者，可加重附子、肉桂等温阳助运之药，以扶阳气帅阴血而使畅。

若兼瘀滞较重之慢性青光眼者，可加郁金、益母草等解瘀行气利水之品；或选用青风明目丸以治。

若见肝肾阴亏，翳障内生者，如未熟期白内障、视弱等；可减麝香、马钱子，加蕤仁、珍珠等益肝退翳明目之药；或选用消障明目汤以治。

若视衣渗出、出血、水肿、机化较重者，如陈旧性视网膜病变、糖尿病性视网膜病变、黄斑变性等，本方不宜；可酌选补肝降浊汤、健脾降浊汤以治。

若妊娠血虚气弱，目暗不明者，本方不宜；可选用安胎明目汤以治。

如此，"谨察阴阳而调之，以平为期"，使眼目气血两旺，脉络复通，闭窍重启，神光得以发越而复明矣。

处方歌：复元明目参灵芝，女贞胎盘龟板黄，

　　　　芎附葛鹿桂马钱，全虫甘草共参与。

小　结

上述中医治病诸法，乃笔者根据家传、师授之方，又依己身实践经验总结而成，是针对各种眼病不同阶段的病位、病性、病理之异所采取的治疗措施。

然而，病位可传变，病性可转化，病机可更迭，并且常多脏相连，多轮相牵，多症错杂。为医者更应审证求因，辨明阴阳，遣方施药。

更应注意的是：凡有表证或解表未尽者，须先解表；热证者，清热泻火中勿太过伤阴；寒证者，温阳散寒中勿助火伤津；水湿积聚者，渗湿利水中勿伤阴损阳；脏腑虚弱者，补益疗损中勿滋腻留弊；气郁血瘀者，活血理气中勿伤血乏气；痰凝结聚者，化痰软坚中勿伤脾损肾；窍闭昏渺者，逐瘀通窍中勿过克伤络。并且，在针对某脏某经施治中，应兼以引经达目之药，可使疗效更著。

总之，目为清窍，神光发越之所，对目疾的辨治，当以调整脏腑阴阳，疏通津液气血，驱邪解郁降浊，从而使精津濡升，睛清晶明为则。

第二节　眼科临床常用中药

一、祛风药

风性轻扬，眼居高位，极易受外界风热、风寒、风湿之邪所犯，所谓"高巅之上，唯风可到"。肝木属风，风为百病之长，同气相求。而肝又赖肾水所涵，如若阴虚，则热极阳亢，亦可内风由生。因此，郭承伟教授指出："风邪是眼科最重要的致病因素之一。"

对祛风药，郭承伟教授指出："风药是一组具有发散、平息或搜剔风邪作用的药物。根据作用趋向的不同，临床将风药划分为祛风散邪、平息内风和搜风通络三种类型……风药体轻，善升浮上行，所谓'辛甘无降'，最善入目而治眼病。然而，风药也具有升降双重性。"

致病之风邪有外风、内风之别，祛风药亦有发散祛除外风、平息镇潜内风之异。至于搜剔经络之风者，亦多兼平息内风之功。

1. 祛除外风药　外界风邪常是外障眼病的重要病因。祛除外风类中药有解表散邪之功，在眼科中应用广泛，根据其性味又分为辛凉解表药和辛温解表药。

（1）辛凉解表药：性多寒凉，具有祛风散热、清利头目、消肿退赤、止痛止泪止痒之作用，主治风热性眼病。

常用药：桑叶、薄荷、蔓荆子、葛根、柴胡、白蒺藜、菊花、牛蒡子等。

桑叶，性味甘、苦、寒。《神农本草经疏》曰："其甘以益血，寒以凉血，甘寒相合，故下气而益阴……经霜则兼清肃，故又能明目而止渴……皆清凉补血之功也。"现代研究表明桑叶含有芸香苷、槲皮素及锌、硼等微量元素，有抑菌、抗炎等作用。

菊花性味甘、苦、微寒。《本草便读》载："甘菊之用，可一言以蔽之，曰疏风而已……补肝肾药中可相须而用也。"其所含菊苷、胆碱、菊花环酮等成分，有明显的抑菌解热抗炎、降低血压等作用。桑叶、菊花均归肺、肝二经，常相须为用，能疏肺肝风热，兼滋肝阴、养肝血之功；多用于目赤肿痛及内障目暗之症。

柴胡性味辛、苦、微寒，归经肝胆。其所含柴胡醇、挥发油等成分，有解热消炎抗病毒及改善肝功能作用。其与升麻相须为用，可疏肝解郁，升阳举陷；与枳壳相使为用，能疏肝解郁，升清降浊；与黄芩相须为用，能和解少阳，祛半表半里之邪。上述药对，可酌情配伍于肝肺风热、肝气郁滞、清阳不升、邪陷难收等证候，如花翳白陷、上胞下垂、青盲内障等内外障眼病中。

薄荷性味辛、凉；归经肺肝，能疏风清热，解郁透疹；其所含挥发油等成分有消炎止痛止痒作用。其与蝉蜕相须为用，能疏风清热解痉而退目翳；与荆芥穗配伍，宜于风寒星翳症，是治疗风轮、气轮眼疾的要药。

蔓荆子性味辛、苦、微寒，归肝、胃、膀胱经。其所含挥发油及荆子黄酮等成分，有镇静止痛解热作用；能清利头目，消翳止泪，除痹祛痛，以解除角膜刺激症状等。

白蒺藜味辛、苦，性平，专归肝经，能疏风平肝明目，兼以活血通经。常用于肝经风热或肝经瘀滞所致的目赤肿痛、风轮翳障，或兼有胸闷胁痛症的内障眼病。

葛根味辛甘，性凉，归经脾胃，能生津升阳，透疹解肌；所含葛根素等成分有解热降压降糖，改善脑、心、眼微循环，改善视神经轴浆流运输，从而保护视神经之作用，并善解阳明风热眼疾。其与升麻相须为用，可治清阳不升，毒邪内陷之内外障眼病；与黄连相须为用，可治湿热毒邪壅遏之凝脂翳障等眼病。

牛蒡子味辛苦，性寒，归经肺胃，宣肺透疹，疏风清热，且能升能降，主风热之目赤浮肿、咽喉不利等症。

（2）辛温解表药：此类药性多辛温，具有发散风寒、除翳止痒、止痛止泪作用，多用于风寒侵袭之眼病。

常用药：荆芥、防风、川羌活、白芷、细辛、葱白、生姜、麻黄、桂枝、川椒等。

荆芥性微温，味辛，归经肺肝。《神农本草经疏》曰其："得春气，善走散……升也，阳也。故能上行头目……能入血分之风药也。"其能发表祛风散邪，对风寒、风热之眼疾皆可用之，且可通血中滞气，祛脉中风邪；炒炭后专入血分，既能止血涩血，又兼清血热，为治风邪眼病之要药。

防风性味辛、甘、微温，归肝、脾、膀胱经，能祛风散寒、除湿解痉，通治内风外风，且能引阴精上乘，滋润目窍，为风药中润剂，其所含挥发油等成分有抗菌、抗病毒作用。其与荆芥相须为用，可增强祛风散寒解毒之力，且能行气助阳，消除瘀滞。《脾胃论》曾曰："肝肾之病同一治，为俱在下焦，非风药行经不可也。"故在内障眼病治疗中，二者常作为"引诸药直达病所"的引经药而用之；若再与黄芪伍用，可补气不恋邪，疏邪不伤正，善治风毒邪陷兼有气虚之证。

川羌活性味辛、苦、温，归肝、肾、膀胱经，祛风散寒除湿力尤强。

白芷性味辛、温，入阳明、太阴经，能祛风燥湿镇痛，消肿止泪排脓。其所含白芷素等成分有抑菌止痛作用。主风寒头目疼痛，清泪频出。对眼睑疮疖初起可散，溃后可促进排脓而收口。

细辛性味辛、温，归心、肺、肾经，能发散风寒，止痛止泪，宣透开窍，兼以温里。其含挥发油、细辛酮等成分有麻醉解热镇痛作用，为风寒头目病首选药。但用量宜轻，用时宜短。其与五味子相使为用，一散一收，相反相成，可治风寒翳障溃陷不收之症。

葱白性味辛、温，入肺、胃经，散寒通阳，解毒散结，主风寒袭目所致浮肿痛痒。佐于苦寒方中以缓其药性。多用于内障眼病方中，宣通升阳而助药力。

生姜性味辛、温，归脾、肺经，辛散发表，和胃止呕，主风寒侵目所致的目涩、痒干、虚浮之外障眼病。佐于苦寒金石药方中，以其温胃止呕之效而缓其药性。

麻黄归肺、膀胱经，能辛温发散，开启玄府，平喘利水。其所含麻黄碱、伪麻黄碱等成分，有发汗、升高血压、解除气管痉挛及抗炎、抗病毒、退目翳作用。主风寒较重之玄府郁闭，头痛目浮或兼有喘息之外障眼病。其与熟地相使为用，麻黄得熟地不燥，熟地得麻黄不腻，可用于伴血虚气虚之内外障眼病；与熟附子相使用之，可治伴有风湿痹症的内外障眼病；与白术伍用，既相须又相使，可治肺脾两虚之外眼浮肿、视衣渗出等眼部病证。其在眼科有着重要作用，切不可视其如虎矣。

桂枝性味辛、温，归心、肺、膀胱经，发汗解表，温经通阳。其所含挥发油有促使皮肤血管扩张、抑菌抗病毒作用。主风寒袭目所致外障眼病，佐于内障眼病方中以温阳通络，其与麻黄相须为用，祛风散寒之力更强；与白芍相使为用，多施于营卫不和或阴虚阳弱之内外障眼病方中；与甘草相使为用，有辛甘化阳益气之作用；与吴茱萸相使为用，施于冲任虚寒所致之妊娠目暗等症效良。

川椒性味辛、热，有小毒，归脾、胃、肾经。其属温里药，能温中燥湿祛邪，无发汗解表作用。现代研究表明其有快速抑制I型变态反应之作用。在眼科多用于风寒湿邪袭目所致的目痒、目劄、睑弦湿烂等症。

祛外风药，尤其辛温之性者，发散力强，易伤津液，凡阳盛、火升、内热者应忌用；阴虚或表虚者慎用；对内风之证更不可妄投之。

2. 平息内风药　此类药多平肝潜阳、解痉清热之功兼备，而使内风得平。

常用药：天麻、钩藤、僵蚕、地龙、全蝎、蜈蚣、白花蛇等。

天麻性味甘、平，专归肝经，平肝潜阳，息风止痉。其含香荚兰醇、天麻素等成分，有抗惊厥、镇痛等作用。常用于外风侵袭，内风扰动之目珠偏视、胞睑振跳及眼底血管痉挛等内外障眼病方中。其与川芎伍用，活血息风、解痉止痛之力增；与钩藤相须为用，更可增加清热息风解痉之力。

钩藤性味甘、微寒，归肝、心包经，能息风止痉，清热平肝。其含钩藤碱等成分，可降低大脑皮层兴奋性而起到明显的镇静之效，但无催眠作用。本品不宜久煎。

僵蚕性味咸、辛、微寒，归肝、肺经，能息风止痉，化痰散结，常伍用于目珠偏视、鹘眼凝睛、糖尿病性眼底病等内外障眼病方中。

地龙性味咸、寒，归肝、肺、膀胱经，能清热息风，通络除痹，兼以平喘、利尿，多伍用于阳亢风动之内障眼病方中。

全蝎、蜈蚣均味甘、辛，性温，归肝经，均有祛风散结止痉、解毒活络除翳之功。全蝎所含蝎毒，为一种含碳、氢、氮、硫等元素的毒性蛋白。蜈蚣中含有类似蜂毒成分，止痉作用比全蝎效价高。张锡纯曾曰："其走窜之力最强，内而脏腑，外而经络，凡气血凝聚之处皆能开之。其性尤善搜风，内治肝风萌动……外治经络中风，口眼㖞斜，手足麻木。""全虫和蜈蚣均能镇静，对于硝基马钱子碱等所引起的惊厥有不同程度的对抗作用；而且能抑制血管运动中枢，扩张血管，直接抑制心脏，以及对抗肾上腺素的升压作用，因而能降低血压。此外，还有一定的镇痛作用"（《虫类药的应用》）。二者相须为用，效可倍增，常用于"热证"不著的口眼㖞斜、胞睑阵跳、鹘眼凝睛、眼底渗出、机化物形成、目劄、目痒、翳障等眼部病变，这与其特有的"走窜、祛风"作用是直接相关的。

白花蛇味甘、辛，性温，通归肝经，祛风通络启废，又"有促进营养神经的磷脂产生之功，对因神经系统病变引起的拘挛、抽搐、反戾、麻木有缓和作用，促使失调神经恢复的良好功能……促使血中激素的浓度升高，从而具有抗炎、消肿、止痛作用，而且没有激素那样的副作用……还可增强机体的免疫能力，使抗原、抗体的关系发生改变，防止组织细胞进一步受损"；其中所含蛇毒"能够袭击癌细胞，而又无损于健康细胞"（《虫类药的应用》）。乌蛇功同白花蛇，但效力略逊。笔者多将其用于内外风邪所致之目珠偏视、鹘眼凝睛、目劄目痒、胞睑振跳等眼病治疗中。

正如郭承伟教授所言："风药有疏达气机、祛风达表、通达脉络、开窍明目、升举阳气、引经上行，及风药治血、风能祛湿、退翳明目之效……在中医眼科治疗学中占有重要地位。"

二、清热药

热盛为火，火性炎上，古有"目为火户"之谓，故眼病中以火热证比较多见。西医学中表现为红、肿、热、痛等症状的狭义之"炎症"与此类似。

清热药性多寒凉，有的辛燥，具有清热泻火解毒、凉血退赤消肿、止血止痛之作用，主治火热毒邪所致之各种"热性"眼病。据其药性可分为以下几种。

1. 清热泻火药　多用于脏腑火炽所致之实热眼病，并兼有凉血通腑之功。

常用药：黄连、黄芩、黄柏、大黄、栀子、石膏、知母、龙胆草等。

黄连善清心火，黄芩善清肺火，黄柏善清肾火，大黄善通脾泻热。四者均性味苦、寒,有清热泻火、凉血逐瘀、燥湿解毒之功。现代研究,其分别含有小檗碱、黄芩苷、黄柏碱、大黄酚等成分,有广谱抗菌抗毒、利胆利尿、降血压、降血脂等作用,主治或辅佐用治热毒炽盛及湿热郁瘀内滞等眼部疾病。

黄连若与黄芩相伍,清泻心肺火毒、除热燥湿之力更强;与大黄相伍,清心泻脾解毒之力倍增;与黄柏相伍,泻火燥湿、解毒除蒸之力益甚。其若与栀子配伍,或与木通配伍,均可增加清心泻火、解毒除湿之力。其若与肉桂配伍,名交泰丸,可交通心肾,用治肾阴虚、心火亢证候的内障眼病。与半夏配伍,可辛开苦降,用治寒热互结,瘀滞渗出证候的眼病。若与阿胶相伍,有滋阴降火安神之功,用治阴虚火旺,伤阴扰神证候的眼病。其与朱砂相伍,可用于伴见心火亢盛,心悸失眠证候的眼病。

黄芩若配伍桑白皮,清泻肺火尤良,善治白睛火热之证。

黄柏与知母相须为用,能泻肾火而滋阴,主治阴虚火旺所致抱轮红赤、瞳神紧小等眼病;与苍术相伍,名为二妙散,清热燥湿之力增,可治睑肿、湿翳、视衣渗出等内外障眼病。

大黄与芒硝相须为用,通腑泻火之力增,善治内热上攻之目赤肿痛、眵黏泪多、风轮暴翳、黄液上冲及眼底的出血、瘀血、渗出、机化物形成等症。

龙胆草性味苦、寒,归经肝、胆、膀胱,专泻肝胆实火,清利肝胆湿热,为肝胆火炽之眼病首选药。

栀子性味苦、寒,归心、肝、肺、肾、三焦经,凉血解毒降火,除烦利尿,炒黑用兼可止血,多佐用于心肝火升证候的内外障眼病中;其与茵陈相须为用,清泻少阳、三焦湿热之力更著。

石膏性味辛、甘、大寒,入肺、胃经,除烦止渴又生津敛疮,能直折肺、肝、脾经热毒火势而育阴救目。现代研究显示,其含有钙、锌、铜、铁等微量元素,可调节神经中枢的亢奋性，虽能强力解热，但不致发汗，有抑制肌肉神经兴奋而起止痉作用。其与生地相伍，用治阴虚热扰之目病而伴见虚烦少寐者。张锡纯推崇石膏而常用之。笔者常用其清热而不燥津伤气、育阴而不滋腻恋邪之良好特性，来治疗阴虚血热津乏之眼病。

知母味甘、苦，性寒，归肺、胃、肾经，清热泻火兼滋阴润燥为其长，用盐炒后咸能入肾，可泻火坚阴；其与石膏相须伍用，善治伴有阴虚骨蒸证候的瞳神紧小、黄液上冲等眼病。

清热泻火药，在中医眼科多用酒炒，一为去其寒性，二为引药性上升达目。

2. 清热解毒药　此类药清热解毒力强，用治一切热毒所致之实热眼病。现代研究认为，该类药大多含有广谱抗菌、抗病毒等药性成分。

常用药：金银花、连翘、大青叶、蒲公英、紫花地丁、鱼腥草、败酱草、白鲜皮、白花蛇舌草、板蓝根、秦皮、重楼（蚤休）、熊胆、牛黄等。

金银花性味甘、寒，入心、肺、胃经，善于清热解毒；连翘性味苦、微寒，归肺、心、小肠经，善于消痈散结。二者均辛凉透表，清热解毒，常相辅应用于毒邪戾气所致之抱轮红赤、瞳神紧小、肿毒疮痒以及各轮热毒脓腐之眼病。

蒲公英、紫花地丁性味均苦、寒，归经心、肝、胃，清热解毒，利湿消肿，常相辅用于一切热性外障眼病及疮疡之证。

以上四味，长于治疗细菌感染所致之内、外障眼病。

大青叶、板蓝根为一物所生，性味咸、苦、大寒，入心、肺、胃经，清热解毒力强，可主营气两燔、身热咽痛之暴风客热、凝脂翳障等眼病。前者药性偏升，对眼病尤宜。

秦皮味苦、涩，性寒，入肝、胆、大肠经，善于燥湿明目；蚤休味苦、微寒，归肝经，善于消肿定痛。二者均能清热解毒，主肝经热毒、暴风客热、黑睛翳障等眼病。

以上四者长于治疗病毒所致之外障眼病。

鱼腥草味辛,性微寒,归入肺经;败酱草味辛、苦,性微寒,归肝、胃、大肠经。二者皆能清热解毒、消痈排脓,对细菌、病毒所致眼病均可用之。

白鲜皮性味苦、寒,归经脾、胃,善于祛风清热燥湿,兼能除湿热痹疾;白花蛇舌草性味甘、苦、寒,入脾、胃、大肠经,善解恶毒湿热。二者均可用于湿热毒邪所致之肉轮、风轮之细菌、霉菌、癌毒侵蚀之睑溃湿烂、凝脂翳障等症。

牛黄、熊胆均微苦性凉,能清热解毒,止痉开窍明目,主肝经邪热上壅之目赤肿痛、凝脂翳障等。

3. 清热凉血药 此类药多入血分,用于热入营血之眼病。有强心、促进血凝、降低血压及解热、抗菌等作用。

常用药:生地、玄参、丹皮、赤芍、紫草、地骨皮等。

生地味甘、苦,性寒,归经心、肝、肾,清热凉血,偏于养阴生津;现代研究认为,其有扩张血管、降低毛细血管通透性、抑制血管内皮炎症及抑制体温中枢降低体温的作用,还有增加红细胞、血红蛋白、血小板的良好作用。

玄参性味甘、苦、咸、寒,入肺、胃、肾经,清热凉血偏于滋阴解毒。现代研究认为其含有环烯醚萜类、黄酮类、挥发油、生物碱等成分,有扩张冠脉、降低血压、改善血液流变性、增强免疫及保肝、抗炎、镇痛等作用。其与生地均可主血热妄行兼阴虚血少之眼部病症。

丹皮性味苦、辛、微寒,归心、肝、肾经。赤芍味苦,性微寒,专归肝经。二者均主热毒火炽、血瘀妄行之眼部充血、出血症,且止血不留瘀为其长。

地骨皮味甘、淡,性寒,入肝、肺、胃经,善清肺火、凉血除蒸,偏清阴分、血分之热;主热入阴血之眼部出血、白睛红赤、瞳神干缺等眼病。与桑白皮相伍,清泻肺热之功更著,用于肺热证的金疳、火疳、白睛出血等目病;与牡丹皮相伍,退热除蒸力更甚，用于阴虚血热之眼部病症。

紫草性味甘、寒，归经心、肝，凉血解毒，疗疮利尿，主湿热毒邪所致之角膜溃疡、视网膜血管炎等内、外障眼病。

4. 清热明目药　此类药均入肝经，用于肝热目病，为眼科常用之药。现代研究认为，多有抑制细菌、病毒及促进角膜组织修复、消除翳膜之作用。

常用药：夏枯草、决明子、石决明、密蒙花、青葙子、谷精草、木贼草、夜明砂、羚羊角（代）、珍珠等。

夏枯草味辛、苦，性寒，善泻肝胆郁火，解毒化痰散结，主肝气化火、痰郁互结之内外障目病。

决明子性味甘、苦、微寒，归经肝肾。青葙子味苦，性微寒，专归肝经。二者均能清肝明目。前者善清肝明目，兼润肠通便。《神农本草经疏》曰："其味咸平……足厥阴肝家正药也……故主青盲目淫，眼赤痛泪出。"后者清肝力强，善解痉扩瞳，兼以退翳，主肝经火热、风轮翳障、瞳神紧小等症。

石决明性味咸、寒，归经肝、肾，平肝潜阳，清热明目，既除肝火，又补肝阴，兼退赤除翳，常伍于目赤肿痛、风轮翳障眼病方中。将其煅后用，收敛退翳之力增。

木贼草味甘、苦，性平，归肺、肝经。谷精草味甘性平，归经肝、胃。二者均能疏风清热，适于外感风热之风轮翳障。

密蒙花味甘，性微寒，专归肝经，清热除翳兼以养血，善退白睛赤丝。《开宝本草》曰其："主青盲肤翳……消目中赤脉。"现代研究证实，其有抑制血管内皮细胞增殖、抗新生血管生成之作用。故宜用于肝肾阴虚之翳膜内障及血管增生性目病。

夜明砂性味辛、苦，归肝、脾经，有明目退翳、散瘀消疳之功，主夜盲、疳眼等内外障眼病。

羚羊角（代）性味咸、寒，归心、肝经，含有磷酸钙、角蛋白等成分。珍珠味甘、咸，性寒，归心、肝经，含有碳酸

钙、氨基酸及锌、锰、硅、锶等微量元素。二者均能清肝明目
除翳，前者善于平肝息风、散血解毒，后者偏于镇心定惊、解
毒敛疮，均可用治风轮翳障、宿翳、翳溃不敛等目疾而兼见肝
风内动、心火浮升之证候者。

清热药大多寒凉直折，易损阴化燥，又可伤脾胃之阳，故
对中阳不足、脾胃虚弱及阴虚内热、津液亏乏者，当慎用之。

三、祛湿药

湿性黏滞，湿为阴邪，可致浮致肿；但风能胜之，运可化
之。《脾胃论》曰："寒湿之胜，当助风以平之。"祛湿药多甘
淡辛温，归经脾、肾，能祛湿祛风消肿，健脾醒胃运化，敛疮
止痛止痒。现代研究认为，祛湿药多具利尿健胃、发汗抑菌等
作用。

1. 芳香化湿药　具有醒脾化湿、行滞辟浊之功，适于湿
浊阻滞所致之眼病。

常用药：苍术、藿香、砂仁、豆蔻、石菖蒲、木瓜等。

苍术性味辛、苦、温，归经脾、胃。其化湿散寒之功源于
健脾之能，且有散风之用，主脾虚有湿复受风邪之胞睑浮肿、
眼底渗出等内外障眼病，又为治疗雀目之要药。

砂仁、豆蔻均味辛，性微温，入脾、肺、胃经，均能芳香
行气，化湿醒脾，主湿热滞胃，上蒸于目之病症，又可佐用于
寒凉滋腻方中，以和胃止呕，促药力上达。

石菖蒲味辛、苦，性温，归心、胃经，芳香化浊，开窍除
痰，醒神健脑，为视瞻昏渺之内障眼病启闭复明常用之品。

木瓜性味酸、温，归经肝、脾，舒筋活络，化湿和胃。现
代研究认为其有抗氧化、抗癌作用，主用于目珠偏视、湿滞络
阻之内障眼病。

2. 利水渗湿药　有通淋消肿之功，适于水湿上泛、湿浊
停滞或湿热上蒸之眼疾。

常用药：车前子（草）、茯苓、猪苓、泽泻、薏苡仁、赤小豆等。

车前子、车前草性味甘、寒，归肺、肝、肾经，均有清热利尿之功。前者善清肝益阴明目，后者偏利尿凉血解毒，主湿热所致之睑眦赤烂、瞳神紧小、黑睛湿翳之症，亦用于内障有湿之眼底病。

茯苓味甘、淡，性平，归心、脾、肺、肾经，健脾宁心，利水渗湿。现代研究认为，其有免疫调节、利尿保肝及抗炎、抗病毒、抗氧化、抗肿瘤等药理作用。其与猪苓相须为用，治水湿内停之力倍增；与半夏相须为用，可治兼有胃中停饮证候的视衣渗出、机化物形成之眼病。

薏苡仁性味甘、淡、微寒，归脾、肺、胃经，能健脾祛风利湿，通痹排脓止泻。茯苓、薏苡仁均可主脾虚湿盛之内外障眼病，如睑浮湿烂、视衣水肿等症。

猪苓味甘、淡，性平，归肾、膀胱经。泽泻味甘、淡，性寒，入肾、膀胱经，含较大量钾盐。二者利水渗湿，用于眼内外的水肿、虚浮之重症，因其利而不守，谨防用之太过。

赤小豆味甘、淡，性平，归经心与小肠，有利湿消肿兼清热排脓之功，目患热毒、红赤湿烂、前房积脓者宜用。

本类药易乏阴致燥，耗散津液，故阴虚液少、遗精滑泻而无湿热之证者忌用。

四、化痰软坚药

痰，乃津液被热灼，瘀聚而生，亦为内火气郁凝结而成。痰又有狭义和广义之分。在眼科临床，对一些陈旧性、肿核性、渗出性、机化性的眼部怪病常责之于"痰"，故临床上常以化痰软坚佐以理气、解郁、逐瘀之药配合论治。

化痰软坚药多具辛散燥湿、消癥散结之功。现代研究认为，其多含挥发油、生物碱等成分，有刺激气管黏膜分泌及抗菌、消炎等作用。据其性味又分为以下几种。

1. 化痰散结药　具有化痰解郁散结之功，用于痰湿结聚之眼病。

常用药：半夏、胆南星、贝母、白芥子、白附子、桔梗、杏仁等。

半夏生于夏季之半，大自然阴阳交会之期，为引阳入阴而使阴阳交汇之药物，其性味辛、温，归脾、肺、胃经，功可燥湿化痰，降逆消痞。胆南星味辛、苦，性凉，归肺、肝、脾经，清热化痰，息风定惊。二者均辛烈有毒，化痰散结，除湿息风。但半夏虽辛能守，长于燥脾胃痰湿而散结，并能降逆止呕，主外眼痰核、内眼陈旧性渗出、机化物形成及绿风内障之眼胀恶呕等症；而胆星辛而不守，偏于清经络风痰而定惊，主胞睑振跳、目珠偏视、口眼㖞斜等症。半夏与陈皮相伍，燥湿化痰兼以理气，可于痰湿气结证候眼病中用之；与瓜蒌相伍，可宽胸化痰散结，可于痰热互结、胸脘痞闷证候眼病中用之；与生姜配伍，既相畏又相使，燥湿化痰且温胃止呕，生姜更制半夏之毒性，于痰湿互结眼病中常佐用；与茯苓相须为用，多施于脾虚湿盛、痰湿互结之眼病方中。

贝母性味甘、苦、微寒，入心、肺经，清热化痰，开郁散结兼以润肺。其中浙贝母长于清热，主肺经燥热痰结之眼疾；川贝母性质较润，主肺经虚热咳痰之眼疾。

白芥子性味辛、温，能温肺祛痰利气，通络散结止痛，利九窍、明耳目，主阳虚无热之外眼胞睑痰核、内眼视衣水肿、渗出、机化物形成等症。

桔梗味辛、苦，性平，专入肺经，能宣肺祛痰、排脓消痈，主外障睑浮痰结、前房积脓之证。无论证属寒热，需开提肺气而散邪者均可用之。

白附子性味辛、甘、大温，有毒，专归胃经，除能燥湿化痰散结外，更有祛风止痉解毒之功，主风痰滞结之上睑下垂、鹘眼凝睛、胞睑痉挛、目珠偏视等症。

杏仁味甘、苦，性温，归经肺、脾，有宣肺止咳、平喘祛痰、润肠通便之功。《本草求真》曰："其既有发散风寒之能，复有下气除喘之力。"现代研究认为，其含有的杏仁苷在体内可转化为氢氰酸，这即是有效成分，又有较强的毒性，有抑制呼吸中枢及平喘润肠、抗炎镇痛及抗肿瘤作用，应严格炮制，审证酌量使用。

2. 软坚散结药　有消癥散结之功，用于眼部气血凝滞，痰瘀互结之肿块、癥结、瘀血之症。但此类药性多偏寒，有伤阳乏气之嫌，为医者须注意。

常用药：海藻、昆布、三棱、莪术、牡蛎、龟甲、鳖甲、海浮石等。

海藻、昆布均性味咸、寒，归肝、肾、胃经，能软坚消癥，化痰散结，主痰热互结性质的视网膜瘀血、渗出、机化物形成之目病，且应禁与甘草相伍。

三棱、莪术性味苦、辛，后者稍温，归肝、胃经，均能破血行气，消积止痛，兼以软坚消癥散结，主陈旧性内障眼病之视衣瘀血、渗出、机化物形成等症。

龟甲、鳖甲均味甘、咸，性寒，归经肝、肾。现代研究认为，龟甲含有动物角蛋白、维生素 D、脂肪、碘、钙、磷、钾、锌、硒等微量元素和 18 种氨基酸成分，其对机体的免疫功能有调节作用。鳖甲尚有抑制结缔组织增生和提高血浆蛋白之作用。二者软坚散结中更有滋阴潜阳消癥作用，主肝阳上亢、肾阴不足之头眼胀痛，郁瘀互结之眼底动脉硬化、视网膜陈旧渗出、机化物形成等症。

牡蛎味咸、涩，性微寒，入肝、胆、肾经，能补阴潜阳、软坚散结、收敛固脱，可佐用于有阴虚阳亢、痰热结滞证候的内外障眼病；煅后用，其能敛疮除翳。与龙骨相伍，可用于心火肝阳偏亢的眼病。

海浮石性味咸、寒，入肺经，能清肺化痰、软坚散结，主眼部痰结兼有肺热者，如金疳、火疳、眼疔、胞睑肿核之症。

五、理气润下药

气为生命之源，调畅为顺，郁滞为逆。《仁斋直指方·诸气方论》谓："人以气为主……盛则盈，衰则虚，顺则平，逆则病。"《素问·举痛论》亦曰："百病生于气。"且血随气行，气病则血病。所以，《血证论》有云："冲气上逆，气逆血升，此血证一大关键也……血之所以不安，皆由气之不安故也。"

气血是构成人体的基本物质，是脏腑、经络等全身组织器官生理活动的物质基础，气血之变化与人体健康密切相关，人体气机的顺逆，常为健康或疾病的可鉴指标。故于临床治疗中，要注意调畅气机为是。

五脏六腑虽皆有"气"可论，然而言气者，多主要是指肝胆之气的疏泄和脾胃之气的运化。眼为清晶之官，有赖气机的调畅而得以濡养。若情之过激或饮食不节，均可致肝脾气机失常而目为之病，调理气机当为其要。凡眼病见气滞、气郁、气逆之象者，皆可选用或伍佐解郁理气润下药而调之。

现代药理研究表明，此类药多有调整自主神经功能紊乱，调整肝、胆、胃、肠蠕动，调整血管舒缩功能及增加胃肠津液分泌等作用。

此类药多耗气伤阴，故对气虚阴亏者当慎用之。据其功效不同，临床又分为以下几类。

1. 疏肝理气药　此类药多能疏肝解郁，郁解则气顺矣。

常用药：柴胡、香附、郁金、青皮、川楝子等。

柴胡性味辛、苦、微寒；疏肝解郁兼退热升阳，主肝经风热初发之眼病，或于治陈病蓄疾之眼病方中佐以解郁升阳。

香附性味甘、辛、微苦，入肝、三焦经，解郁理气力强，又兼祛湿散肿，主一切兼有气机郁滞的内外障眼病。

郁金味辛、苦，性寒，归心、肺、肝、胆经，能行气解郁、活血散瘀，兼清心凉血，利胆退黄，是肝郁气滞、瘀血滞行之内障眼病首选之品。

青皮性味辛、苦、温，入肝、胆、胃经，疏肝破气，散结消滞。现代研究认为其能改善机体能量代谢，提高缺氧组织的耗氧速度，主肝气郁结之风水二轮神光受阻之眼病。

川楝子味苦，性寒，归肝、小肠、膀胱经，行气止痛兼以清火。现代研究认为其尚有抗菌、抗炎、抗病毒作用。其主内外障眼病证见肝气郁滞较重而兼肝经有热、脘腹胀痛者；与延胡索伍用，为疏肝活血、行气止痛名方——金铃子散，常用于治肝气郁结、心腹瘀滞证候的内障眼病方中。

2. 调脾和胃药　此类药主用于脾胃不和、升降失常所致眼病，或用于清热、滋阴方中，以调理脾胃气机而促药效之提升。

常用药：枳壳、枳实、陈皮、厚朴、木香、槟榔、砂仁等。

枳壳、枳实性味辛、苦、微寒，炒用可减"寒"气；归脾、胃、大肠经，行气宽中，消痰化滞。"枳壳较缓而枳实速也"。可调理脾胃气滞，以助药效。若与白术伍用，对脾虚气滞湿停证候的眼病更好。

陈皮味辛、苦，性温，入脾、肺气分，能理气燥湿、化痰快膈、破癥宣通五脏，可用于脾胃气滞、痰湿互结之胞睑痰核及眼底增殖性病变；或佐于方中以化痰利气。

厚朴、木香均味辛、苦，性温，归肺、脾、胃、大肠经，木香又兼入胆经，能燥湿行气、消积平喘；可用于脾胃气滞湿阻，食积痰积之眼病治疗中。

槟榔性味辛、苦、温，入胃、大肠经，行气消积、导滞利水，主气血瘀郁兼有食水积滞者。

砂仁归脾、胃经，醒脾行气，除湿消滞，可佐于治脾虚胃弱乏运之眼病方中。

理气药用于眼病方中，多为佐药，以防苦寒辛燥滋腻药碍胃，更促肝疏脾健胃和，使饮食精微吸收升发正常而目病得速愈。

3. 润下药　此类药多为植物种仁，富含油脂，可润肠通便，适于年老、体弱、久病等所致津枯、阴虚、血亏便秘者。须据病情与理气、滋阴、养血药伍用。

常用药：火麻仁、郁李仁等。

火麻仁性味甘、平，归脾、胃、大肠经，兼能补血生津、润肠通便。《食性本草》曰其："润五脏，利大肠风热燥结。"其可使腹气得通而无滑泄之弊，有助凉血止血之能；其泄下之功逊于硝、黄，可润肠之力又非硝、黄能及。多佐于治眼病而兼有便秘之方中。脾虚滑泄者宜慎用。

郁李仁辛、苦、甘、平，归脾、大肠、小肠经。《本草纲目》曰其："甘苦而润，其性降，故能下气利水。"适于眼病而兼二便不利、水肿胀满者。阴虚者及孕妇应慎用。

六、理血药

血为人体生生之本，"目得血而能视"，凡血热、血虚、血瘀、血溢等皆可致目病。然而，"气为血之帅，血为气之母"，故眼部血证多与全身气机失调有关。《温病条辨》曾云："善治血者，不求之有形之血，而求之无形之气……善理血者，必调其气。"《血证论》亦指出："血积既久，其水乃成。"道明了"气滞水亏则血竭"之理。所以，气血相依，津血同源，水血同源，是人之生理基础。气病血瘀，血病滞气，水能病血，血也能病水，则是人体病理之相互关系。唐由之教授就提出了关于眼病的"气血同治""血水同治"理论。所以，理血药也多与理气、利水、渗湿药相协为用。

眼部血证病机复杂，通常有出血、瘀血、血虚三个方面。

针对上述"血证",常反其性而用之,多采用止血、活血、养血之药。而止血药又分凉血止血、化瘀止血、收敛止血,活血药又分止血活血、行气活血、益气活血、逐瘀活血等。

1. 止血药 此类药主要针对目络血溢脉外之证,用于眼前节、后节的出血证。又有凉血止血、化瘀止血与收敛止血之分。

(1) 凉血止血药:性味较为寒凉,用于血热妄行之出血证。现代研究表明,大多数凉血止血药有缩短出血时间、利尿、降压、消炎及抗菌作用。

常用药:大蓟、小蓟、槐花、白茅根、侧柏叶等。

大蓟、小蓟均味甘、苦,性凉,归心、肝经,能凉血止血,兼散瘀消肿之功,多用于血热妄行所致各种眼部出血及疮疖肿痛之症。

白茅根味甘,性寒,入心、肺、胃、膀胱经,能凉血止血,兼生津利尿,多用于肝阳偏亢、眼压偏高、血热妄行的眼部出血之症。

侧柏叶性味苦、涩、微寒,归肺、肝、大肠经,有凉血止血、收涩生发之功。其炒炭用,止血效果更好。多用于治肝阳偏亢、动脉硬化所致的眼前后节出血的方中。

槐花味苦,性微寒,入肝、胃、大肠经,凉血止血兼有清肝明目之效。现代研究表明,其能保持毛细血管的正常抵抗力,降低其通透性;主肝阳上亢、肝经郁热证候,如动脉硬化、高血压病等所致的眼部血证及目赤肿痛等。

(2) 化瘀止血药:性味多较甘平、微温或微寒,多用于出血而兼有瘀血阻滞之眼部病证。现代研究表明,其多能缩短凝血时间与凝血酶原时间,降低毛细血管通透性,增加冠脉血流量,改善微循环及抗菌、消炎作用。

常用药:三七、茜草、血余炭等。

三七味甘、微苦,性温,归肝、胃经,散瘀止血,消肿定痛，具止血、化瘀双重作用，为止血化瘀圣药。现代研究表明，其有抗血小板聚集及补血、益气、抗氧化、抗自由基作用。古人谓：用小、中量（3~6g）可止血，大量（>6g）有破血化瘀之功。

血余炭味微苦，性平，入肝、肾经，止血散瘀，兼利尿生肌；茜草性味苦、寒，专归肝经，能凉血止血活血，生用行血祛瘀，炒炭用则止血力著。二者均以止血不留瘀为其长；多用于阴虚血热或兼有瘀血之眼部出血疾病。

（3）收敛止血药：用于新鲜出血之眼病。现代研究表明，其多有缩短凝血时间、增加血小板数目、促使周围血管收缩及调整心率和抗菌作用。

常用药：仙鹤草、白及、藕节、蒲黄等。

仙鹤草性味苦、涩、微温，归心、肝、脾经，其所含仙鹤草素等成分能促使周围血管收缩、缩短凝血时间而起到止血作用；白及性味苦、涩、微寒，归肺、肝、胃经，止血收敛，涩黏性强，可显著缩短凝血酶原时间，有良好的局部止血作用。二者均主肺经寒热之邪所致眼部出血新证，如结膜下出血、前房出血、眼底血管炎性出血等；对血管栓塞性内障出血证不宜应用。

藕节味甘、涩，性平，入肺、胃经。蒲黄性味甘、平，归肝、心包经。二者均能缩短凝血时间，为止血良药，其生用止血化瘀，炒炭后收敛止血。多用于眼部出血新证，或反复出血而伴有瘀滞者。

上述几类止血药，虽均有促凝血作用，但功能有别，对于眼部出血证应辨明病性（寒热、外伤、血栓）、病程（在3天内还是3天外）、病势（缓急、反复、轻重）而酌情使用。一般在出血初期，应以收敛止血为主，但又不可单纯大量投以强力止血剂，宜加活血之品以免留瘀之弊；对陈旧出血或反复出血者，应以化瘀止血为主，以使瘀血融化而不致新血再出为宜；对气虚而出血者，应重用补气之药，以使气充脱固而血自止矣。因该类药性多寒凉，易致血凝气滞，应酌佐温经行气之品，以防寒凝血瘀之弊。

2. 活血化瘀药　有活血破血化瘀、行气消滞利水之功，针对"离经之血皆为瘀""瘀血阻滞，血化为水"（《兰台轨范》）病机，适用于出血日久，瘀血阻滞，血行不畅之内外障眼病。现代研究认为，其多有改善冠脉及外周血液循环、降低血液黏度、溶解血栓、降低血压、提高机体耐缺氧能力及抗菌、利尿等作用。

常用药：川芎、丹参、桃仁、牛膝、鸡血藤、乳香、三棱、郁金、延胡索、泽兰、益母草、苏木、水蛭、土鳖虫、穿山甲（代）、王不留行、皂角刺、月季花等。

川芎归肝、胆、心包经，其性辛温走窜，能祛风活血止痛、行气开郁，为"血中气药"，"虽入血分，又能祛一切风，调一切气，若眼科……此为要药"（《本草汇言》），主血瘀证候的一切内外障眼病。现代研究表明，其所含川芎嗪成分能扩张血管，抑制血小板聚集，降低血浆黏度，具有良好的抗血栓之效。其与当归伍用，可用治血虚、血瘀、气滞证候的多种疾病。

丹参味苦，性微寒，入心、肝经，所含丹参酮等成分有扩张血管，改善心、脑、眼微循环和营养，加速对氧自由基的清除及降压、镇静作用，能活血祛瘀消肿，兼以养血清心，有一味丹参顶"四物"之称，主血热、血瘀、血虚之眼、心、脑疾病。

桃仁味甘、苦，性平，归心、肝、肺与大肠经。红花性味辛、温，入心、肝经。二者均能活血祛瘀。前者有脂，偏于润肠，后者养血，偏于活络调经。现代研究表明，二者均有改善血液流变性及抗脂质氧化作用，多用于眼部瘀血络阻兼有肠燥便秘、月经不调者。

牛膝味苦、涩，性平，入肝、肾经。现代研究表明其有免疫调节、抗衰老、抗病毒、抗肿瘤、改善心血管供血、降血糖及抗炎、镇痛作用。鸡血藤味甘、苦，性温，专入肝经。二者均能活血通经，舒筋通络，引血下行。前者兼能补肝益肾利尿，后者则兼有养血补血之功，均可主肝肾亏损、血瘀、血虚之内障眼病。

乳香、没药二者味辛、苦，性温，归心、肝、脾经，均能活血散瘀，兼以消肿止痛，疗疮生肌。前者偏于行气，后者偏于散瘀；可治疗外伤性眼病及其他部位的瘀血肿痛或陈旧性眼部瘀滞症。

三棱、莪术味辛、苦，性温，归肝、脾经，活血行气力强，为破血消癥之要药。二者多相须佐用于眼部外伤瘀久或陈旧性视衣渗出、机化物形成等病证的治疗中。

郁金味辛、苦，性寒，归心、肺、肝、胆经，能破血行气，通经止痛，主肝郁气滞血瘀证，如虹睫炎、视网膜陈旧性渗出、出血、机化物形成等眼病。

延胡索性味辛、苦、温，归心、肝、肺、脾经，能活血止痛，行"血中气滞，气中血滞"，行气利尿，可佐用于血瘀血滞之眼病及胸腹气滞证的治疗中。

泽兰性味辛、苦、微温，归肝、脾、膀胱经。益母草性味辛、苦、微寒，入心、肝、膀胱经。二者皆为活血祛瘀调经要药。唯前者性温兼行水消肿，后者性寒善利尿调经。二者均可用于血瘀水停证候的内障眼病，如充血性青光眼、眼底渗出、出血及视网膜、视乳头水肿等症。

苏木味甘、咸、微辛，性平，归心、肝、脾经，能活血散瘀止痛，善通经祛风，消肿止痛，可佐用于内外伤所致血瘀气滞证候，如眼底陈旧性出血、渗出、机化物形成等眼病。

水蛭、土鳖虫二者均性味苦、咸，前者性平，后者微寒，均有小毒，专归肝经。二者虽归在活血化瘀药中，但皆可称为"破血"药，谓其"逐瘀"药力之大也。前者含水蛭素、肝素、抗血栓素等成分，有显著的抗凝血作用；后者含17种氨基酸、微量元素、甾醇、直链脂肪酸等成分，能破血逐瘀，兼有续筋接骨作用。对破血药的使用，张锡纯曰："凡破血之药，多伤气分，唯水蛭味咸，专入血分，于气分丝毫无损，而瘀血默消于无形，真良药也。"此二者均可用于瘀血阻滞所致的眼底视网膜动静脉阻塞、玻璃体积血、陈旧性视网膜病变等内障眼病治疗中。

穿山甲（代）、王不留行，均归肝、胃经，活血通经下乳，消肿排脓。前者微寒走窜，善通络搜风，且有升高白细胞的作用；而后者性平，善利尿通淋，且有实验性兴奋子宫作用。二者均可用治陈旧性眼底渗出、机化物形成之内障眼病，且均忌用于孕妇。

皂角刺性味辛、温，入肺、大肠经，能活血消痈，托毒排脓。疮毒未成可消，已成可溃。二者可佐用于肝经风毒所致的凝脂翳障、黄液上冲等眼病治疗中。

月季花性味甘、温，专归肝经，善活血调经，消肿解毒散结，多用于肝郁血瘀所致之睑浮晦黯、内眼瘀滞，特别是用于相关女性经血不调的目病治疗中，效果良好。

七、补益药

人体除筋骨、肌肉、脏器、毛发等组织外，更有气血、津液、阴阳、精神等，且前者赖后者的濡养方能发挥作用。倘由某种原因致气血不足，津液亏乏，阴阳失衡，脏腑失调，即为病。"补其不足，填其缺损"，方可恢复健康。

本类药具有补益气血、阴阳、津液之虚，调整脏腑、气机、精神失衡之功，主用于虚损性眼病。现代研究表明，其能补充营养物质、微量元素，增强免疫，提高神经肌肉反应性，从而消除机体"虚弱"证候。

1. 补气药　用于气虚证候（功能不足）之眼病，如胞睑下垂、翳陷不收、怯视弱视、内障青盲等症。此类药性多甘温、升提，对阴虚火旺者宜慎用。

常用药：人参、党参、西洋参、黄芪、黄精、白术、山药、甘草等。

人参味甘、微苦，性微温，归脾、肺经。党参味甘，性平，归经脾、胃。二者皆能补脾益气，生津养血，其所含的人参皂苷、生物碱等成分能增加大脑皮层的兴奋性，改善神经活动的灵活性（冲动和抑制），提高脑力、体力，改善脑、心、眼供血之作用。唯前者力强，有"大补元气"之功，且能安神明目益智，后者补益之力次之，均为眼科及诸科常用之补益之品。

西洋参味甘、苦，性凉，归心、肺、肾经。太子参味甘、苦，性平，归脾、肺经。二者皆能补气生津，主气虚阴亏津乏或伴有内热证候的内障眼病，如糖尿性眼底病属气阴两虚者最宜。前者性偏凉，兼以清火退热；后者性平和，补气生津之力较弱。

黄芪性味甘、温，归肺、脾经，为补气主药，生用兼利水消肿、托疮生肌，炙用兼润肺滋脾、升举清阳。现代研究表明，其含黄芪皂苷、多糖、黄酮、氨基酸以及铁、锌、硒等微量元素，有改善微循环、清除氧自由基、提高超氧化物歧化酶活性、调节免疫、降低血黏度、抑制血小板聚集等作用，主用于气虚邪陷疾病，如缺血性眼底病、糖尿病性眼病、青光眼、胞睑下垂、翳陷不敛、视昏内障等症。黄芪与白术相须为用，其益气健脾利水之力倍增。

黄精性味甘、平，质润，归肺、脾、肾经，可滋肾填精益髓，唯性较缓。其所含黄精多糖等成分有明显的滋阴、抗炎、抗渗出、抗增生作用。主慢性、陈旧性、气阴虚损性眼病，如糖尿病性眼底病、眼部干涩、视瞻昏渺等，疗效显著。

白术味甘、苦，性温，归脾、胃经，健脾益气，燥湿利水。现代研究表明，其有促进钠排泄、保肝及抗血凝作用，主脾虚气弱，运化失常之眼部内外的渗出、浮肿等病症。

山药性味甘、平，质润，归肺、脾、肾经，可健脾气、益肺肾而养阴，多伍用于气阴两虚证候的眼病处方中。

甘草性味甘、平，归心、脾、肺、胃经，生用能清火解毒，炙用能益气补虚，且能调和药性寒凉之偏，排解金石诸药之毒，又兼以润肺止咳作用。现代研究表明，其含有三萜类、黄酮类、多糖类化合物等成分，有类似肾上腺皮质激素及盐皮质类甾醇的免疫抑制、抗菌、抗炎、抗变态反应、抗病毒、镇咳祛痰及解毒作用，且对葡萄球菌、铜绿假单胞菌、实验性癌毒等亦具有抑制作用。处方多以其为佐、使药用之。本品忌与海藻、大戟、芫花等相伍。

2. 补血药　血为生命之本，诸因所致之血虚或失血，均可引发眼部疾病。本类药主用于因血虚所致的目珠干涩、视瞻昏渺、夜盲目昏等内、外障眼病。因其药性多温腻，故气郁血滞者用之宜慎，可适当佐以理气之品。

常用药：熟地、当归、白芍、阿胶、何首乌、龙眼肉、大枣、蜂蜜等。

熟地性味甘、温，归肝、肾经。当归性味甘、苦、辛、温，入心、肝、脾经。二者皆为补血要药。前者兼补肝肾之阴，填精益髓，其性较静；后者能补益心肝、活血止痛，其性易动。二者均可主血虚、血瘀及外伤所致之内外障眼病，若相须为用，补血滋阴力增。

白芍味酸，性微寒，归肝、脾经，酒炒其性转温，补血且能平肝柔肝、敛阴止痛。现代研究表明，其含有单萜苷类、挥发油、蛋白质、17 种氨基酸及锰、铁、铜、锌、镉等微量元素，有调节免疫、血液系统及抗氧化、镇痛止痉作用，主肝气不和、经血不调、血虚性眼病。其与当归伍用，可增柔肝补血活血之力；与甘草伍用，可酸甘化阴、养血敛阴，多用于治阴血不足、肝脉挛急证候的眼病方中。

阿胶性味甘、平，质润，入肝、肾、肺经，补血之中兼滋阴止血。多佐用治肺肾阴虚、心肝血虚且伴有出血证候的眼部疾病。

何首乌味甘、苦、涩，其性微温，归肝、肾经，能补益精血，兼以解毒乌发，润肠通便。常辅用于精血不足之眼目昏花、须发早白、瘰疬疮毒等症。

大枣味甘质润，入心、脾经，为益脾补血良药，常作食材。在治疗气血不足之眼病方中多用作佐使药。

蜂蜜性味甘、润，入心、脾、肺、肾经，能补血润肺滋肾，为眼科常用补益药，常作佐药。

3. 补阴药　阴不足则阳亢，津亏乏则血枯，故补阴药主治由机体阴虚津乏所致的眼目干涩、目暗不明、视瞻昏渺等眼病。

常用药：枸杞子、女贞子、桑椹子、黑芝麻、石斛、麦冬、龟甲、鳖甲等。

枸杞子性味甘、平，归肝、肺、肾经。女贞子性味甘、苦、凉，归肝、肾经。二者均为补益肝肾之阴药，主阴虚所致之视物昏花、视瞻昏渺、内障目暗等眼病。现代研究表明，其二者与决明子、桑椹子等均有恢复眼底黄斑部受损感光细胞功能之作用。唯前者既滋肝肾之阴，又补肝肾之阳，益精明目，生津止渴，其含胡萝卜素等成分，可在体内转变成维生素 A，促进视紫质合成或再生，从而维持视力正常；后者专养肝肾之阴，清热明目，补而不腻，但其性略偏凉，所含齐墩果酸、葡萄糖及铜、锌、锰等成分有较好的降血脂、降血糖、抗肝损伤及免疫调节作用。

石斛味甘，性微寒，入肾、胃经。麦冬、天冬性味甘、苦、寒，归心、肺、胃经。三者均有汁质润，滋阴力甚强，多用治阴亏津乏之目睛干涩、气轮红赤等眼病。石斛偏养胃肾之阴，兼治虚热口渴，其所含多糖、生物碱、氨基酸等成分可抑制促炎性细胞因子的活性，发挥抗炎作用。而麦冬偏滋心阴，天冬偏滋肺阴，可酌情用于心烦肺燥等证。二冬中所含皂苷、多糖、氨基酸、豆甾醇、黄酮及强心苷等成分，可调节机体的免疫、呼吸、消化等系统功能，有抗氧化、抗血栓、抗肿瘤等作用。

桑椹子性味甘、寒，归心、肝、肾经。黑芝麻性味甘、平，入肝、肾经。二者皆能滋阴养血润燥。常用治肝肾阴亏、视物昏花、视瞻昏渺、目涩畏风、须白便秘之眼病。

龟甲、鳖甲性味甘、咸，寒，二者专入肾经，滋阴潜阳力强，且能退热除蒸。唯前者偏益肾养心，后者善软坚散结。常用治阴虚阳亢、内热津乏、目络阻滞之头晕视昏、眼底出血、视网膜渗出、机化物形成等眼部病症。

4. 补阳温里药　阳气是生命之根，阳不足则阴血无以生发，脏腑亦无以运化。此类药助复机体阳气，主治阳气虚弱所致溃陷不收、神光难发之眼病。但其药性多甘温，易耗伤阴津，故可适当伍用滋阴之品为宜。

常用药：鹿茸、鹿角霜、紫河车、菟丝子、沙苑子、山茱萸、覆盆子、杜仲、肉苁蓉、韭菜子、熟附子、制川乌、肉桂、干姜等。

鹿茸性味甘、咸、微温，专补肝、肾之阳，且益精血、强筋骨，主肾阳不足之少年弱视、老年青盲、视瞻昏渺等症。

鹿角霜味咸，性温，专归肾经，益肾助阳收敛，补力较小，但不滋腻，多佐用于阳虚气弱、溃陷不敛之眼病。

紫河车味甘、咸，性温，归心、肺、肾经，益阳补精，养血益气，主先天不足、阳亏阴乏、气血虚弱所致之如视神经萎缩、视网膜色素变性、弱视等眼部疾病。亦可以羊胎（无病，焙干制粉用）代之，功效略同。

菟丝子、沙苑子均性味甘、温，入肝、肾经，补阳养肝，益肾明目。但前者偏性平不燥，补肾生精；后者偏性温助阳，温肾涩精，皆可主肝肾亏损之内障眼病。

山茱萸、覆盆子二者皆性味甘、酸、微温，归肝、肾经，既可助肾阳，又可益肾阴。多用于肝肾亏虚，固涩失权之内障眼病。

杜仲、肉苁蓉均性味甘、温，归肝、肾经，补肾助阳。前者能平肝潜阳、祛风除湿、养血安胎，主肝肾亏损、风湿侵袭、青盲目暗等眼病；后者兼入大肠经，能润肠通便且温而不燥，补而不峻。多用于老年、产后、病后之体虚、阳虚、阴枯等所致眼涩目暗、神光难发之眼部疾病。

韭菜子味辛、甘，性温，归肝、肾经，补肝益肾，壮阳助精。多用于肾阳不足之内障目暗之眼病。

熟附子性味辛、热，有毒，归心、肾、脾经，补火助阳，散风寒湿，其性燥烈，非阴盛阳衰者不可用。常用于阳气不足、阴寒内盛证候，如黧陷不收、眼底渗出、机化物形成等，犹如温暖之日光照耀于冰瑕阴霾之上，可使凝结之寒痰消散；或佐用于寒凉解毒方中以缓其峻烈直折而增其药效。川乌是毛茛科植物乌头的母根，附子则是乌头的子根。现代研究，二者均含有乌头碱型生物碱，该有效成分，也是毒性物质，且川乌含量高于附子，故川乌更具温经止痛、祛风除湿功效。对二者须严格炮制，以使乌头碱转化成乌头次碱和乌头原碱，可减低毒性。对阴虚内热证及孕妇应忌用二者，更勿与半夏、瓜蒌、白蔹、白及、贝母等配伍。

肉桂味辛、甘，性热，归心、肝、脾、肾经，功能补火助阳、温运散寒、活血通经止痛。其所含桂皮醛、挥发油等成分，有实验性镇静、镇痛、降温作用，可延迟士的宁所致的惊厥及死亡时间，有中枢性及末梢性扩张血管作用；并有增强血液循环和消化的功能，排除消化道积气及杀菌的作用。其与人参、当归、白术、熟地等益气养血药伍用，有鼓舞气血生发之作用；与鹿角霜、白芥子、麻黄等温阳收敛药伍用，可温阳补血、散寒通滞；与滋补肝肾之阴药伍用，可交通心肾、引火归原。常用治于阳虚气弱证候之色白漫肿、阴疽流注等眼病；或佐用于益气补血及寒凉滋阴之处方中，以助生气血或防寒凉太过。

干姜辛、热之性，归脾、肺、心、肾、胃经，能回阳通脉，燥湿化痰，多佐用于显见三焦虚寒证候的眼病。将其炮至微黑，燥烈性减，长于温经止血。

小 结

机体的正常生息，有赖于气血阴阳的相对平衡。在眼科临床，气血阴阳多见不足，少见有余；至于所见阴阳偏盛之候，亦乃其对立面的相对偏衰所致，故而"补其不足"，是纠其所偏之首务。

气血阴阳不是孤立存在而是相互依附的，所以常见气阴两虚、阴血两虚、阴阳俱虚、气血俱虚等复杂证候。为医者临床施药，当据证之偏而兼相增损用之，以期获得佳效。

八、退翳药

翳者，遮挡也，是中医眼科所独称之名词，临床主要是指黑睛翳障（角膜瘢翳）和圆翳内障（白内障）而言，是指本来清澈透明之角膜和晶状体出现病理性混浊，从而使通光受阻出现的"遮挡"症状，故称之"翳障"。退翳药即可减轻或消除上述组织之混浊性症状。

翳的生成，多与外界风寒燥湿之邪侵袭、机体气血阴阳失调有关，故退翳药须与相关类药物配合方能发挥作用。据本类药之兼有功效，可分为两类。

1. 疏风退翳药　此类药疏散风邪退翳，或兼散寒或兼清热之功。

常用药：麻黄、桂枝、川羌活、荆芥（穗）、葱白、细辛、蝉蜕、蛇蜕、全蝎、青葙子、密蒙花、木贼草、谷精草等。

麻黄、桂枝、川羌活、荆芥（穗）、葱白、细辛等，虽属疏风散寒解表药，以其辛温之性再配以专攻退翳之品，有良好的消除寒性翳障之功。

蝉蜕、蛇蜕二者性略偏凉，归肺、肝经；全蝎性平，入肝经，有毒。三者皆有疏风退翳、解痉解毒止痒之功。现代研究表明，几味药均含丰富的锌、钙、钴、硒等微量元素，可阻止角膜、晶状体蛋白的变性，促其透明性改善，为眼科常用退翳之良药。

木贼草、谷精草二者均味甘、苦，性平，归肺、肝经，有祛风清热除翳之功，多用治风热目赤之新翳证。木贼，《本草求真》曾云："形质有类麻黄，升散亦颇相似，但此气不辛热，且入足少阳胆、足厥阴肝，能于二经血分驱散风热……故为去翳明目要剂……其去翳明目，功虽有类谷精，能驾甘菊，但谷精则去星障，甘菊则止调和血热，于障全不能退；此则能去翳障、调血热也。"唐由之曾认为：眼底的渗出、玻璃膜疣也是一种翳——内翳，木贼不仅能退外翳，更能消退内翳。故在治疗该类眼底病时，常用其以促进眼底内翳的吸收。

青葙子、密蒙花性味甘、苦、微寒，专入肝经；决明子性味甘、苦、微寒，入肝、肾经。三者均能清肝明目，兼以除翳，多用于肝经有热所致之赤痛目翳证。但前者尚能扩瞳，肝肾两虚及青光眼者忌之；后者兼能润肠，目赤翳障而便结者宜用之。

2. 平肝退翳药 具有平肝潜阳之功，多用于阳亢上扰所致之头目胀痛、绿风内障、翳膜滋生等症。

常用药：石决明、珍珠母、珍珠、凤凰衣、黑豆衣等。

石决明、珍珠母、珍珠三者性味均咸、寒，归心、肝经，其质重镇潜，清肝抑阳安神，为平肝退翳明目之佳品；而凤凰衣、黑豆衣收敛除翳之力更著，且能镇心定惊，用之当辨。现代研究表明，其均含碳酸钙、氨基酸及钙、硒、锌、锰等多种微量元素，对减轻角膜、晶状体组织的变性，促进混浊吸收，强化视觉传导，促进视神经的轴浆运输，改善视网膜色素上皮细胞的代谢，改善视力状况，均有重要作用。

凤凰衣性味甘、平，归肝、脾经，有补益之性，含动物蛋白和甲壳素等，是主治虚翳之良药。

黑豆衣性味甘、微苦，入肝、肾经。含有矢车菊苷、糖类、植物性色素及微量元素等成分，治疗眼目翳障疗效甚良。

小 结

翳症，其因复杂，治疗棘手。对初、中期未老化者，可予药物退之，但须治其因，杜其变，除其病灶，应与补益、祛风、清肝、温散等治本之药相配合，以使本固邪去，标（翳）方可退矣。

而对瓷白老化的黑睛翳障及晚期圆翳内障者，再予药物治疗是徒劳的，可选用现代的角膜移植术、白内障摘除+人工晶状体置入术等，尚有复明之望。

第三节　眼科临床常用治疗方法

一、中医眼病外治法

本方法主要用于外障眼病，包括局部熏洗、敷药（冷敷、热敷）、点药（水剂、粉剂、蜜剂、膏剂）、刮切、刺络等。

1. 煎汤熏洗法　是对一些外障眼病，在辨清风湿寒热痰瘀之证后，酌予配方煎汤熏洗或冷敷，以消除病变之法。应注意防止药液进入眼内。

（1）祛风清热解毒法：对眼部急发之红肿热痛症状，宜用药物煎汤冷洗或冷敷。常用药物如金银花、黄芩、赤芍、石膏、薄荷、冰片等。可据证配方，煎汤滤净放凉敷洗；或以二鲜汤

（鲜榆叶、鲜柳叶煎汤）熏洗，以祛除风热风毒，退红消肿，止痛散结。多用于暴风客热、天行赤眼、眼睑红肿、火疳等症。

（2）祛风除湿法：对肉轮、气轮红赤湿烂、肿胀虚浮之症状，宜用温洗或温湿敷。常用药物如苍术、荆芥、防风、黄连、川椒、白鲜皮等；或蜂艾煎（蜂房、艾叶煎液滤清）适温敷洗；或青白散以蜂蜜或醋调膏，敷眼外部；或以黄连煅石膏粉，香油调涂，以祛风除湿，消肿止痒。常用于眼睑湿疹、睑弦赤烂等。

（3）温散除翳法：对风轮翳障，羞明流泪，红痛不著症，宜用辛温之药煎汤，先熏后洗。常用药物如荆芥、防风、蛇蜕、细辛等，或椒黄汤（川椒、麻黄、葱白）等，以温经散寒、祛风除翳。多用于寒翳、宿翳等。

（4）活血祛瘀法：对眼部外伤所致红、肿、痛之症状，常用具有活血祛瘀止痛之药物，如红花、没药、川芎、赤芍等煎汤敷洗。

注意：在伤后24小时内宜用冷敷、冷洗，以防出血、瘀血加重；超过24小时后可用温热敷洗法，以促进瘀血、肿胀的消退。

2. 摩擦、敷药法　以鲜嫩榆树细条去除老皮，以嫩绿内皮擦拭眼局部病变，多用治金疳、针眼初起等。

注意：不能伤及角膜。

以鲜生地或鲜马齿苋、鲜败酱草、鲜小蓟根等，捣烂成泥，敷于患部，以达解毒、除湿、止血之功。常用于胞睑红肿、糜烂、瘀血等。

3. 刮切挑刺电解法　适于肉轮内外疾病，如椒疮、假膜、肿核、脓肿，以及风轮上的翳障、凝脂等。以消毒的针、刀、刮匙等行刮、刺、挑等手法，对成熟结肿、囊肿、结石等施挑、割法以排除、刮净其脓液或脂质颗粒。

注意：切口在睑外者，应顺应睑肌纹理；在睑板者，应垂直于睑缘。对风轮病灶的刮除，应少损伤健康角膜组织和不损伤角膜基质层为度。对乱生之睫毛应予拔除，但睫毛拔除还会再生，以电解法将毫针刺入毛囊通电，可对毛囊产生破坏，倒睫不会再生。

4. 刺络放血法　适用于眼部的风、湿、热、毒所致的急性红肿、充血、痉挛、抽掣疼痛、麻痹症状，如急性麦粒肿、急性结膜炎、眼睑痉挛、眼肌麻痹等症。多选患侧耳尖、太阳、太冲、合谷、少商穴，或耳背静脉、背部阳性反应点（阿是穴）等穴位，以三棱针点刺出血 2~3 滴，以祛风泻火解毒，有立竿见影之效。

5. 耳穴压豆法：　按全息生物学理论，刺激耳部穴位可治疗相关脏腑疾病。据证选准耳穴位置并擦净，以 0.5cm×0.5cm 输液贴，中心放一王不留行籽或专用磁珠，贴于穴位上，以拇指和食指按摩至有麻胀痛感为佳。每日 2 次，7 天更换 1 次，以防止造成穴位的感觉疲劳。

二、西医眼病治疗法

对一般眼病，临床上常采取的方法有冲洗、结膜下注射、球后注射、胬肉及赘生物切除、囊肿或脓疱切开治疗等。

1. 结膜下注射法　用于眼部炎症、瞳孔粘连或眼底病变。作用于局部，达到抗菌、抗炎、退肿、改善血液循环、促进组织修复、解除瞳孔粘连之目的。

常用药物：激素（地塞米松、曲安奈德），抗生素（奈替米星、妥布霉素），抗病毒药（利巴韦林、聚肌胞），抗霉菌药（氟康唑），扩瞳药（阿托品、散瞳合剂），组织修复剂（眼氨肽、自体血清），免疫增强剂（转移因子、干扰素），改善血液循环药（妥拉苏林），促炎性渗出物吸收剂（玻璃酸酶），中药制剂（鱼金注射液）等。

具体操作：无菌操作，表面麻醉（个别药物需做过敏试验)。以进针时见结膜移动为宜,应避开血管和眼直肌,勿伤及角膜、巩膜。注射后或可有结膜下出血,给予温敷以促进出血吸收。

2. 球后、球旁注射法 用于眼部炎症、眼底病变、术前麻醉、绝对期青光眼的止痛等。

常用药物有:激素(地塞米松、甲泼尼龙),抗生素(妥布霉素、奈替米星),止痛剂(利多卡因),改善循环药(山莨菪碱、复方樟柳碱),营养神经药(维生素 B_{12}、胞肌针),促进出血吸收药(玻璃酸酶),中药制剂(鱼金注射液)等。

具体操作:患者仰卧,无菌操作。于患眼眶下缘的外 1/3 与 2/3 的交界处,眶下壁与眼球之间隙,垂直进针于眼球赤道部前,计 1~1.5cm 为球旁;若越过赤道部即斜向鼻上方,计 2.0~3.0cm 为球后。回抽无血后,缓慢推药 1.0~2.5mL,出针即以消毒棉球按压针孔处,以促进药物吸收并防止出血。注药在眼球旁达 1.5~2mL 时,可出现睑球结膜的隆起,需注意。

注意:不可刺中眼球壁及眼肌,不可过于偏向鼻侧,不可超过 3.0cm,以免伤及球后视神经及血管;若回抽针内有血,应拔针并按压进针处约 5min。加利多卡因注射液 0.2~0.3mL(对药品配伍无禁忌者),可缓解注射后胀痛、眼部刺激症状、血管痉挛。注药后下睑有轻度肿胀者,宜热敷以促进吸收。

3. 球内注射法 对球内感染、玻璃体积血、视网膜出血,黄斑病变及视网膜水肿者,可定向用药于球内,以促进炎症、水肿、出血的吸收。

常用药物:广谱抗菌药(妥布霉素、头孢他啶),窄谱抗生素(万古霉素),抗霉菌药(氟康唑),促进水肿吸收药(阿瓦斯汀、曲安奈德),促进出血吸收药(玻璃酸酶),抑制视网膜病理性新生血管生成药(康博西普)等。

具体操作:术眼应无炎症,眼压在 18mmHg 以下。严格结膜囊无菌冲洗、操作,以 1mL 皮试针吸药液 0.05~0.1mL(以曲安奈德为例：0.1mL 含 4mg），于角膜缘外 3.5～4mm 处（睫状体平部），斜向球内后下部进针 1.0～1.5cm，缓慢注药、出针。适度按压针孔处 2min，指测眼压不高，涂消炎眼膏封眼。于 4～8 小时测眼压，若偏高，可予降眼压药外用，或作前房穿刺术以降低眼压。

注意：注药深度应达眼球中后部偏下方，不可过深（成人眼球的正常前后径为 2.4cm）；药物应在不遮挡视轴位置（尤其是混悬液）。注射间隔时间，应据药物的半衰期、吸收情况和病情酌定。

4. 穴位注射法　针对脉络瘀阻、玄府闭郁、眼筋弛纵等所致的眼病，如黄斑病变、高血压、糖尿病性眼底病、视网膜色素变性、慢性葡萄膜炎及后天性斜视、弱视、上睑下垂、眼肌痉挛等症，通过药物注入相关穴位产生刺激后引起经络的信息反馈作用，发挥药物、经穴的双重效应，从而达愈病之目的。

常用药物：维生素 B_1、维生素 B_{12}、胞磷胆碱肌苷注射液、复方樟柳碱、川芎嗪、天麻素等。

具体操作：多以近端取穴与远端取穴相结合，常选 1～2 个眼穴、1～2 个耳穴、2～5 个体穴。按病情选准穴位，针刺穴位提插得气后（耳穴、眼周穴忌用提插），留针 1～2min，再回抽无血后注药，每穴注药量 0.5～1mL，耳部穴位皮内注药 0.05～0.1mL，每日或隔日 1 次，7～10 次为 1 个疗程。注药后体穴处有酸麻胀感，耳穴处有胀痛感，并有向深部及四周放射感为好。如对视神经萎缩症，笔者常选球后、肝俞、肾俞、脾俞穴，以及耳部的眼、交感、内分泌等穴。一般眼穴选患眼同侧，体穴选患眼对侧，双眼患病选双侧为宜。

第四节 眼增视保健操

眼睛的正视明亮，有赖气血的充盈和经络的通畅。人之头部为诸经之会，眼部又与多经相连，故按摩头、眼部的穴位，可调节眼肌痉挛，缓解精神紧张，达到清头明目之效。笔者根据这一理论，经多年临床实践，总结出眼增视保健操，对改善幼儿、少年、青年的屈光不正、视力疲劳，均有较好作用。

一、眼增视保健操所涉及经穴的位置和功能

1. 睛明　属足太阳膀胱经，为膀胱经与手太阳、足阳明、阴跷、阳跷五脉之交会穴，位于目内眦旁开 1 分处。该处布有内直肌、眦部动静脉、滑车上动静脉及滑车神经、鼻睫神经，为治眼病要穴。主目赤肿痛、迎风流泪等多种眼病。

2. 攒竹　属足太阳膀胱经穴，位于眉头陷中处；该处布有额肌、皱眉肌、额动静脉及额神经内侧支。主内外障眼病、目眩头痛等症。

3. 承泣　属足阳明胃经穴，正视时位于瞳孔直下方，下睑缘与眶下缘交界处。该处布有眼轮匝肌、下直肌、下斜肌及眼动静脉分支和眶下动眼神经分支。主目赤肿痛、口眼㖞斜、夜盲、流泪等多种眼病。

4. 鱼腰　属经外奇穴，位于眉毛中央，正视时瞳孔直上处。该处布有提上睑肌神经、动眼神经及眼周动、静脉网。主眼睑下垂、目赤肿痛、黑睛生翳等症。

5. 太阳　属经外奇穴，位于外眼角与眉梢中间向后凹陷中。该处布有三叉神经眼支和颞浅动脉。主一切目疾、偏头痛等。

6. 眼穴　属耳部穴位，位于耳垂中央部。主眼部一切病症。

7. 丹田　属任脉与足三阴之会穴，位于下腹前正中线脐下 3 寸处，即关元穴（亦称下丹田）。该处布有第十二肋间神经的浅皮支和腹壁动静脉，为强壮要穴。主诸虚、诸闭、阳亢、目暗等病。

8. 印堂　属经外奇穴，位于两眉中央正对鼻尖。该处布有滑车上动静脉和眶上动静脉分支及额神经分支。主清头明目，治疗眩晕、惊风等症。

9. 百会　属督脉穴，为"百脉之会"，位于前发际后约 5 寸，两耳尖直上正中处。该处在帽状腱膜中，有左右颞浅动静脉及左右枕动静脉吻合网，有枕大神经及额神经分支。主眼暗目眩、头痛健忘等症。

10. 风府　属督脉穴，位于头后枕骨下陷中，在枕骨与第一颈椎间。该处布有枕动静脉分支和枕神经分支。主眼暗目眩、头痛项强等症。

11. 角孙　属手少阳三焦经，为与手太阳、足少阳三经交会穴，位于耳尖直上入发际处。该处布有耳颞神经分支和颞浅动脉、静脉。主眼昏目翳、齿痛项强诸症。

12. 头光明　属经外奇穴，位于眉弓中央，鱼腰穴上无眉毛处。该处布有眼肌神经和眼周动静脉。主视昏、眼疲劳、怯视等症。

13. 合谷　属手阳明大肠经之原穴，位于手背一、二掌骨之间，第二掌骨桡侧缘中间凹陷处。该处布有手背静脉网，桡神经前支及指掌侧固有神经。主各种眼病及颜面神经疾病等。

14. 风池　属手少阳胆经与阳维脉之会穴，位于颈后入发迹 1 寸与乳突下缘连线之中点。该处布有头夹肌、枕动静脉分支及枕神经分支。主目赤肿痛、口眼㖞斜、头痛中风等病症。

二、眼增视保健操的具体动作

1. 右（左）手拇、食指按压、滑捏双眼睛明穴约 30 下

（用力按压，达穴位处酸胀感，相当于 4 节广播体操的节律，下同）。

2. 双手食指指尖由外向里旋转按揉双侧攒竹穴。

3. 双手食指尖腹按揉双眼眶下缘承泣穴。

4. 闭眼，以食、中指指腹压于眼球及眶上鱼腰穴，由外向里旋转按摩 30 下。

5. 双手拇指按揉太阳穴约 30 下后，再用力推向耳部，以拇指指腹与食指中节夹住耳廓往下拽，约有 30 下，耳朵即有发热感觉。

6. 睁眼，直视前方远处目标 1min，以两手拇、中指指甲掐刺耳垂中部眼穴约 30 下（以有刺痛感为好）。

7. 慢慢闭上双眼，双手合十于胸前，意念集中于指尖，深吸运气约 1min，此时眼前可现明亮之感，慢松气入于丹田，睁开双眼，再注视前方目标约 1min。

8. 慢慢伸出右（左）手，食指朝上，令双眼直盯手指，眼球顺、逆时针各大幅度旋转 30 圈。

9. 双手四指弯曲，自前额印堂穴—巅顶百会穴—头后颈风府穴—耳上角孙穴—眉上头光明穴—前额印堂穴，循环叩打 100 下，再用双手拇指顺势至双风池穴按摩 30 下。

10. 双拇指、中指指腹交替掐揉合谷穴各 30 下。

全套做完大约需要 10min。

做操的要领：①早晚各 1 次，选择僻静空旷处；②心态平静，意念沉潜，周身放松，自然站立，运气于手指；③适当用力，以穴位处有酸、麻、胀、痛感为宜。

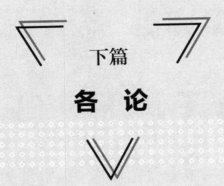

下篇

各　论

第三章

胞睑疾病

　　胞睑，在《黄帝内经》中称为约束，又名眼睑、睥，现代通称眼睑，司眼之开合，有保护眼球、眼眶之功。胞睑，在中医眼科五轮学说中称肉轮，内应于脾，故胞睑之疾，多责之于脾、胃之功能失常。

　　胞睑受外邪、外力侵伤之概率较高，故属外障多发眼病。外因常由六淫之邪，或物理化学性损伤所致；内因多与脾胃功能失调，蕴热聚湿生痰有关。胞睑血循环旺盛，腺体较多，且与眼球、眼眶密切相连，若疾患严重，可向眼球、眼眶甚至颅脑内传变；反之，眼球、眼眶及临近组织疾病亦常波及眼睑而出现症状。

第一节　针　眼

（麦粒肿 3 例）

　　针眼之名，首见于《诸病源候论》，又称睑弦疖，为胞睑所生形似麦粒之小疖肿，易破溃又易复发，好发于青少年及眼部不洁者。本病相当于西医学之睑腺炎，又称麦粒肿。

　　西医学认为，本病是由眼睑皮肤腺体或睫毛毛囊被化脓性葡萄球菌感染所致的一种急性炎症。眼睑皮脂腺（Zeis 腺）

101 ◀

或汗腺（Moll 腺）感染者，为外睑腺炎，即外麦粒肿；睑板腺感染者，为内睑腺炎，即内麦粒肿。

《诸病源候论》曰："热气客于眦间，搏于津液而成针眼。"本病多因脾胃蕴热，化火腐肉；或风邪化热，聚浊成腐；或营卫失调，气血瘀滞；或阴虚血热，虚火上炎；或他邪累眼，热毒蕴伏等，可致胞睑聚生疮疖而成是病。本病有疮破、脓出、肿消之自愈倾向，但若感染较重或患者抵抗力低下，则可致眼睑脓肿或反复发作，可能引起眼球感染的危证。

本病应与胞生痰核相鉴别（见本章第四节表 5）。

治疗上，西医主张局部或全身使用敏感抗生素及局部热敷；对化脓成形者，予以切开引流。但对红肿而未成脓者，应忌挤压或切开，以免炎症扩散。对多发与反复发作者，予以中药口服、穴位刺血与局部注射法，常可获良效。

【病例一】睑腺炎

李某，女，36 岁，已婚，农民。于 1970 年 3 月初诊。

主诉：右眼睑缘反复发作性疮肿 1 年余。某院以"睑腺炎"予手术一次。3 个月来上症又发，伴烦渴、溲黄、便秘。自服磺胺药未愈来诊。

检查：右眼上睑鲜红发亮，中部睑缘见两个肿疖，触之焮热，疼痛拒按；白睛充血，少许眵泪，耳前未扪及淋巴结肿大。

舌质红，苔黄厚，脉象浮数。

中医辨证：脾胃积热，风火相搏。

西医诊断：睑腺炎（OD）。

治则：通脾泻胃，清热降火。

处方及治疗：

1. 清脾泻火汤　大黄、石膏、金银花、连翘、玄参、赤芍、防风、甘草。水煎 2 遍兑匀，食后温服，第 3 煎熏洗患眼，2 次/日。忌食辛辣食物。

2. **穴位刺血法** 耳尖、眼、脾俞、丝竹空、背部阿是穴$_6$，1 次/2 日。

3. 氯霉素滴眼液常规滴眼，马应龙眼膏涂眼，2 次/日。

诊疗经过： 二诊，服中药 2 剂，针刺 2 次，泻下黏臭便，眼睑红肿显消，痛减痒止。去生大黄、石膏等清热撤火之品，加酒大黄、天花粉、当归以逐瘀生津养血，续 2 剂煎服、熏洗。

三诊，药服完，共针刺 3 次，胞睑疖肿消退而愈。半年后得知病未复发。

按语： 针眼属常见皮毛之恙，常发于体弱者。本案病发年余，予西药、手术仍反复未愈。查其脉证，当属脾胃积热不除，气血壅滞未解，余邪难清是也。

所用验方中，以生大黄、石膏清泻脾胃火热毒邪，为君。以"疮家圣药"金银花、连翘助君清热解毒，为臣。脾胃积热日久，必伤阴灼血，以玄参、赤芍益阴凉血，祛瘀解毒；内热常借外邪之力上壅而致肿痛，以防风祛风胜湿止痛，共为佐。甘草益气解毒，调和诸药，为使者。如此诸药协同，通泻脾胃壅结，清解火热毒邪而收功。随后酌加活血养血、清解生津之品，以冀恢复血气津液，使邪除正复而防复发是也。

耳尖穴、阿是穴为经外奇穴，能疏风清热；脾俞能泻脾中伏火，用于该病效良。

【病例二】复发性麦粒肿

季某，女，28 岁，已婚，农民。于 1976 年 2 月初诊。

主诉： 双眼上、下睑针眼屡起，肿胀痒痛反复发作 1 年余。常于月经前发病，经期提前，腰部酸楚，口渴便干，屡用可的松、红霉素等，时好时犯。

检查： 面色少华，双眼上睑缘轻度红肿；右眼上睑缘两个小肿疖，左眼下睑一个小肿疖，分泌物不多；耳前淋巴结稍肿大。实验室检查及妇科检查均（-）。

舌色淡红，脉象沉细。

中医辨证：阴虚血热、虚火上炎。

西医诊断：复发性麦粒肿（双）。

治则：滋阴清热，养血活血。

处方及治疗：

1. 滋阴散邪汤加味　熟地、丹皮、夏枯草、黄柏^酒、知母^{盐炒}、红花、薄荷^{后入}、连翘、甘草。水煎2遍温服，第3煎加芒硝湿敷双眼，2次/日。

2. 穴位刺血　耳尖、眼、肾俞、丝竹空、背部阿是穴$_6$，1次/3日。

3. 马应龙眼膏于午、晚睡前涂双眼。

诊治经过：施治1周，诸症悉除。两个月后得知，症未复发，月事调畅。

按语：本案针眼，火势不重，却显见阴血不足，虚火上炎，肝木克土，热邪留恋，伴月经不调之证候。原治之法予抗菌消炎、清火解毒而乏效者，乃专事克伐而未达"阴虚血少生热"这一病之根本是也。

本案予滋阴散邪汤而用之，方中遵《医宗金鉴》之意，以知母、黄柏、地黄滋阴清热活血治其本，为君。以连翘、夏枯草清热解毒散结治其标，为臣。红花养血活血，顾其血分；薄荷疏肝解郁，祛风透疹，清其气分，共用为佐。甘草益气解毒，调和诸药，兼为佐使。如此滋阴养血，制约上炎虚火；清热解毒，消除局部余邪。此亦乃"壮水之主，以制火邪"之意也。

因本案肾阴虚证显见，故以刺血疗法加肾俞穴治之。

【病例三】多发性麦粒肿

马某，男，12岁，学生。于1992年10月初诊。

主诉：身体消瘦，双眼睑浮肿，眼疮屡，伴盗汗寐差起2年余。多次延医均诊为"麦粒肿"，给金霉素、可的松类药物，时好时犯。

检查：双睑轻肿，右眼上睑缘肿疖，睫毛粘结，左眼上睑一小肿疖；白睛无充血，巩膜蓝色斑点；下唇黏膜多个丘疹样疙瘩。RBC：$3.5 \times 10^{12}/L$；粪便检出食物残渣、蛔虫卵（外院资料）。

舌瘦尖红，苔白腻。

中医辨证：脾胃食滞虫积，郁热壅结。

西医诊断：多发性麦粒肿（双）；消化不良；肠蛔虫。

处方及治疗：

1. 疳症丸加减　太子参、白术、茯苓、薏苡仁、胡黄连、鸡内金^炒、赤芍、使君子、大黄^酒、焦山楂、焦神曲、焦麦芽、半夏^制、甘草^炙。水煎服，第3煎熏洗，2次/日。

2. 耳穴贴豆法　取眼、脾、胃穴，按摩刺激穴位，3次/日。

3. 肠虫清片，2片，顿服。

诊治经过：二诊，服中药5剂，药片1次，针刺4次，便下黏稠，见蛔虫10余条；睑疖消，食量增。上方去黄连、大黄，加天花粉、胡黄连以生津清肝。

三诊，服中药7剂，针刺5次，诸症悉除。嘱外用药续用，以巩固疗效。随访半年，针眼未发，纳寐、面色复如常儿。

按语：查本案，属脾胃食积、虫积扰胃烦神，失于运化，生火上炎之证。专事抗菌、消炎而不愈者，乃正气不复，无以抗邪杜发之故也。治病求本，朔根清源乃中医之大法。故本案之治摒弃了一味地清热解毒，而以家传疳症丸减除翳之品，加活血泻脾之药，健脾消积杀虫治其本，清热祛湿散瘀除其标。从而达"正气存内，邪不可干"矣。

耳穴压豆法，是中医脏腑经络理论的具体运用。《灵枢·脉度》篇曰："耳者，宗脉之所聚也。"耳廓可看作人胎儿的缩影，人体的十二经脉、奇经八脉均直接或间接上达于耳，所以耳与各脏腑、经络有着密切的关系。

现代全息生物学研究发现，人体的内脏或躯体某部发病时，多可在耳廓的相应点位出现压痛、变形、变色或电阻、电压改变的特异性敏感反应。通过刺激耳部的相应穴位，可直接作用于耳廓神经丛感受器，使兴奋冲动上传至神经中枢，再经其信息反馈，起到调整血管神经通路、调节脏器组织功能的作用而治疗目病。

因患儿怕针，故予耳穴贴豆法，患儿身体康复，频发针眼之症痊愈矣。

小 结

针眼一症，虽属皮毛小恙，但其治法颇多，如服药、熏洗、涂药、挑刺等。除反复发作且伴有他证者可全身用药外，对局限发作之个别小疾，焉用重拳。

丝竹空为三焦经俞穴，耳尖、太阳为经外奇穴，点刺出血法乃针法中之"泻法"，具有显著的通络、泻火、祛风之功。按现代医理分析，可能是穴位受刺激后，自身的神经调节和血液免疫系统迅速调集力量（免疫细胞）于该处，起到了聚歼"贼寇"（杀灭菌毒）之效。肺俞穴和背部阳性反应点（在肺俞穴周围，可查见红色丘疹）刺血，是据"肺主皮毛"之理，来实现泻肺败毒的。

穴位刺血法，尤其对初发者，常可收立竿见影之效，多数治一次即可疖肿消、痛痒退。即使对发病已久或反复发作者，亦可在服药、手术之同时配合此经济简便之法，能加速脓出肿消，减少复发，常惠及百姓。

第二节 睑弦赤烂

（睑缘炎、眦部睑缘炎 2 例）

睑弦赤烂之病名见于《银海精微》，又称目赤烂眦、烂弦风，是以睑弦红赤、鳞屑叠生、溃烂刺痒为特征的眼病。本病虽属皮毛之恙，但病程冗长，顽固难愈且易复发，相当于现代医学的鳞屑性睑缘炎、眦部睑缘炎等症。

西医学认为，睑缘炎即指睑缘皮肤、皮下、腺体组织分泌异常，免疫功能低下或接触有害因素，局部被细菌感染出现的慢性发炎、过敏症状。通常可分为三类。

1. 鳞屑性，多为皮屑芽孢菌感染所致，因其能将睑缘脂类分解为有刺激性的脂肪酸，故奇痒难忍。

2. 溃疡性，多为金黄色葡萄球菌感染出现化脓。

3. 眦部睑缘炎，多为莫-阿双杆菌感染引发，或与身体 B 族维生素缺乏有关。

按中医之论，是证多由外感风热之邪上犯、风湿热邪相搏、脾胃蕴热上蒸、心火上炎灼睑而发。治疗上，宜审证求因，中西医结合施治为好。

【病例一】 鳞屑性睑缘炎

季某，女，18 岁，商店职员。于 2008 年 7 月初诊。

主诉：双眼睑缘发痒、发红、起糠麸样白色鳞屑，每于晨起睫毛胶粘 2 年。屡用中西药未愈。因眼睛不洁，羞于见人。

检查：双眼睑轻浮灰黯，睫毛不整，上附鳞屑；睑缘部潮红，少许黏性分泌物，白睛微红不润。实验室检查未见异常。舌质红，苔黄稍腻，脉象濡数。

中医辨证：脾经湿热，复受风邪，三邪搏结，壅滞胞睑。

西医诊断：鳞屑性睑缘炎（双）。

治则：祛风除湿清热。

处方及治疗：

1. 清热除湿汤　苍术^炒、黄柏^酒、连翘、菊花、荆芥、枳壳、蜂房、蝉蜕、蔓荆子、赤芍、木通、甘草。水煎 2 遍分服，第 3 煎加二圣散熏洗，2 次/日。

2. 耳针　眼、脾、内分泌穴，强刺激，不留针，1 次/日。

3. 复方硫酸锌滴眼液常规滴双眼；酮康唑软膏睑缘部外涂，2 次/日。

4. 鱼金针剂 1mL，地塞米松 2mg，利多卡因 0.2mL，双睑皮下注射，1 次/日。

嘱保持眼部卫生与充足睡眠，忌辛辣刺激食物，防环境对眼部的刺激。

诊治经过：二诊，施治 3 天，眼睑鳞屑、痒痛大减，续进 3 剂。

三诊，痛痒少作，遂停注射与针刺，上方减二妙散等清热利湿之品，加生地、当归、茯苓以滋阴养血安神。

共服上方 9 剂，局部注射、耳针 5 次，双眼睑如常，临床痊愈。

按语：本案为青年女性，嗜食肥甘刺激食物，又因精神压力大，脾胃蕴积湿热之势已成；又常用化妆之品，颠簸上班，复受外界"风邪"之袭，故由风湿热邪搏结于睑弦而成是病。

对其的治疗，首当祛除风湿热毒以治其标。所用之方是治湿热毒邪之效方。其中以二妙散（《丹溪心法》）祛风清热燥湿，为君。菊花、连翘清热败毒，为臣。荆芥、蔓荆子祛风除湿解毒，解眼部刺激症状；蜂房解毒祛风除湿，蝉蜕祛风解毒除翳，赤芍凉血活血止痛，木通清热利湿解毒，共为佐。甘草解毒益气，为使者。诸药共奏祛风清热解毒之功。后加滋阴活血之品，以治其本而防复发是也。

【病例二】眦部睑缘炎

马某，女，58 岁，已婚，农民。于 2000 年 4 月 3 日初诊。

主诉：双眼睑内外眦部红赤、糜烂、痛痒半年。因儿子早殇，寐差、口疮、便秘，曾数次诊以"眼睑炎，口腔黏膜炎"，给泼尼松、抗菌药等时好时犯来诊。

检查：双眼两眦部红色溃疡，分泌物发黏，擦拭痕明显；白睛微红，黑睛尚清。下唇内一豆粒大溃疡，余（－）。

舌尖红，苔黄干，脉象细数。

中医辨证：心阴耗伤，虚火上炎。

西医诊断：眦部睑缘炎（双）；口腔黏膜炎。

处方及治疗：

1. 清心泻火汤加减　生地^酒、黄连^酒、赤芍、木通、薏苡仁、当归、竹叶、珍珠粉、甘草。水煎 2 遍温服，第 3 煎加二圣散（白矾、绿胆矾）熏洗双眼，2 次/日。

2. 穴位刺血　双太阳、眼、丝竹空、阿是穴$_6$，1 次/日；

3. 复方硫酸锌滴眼液、马应龙眼膏点眼，2 次/日。

诊治经过：二诊，用药 3 剂、针刺 3 天，眼红赤及口腔溃疡减轻，续进 5 剂。

三诊，眦部溃疡愈，充血退，口腔溃疡愈合。上方减生地、木通，加熟地、竹叶以滋阴养血利尿，续服 3 剂。

共服药 11 剂、针刺 8 次，诸症解除。病愈未复发。

按语：按中医五轮学说，两眦为肉轮，属心。心火炽盛，上炎于目而为病。致本患的莫-阿双杆菌，对常用抗菌药多不十分敏感。查本案之因，精神受创而抑郁，阴血暗耗，化火上炎，再加眼部不洁，营养欠佳，故内外合邪而成缠绵之恙。治之重在养心阴，次在清心火，从内调治。故取清心泻火汤方加用滋阴活血敛疮药而用之。以生地、当归滋心阴、养心血，为君。珍珠清心凉血，解毒安神；黄连、木通清解心脾，折热存阴，共为臣。阴虚火旺，必聚湿生毒，以薏苡仁、连翘健脾清热利湿，排毒祛风散结；竹叶泻心清热利尿，使邪热下解，共为佐。甘草益气解毒，调和诸药，为使者。本方实为导赤散（《小儿药证直诀》）之加味方。

外洗药二圣散，乃自古治疗"湿疮"之效方，再合穴位针刺，发挥经络调控效应，彰显了中医宏观调控，使"阴平阳秘，疾病乃愈"观点的合理性。

第三节　睑废

（上睑下垂4例）

睑废之病名出自《目经大成》，指上睑不能自行提起，掩盖部分或全部黑睛之病证。本病有先天与后天之分，可单眼或双眼发病，相当于西医学之上睑下垂。

西医学认为，常人平视时，上睑缘位于角膜缘或以下1~1.5mm；若再低于此，即为病态。本病是由提上睑肌功能不全或丧失所致的眼病。先天性者，为提上睑肌或动眼神经发育不全所致；后天性者，多由睑内或颅内炎症，或交感神经麻痹，或脑血管、局部血管硬化对相应神经的压迫，或肿瘤、外伤、重症肌无力等因，使动眼神经受损而麻痹或不全麻痹所致。

上睑下垂根据程度分为：Ⅰ°（轻度），上睑缘位于上方角膜缘下2mm；Ⅱ°（中度），上睑缘位于上方角膜缘下2~4mm；Ⅲ°（重度），上睑缘位于上方角膜缘下>4mm。

中医学认为，本病之病机有二：一是先天禀赋不足，眼肌发育不全；二是后天发生者，多因脾虚气弱，清阳不升，筋肉失养；或由风痰客于胞睑，阻滞经络；或缘于肝虚血少，脉络失和而致。

治疗上，西医对先天性者，主张手术。对后天肌源性者，除抗胆碱酯酶、维生素类外，尚无特效药物；对保守治疗乏效者，主张做提上睑肌缩短术治疗。对后天性者，笔者常予中医辨证施治、针灸，与西医疗法相结合，可获良效。

【病例一】重症肌无力症眼肌型

吴某，女，18 岁，未婚，学生。于 2000 年 7 月初诊。

主诉：双上睑渐垂落，眼球不能向内转动，视一为二，睁双眼不能走路，上午轻、下午重，病已 3 个半月。因准备高考，纳少腹泻。曾诊为"重症肌无力眼肌型"，予新斯的明、营养神经治疗缓解。半月前，病又犯，来诊。

检查：面黄睑浮。VA：双 1.0。平视双眼睑裂，OD：2mm；OS：0mm。拉开眼睑，双眼向鼻侧转动受限；表情肌、呼吸肌、四肢肌无异常。新斯的明试验：0.5mg，肌内注射，0.5 小时后双眼睑明显睁开，但双眼球不能向鼻侧活动。血红蛋白：92g/L，血清 T_3、T_4 等均（－）；未询及其他相关疾病与特殊用药史。

舌质淡黯，苔薄白乏津，脉象沉细。

中医辨证：心脾阳虚，风邪阻络，升清无力，胞睑废用。

西医诊断：重症肌无力症眼肌型（双）。

治则：健脾益气升阳，祛风通络起废。

处方及治疗：

1. **固本正容汤加减**　黄芪 100g，当归尾^酒 12g，白芍^酒 15g，白附子^制 10g，白花蛇^{粉冲}3g，丝瓜络 20g，全蝎^灸 10g，马钱子^制 0.8g，鹿茸^{粉冲}3g，肉桂^{后入}6g，川羌活 10g，砂仁^打 6g，葱白 3 段。水煎 3 遍兑匀，温黄酒 50mL 送服，2 次/日。

2. **复方樟柳碱**　2mL，加甲钴胺 0.5μg，双眼阳白穴透鱼腰穴分别注射，上午。

3. **隔姜灸**　双阳白、丝竹空、承泣、攒竹、合谷、曲池、三阴交穴，下午。

治诊经过：二诊，施治 7 天；睑开大半，能睁双眼走路，仍重影。效不更方。

三诊，续治2周，双眼睁大如常，眼球活动自如，无重影复视，获显效。续予上方5剂，隔日煎服；续穴灸，以资巩固。1年后得知，症未复发。

按语：《目经大成》曰：眼睑日夜常闭而不能开，攀开而不能眨，名之睑废。究其病机，正如《诸病源候论》谓："若血气虚则肤腠开而受风，风客于睑肤之间，所以其皮缓纵，垂覆于目，则不能开……"

本案新斯的明试验（+），重症肌无力症眼肌型可以确诊。现代医学认为，其病理基础为神经、肌肉间的递质功能障碍，致横纹肌疲劳而成是病。感染、劳累、精神刺激常为诱因，胸腺肿大、甲状腺功能亢进等常与之有关。

中医学认为，本证主要由心、脾、肾阳气虚衰，风邪承袭阻络，目失濡养所致。本案有久泻、耗神、复受风寒之因，故断其证乃心脾阳虚，升清乏力，风寒湿邪阻滞胞睑致胞络失养使然。笔者提纲挈领，予以根据祖传方加减而成的治睑废验方——固本正容汤加减。以大量黄芪补气健脾，为君。以肉桂补心脾之阳，复命门之火；鹿茸补肾肝之阳，助气血生发，为臣。肝不平乃阴虚，络废用乃由风，故以当归尾、白芍平肝敛阴活血共息内风；以川羌活辛散祛风达邪，以白花蛇、丝瓜络祛风活络，以马钱子通经启废，以牵正散（《杨氏家藏方》）通络止痉，共祛外风；葱白益脾通阳，助统方之力，共用为佐。砂仁醒脾助运，鼓舞清阳，为使。本方既升阳扶正敛阴，又通络逐瘀达邪；且补而不滞，散不伤阴，相得益彰。该方遵补阳还五汤（《医林改错》）之意，通络祛风药与补气药量之比宜少勿多，以免对娇嫩之躯克伐太过。

所用阳白穴，是手足少阳、手足阳明、阳维之会；鱼腰穴为经外奇穴，均位于提上睑肌部位，取之可疏通诸经气血；丝竹空属手少阳三焦经，攒竹属足太阳膀胱经；承泣属足阳明胃经，合谷、曲池均属手阳明大肠经。诸穴皆归阳经，且均与目系相连，阳主气主动，故能通调心脾肺肾诸经之阳，是治疗眼部筋络失用性疾病的重要腧穴；施以隔姜灸法，更能促郁闭之经气振奋，受损或被抑制的经络复活，以利睑废之恙痊愈。加三阴交穴者，以期恢复足太阴脾经之气，助清升精濡，正如《眼科锦囊》所谓："上睑低垂症，灸三阴交。"

复方樟柳碱可改善眼底缺血病变状况，甲钴胺为内源性辅酶 B_{12}，能促进受损神经轴突再生，使延迟的神经传递功能恢复正常，两者相配，疗效协同增强。

【病例二】 上睑下垂（提上睑肌缩短术后）贫血。

王某，女，24 岁，已婚，农民。于 1977 年 7 月初诊。

主诉： 人工流产后左睑肿垂 1 年余，治以"消炎""营养"无效，行"提上睑肌缩短术"恢复。半年来眼睑下垂又犯，用"激素"等治疗未愈；伴月经不调，来诊。

检查： 面色㿠白无华，神疲乏力。VA：双 1.5。睁眼平视：右眼上睑下垂至瞳孔中线。血压：95/56mmHg，心率：86 次/min。

舌质淡，苔薄白，脉沉细无力。

中医辨证： 心脾肾阳虚衰，升清失司，胞络失和。

西医诊断： 上睑下垂（提上睑肌缩短术后）（OS）；贫血。

治则： 温肾健脾养血，通络升清启废。

处方及治疗：

1. 右归丸（《景岳全书》）加减　熟地黄、山萸肉^制、附子^熟、肉桂、人参、鹿角霜、川芎^酒、砂仁、马钱子^制、甘草^炙。水煎 3 遍兑匀分服，2 次/日，温黄酒 50mL 为引。

2. 穴位注射　山莨菪碱（654-2）5mg，地塞米松 2mg，维生素 B_{12} 100μg，阳白透鱼腰穴注射，1 次/日。

3. 隔姜灸　患侧承泣、丝竹空、攒竹，双合谷、曲池、三阴交穴，下午。

诊治经过： 二诊，施治 7 天，睁眼睑裂已在瞳孔上 1/3，觉乏力与情感不快有关。将上方加郁金、炮山甲（代），以增解郁散结益气之力。

三诊，服药 14 剂，左眼平视基本正常，但不持久；月经量中，胃纳欠佳。上方减熟地黄、附子之滋腻燥热，加橘络以通络和胃，续进 14 剂，穴位注射法续用。

四诊，双眼睁闭自如，左上睑稍低于右（原手术欠矫），基本痊愈。予上方 2 剂制粉，15g/次，温黄酒调服，每日 2 次。嘱慎起居，好将息，巩固疗效。

按语：本案睑废证，缘由人工流产后身体虚弱，精神受挫，气血亏虚，伤及肾脾心阳而致。后经手术治疗愈而又发者，乃未除病之本却又伤及胞络，使气血更虚而不得通达是也。从面色及舌脉之象亦得佐证。

首诊用方，用治命门火衰的右归丸（《景岳全书》）之意，重加人参大补元气，为君。以附、桂补心脾肾之阳，助君恢复机体生机，为臣。以熟地黄、山萸肉、鹿角霜滋阴补血助阳，取"善补阳者，阴中求阳"之意；以"血中气药"川芎行气活血；对马钱子，《医学衷中参西录》曰其"开通经络，透达关节之力，远胜于他药"；砂仁行气化湿醒脾，共为佐。炙甘草补心脾之气，调和诸药，兼为佐使。如此，使阳气之本复，脉络贯通而病愈。次诊时加郁金，取其辛寒之味，一防温燥太过，二以清心解郁；加穿山甲（代）者，取其活血除滞、通络和胃之功效。

本案之治，摒弃惯用的祛风除湿通络法，施以"扶阳益气起废"之治，效良。

【病例三】糖尿病性动眼神经麻痹

李某，男，38 岁，教师。于 1992 年 5 月初诊。

主诉：患糖尿病数年，于 20 天前因受风寒而发热，予抗菌、激素治疗热退，但出现双眼复视，眼睑重坠麻木，睁展困难。更用营养神经药治疗未愈，来诊。

检查：VA，OD：1.0，OS：1.2。右眼：外下斜，眼球向内、上、下转动不能。眼睑睁开乏力，睑裂宽约 2mm。新斯的明试验（-）。血糖（空腹）：10.5mmol/L。

舌质略红，苔薄白，脉象浮数。

中医辨证：脾肾阴虚，风邪外束，营卫失调。

西医诊断：糖尿病性动眼神经麻痹（OD）。

治则：先辛散祛风通络，后滋补脾肾阴血。

处方及治疗：

1. 祛风正容汤加减　荆芥穗、川羌活、秦艽、当归^酒、黄精、川芎^酒、天麻、白花蛇、僵蚕^炒、甘草^炙。水煎 3 遍兑匀，黄酒 30mL 送服，2 次/日。

2. 能量合剂 2 支，早饭后肌内注射；腺苷钴胺 1.5mg，肌内注射，1 次/日。

3. 穴位针刺　阳白透鱼腰，耳穴取眼、脾，强刺激，不留针，1 次/日。

诊治经过：二诊，施治 1 周，睑睁显开，眼可转动，但不到位；见风邪显消，上方减川羌活、秦艽、荆芥穗辛散之品，重加黄精、山茱萸，而成峻补脾肾气阴、养血活络启废之方，续服 1 周。

三诊，药毕，诸症悉除。续予中药 3 剂，隔日 1 剂，以资巩固。

按语：在动眼神经麻痹症中，糖尿病为除颅底动脉瘤、颅内炎症外的第三位病因，主要病机是机体的糖、蛋白质、脂肪的代谢紊乱，使眼部血管缺血、缺氧，累及动眼神经而成是症。正如《黄帝内经》曰："肉不坚，腠理疏，则善病风。"

本案起于"感冒"，风性开泄，入侵胞睑，营卫失和，故上睑下垂。风寒之邪郁遏日久者，非重剂辛温不得发散，故先予家传祛风正容方，重用荆芥穗发散郁遏未清风湿之邪为君。予当归、黄精养血健脾固其本；白花蛇、僵蚕、天麻通络息风，解痉正容，除其标，共为臣。以秦艽祛风湿化生之郁热；
川芎活血行气为佐。甘草调和诸药，为使。纵观本方，盖为牵
正散（《杨氏家藏方》）与大秦艽汤（《素问病机气宜保命
集》）化裁，重用祛风通络药而成，方达祛风正容之捷效。
《素问·至真要大论》曰："诸风掉眩，皆属于肝；诸寒收
引，皆属于肾。"故再诊时，见风灭、寒去、痰消，遂调整
了药味、药量，针对糖尿病之本因，加用滋补肝、脾、肾之
气阴兼以养血活络之药。

对辛温之药，若辨证准确，应敢于施用，以起到扶阳起废
之效。但宜酌佐辛凉制其燥性，且适可而止，并注意培复正
气，兼清余邪。犹如临阵用重兵歼敌大部后，则应注意复民生
兼肃残敌，方得平安之世。

【病例四】泪道置管术后致上睑下垂

李某，女，45岁，农民。于2010年5月5日就诊。

主诉和现状：因右眼频流眵泪，服药、点药不愈，来诊。
检查无禁忌后，即行右眼泪道探通、冲洗、置管术。施术顺
利，鼻腔有少许渗血，未造成假道。在置入鼻泪道支管0.5小
时后，自觉右上睑无力睁起。

检查：右上睑下垂，遮盖瞳孔，不能提起；视力等各项检
查无异常发现。

处理与施治：立即将置入泪道的硅胶管拔除，冲洗泪道畅
通，无肿胀和明显渗血。予泪囊局部温热敷约0.5小时，右上
睑功能恢复如初。

按语：因泪道探通、置管术而致上睑下垂者，实属罕见。
上睑下垂在临床上分为先天性和获得性两种，后者之因，多为
动眼神经麻痹、提上睑肌损伤、交感神经疾病等，导致眼睑肌
运动障碍。从解剖学看，属于第Ⅲ颅神经的动眼神经……经海
绵窦外侧壁向前行，再经眶上裂入眶，其上支支配眼上直肌和
上睑提肌；属于第Ⅴ颅神经三叉神经的眼支神经，为感觉神

经；自三叉神经节发出后，穿过海绵窦外侧壁，经眶上裂入眶，其分支分布于眼眶，部分分布于鼻腔黏膜以及额顶部、上睑皮肤；其额神经分支经上睑提肌上方前行，其鼻睫神经分支在上直肌和视神经之间斜行，分布于鼻腔黏膜及眼睑、眼球等部位。

分析认为，本案属于获得性上睑下垂。究其原因，虽然泪道探通置入支管顺利，但属强行探通，可能是由于探通泪道的强刺激，以及泪道支管对周围组织特别是对属于额神经的鼻睫神经分支的压迫和刺激，同时也可能反射性地累及了属第Ⅲ颅神经的动眼神经，致其控制的上睑提肌神经功能受到抑制，造成其麻痹性失用。经及时拔出泪道支撑物，取消压迫和刺激后，症状得以解除，也佐证了这一分析。

现总结此案之教训，以警示同道，于泪道手术时应予注意。

小 结

上述四案同为"睑废"证，均经医治而乏效者。经中医辨证，病机不同，遣方施治各异。分别给予健脾益气祛风、温肾通络启废、峻补脾肾之阴等方案，配以穴位刺血等法，分证施治而获效。

第四节　胞生痰核

（睑板腺囊肿 2 例）

胞生痰核之病名，见于《眼科易知》，是以胞睑内生核状硬结，不红不痛，多发于青壮年为特征的一种眼病，属西医学的睑板腺囊肿，又称霰粒肿。

西医学认为，此病是因睑板腺管阻塞，滞留腺体内的脂质分泌物刺激腺体及周围组织，引起睑板腺的慢性肉芽肿性炎症而成。

中医学认为，目之肉轮属脾，"脾为生痰之源"，本病多因脾失健运，聚湿生痰；或脾蕴湿热，郁积生火，灼津成痰而酿成。

对本病的治疗，抗生素是无效的。对核较大者，可行手术切开刮除；对多发复发者，予以中医之健脾祛痰散结之药及穴位刺络法，常可获效。

本病应与针眼（麦粒肿）相鉴别（表5）。

表5　针眼（麦粒肿）与胞生痰核（霰粒肿）的鉴别诊断

项目	胞生痰核（霰粒肿）	针眼（麦粒肿）
好发病部位	睑板	睑缘
主要症状	肤色正常，硬核突起，与皮肤不粘连，不痛、不破溃，睑内面色淡红、淡蓝或生肉芽	致睑缘赤肿，常溃后自愈
发病趋势	较缓	较急
病程	较长，可数周、数月、数年	较短，3~5日，可复发
对白睛的影响	多无影响	可致白睛红赤

【病例一】睑板腺囊肿

马某，女，17岁，学生。于2001年9月17日初诊。

主诉：右上睑生一疙瘩1年余。某院曾以"霰粒肿"2次往肿物内打针，效后又发。近两个月来肿物增至豆大，不肿不红，前来求治。

检查：右眼上睑局部高起，触之稍硬，与眼睑皮肤不粘连，无红肿，余（-）。

中医辨证：痰湿阻络，壅结胞睑。

西医诊断：睑板腺囊肿（OD）。

治则：手术切开，挖除囊内分泌物，予化痰燥湿散结方预防复发。

处方及治疗：

1. 常规操作，垂直于睑缘切开肿物，以刮匙刮净囊内分泌物，滴入碘伏再刮 1 次，庆大霉素冲洗切口及结膜囊，涂四环素可的松眼膏，术毕。

2. 祛痰散结降浊汤加减　白术、茯苓、半夏^制、皂角刺、连翘、陈皮、当归^酒、夏枯草、白芥子、车前子、生姜、甘草。共制细粉，每服 10g，2 次/日。

3. 双眼热敷；四环素可的松眼膏涂患眼，2 次/日。

诊治经过：第二天复诊，眼睑肿核消除，切口微红，续冲洗、涂药一次。

一年后得知，共服中药粉剂半月，睑内面未留瘢痕，囊肿未生，痊愈。

按语：《审视瑶函》认为，本病"乃脾外皮内，生核如豆，坚而不疼……若初起知却治之法，则顷刻而平复矣"。该病之因并不复杂，但常此伏彼起，难以根治，故对本案于局部手术后，再投以家传祛痰散结方除其病源。方中以二陈汤（《太平惠民和剂局方》）燥湿化痰散结，为君。白芥子温肺散结消痰，燥湿调中，为臣。痰生源由脾不健，湿凝聚，以白术健脾燥湿助运，车前子利湿消痰降浊，俾湿去脾旺则痰无由生；痰核缘于火灼络瘀，以连翘、夏枯草、皂角刺解毒散结软坚；生姜温脾降逆且制半夏毒性，共为佐。使以甘草，益气解毒，调和诸药。全方共奏健脾燥湿、化痰散结之功。

本症多发于青少年，予"燥痰散结"不可太过，且宜"辛凉"佐之，以免克伐"阳常不足"之稚嫩之体。

【病例二】霰粒肿

袁某，男，28 岁，已婚，工人。于 2000 年 3 月 19 日初诊。

主诉：右上睑 1 个、左上睑 2 个小疙瘩隆起 2 年。服"抗生素"未效，随之左上睑疙瘩长至豆大。不接受外院手术，来诊。

检查：双上睑外观局部略高；右眼上睑中部、左眼上睑中、内处各扪及一肿核，与皮肤无粘连；睑球结膜轻度充血，无分泌物，余（－）。

舌质红，苔薄黄，脉象弦数。

中医辨证：痰热蕴结，胞络郁滞。

西医诊断：霰粒肿（双）。

治则：清胃化痰散结。

处方及治疗：

1. 表面麻醉，用霰粒肿夹夹住肿核翻转上睑，取一寸毫针以酒精灯烧红，趁势灼刺 3～5 下，1 次／2 日；外用眼药同上。

2. 祛痰散结降浊汤加减　半夏^制、连翘、黄芩^酒、夏枯草、皂角刺、薄荷^{后入}、甘草。制粉，每服 15g，2 次／日。

诊治经过：共灼刺 3 次，服药 10 天，双睑疙瘩尽除，扪之如常；睑内面光滑微红，临床痊愈。嘱少食辛辣，续涂眼药以巩固疗效。

按语：本案患者嗜食辛辣，积热化燥，灼津成痰，蕴结胞睑而成是病。取祛痰散结方减健脾利湿活血之品，加黄芩以清脾泻热，薄荷轻扬宣散、疏表透邪；重用甘草，既补脾益气、缓胃热之急，又清火解毒，调和诸药。

灼刺法直戳病灶，为疗痰湿顽症效方，以此"却治之法"治疗单发、初发者，可顷刻使症平复。因针细伤微，睑结膜、睑板不留瘢痕。

小 结

此两案霰粒肿者，虽同病却不同证，一为痰湿互结，一为痰热互结，故治则亦有燥湿化痰散结与清胃化痰散结之异。辨证以施治，病方能瘥矣。

第五节　风赤疮痍

（眼睑湿疹、眼睑皮肤炎 2 例）

风赤疮痍之名，始见于《秘传眼科龙木论》，是以胞睑皮肤红赤如涂朱，并起细疹水疱，热灼糜烂，刺痒疼痛且易复发为特征之眼病。多单眼或双眼发病，免疫力低下、体质过敏、接触某种药物或刺激因素常是发病诱因。本病属西医学之眼睑湿疹、接触性睑皮炎之范畴。

西医学认为，眼睑皮肤炎（湿疹）之病因大致有四种情况。

1. 过敏体质，精神神经功能障碍，内分泌失调。

2. 药物性致敏（如抗生素、抗病毒药、汞制剂、磺胺类、抗胆碱药等）。

3. 化学物质致敏（化妆品、气雾剂、塑料品、染发剂等）。

4. 理化因素（紫外线、有害气体等）、某种蛋白、食物等致敏。

上述 1、2 条可谓是内因，3、4 条可谓是外因。

中医学认为，本病多由脾经风热，上攻胞睑；或脾胃湿热，复感风邪，三邪相合，上犯眼胞；或胞睑触染毒邪戾气，酿成是病。

治疗上，若以西医对症用药与中医辨证施治相结合，更为上策。

【病例一】眼睑湿疹

赵某，女，32 岁，已婚，工人。于 2002 年 7 月 8 日初诊。

主诉：右眼睑屡发疱疹样湿烂半年余，又复发两个月，求治于中医。

检查：右眼上睑外眦部发红、渗液、结痂；球结膜微红，耳前淋巴结稍大。

舌红苔黄，脉象濡数。

中医辨证：脾经风热，壅滞胞睑。

西医诊断：眼睑湿疹（OD）。

治则：祛风散邪，清热除湿。

处方及治疗：

1. 疏风散邪汤加减　桑叶、荆芥、蝉蜕、黄芩^酒、菊花、连翘、大黄^酒、防风、白鲜皮、赤芍、甘草。水煎 2 遍兑匀，食后温服；第 3 煎加二圣散同煎，湿敷患处，2 次/日。

2. 鱼腥草滴眼液滴患眼，5~6 次/日。

诊治经过：二诊，用药 3 天，皮损处红肿大消，已不渗液、不瘙痒，加苍术、薏苡仁以健脾燥湿之药，续用 5 剂，巩固疗效。

半年后患者告知，自二诊后，诸症解除，病愈未发。

按语：五轮学说认为，脾经受风邪侵袭，郁而化热，上蒸壅滞胞睑而成是病，故在疏风散邪基础上加清脾解毒、除湿止痒之黄芩、白鲜皮、大黄、防风与之，当是药中肯綮，故 3 剂症大减。后加健脾之品，使正气恢复，御邪防发而收全功。

【病例二】眼睑过敏性皮炎

纪某，男，45 岁，已婚，农民。于 2002 年 4 月 17 日初诊。

主诉：双眼睑红肿、起疱、渗液 2 个月余。因"结膜炎"，用磺胺眼药后身上起"红疹"，随之双眼睑出现上症，诊为"过敏性睑皮炎"治疗 1 周未愈。

检查：双眼不能睁，右眼睑红肿，左胞睑红赤糜烂，渗液黄黏。白细胞：11.5×10⁹/L。淋巴细胞百分比：30.0%。中值细胞百分比：2%。过敏原：花粉等6项（外院资料）。

舌质红，苔黄腻，脉象弦数。

中医辨证：湿热浸淫，毒邪搏结。

西医诊断：过敏性睑皮炎（双）。

治则：清热利湿，解毒活血。

处方及治疗：

1. 清热除湿汤加减　金银花、连翘、黄柏^酒、黄连^酒、防风、苍术^炒、苦参、蜂房、薏苡仁、甘草。水煎2遍兑匀，分服，2次/日；第3煎加二圣散，眼部湿敷，2次/日。

2. 青白散（青黛、马来酸氯苯那敏、煅石膏，按比例调配，研细粉），米泔水调涂。

3. 妥布霉素地塞米松滴眼液常规点眼。

诊治经过：二诊，治疗3天，肿痒见消，渗液减少，效不更方。

三诊，又5天治毕，睑部红肿消，溃烂愈合。将上方减连翘、黄连、苦参；加当归以养血理论，续服2剂，巩固疗效。数月后得知，病未复发。

按语：本案因用药而致湿毒症发，乃体不抗邪使然，只清热则湿不除，只除湿而热愈炽，故将清热除湿汤方减燥湿祛风之力，加量清热解毒之药，以使清热、除湿兼顾。本方以银花、连翘清热解毒，为君。以二妙散（《丹溪心法》）祛脾经湿热，防风祛风泻火，共为臣。以苦参、蜂房除湿解毒，薏苡仁健脾渗湿，共为佐。甘草益气解毒，为佐使。后减解毒之品，加养血活血之药，以冀清湿热而不伐其阴，解毒邪而不伤其正，使诸症得平矣。

外用青白散方，以青黛清热解毒散肿，煅石膏清热燥湿敛疮，马来酸氯苯那敏解除过敏，米泔水润肤除湿，共用于局部，可起到直接的消炎除湿脱敏之效。

第六节　胞虚如球

（眼睑非炎性水肿 2 例）

胞虚如球之名，见于《眼科临证笔记》。《目经大成》谓："目睥浮肿如球而虚起也。目上无别病，久则有赤丝乱脉之患。"本病是多发于双眼胞睑的浮肿，皮色如常且无溃破、无疼痛为特征，类似于西医学之眼睑非炎性水肿。

西医学认为，胞睑皮肤菲薄，皮下软组织疏松，血循环、淋巴循环、泪液循环网密集，若因蚊虫叮咬、过敏性刺激引致血管神经反应，或因眶周肿物压迫，或由慢性肾炎、甲状腺功能低下、心力衰竭等，均可致这一敏感处的循环障碍而出现该症。

中医学认为，本病多因脾阳虚弱，运湿无力；或肺气不足，通调失司；或肾阳虚衰，水不化气；或心脾两虚，水湿上泛等因导致。

本病应与胞肿如桃相鉴别：后者是以睑部高肿难睁、红赤疼痛、焮热病急为特征，属于眼睑部的感染性肿胀。

对本病的治疗，西医主要是针对身体的原发病用药及脱敏药治疗。中医则是依据证情的不同，施以健脾利肺、温阳行水等法，常可获效。

【病例一】眼睑非炎性浮肿

朱某，男，57 岁，已婚，农民。于 1992 年 9 月初诊。

主诉：素有气管炎、便溏史；双眼上睑虚浮肿胀，不红不痛，按之虚软，3 个月余。诊为"眼睑过敏"，滴注"克林霉素、地塞米松"好转。1 周前又犯，来诊。

检查：双眼上睑肿胀，不红不痛；伴面色㿠白，短气懒言，体倦乏力。红细胞：4.0×10^{12}/L；心电图：ST 段低下；X

线胸透：肺气肿；余（-）。

舌淡胖，苔白腻，脉象沉缓。

中医辨证：肺脾阳气虚弱，湿浊壅滞胞睑。

西医诊断：眼睑非炎性浮肿（双）。

治则：温运益气，健脾祛湿。

处方及治疗：

1. 温运明目汤　黄芪、白术^炒、茯苓、附子^制、五味子、当归^酒、五味子、薏苡仁^炒、桂枝、枳实^炒、通草、白芥子、山甲（代）^炮、生姜皮、大枣。水煎 3 遍分服，2 次/日。禁食咸凉。

2. 隔姜灸　取双眉中、太阳、三阴交穴，2 次/日。

诊治经过：二诊，施治 5 天，双睑浮肿减半，睁眼可开，灸治增加脾俞穴（双）。

三诊，1 周治毕，双睑肿消，睁开自如，诸症消除。予服金匮肾气丸半月巩固。半年后随访，双眼睑开合如常，唯过劳后气短轻作。

按语：本案气短便溏已久，脾肺气虚显见。肺气虚，肃降失司；脾气虚，升运无力，致湿蕴胞睑而为病。屡用消炎、激素药而不愈者，乃匙不对锁矣。

针对病之本，首诊施以温运明目汤方，针对脾阳虚，湿聚盛。方中以黄芪桂枝五物汤（《金匮要略》）减白芍加白术，更能补肺健脾，益气燥湿，为君。茯苓、薏苡仁益气祛湿，为臣。湿不运由阳虚气滞，血行不畅，故以附子温阳，助气血畅行，枳实理气，助肺脾常运；以白芥子、穿山甲（代）燥痰活络除滞，五味子温涩收敛浮越之气；以通草清肺利水，大枣调气血营卫，共为佐。生姜皮温运化饮解表，且引药上行，兼为佐使者。本方温化脾肺，使升降运化复常则水湿自去。因肾为阳气之根，故在脾肺复常之后再补肾阳，以固根基。

双白睛微红者，乃脾湿化热之象，唯借眼药局部解之，未影响服药之大局。

【病例二】眼睑非炎性水肿　气管炎

吕某，女，46岁，已婚，农民。于1976年5月初诊。

主诉：双眼睑浮肿，晨起尤甚，2年余。素以"肾炎、气管炎"予服"激素、消炎、利尿、平喘"药未愈，伴咽干、咳喘、黏痰、肤痒等症。1周前因感冒症状加重来诊。

检查：面红气短，时有咳痰；双眼上睑浮肿，无焮红热痛；双下肢凹陷浮肿。X线胸透：肺纹理增强；外院检查肝、肾、心、血象等均（－）。

舌质红，苔白乏津，脉象浮数。

中医辨证：肺经郁热，宣降失职。

西医诊断：眼睑非炎性水肿（双），气管炎。

治则：宣肺疏郁，利水祛痰。

处方及治疗：停服原"消炎、利尿"西药。予以下方。

1. 麻杏石甘汤（《伤寒论》）加味　麻黄10g，石膏30g，杏仁^炒12g，甘草^炙15g，茯苓皮30g，生姜皮12g，车前子^{布包}20g。水煎3遍，食后温服，2次/日，忌食咸辣。

2. 隔姜灸　双太阳、三阴交、肺俞、脾俞、定喘穴，2次/日。

诊治经过：二诊，施治5天，双睑浮肿大消，觉身有热气，微汗出，小便多，咳喘减；加薏苡仁20g，怀山药15g，以增扶脾制水纳气之力，续服。

三诊，7天治毕，双上睑浮肿消退，咳喘基本平息，诸症悉除。予上方3剂制粉，续服，灸治续用；嘱忌咸辣，节房事，调将息。半年后得知，病愈未发。

按语：水肿之证，与肺、脾、肾、三焦的气化功能密切相关。须参照水肿性质及兼见症状，辨清脏腑、寒热、虚实，方能对证遣方用药。本案当属特发性浮肿（现代原因不明者），在双睑表现尤甚。结合脉证辨析，为肺气郁闭，宣降失职，水气不得敷布使然。因不属脾肾阳虚证候的肾炎等病，故原治乏效。

肺为华盖，主一身之表，能宣降肺气，通调水道，故予麻杏石甘汤加味。以麻黄之辛，宣肺开闭，通利气机，"提壶揭盖"以使水行，为君。水肿在肤，内里无恙（各项检查阴性），故以茯苓皮、生姜皮助运利水兼以健脾；车前子清肺化痰，利水退肿，为臣。以倍量石膏除郁热，生阴津，制麻黄辛燥，使麻黄得石膏，宣肺而不助热，石膏伍麻黄，清肺而不碍凉；杏仁苦温，既能助君宣肺平喘，又可防其发散太过，为佐。炙甘草既顾护肺胃，使祛邪而不伤正，又以其"激素样作用"抑制机体的"炎性"反应，为佐使。

麻杏石甘汤方，是仲景为"汗出而喘，无大热"证而设，清代医家喻嘉言认为该方"用麻黄发肺邪，杏仁下肺气，甘草缓肺急，石膏清肺热，即以治太阳膀胱经药统治手太阴肺经，为天造地设之良法也"（《尚书后篇·卷二》）。如此，笔者从宏观角度辨证，借题发挥，将这一经方加味用于本案而获得良效。

穴位温灸取脾俞者，使肺气得宣，脾气温运，水道得畅。此也可谓是气、血、水、津液同治之法是也，从而取得了肺清、喘祛、肿消之良效。

第七节　胞睑振跳

（眼轮匝肌痉挛3例）

胞睑振跳之病名，见于《眼科菁华录》，俗称跳眼皮，为眼睑不能自控的、无节律的搐惕瞤动，且不肿不痛，大多发于中老年人，女性多发。相当于西医学之眼睑肌痉挛。

西医学认为，本病之因不明。年轻者，多以单眼快速颤动为主，常不致启闭障碍；60岁以上者，多有眼睑震颤伴眼睑功能障碍，称特发性眼睑痉挛。一般认为可能是与脑血管或局部血管的硬化、痉挛，压迫支配眼睑、眼轮匝肌的神经，使之异常兴奋有关。严重者，可造成相应面部神经的兴奋抽动，出现面肌的痉挛。

中医学认为，本病多由风邪内侵扰目，或痰火上炎阻络，或肝脾血虚生风，或久病过劳心脾，从而导致邪盛血虚，筋肉失养而风动。总之，"风动"为标，"血虚"为本是也。本病多由外界刺激、精神紧张、熬夜伤神等因素诱发。

对本病的治疗，西医主要是针对性治疗，效果多不甚理想；用肉毒素注射法可控制症状，但不能持久（一般可控制3~6个月）。根据临床辨证，施以中西医结合之法，常可获较好疗效。

【病例一】 眼肌痉挛

马某，女，56 岁，农民，已婚。于 1991 年 5 月初诊。

主诉： 因劳累汗后迎风外出，右眼下睑出现不自主跳动，伴疲倦、腹胀 1 个月余。诊为"眼神经痉挛"，予"维生素、天麻素"治疗乏效。

检查： 右眼睑不时出现抽搐颤动，睁不开眼，转移注意力后有时症状减轻；静止时双眼外观正常。视力、颅脑 CT 等均（−）。

舌色正，苔薄白，脉象弦紧。

中医辨证： 肝脾劳伤，经筋失养，虚风内动。

西医诊断： 睑肌痉挛（OD）。

治则： 祛风通络，养血濡筋。

处方及治疗：

1. 通络止痉汤　荆芥、川羌活、麻黄、白术、川芎^酒、白附子^制、松节、蜈蚣、全蝎^炙、葱白。水煎 3 遍兑匀分服，2 次/日，面部忌受冷风。

2. 复方樟柳碱注射液 2mL，维生素 B_{12} 250μg，于右太阳、承泣穴注射，1 次/日。

诊治经过：二诊，施治 7 天，眼睑痉挛症减轻，疲乏症状好转，效不更方。

三诊，1 周治毕，力增、寐实、纳增，眼部振跳消除。续予原方 3 剂，嘱慎起居，善将息；按摩眉中、太阳、承泣穴，以巩固疗效。

按语：本案之证与前面所述的睑废证，虽都与风邪所中、筋脉失养有关，但前者属面神经、眼轮匝肌神经的痉挛，而后者则为面神经、眼肌神经的麻痹。故治疗上，前者应解除神经的痉挛，后者则应振奋、恢复神经功能。

对于本类疾病，中医多责之于脉络空虚，风痰作祟。笔者依据家传经验，分别确立了"解痉"以治睑面肌振跳、"正容"以治睑面肌失用的两类方剂，并且对常用通络息风化痰药物的功能有了更明确的认识。蜈蚣、白附子二者，虽都能息风活络散结、化痰燥湿止痉，但其通络散结、振奋神经功能的效价较高。全蝎、蝉蜕、松节三者，虽都能祛风通络，但其解痉之功更著。白花蛇、乌蛇、穿山甲（代）、马钱子均有祛风除滞、消肿止痛、通络启废、振奋神经功能之效。

笔者根据对药物功能侧重的认识，于临床对面肌、眼肌痉挛者，多伍用白附子、蜈蚣、全蝎、蝉蜕、松节等；而对面肌、眼肌麻痹者，多伍用白附子、蜈蚣、白花蛇、僵蚕、马钱子等。其中白附子、蜈蚣对面肌痉挛和麻痹均有良效。僵蚕含草胺酸等成分，对糖尿病有特殊作用，故对糖尿性面瘫、眼瘫及眼底病效良。

本案因风寒痹阻脉络致疾，故予通络止痉汤治之。方中集牵正散（《杨氏家藏方》）、止痉散（《方剂学》）而调之，以荆芥、川羌活祛风寒之邪，为君。以白附子、蜈蚣、全蝎通络息风止痉、燥湿祛痰治其标，为臣。风邪所袭，必乘体虚，少予白术、当归健脾益气、养血活络固其本；以川芎行血中之气，除经络瘀滞，以杜内风之源；风邪入里，必郁滞经脉，以松节、麻黄发散祛风，利筋脉舒缓，为佐。葱白温通升阳，协和诸药，为使。如此，共成祛风通络解痉之功。

复方樟柳碱虽为缺血性眼底病所设，因其良好的解除血管痉挛和神经营养作用，伍用治疗眼肌痉挛或眼睑肌麻痹之症，均可获良好疗效。

【病例二】面肌痉挛　注射肉毒素后复发

丁某，女，35 岁，已婚，工人。于 2002 年 10 月 10 日初诊。

主诉：左侧面部及嘴角连带抽动，眼闭不能睁 1 年余。某院行"肉毒素"治疗痊愈。5 个月前汗出后病又发，紧张时加重；因怕再注药和手术，求治于中医。

检查：双眼结膜无充血，角膜清；左眼睑、面部频繁振跳，眼睑开合不能自主。颅脑 CT 等均（－）。

舌体胖、边有瘀斑，苔白乏津，脉象涩滑。

中医辨证：肝脾阴虚，风痰阻络。

西医诊断：面肌神经痉挛（OS）。

治则：滋阴健脾，化痰通络。

处方及治疗：

1. 滋阴止痉汤　葛根、黄精、阿胶、蝉蜕、天麻、川芎^酒、钩藤、木瓜、全蝎^炙、甘草^炙。水煎 2 遍分服，2 次/日。忌受冷风。

2. 穴位注射　山莨菪碱（654-2）10mg，甲钴胺 0.5mg，地塞米松 2mg，利多卡因 0.5mL，于患侧阳白、丝竹空、承泣、下关穴分别注射，1 次/日。

诊治经过：二诊，用药 1 周，眼睑振跳次数、程度减轻，效不更方。

三诊，1 周治毕，痉挛每日 1~2 次。中药加天麻、酒白芍以养血解痉，续服。

四诊，又 1 周药毕，诸症悉除。续予中药 3 剂，巩固疗效，得愈。

按语：肝主筋脉，脾主肌肉，皆赖阴血之濡润滋养。妇人之躯，更是阴血为主，且时逢渐衰龄段，又思虑过度，饮食无节，致心脾阴亏，血虚生风，上扰头面致成是病。正如《证治准绳·七窍门》曰："脾轮振跳……属肝脾二脏经络牵振之患。人皆呼为风，殊不知血虚而气不顺，非纯风也。"

本案为女性罹患，由风痰邪气乘阴血虚弱之体，侵袭头面眼目的厥阴、太阴、少阴之经脉，使其阻滞不通所致，故予滋阴止痉汤方治之。以黄精、阿胶大补肝脾之阴血，使阴血充足，筋濡络活；以川芎、木瓜活血行气疏筋；以蝉蜕、天麻、全蝎、钩藤祛除风痰，通络解痉；葛根生津通阳，引药入经；炙甘草益气缓急，协调诸药。如此，滋养三阴经脉，祛除风痰之邪，方使阴充络通，痉自止矣。

穴位注射西药中，山莨菪碱（654-2）为抗胆碱药，能解除平滑肌痉挛，改善微循环；甲钴胺能使延迟的神经突触传递得以恢复；地塞米松有较强的抗炎、抗过敏功能。三者相协，对消除患部潜在的"炎症"和代谢"垃圾"，或可发挥特殊作用。

【病例三】眼轮匝肌痉挛

闫某，女，45 岁，已婚，教师。于 1995 年 6 月初诊。

主诉：双眼睑不时振跳抽搐，伴疲惫心烦、头眩气短 2 年余。延医以"眼睑痉挛"，经中西药治疗时有好转，终未获愈。

检查：双眼睑振跳频繁，不红不肿，黑白睛分明。外院查脑 CT 等均（-）。

舌色淡、苔白腻，脉象沉缓无力。

中医辨证：心脾两虚，风痰上扰。

西医诊断：眼轮匝肌痉挛（双）。

治则：补益心脾，祛痰解痉。

处方及治疗：

1. **益气止痉汤加减** 黄芪^炙、白术、葛根、白附子^制、当归^酒、半夏^制、木瓜、全蝎^炙、甘草^炙。水煎 3 遍兑匀分服，2 次/日。忌受冷风。

2. **隔姜灸** 双阳白、太阳、地仓、下关、三阴交穴，2 次/日（患者不接受针刺）。

3. **耳穴压豆** 双交感、神门、眼、心穴，按摩，2 次/日。

诊治经过：二诊，施治 1 周，眼睑振跳大减，精神食纳改善，原方续用。

三诊：2 周治毕，双睑振跳停止，仍夜寐不实，时有心烦。察其已进入更年期，遂减半夏燥湿之药，加丹参、枸杞、柴胡以清心养血解郁，续服半月，诸症悉除。

按语：人体生生，乃赖气血往复如常。《审视瑶函》曰："夫气行血随则生，气滞血脱则死。或气快血慢则麻木不仁，气慢血快则疼痛而肉颤。"

本案之眼睑痉挛，当是气血不足兼郁瘀生火，痰气上冲使然，故将益气止痉方加活络舒筋祛痰之药获得良效。后调方以养血清心解郁，更年期症状亦得解除。

小 结

如上案例，虽同为眼睑痉挛之症，但症因有分，治亦有别。案一，证属肝脾不足，虚风内动，故以补养肝脾固本为主；案二，证属风痰阻络成疾，故以温通祛风、化痰活络为治；案三，气虚是根本，故以补气活血，通络止痉为策。

第八节　眼睑肿瘤一

（良性肿瘤 3 例）

本病在中医眼科教科书中没有记载。西医眼科教科书中有单章记述，分为眼睑良性肿瘤（包括眼睑黄色瘤、眼睑皮样囊肿等）和恶性肿瘤（包括眼睑基底细胞癌、眼睑皮脂腺癌、眼睑鳞状细胞癌、眼睑恶性色素瘤）两类。

本节所论为眼睑黄色瘤，亦称睑黄疣，虽称为肿瘤，但属皮内脂质堆积的良性物。多见于中老年女性，多发生于上睑或下睑内侧，呈双侧对称的淡黄色、斑块状、质软、界清的扁平状隆起，无痛，可有轻痒，对眼功能多无大碍，一般认为多与血脂增高有关。为了美容，西医多予冷冻、激光或手术切除。

对眼睑黄色瘤（睑黄疣）案例，笔者以局部注射法和灼刺法治疗，获效满意。

【病例一】眼睑黄色瘤（睑黄疣）

黄某，女，40岁，已婚，渔民。于1996年5月初诊。

主诉：双眼上睑近内眦处皮肤生出两块豆粒大的黄色斑，半年来逐渐增大，触之柔软不痛，时有刺痒不适。屡用内服、外涂药物无效来诊。

检查：体胖面黄，双内眦处眼睑见两块豆大黄色斑块，高于皮肤，不硬不痛。

舌体胖，边有齿印，苔白腻，脉象沉滑。

西医诊断：眼睑黄色瘤（双）。

处方及治疗：

1. 氟尿嘧啶注射液0.5mL，利多卡因0.1mL。针头与皮肤呈30°角进入瘤体中心，使药液充盈至瘤体边缘呈白色为限。隔1~2周酌情续用。

2. 消脂饮　山楂^炒、决明子^炒、大黄^酒，水浸代茶饮。

诊治经过：二诊，10天药毕，见瘤体显著萎缩，续注1次。

三诊，半月复诊，瘤体平复，颜色与周围皮肤正常。随访病灶未见复发。

按语：对眼睑黄色瘤进行病理检查，可见其真皮中有大量黄色瘤样细胞（泡沫细胞），即吞噬了脂质的细胞组织。本病与血脂、血糖偏高不无关系。现代医学认为，其实际不是肿瘤，而是脂肪变性、色素沉淀及类脂样物质在皮肤组织中沉积而成，手术切除常有复发。

氟尿嘧啶是一种抗代谢药物，对增殖细胞各期都有一定影响，能破坏其变性细胞之结构，进而使沉积于皮内的脂肪和类脂质细胞萎缩消退，故定向局部注药以治其标。要注意的是，需根据病灶情况决定注药的范围和深度，以不超过真皮层、病灶区域为宜。再予消脂饮清肠、消脂、除滞治其本，获效良矣。

笔者经对 10 多例患者的治疗观察，最多的注射 2 次，经 1 年多的随访，仅 2 例复发，但症状较前减轻，均是血脂、血糖过高者，复经病灶局部注药，仍然有效。临床使用中未发现不良反应，证明本方法的安全性和可重复性。但对有出血性疾病者，心、肝、肾疾病及严重高血压患者，仍须注意。

【病例二】眼睑黄色瘤（睑黄疣）

魏某，女，60 岁，已婚，退休职工。于 2010 年 3 月 21 日初诊。

主诉：右眼上睑内侧皮肤出现麦粒大黄色斑片 3 年，继之左眼亦现同样病灶，经某医院冷冻治疗后消失。于 1 年前又复发至今。

检查：体胖面黄，右眼上睑内侧皮肤一 4mm×6mm、左眼上睑内侧皮肤一约 4mm×3mm 大小的黄色隆起，质软、无根基，不硬不痛。自诉血脂、血压偏高，余（-）。

舌淡，苔白，脉象缓滑。

西医诊断：眼睑黄色瘤（OD）。

处方及治疗：

1. 肝素钠注射液 0.5mL，利多卡因 0.1mL，分别于黄色瘤处皮内注射，以瘤体充盈至边为限。注毕，干棉球局部轻按2min，1次/周。

2. 消脂饮加味　山楂^炒、决明子^炒、荷叶、大黄^酒，泡水代茶饮。

治疗过程：二诊，注药1周，瘤体见萎缩，皮肤无红肿，续注射1次。

三诊，注药9天，右下睑瘤体消失，双上睑瘤体缩小一半，续注1次。

随访1年，瘤体未再现。因坚持代茶方饮用，血脂、血压基本正常。

按语：有研究认为，肝素钠是一种抗凝血药，并能降低血脂，加速血中三酰甘油、极低密度脂蛋白以及乳糜微粒的分解代谢，可增加高密度脂蛋白的含量，用治睑黄疣获效，与其能分解病灶内因脂质沉淀所形成的泡沫细胞有关。据报道，此药作用一般持续7~14日，至于重复用药，应根据未愈病灶情况确定。

该药较氟尿嘧啶、平阳霉素等抗代谢药物疗效较逊，但用药安全性更高。

【病例三】眼睑黄色瘤

牛某，男，56岁，已婚，农民。于1981年4月初诊。

主诉：双上睑内侧现黄色肿物3年，不硬不痛，涂消炎药膏无效。

检查：双眼结膜、角膜清；双上睑内侧皮肤各有一块约6mm×5mm、3mm×4mm发黄软性隆起物，压之不硬不痛，观之不红；余（-）。

诊断：眼睑黄色瘤（双）。

处方及治疗：

1. 2寸毫针以酒精灯烧红，于瘤体根基处横行刺入，每个瘤体3~5下。以不刺入深部皮肤组织为准，1次/3天。

2. 消脂饮方加桃仁 6g，番泻叶 3g，泡水频服。

治疗经过：二诊，隔 2 天来诊，瘤体明显萎缩，避开上次针孔，续灼刺 1 次。于 2 个月后随访，自针第 2 次后瘤体萎缩，皮痂脱落，未留瘢痕，皮肤如常。

按语：火针为治疗局部赘生物和风寒痰湿顽疾的一种好方法。本案乃是以火针灼刺法，既破坏了瘤体，又烙灼了瘤下健康组织表面，杜绝了类脂质的渗出，使其不得再生。因没有伤到真皮层，故不会留有瘢痕。

以此方治疗本病及眼睑赘生物，一般 3~4 次可愈。

第九节　眼睑肿瘤二

（恶性肿瘤 2 例）

眼睑恶性肿瘤中，常见的为皮肤基底细胞癌，其他依次为皮脂腺癌、鳞状细胞癌、恶性黑色素瘤。在本类疾病中，前者为最常见类型，占 90% 左右，多发于中老年女性眼睑内眦部，很少转移，治疗前景较好。次者，主要发生于睑板腺，少数发生于 Zeis 腺或 Moll 腺，多发于老年女性之上睑，转移率可达40%。再次者，发生率约占本类疾病的 2.4%，多发于老年男性睑缘部，恶性度较高，可破坏眼球，侵及眶内，向淋巴及全身转移。后者，虽恶性度高，但在本类疾病中发生率低，仅约 1%。

对本病的治疗，首推手术切除，再加放疗、化疗。上述四种类型中，唯次者与后者对放疗、化疗不敏感。笔者遇此证而不接受手术者，予以中药内服与局部用药相结合之法保守施治，可收到减轻痛苦、控制病情之效。

【病例一】眼睑鳞状细胞癌

某女，63 岁，农民。于 1996 年 1 月初诊。

主诉：右眼下睑缘生一硬性疣状物，出现渗液、糜烂，用"抗生素"治疗无效 1 年。省医院诊为"右眼下睑鳞状细胞癌"，建议手术。因条件受限，拒绝手术，前来求治。

检查：双眼 VA，OD：0.1，OS：0.6。

右眼下睑肿硬，中部 1.5cm×1cm 菜花样溃疡连睑缘，状似火山口，分泌物少，味腥臭，附痂状物；结膜水肿 I°，角膜欠清，晶体混浊，眼底窥不见。耳后淋巴结轻度肿大。

左眼晶状体混浊。

白细胞：12.6×10⁶/L。中性粒细胞百分比：58.9%，淋巴细胞百分比：37.8%，中值细胞百分比：3.3%，甲脂蛋白：55μg/L，余（−）。

舌色黯，苔白腻，脉象沉弦。

诊断：眼睑鳞状细胞癌（OD）。

处方及治疗：

1. 创面消毒，涂 10%红升丹蜂蜜；眼内涂八宝眼药膏，2 次/日。

2. 华蟾素注射液 3mL，利多卡因 0.5mL，于患睑溃疡周围及基底部封闭注射，1 次/日。用 3 天间隔 1 天，1 个月为 1 个疗程。

3. 败毒散　马齿苋、大枣、全蝎灸、壁虎焙等 7 味。焙干研细面，每服 10g，2 次/日，用 7 天间隔 2 天，缓解胃口，续用。

4. 隔姜灸　双足三里、三阴交穴，各 10min，2 次/日。

诊治经过：治疗 3 个月余，右眼下睑溃疡基本愈合，球结膜充血水肿消退，角膜转清；视力 0.25；耳后肿大淋巴结扪之可疑，身体状况改善，要求停药。

观察半年病情稳定。

参见：华蟾素注射液治疗眼睑皮脂腺癌 1 例. 现代中西医结合杂志，2011（12）

华蟾素注射液治疗眼睑恶性肿瘤 3 例. 现代中西医结合杂志，2009（30）

华蟾素注射液眼局部封闭治疗眼睑鳞状细胞癌 1 例. 中国中医眼科杂志，2008（2）

【病例二】眼睑色素痣恶性变

患者，女，46 岁，工人. 于 1992 年 4 月就诊。

主诉：于少年时，右眼上睑中、外方生一黑痣，因嫌难看，常用指甲刮，曾作为瘊子用药物点蚀数次。半年来增大较快，表面不平，有胀坠感。市医院诊为"色素痣恶性变"，建议手术切除，患者因惧怕毁容要求保守治疗。

检查：右眼上睑偏外方有一约 0.5cm 色黑、隆起的肿物，表面不平，触之稍硬，根基不清。球周及耳后淋巴结无明显肿大。实验室等检查未见异常。

诊断：眼睑色素痣恶性变（OD）。

处方及治疗：

1. 局麻下用高频电治疗机探头点灼色素肿物。

2. 外涂 10% 红升丹蜂蜜，2 次/日；隔姜施灸，败毒散口服，同病例一。

3. 华蟾素 2mL，利多卡因 0.5mL，于病灶周围及基底封闭注射，1 次/日。用 3 天间隔 1 天，1 个月为 1 个疗程。

华蟾素 20mL，0.9% 氯化钠 250mL，静脉滴注，疗程同上。

诊治经过：共治 4 个疗程，溃面愈合，遗有眼睑皮肤色黯，稍硬。

随访 3 个月，溃疡未复发，疗效稳定。

小结

上述二案，根据症状和外院病历，诊断无疑，均因不接受手术而求保守治疗。据文献载，即便施行手术及放疗、化疗等措施，也不能杜绝复发。

华蟾素为从中华大蟾蜍提取而来，有解毒、消肿、止痛之功，常用于晚期肿瘤和慢性乙肝的治疗。现代研究分析，其能明显提高淋巴细胞比率，提高血清中 IgG、IgA、IgM 的含量，增强体液免疫和细胞免疫能力，增强吞噬细胞功能，从而发挥抗肿瘤、抗病毒的作用，具有"祛邪而不伤正"之优越性。将其用于肿瘤周围与基底部封闭注射，若围剿敌之堡垒而灭之。

败毒散，乃笔者家传治恶性肿瘤的效方。马齿苋清热解毒，"散血消肿"，"主诸肿瘘疣目"（《新修本草》）；壁虎乃是传统治疗瘰疬、痈疮、癌肿的要药，能"祛风，破血积包块，治肿瘤"（《四川中药志》）；全蝎通络散结，善治瘰疬疮毒；大枣补脾养血，扶助正气。全方可起到自机体内部扶正杀毒的作用，且可自备，既经济，又可使患者能坚持服用。

红升丹内含氧化汞，《沈氏经验方》云："治痈疽烂肉未清，脓水未净。"是中医学传统治疗恶疮的要药。蜂蜜入药之功有五："清热也、补中也、解毒也、润燥也、止痛也"（《本草纲目》），说明其有显著的祛毒、疗疮、生肌功能。将二者相伍成膏外用，对癌性溃疡可起到良好的治疗和修复作用。

八宝眼膏中含有麝香、珍珠等成分，是传统治疗眼部赤烂的良药，一可治疗眼内炎症，抑制癌细胞对眼的损害；二可预防红升丹药进入眼内。如此，对治疗也起到了良好的协助作用。

足三里、三阴交两穴，一属足阳明胃经，一属足太阴脾经，均为强壮要穴。施以艾灸，通调两经经气，可使机体"阴平阳秘"，达驱除毒瘤之效。

患者诚心求诊，医者弥感任重，施予如上疗法减轻了患者痛苦，提高了其生命质量，幸哉。

第十节 目 劄

（相当于儿童频繁瞬目症、多动秽语综合征2例）

目劄之病名，见于《审视瑶函》。本病多发于儿童，眼睑常不自主频繁眨动，痒涩喜揉；轻者外观如常，重者白睛微红，畏光灼痛，或伴有多动、挤眉、吭鼻、翻白眼及注意力不集中等现象。本病西医教科书中无明确论述，据其症状类似于儿童频繁瞬目症、多动秽语综合征，多误认为是儿童的不良习惯。

中医学认为，脾虚则血虚，血不养肝则肝风生；肾阴不足，水不涵木致肝风动；肺阴不足则生内热，上炎耗津则目痒涩。小儿体质娇嫩，阴常不足，故易得此阴虚津乏而风动之证。《审视瑶函》曰："目劄者，肝有风也。风入于目，上下左右如风吹，不轻不重而不能任，故目连劄也。"并提出以肥儿丸等治疗之经验。

予以中医辨证施治、穴位压豆法与西药外用相结合，常获较良之效。

【病例一】目劄症

刘某，男，8岁，学生。于1990年4月初诊。

主诉：其母代诉，孩子时发频频眨目挤眼1年多，家人以为是不良习惯，训斥无效，后出现眼上翻、歪头吭鼻等怪象；屡延医按"结膜过敏"，给予"抗过敏"治疗，疗效不著。

检查：体瘦面白，眨眼不自控，不时现眼球上翻、白睛显露等象；眼无红肿，无倒睫，角膜（-）；瞬目约25次/min，泪膜破裂时间>15s；余（-）。

中医辨证：脾虚血虚，肝阳扰目。

诊断：目劄症（双）。

治则：益气健脾养肝，清热息风定痉。

处方及治疗：

1. 益气止痉汤加减　黄芪、白术、白芍、葛根、川芎、松节、防风、蝉蜕、全蝎^炙、珍珠粉、甘草^炙、葱白。水煎 3 遍混合，加蜂蜜 50g，文火浓缩至 420mL，每次 20mL，2 次/日（每日相当于原生药 25g），半个月为 1 个疗程。

2. 耳穴压豆法　选贴肝、眼、脾、神门穴，按摩，每穴 30 下，2 次/日。

3. 热茶蒸汽熏洗双眼，3 次/日；色甘酸钠滴眼液常规滴双眼。

嘱忌双手揉眼，忌辛辣食物，忌接触不良环境。

诊治经过：二诊，半月治毕，症状大减，效不更方。

三诊，续治 2 周，神色好转，诸症悉除。续服药半月。1 年后得知，病未复发。

按语：眼睑肌生理性收缩的节律即为瞬目运动，起着濡润保护眼球之功能。正常的瞬目频率 10~15 次/min，若 >15 次/min 即为瞬目过频，属于病理性。

本症与眼部受不良刺激、营养障碍、过敏因素及免疫功能低下有关。幼儿为稚嫩发育之体，若饮食不当，极易导致脾不足，肝有余；阴不足，阳有余。脾为后天之本，胞睑所系，肝血濡于目，开合守常。若脾虚血少，肝阳化风，上扰胞睑，遂成是病。再者，肺主一身之表，外风易袭，若肺阴不足，肃降失常，金反克土，亦可致成是病。故从脾、肝、肺论治乃中医之常法。笔者以益气止痉汤方适证加减，验治本患百余例，最多治 2 个疗程，痉愈率（2 年内不复发）86%，总有效率 100%。

【病例二】多动秽语综合征

褚某，男，12 岁，学生。于 1998 年 9 月初诊。

主诉：双眼干涩眨目，吭咳挤眉躁动，逐渐加重半年。体质羸瘦,"感冒"后出现上证。县医院以"多动秽语综合征",给"镇静、抗过敏"治疗有效,但未愈。

检查:面色少华,不停躁动,屡出搐鼻吭咳声。双眼:VA:OD 1.0、OS 0.8。眼睑无红肿,角结膜(-)。眨目 30 次/min。泪膜破裂试验<10s,泪液分泌试验>10mm。

中医辨证:肺脾阴虚,目失所养。

西医诊断:多动秽语综合征。

治则:养阴润燥,祛风止痉。

处方及治疗:

1. 滋阴止痉汤加味　葛根、黄精、阿胶、霜桑叶、天麻、钩藤、川芎^酒、木瓜、蝉蜕、全蝎^炙、甘草^炙。水煎,先熏蒸双眼,后调蜂蜜分服,2 次/日。

2. 压豆、按摩法　耳穴取脾、肝、神门、内分泌穴,治法同上;眼周穴位按摩,取阳白、攒竹、鱼腰、太阳、承泣穴,3~5min,2 次/日。

3. 眼胺肽滴眼液 5mL,地塞米松针剂 0.5mg,点眼,3 次/日。

嘱忌用手揉眼,忌食刺激食物,忌接触刺激环境,控制看游戏机时间和距离。

诊治经过:二诊,施治 1 周,瞬目动作减少,干咳、搐鼻现象减轻,续治。

三诊,2 周治毕,观察瞬目动作约 15 次/min;搐鼻症状偶尔出现。又治半月,精神面色转佳,临床痊愈。于 1 年后得知,病未复发。

按语:目劄之为病,证因有异,治也有别。

案一证属气虚血乏之候,乃以黄芪、白术健脾益气为君。白芍养血柔肝,葛根生津升阳、解肌祛风,为臣。防风、蝉蜕、全蝎、珍珠祛风镇静止痉;川芎活血行气,祛头面风邪;葱白温经通阳达目,共为佐。炙甘草补脾益气,调和诸药,为引和。共奏益气养血、清肝止痉之功。

案二为肺肝阴乏，热生风动，下克脾土，碍升清运化，上炎灼津伤睑之证候，故以黄精、葛根补肺脾之阴，为君。桑叶、麦冬、阿胶清热养阴，为臣。以五虎追风散（《史传恩家传方》）去其燥热之南星，以平肝息风止痉；钩藤、木瓜舒筋活络除湿，共为佐；甘草润肺缓急，调和诸药。合方使阴充痉止而病得除矣。据现代研究，天麻、钩藤能抑制神经肌肉的兴奋性，并有镇静、抗癫痫作用；木瓜亦有明显抑制肌肉痉挛作用，正与"息风止痉"之论相吻合。

眼周之穴位中，阳白属胆经，为肝经之表；攒竹属膀胱经，为肺经之表；承泣属胃经，为脾经之表。与目劄症有关之主要经络都在其内。太阳、鱼腰穴为眼周之经外奇穴，按摩两穴对改善提上睑肌、眼轮匝肌的供血营养，缓解其不节律的神经冲动和肌肉收缩，不失为治本又治标之策。

眼氨肽内含多种氨基酸、微量元素，有改善眼组织代谢，促进炎性渗出吸收及角膜上皮再生作用。加微量激素者，用其抗炎、抗过敏之效，对角膜无虞。

第十一节　胞肿如桃

（眼睑炎性水肿 3 例）

胞肿如桃，《银海精微》中有记载，是指胞睑肿赤，硬痛难睁，状如熟桃，甚至引及头痛发热等全身症状之眼病。西医学认为，本病是睑腺或泪腺被化脓性病菌感染，炎症扩散所成。相当于西医学睑腺炎重症，或泪腺炎所致的眼睑炎性红肿。

中医学认为，本病多由肝木乘脾或木火刑金，湿热搏结胞睑；或心经蕴热，火灼脾土，毒邪上壅胞睑而致。

本病应与胞虚如球相鉴别，后者为虚软不红不痛的非感染性肿胀。

治疗上，西医常予抗菌消炎药，对已成脓者，主张切开引流。对肿势较缓或复发者，施以中医之法与局部用药相结合，常获良效。

【病例一】眼睑炎性水肿

季某，男，43 岁，已婚，农民。于 2001 年 11 月 7 日初诊。

主诉： 右眼上睑渐渐肿起发红，胀痛流泪 5 天，用"消炎"药 5 天乏效，来诊。

检查： 右眼上睑红肿高起，状如红桃，睁眼不开，眵泪较多。白细胞：$12.5×10^9$/L，中性粒细胞百分比：70.9%，淋巴细胞百分比：27.0%，中值细胞百分比：2.1%；余（－）。

舌色红，苔黄腻，脉象弦数。

中医辨证： 脾经湿热，肝火上炎。

西医诊断： 眼睑炎性水肿（OD）。

治则： 清脾泻肝。

处方及治疗：

1. 清脾泻火汤加味　大黄^酒、石膏、金银花、连翘、玄参、赤芍、防风、车前子、青黛、升麻、甘草。水煎 2 遍分服，第 3 煎熏洗，2 次/日。

2. 黄连解毒膏涂患处，3 次/日；妥布霉素地塞米松眼液点眼，1 次/h。

3. 穴位刺血　患侧耳尖穴，1 次/日；

诊疗经过： 二诊，服药 2 剂，刺血 2 次，大便缓下，胞睑红肿大消，睁眼能开，白睛微红。原方加当归以养血活血，续服 2 剂。3 天后告知，貌如常人。

按语：《银海精微》曰："胞睑壅肿如桃者……此乃脾肺之壅热，邪客于腠理，致胞肿如桃，痛涩泪出，不绝如注。"

脾蕴湿热，土壅则木郁，郁而火生；木火乘土，脾不运化；湿热肝火上蒸胞睑，致成是病。当以清脾、泻肝、除湿并进为治。

本案用方，专治脾经伏火湿聚之证。以大黄、石膏清脾泻火而不伤津，为君。金银花、连翘清热解毒，透热转气，助清泄肺脾热邪，为臣。玄参滋阴泻火润燥，赤芍凉血活血祛瘀；防风泻肝脾，祛风湿；车前子引热毒下行；加用青黛泻肝脾热毒，凉血散肿，共为佐；甘草解毒调和，升麻解毒祛邪，引药达目，为使者。

此方乃直折火势之法，宜药中肯綮而止。

【病例二】眼睑术后复发炎性水肿

彭某，女，52岁，工人。于2001年6月15日初诊。

主诉：约2个月前左眼睑红肿化脓，某院做引流术痊愈。近7天来，左上睑又现红肿，头痛发热，舌燥便干。在家输液"青霉素"3天乏效，前来求治。

检查：左眼上睑红肿拒按、眵泪频流，便结尿赤。白细胞：$13.7×10^9/L$，余（－）。

舌色红，苔黄厚，中心色黑有芒刺，脉象弦数。

中医辨证：热入血分，火毒上攻。

西医诊断：眼睑炎性水肿（OS）。

治则：清热凉血，泻火解毒。

处方及治疗：

1. 清营汤（《温病条辨》）加减 生地、玄参、麦冬、连翘、金银花、黄连^酒、竹叶、大黄^酒。水煎2遍分服，第3煎加冰片，凉敷患眼，2次/日。

2. 穴位刺血 患侧耳尖、背部阿是穴，1次/2日；黄连解毒膏涂患处，3次/日。

诊治经过：二诊，施治2天，症状消除大半，睁眼能开。续进2剂。

于 3 个月后随访，两次服药后病即痊愈，未再复发。

按语：本案病发较久并已施术。证因热入血分，单治"标"者，莫若扬汤止沸。《察舌辨证法》曾曰："如苔厚黄燥，或边黄，中心焦黑起刺，脐腹胀满硬痛，乃阳明里实，承气下之。如不解……速宜加鲜生地、玄参、麦冬之类。"故针对其内在病机，予清营汤方加减用治。其中的增液汤（《温病条辨》）益阴凉血，增水行舟，清热解毒，为君。黄连"清心脏火，治赤眼暴发，诸疮必用"（《珍珠囊》）；连翘、金银花清热解毒散结，共为臣。又遵"承气"之意，予大黄泻火解毒化瘀，枳实理气破积通滞；升麻轻灵，既清热泻脾，又引药性上行；竹叶清心，引邪热尿出，为佐使。家传黄连解毒膏，有强效渗透解毒消肿作用，对疮毒红肿有卓效。

如此，以釜底抽薪、增水行舟之法，使火灭阴复、血活毒解而病愈矣。

【病例三】慢性泪腺炎

赵某，女，54 岁，已婚，工人。于 1995 年 7 月初诊。

主诉：于 3 个月前双上睑肿胀，眼干无泪，诊为"泪腺炎"，输液 5 天未愈，来诊。

检查：双眼眶外上方轻红触痛，睁眼费力；扒开上睑，外上方结膜水肿、充血，眼球活动不灵活；耳后淋巴结无肿大，泪液分泌试验<10mm；余（-）。

舌体胖，边有齿印，苔白腻，脉弦滑。

中医辨证：脾虚生痰，壅滞胞睑。

西医诊断：慢性泪腺炎（双）。

治则：健脾祛湿，化痰散结。

处方及治疗：

1. 祛痰散结降浊汤加减　白术、茯苓、半夏^清、穿山甲（代）^炮、鱼腥草、夏枯草、陈皮、僵蚕^炒、白芥子、皂角刺、车前子^包、甘草。水煎分服，2 次/日。

2. 隔姜灸　双太阳、丝竹空、丰隆穴，2 次/日。

3. 穴位刺血法　双耳尖穴、背部阿是穴，1 次/日。

诊治经过：二诊，3 天药毕，双睑肿胀减轻，眼球活动较前灵活，效不更方。

三诊，又 3 天药毕，睑肿大消；续用 1 周，诸症悉除。续施灸法，巩固疗效。

按语：慢性泪腺炎者，病因复杂。西医认为，本病多与某些疾病所致的淋巴细胞浸润有关。

按中医之论，包块不红肿或红肿不甚，非实火也。察本案并无重度"炎症"，当为痰湿壅结之症。痰者，源由脾虚湿聚火凝所生。所予祛痰散结降浊汤中，以白术健脾益气燥湿，杜生痰之源，为君。茯苓"为治痰主药。痰之本，水也，茯苓可以行水；痰之动，湿也，茯苓又可行湿。故茯苓健脾渗湿利水，善消痰浊"（《世补斋医书》），为臣。半夏、陈皮燥湿化痰消癖；夏枯草清热解毒散结；鱼腥草祛内蓄毒邪；白芥子利痰通络消肿；皂角刺、山甲（代）活血通络软坚；车前子利湿消痰，共为佐。甘草解毒调和，为使。

穴位灸法，能温运活络消痰；穴位刺血法，为针刺泻法，能祛火散结。如是，以中药内服与穴位疗法相协而治，使脾健司运，痰消络活，而得病除。

第四章

两眦疾病

　　两眦，即指大、小二眦。大眦又称内眦，小眦又称外眦、锐眦。在外眦部上睑有泪腺；在内眦部上下睑弦终点，有泪液排泄通道的起点，即泪窍（泪小点）各一个。若泪腺产生泪液不足则眼部干涩；若因泪小点闭锁、外翻，或泪道炎症、狭窄、阻塞、功能不全等，均会导致泪液排泄障碍而致泪液潴留或外溢。

　　西医学认为，两眦易受细菌、病毒感染而发炎，易受有害光气风沙等因素刺激而变性。临床常见病症有眦部结膜炎、泪溢症、泪囊炎、胬肉等。

　　在中医眼科五轮学说中，两眦属血轮，内应于心，心与小肠相表里，故两眦疾病常与心和小肠有关。心属火，主血脉，若心火上炎，则眦部红赤热痛，眵黏干结；若心火上攻泪窍，蓄腐成脓，则成为眦漏（泪囊炎）；若心阴不足，虚火上炎，则眦部微红不肿，涩痒不适。目又为肝窍，泪为肝液，肝肾同源，若肝血不足或肝肾阴亏，则眼干无泪；若肝经受寒或肾阳不足，则冷泪横流。再者，两眦露于外，易受风寒湿热之邪及有害气物侵袭而引动心火，若内外合邪上攻于目，更易致两眦病变丛生。

　　对此类疾病，西医主张治以抗菌、消炎、脱敏药，或施行泪道峻通、脓肿切开、胬肉切除术等；中医除辨证施治保守治疗外，对胬肉攀睛、脓肿形成之重证，亦予割治之。

第一节　胬肉攀睛

（翼状胬肉 3 例）

胬肉攀睛之病名，始见于《银海精微》，常见红色肉状物自眦角始生（多生于大眦，部分生于小眦，少有双眦同生者），向黑睛攀侵。本病多发于中老年人，以户外劳作者易于罹患。相当于西医学之翼状胬肉。

西医学认为，本病为眦部的慢性炎症而致球结膜的变性、增殖性病变，且仅见于睑裂部，多与风沙、日光等因素的长期刺激或自身角结膜缘的免疫机制有关。

按其胬肉轻重程度可分为三度。Ⅰ度，只见隆起，轻度充血，未进入角膜缘；Ⅱ度，超过角膜缘，伸入角膜；Ⅲ度，进入瞳孔区。

本病应与下列疾病相鉴别：

1. 假性胬肉　中医称为"流金凌木"（《目经大成》）。该病为白睛与黑睛之间白色膜状物的桥状粘连，其发病部位不仅限于内外眦的睑裂部，多在黑睛烫伤、烧伤后形成。

2. 睑裂斑　中医称为黄油障（《证治准绳》）。该病为睑裂部生成的黄白色脂状斑块，无血管、无症状是其特征。

中医学认为，胞睑为肉轮，属脾；眦角为血轮，属心；白睛为气轮，属肺。故认为本病多与外邪侵扰、饮食刺激、过劳伤阴有关。临床多见肺经风热、脾胃积热、心火上炎等证型。

对本病的治疗，西医多主张对胬肉Ⅰ度而静止期者可不予治疗；对胬肉Ⅱ度以上且发展者，可予手术切除。常用的方法有胬肉切除加自体角膜缘干细胞移植、结膜瓣移植术；胬肉切除加抗代谢药处理术等法。笔者认为，对症状较轻或术后复发未侵及瞳神者，可予局部点药、病灶注射法治之；而对进入角膜、瞳孔区者，唯有采用手术方法可除此疾。

【病例一】 翼状胬肉

邢某，男，50岁，已婚，农民。于2009年3月初诊。

主诉：双眼大眼角经常发红发痒，各有一胬肉长入，遮挡视力，用消炎药无效。

检查：双眼大眦各一胬肉长入黑睛，右2mm，左3mm，中度充血；瞳孔光反应（+），晶状体混浊，灯检见半月影；余（-）。

诊断：翼状胬肉Ⅲ°，白内障（双）。

治疗及施术：胬肉切除+抗代谢药处理创面+带角膜缘干细胞结膜瓣移位术。

1. 常规操作，表面麻醉、局部麻醉。于胬肉颈部角膜缘剪开球结膜，分离结膜与胬肉组织至近泪阜处。从胬肉头部边缘外约1mm处划开角膜上皮，夹住胬肉颈部，自胬肉头部的潜在间隙钝性分离至根部，切除胬肉及筋膜组织。

2. 巩膜面热灼止血，以浸有0.2mg/mL丝裂霉素C溶液的3mm×4mm棉片置于暴露巩膜表面3min，弃去。以生理盐水彻底冲洗术区及结膜囊。

3. 在近缺损侧的上下方角结膜缘，切取角膜组织0.5mm厚、3~5mm长，再环行剪开并分离球结膜，长宽度以胬肉切除范围上下各2/3为宜。将上下两个结膜瓣拉拢，缝合2针，固定于浅层巩膜与角巩膜缘上，带角膜缘干细胞部分正好对补于胬肉切除部分。冲洗结膜囊，涂小牛血去蛋白凝胶，包扎，术毕。

诊治经过：二诊，第2天，术区瘀血，角膜清晰。冲洗术眼，续点眼药。

三诊，术后7天，术区瘀血消退，角膜上皮愈合，拆除缝线，续点眼药。

于 2 年后随访，术眼如常，胬肉无复发。

按语：《审视瑶函》曰："凡性躁暴悖、恣嗜辛热之人，患此者多……胬肉之症，或大小眦间生出者，乃活肉也。若用点药、服药不能退者，必至浸遮黑睛，恐碍瞳神，须用割法施治为妙。"

本案施术借鉴了陈滨师之经验而有所改进。经对 50 余例患者术后随访，均可于术后 10 天左右恢复正常，角膜 70%以上透明，只部分留有云翳。对少数复发者，再予曲安奈德 0.1～0.2mL 于胬肉内注射，加点八宝眼药膏治疗，可控制发展。

应用此术，笔者有如下体会：

1. 在胬肉与角膜之间隙钝性分离，使无残留胬肉组织。

2. 对巩膜创面以抗代谢药物处理，切不能使药物侵及角膜组织。药物棉片用时缩短（一般用时 5min），在彻底冲洗后再做结膜瓣分离、固定，以减少抗代谢药物的副作用。

3. 用带角膜缘干细胞的非游离结膜瓣移行修补创面，因其血供良好，较游离之结膜瓣愈合快且无二次创伤，故能重建角膜缘干细胞屏障从而减少了胬肉复发。

【病例二】复发性胬肉

马某，女，57 岁，已婚，农民。于 2009 年 9 月初诊。

主诉：双眼内、外眦部长出瘀肉，手术后又复发数年。嗜酒，性暴，屡沐风沙。近年来瘀肉渐长，红痛较重来诊。

检查：双眼视力，OD：0.3，OS：0.8。右眼两眦部充血，内眦胬肉越过角膜缘，外眦胬肉近角膜缘，手术处角膜欠清；左眼内眦部胬肉Ⅱ°。双眼晶体混浊Ⅰ°。

中医辨证：心肝热郁，湿滞壅目。

西医诊断：复发性胬肉（OD）。

治则：清泻心肝，燥湿消肉。

处方及治疗：

1. 清火消肉丸　龙胆草、黄连^酒、栀子^炒、赤芍、蒺藜、密蒙花、槟榔、山楂^炒、蝉蜕、甘草。水煎 3 遍兑匀分服，2 次／日。

2. 曲安奈德混悬液 0.2mL，注于复发胬肉体部，以充盈为度，1 次／2 周。

3. 八宝眼药少许，点胬肉处，2 次／日；双氯芬酸钠滴眼液，常规点眼。

诊治经过： 二诊，用药 1 个月，注射 2 次，右眼复发的胬肉萎缩，角膜转清。遂以清火消肉丸方配齐，研细末制丸，每次 10g，每日 2 次。嘱忌食辛辣，以资巩固。

随访 2 年，症未加重。

按语： 本案之病史，又佐证了"性躁暴悖，恣嗜辛热，患此症者多"这一论点。所以复发者，一是性情焦躁，心肝郁热，内因不除；二是风热劳作，嗜食辛辣，外因不断是也。

察本患已经手术，作为屏障的角膜缘干细胞及结膜组织已损失太多，若欲从健眼摘取结膜瓣，更应慎行，故予保守疗法图功。胬肉为肉轮心火之证，故予清火消肉丸方用之。以黄连清心火，燥湿解毒，为君。龙胆草"去睛赤肿胀，瘀肉高起"（《珍珠囊》），为臣。以栀子清心泻火利湿，赤芍凉血祛瘀止痛；蝉蜕疏风退翳，蒺藜平肝祛风；密蒙花"为厥阴肝家正药，所主无非肝虚有热所致；肝血虚则为青盲肤翳，肝热甚则为赤肿眵泪、赤脉攀睛"（《神农本草经疏》）；以槟榔破滞行气，山楂活血消积，共为佐。甘草调和诸药，为引和，共奏其功。

以曲安奈德的抗炎、抗过敏、抗增生作用，达到对胬肉组织的直接抑制，且局限于胬肉体内，对眼压、角膜及白内障的形成无影响。对Ⅱ度胬肉或术后复发者施之，可使这一常被轻视的皮毛之恙得控。

【病例三】 翼状胬肉

刘某，女，40 岁，已婚，职员。于 2005 年 9 月 14 日初诊。

主诉：两眼大眼角处长出瘀肉，逐渐增大；因好哭，时常发红干涩；某院拟手术切除，患者因惧怕手术而前来就诊。

检查：双眼大眦部胬肉Ⅱ°；前房中深，房水清，瞳孔光反应（+）；余（-）。

诊断：翼状胬肉Ⅱ°（双）。

处方及治疗：

1. 常规操作，表面麻醉；以 1mL 注射器吸用生理盐水稀释的平阳霉素注射液（1.5mg/mL）0.1mL，注于胬肉体内，以充盈不扩散为度；隔 1 日注射另一只眼；以妥布霉素地塞米松滴眼液常规点双眼。

2. 清火消肉丸，每服 10g，2 次/日。

嘱调将息，忌辛辣，增睡眠，避眼部刺激。

诊疗经过：二诊，10 天治毕，双眼胬肉萎缩，充血退，角膜清澈，眼压正常；续注药 1 次，续服药、点眼药 10 天。随后得知，胬肉未再生长。

按语：患Ⅱ度胬肉，惧行手术或术后复发者，阻止和控制胬肉的生长乃临床课题。对于此种局限流寇之症，亦应忌大量服药。

平阳霉素是一种具有抗肿瘤作用之抗生素。有研究认为，其"能抑制组织新生血管，剥夺胬肉再生的血供基础；其细胞毒性作用通过抑制成纤维细胞的成活，可诱导成纤维细胞的凋亡，使胬肉失去增殖的基础，故认为其具有的抗增殖作用可抑制结膜上皮变性所形成的翳状胬肉"。因用量极微，未见不良反应。

对胬肉手术后复发者，因结膜、巩膜早已受损，此法不妥。

第二节　漏睛症

（慢性泪囊炎、急性泪囊炎 3 例）

本病在中医教科书中，是以漏睛（《证治准绳·七窍门》）、漏睛疮（《医宗金鉴·眼科心法要诀》）分别记述的。临床以发病之缓急和有无局部红肿、破溃而分为上述两症。西医认为，本病多是由葡萄球菌、溶血性链球菌、大肠杆菌等致病菌感染所致。本病相当于西医学之慢性或急性泪囊炎。

分述之，漏睛（慢性泪囊炎）是以大眦部有涎水或灰白色（黄色）脓液自泪窍（泪小点）中溢出，不红不肿，多为单眼或双眼先后发病，病情迁延，口服药、外用药常乏效为其特征。而漏睛疮（急性泪囊炎），是于睛明穴下方突发（可由漏睛急性发作而成），红肿硬高，焮痛拒按，破溃出脓，甚会致面颊、鼻部、胞睑出现红肿，耳前、颌下淋巴结肿大，并伴发热、头痛等症状，或可形成漏管而久不收口。

中医认为，漏睛多为风热外袭目窍、湿热痰浊蕴结所致；漏睛疮则是热毒炙煿侵袭，伏火气血壅滞，结聚化腐而成。

对本病的治疗，可予药物内服、外用或探通灌药，或行鼻泪道植管、鼻泪管吻合手术等法治疗。

【病例一】急性泪囊炎

曹某，女，56 岁，已婚，农民。于 1989 年 2 月初诊。

主诉：于 1 周前"感冒"后出现左眼下方红肿触痛。某院以"泪囊炎"予抗菌药 5 天乏效，拟行手术被拒，来诊。

检查：右眼大眦部红赤，泪囊区红色肿核，按之硬痛焮热，无脓液溢出。白细胞：$12.5 \times 10^9/L$，红细胞：$5.5 \times 10^{12}/L$，X 线胸透等无异常。

舌色红，苔薄黄，脉象滑数。

中医辨证：心火炽盛，热毒蕴积。

西医诊断：急性泪囊炎（OD）。

治则：清心泻火，解毒消肿。

处方及治疗：

1. 泻心汤（《金匮要略》）加味　黄连^酒、黄芩^酒、大黄^酒、连翘、败酱草、皂角刺、穿山甲（代）^炮、甘草。水煎2遍兑匀温服，第3煎敷洗，2次/日。

2. 穴位刺血　右耳尖、脾俞、背部阿是穴，1次/日。

3. 复方硫酸新霉素滴眼液点眼，1次/小时。

诊治经过：二诊，用药2剂，刺血2次，肿核大消，眵泪减少，大便软下。

三诊：又治2天，肿核消退，诸症悉除。以庆大霉素、地塞米松冲洗泪道畅通，病愈。

按语：泪囊的急性炎症，病发之轻重与患者免疫力和所感染细菌毒力的强弱有关。本案外院治疗乏效，当是用药不对症矣。为避免重复无效之苦，未予输注抗生素，而从纠正机体免疫与解毒泻热入手。

《原机启微》认为本症是"积热必溃之病"，多为心肺肝经郁有火邪，脾经蕴积湿热，结于胞眦，肉腐成脓而成。对于泻心汤（《金匮要略》），唐容川曾评价说："火升即血升，火降即血降，知血生于火，火主于心，则知泻心即是泻火……得力大黄一味，逆折而下，兼能破瘀逐陈，使不为患。"故以其清泻心肝火毒，破瘀逐陈，为君。以连翘、败酱草祛风清热、凉血解毒、活血散结，为臣。以皂角刺、穿山甲（代）散结托毒，消痈排脓，共为佐。甘草益气解毒，调和诸药，为使者。

据报道，刺激脾俞穴有增强和纠正机体免疫功能的作用。

【病例二】慢性泪囊炎

温某，女，36 岁，已婚，工人。于 2006 年 1 月 30 日初诊。

主诉：左大眼角下方时发肿胀，眵泪频出 2 年。屡行探通、冲洗、用药及熏洗可效但过后又犯，1 月许来诊。

检查：左眼泪囊区无红肿，按之下泪点逆出稀脓，其余检查未见异常。

诊断：慢性泪囊炎（OS）。

治疗及施术：

1. 泪道电灼、探通、冲洗、植管术　常规操作，麻黄素棉片下鼻道填塞，泪眦韧带区及眶下神经区局麻，以泪道治疗仪谨慎电灼，探通泪道，庆大霉素、地塞米松冲洗；以腰穿针做泪道送线针，自下泪小点插入，将牵引线贯穿泪道，从鼻腔将线引出，抽出送线针；将球头鼻泪管支架外涂四环素可的松软膏，用引出线系牢，从下鼻道逆行拉入泪道，使球部置于泪囊部位；剪断下泪点处牵引线，下端引线留线头在鼻腔内；从下泪点或上泪点冲洗泪道畅通，术毕。

2. 庆大霉素、地塞米松冲洗泪道，1 次/2 日；复方硫酸新霉素滴眼液常规点眼。

3. 甲硝唑片 2 片，环丙沙星片 0.2g，常规口服。

诊治经过：二诊，第 3 天复诊，左眼外观正常，泪道畅通，眼药续用。

三诊，隔 2 周复查，左眼外观正常，不流泪眵，泪道冲洗畅通，眼药续用。于 3 个月后泪道冲洗畅通，拆除泪道支架，灌注四环素可的松眼膏，痊愈。

按语：泪道探通、冲洗、电灼、植管术为常用之法，按规程操作是安全的；如若操作不当，也可能会造成假道、出血及上睑下垂等不良反应，须谨慎才是。

【病例三】 泪囊部伤口瘘

秦某，男，37 岁，已婚，工人。于 2003 年 4 月 10 日初诊。

主诉： 左眼下方陈旧性伤口出现漫肿，时有脓液流出达半年。按"伤口瘘"，给"抗菌、消炎"药，时好转，但未愈；常伴体倦便溏，夜晚发热。

检查： 左眼内眦下部有一 3cm 瘢痕，下方有一小洞，按之渗出稀脓液，无明显红痛；结膜无充血，角膜清。于外院做结核菌素试验等，均无异常。

舌淡，苔白，脉象沉细。

中医辨证： 正虚邪恋，毒邪蕴聚。

西医诊断： 泪囊部伤口瘘（OS）。

治则： 扶正祛邪，托毒消痈。

处方及治疗：

1. 托里消毒散（《医宗金鉴》）加减　黄芪、当归^酒、金银花、桔梗、黄柏^酒、皂角刺、白芷、没药^制、穿山甲（代）^炮、甘草。水煎 3 遍分服，2 次/日。

2. 以 0.5%聚维酮碘、生理盐水，接输液针软管，入脓腔冲洗至净，1 次/2 日。

3. 糜蛋白酶 4000U，皮试无过敏行肌内注射，1 次/日。

4. 糖葱泥外敷　葱白 3 段，白糖 5g，共捣如泥，敷患部、固定，2 次/日。

嘱忌烟酒，禁房事。

诊治经过： 二诊，治疗 3 天，头 2 天脓液较多，自第 3 天减少，今脓已极微。

三诊，7 天治毕，脓液净，溃口愈合，泪道畅通，夜汗、乏力症状若失，临床痊愈。

按语： 皮外之伤，遇体壮气旺之人，多可速愈；若体虚者罹患，或伤口处理不洁，毒邪瘀血滞留，则蕴聚化脓难愈。

本案正值壮年，脉证所见之房劳体劳过度，气阴两虚托毒无力是因，故屡治不愈。针对此病机，予托里消毒散方加减用治。方中以黄芪补气升阳托毒，为君。以当归、川芎养血活血，为臣。阴虚者则相火旺，热毒由生，故以黄柏泻相火以解毒，退虚热以敛阴；金银花为疮家圣药，清热解毒；没药"散血消肿，定痛生肌"（《本草纲目》）；穿山甲（代）"通经脉，消痈肿，排脓血"（《本草纲目》）；白芷、皂角刺辛温活血，消痈排脓，共为佐；甘草益气解毒，调和诸药，为使者。如此，大力益气滋阴养血以复本，强力解毒活血排脓以治标，使正复邪祛。

糖葱泥外敷者，乃家传偏方。外用于慢性溃疡、瘘道，或有一过性"热灼"感，但无妨碍，且多获良效。

糜蛋白酶为一种蛋白溶解酶，有消化吸收脓液、积血、坏死组织等作用。

对面部疮口瘘，应尽量不切开，以避免大瘢痕。采用冲洗灌药法，从深部"祛毒"，使疮口由内向外愈合，切实有效。

第三节　流泪症

（泪道狭窄　泪点闭锁　泪道阻塞　结膜过敏症4例）

流泪症，是以泪液经常溢出睑弦而外流且不红不肿不痛，多中老年人罹患为特征的一类眼病。《银海精微》称为"迎风洒泪"。《诸病源候论》谓："目为肝之外候，若被风邪伤肝，肝气不足，故令目泪出。"本病大抵类似于西医学中因结膜过敏、泪道狭窄、泪道阻塞、泪点外翻、泪点闭锁、泪道功能不全等所致的泪溢症。

本症有冷泪、热泪之分。后者多伴有眼睛红肿热痛，是暴风客热、黑睛生翳、天行赤眼等外障眼病所致。

《证治准绳》又将冷泪分为"迎风冷泪"与"无时冷泪"。因目位在上，易受风毒之邪侵袭；肝主目，泪为肝液；肾主收藏，肝肾同源。唯有肝肾气血充足，才能抵御风邪，收纳泪液，而不使其外溢。

对本病的治疗，可分两种情况。

1. 泪道通，即功能性溢泪者，可予中药辨证施治或药物熏洗、外用等法。

2. 泪道不通或通而不畅，即器质性溢泪者，可予泪点扩张、手术成形；或泪道探通、植管、注药法；或施高频电泪道浚通术、泪囊-鼻泪管吻合术等。

【病例一】鼻泪道阻塞

马某，女，37岁，已婚，教师。于1998年2月初诊。

主诉： 双眼频流泪2年，以"泪囊炎"治疗可效。近来流泪不断，遇刺激更甚。予输液及通泪道治疗未愈，并感乏力、腰酸、汗出等，来诊。

检查： 双眼泪囊处无红肿，压之无脓出；冲泪道时液体自上下泪点溢出，探查至鼻泪管处阻力大；实验室检查等（-）。

舌色淡，苔薄白，脉象沉缓。

中医辨证： 泪窍瘀阻，阳不敛阴。

西医诊断： 鼻泪管阻塞（双）。

治则： 电通泪道；补益肝肾，敛阴止泪。

治疗及施术：

1. 高频电泪道浚通+注药术。滑车下神经及眶下神经浸润麻醉；将探针电极插至泪道阻塞处，按泪道走行捻转、电灼，推进至有落空感，再抽动电灼1～2次。停电后探针在泪道中保持10min，冲洗；妥布霉素地塞米松眼膏溶化，注满双泪道。

2. 复方硫酸新霉素滴眼液常规点双眼。

诊疗经过： 二诊，第3天，流泪减轻，泪囊外观如常，泪道畅通，注药1次。

三诊，3 天后，泪道畅通，仍时有泪出。辨之，当是肝肾不足，摄纳失职（泪道虹吸功能不全）为患。给予泪道冲洗，灌注药膏；加服补肾益肝明目汤：熟地、鹿角胶、龟甲^炙、人参、枸杞子、白芍^酒、茯苓、香附^酒、山茱萸、珍珠粉^冲、菟丝子、升麻。水煎 3 遍，食后温服；第三煎热敷泪囊局部并按摩，1 日 2 次。

四诊，5 剂药毕，流泪止，泪道畅，外观如常。半月后复诊，病未复发。

按语：本案即属"冷泪"之症。为器质性泪道阻塞，单纯药物治疗是徒劳的。

WIC-I 泪道高频电治疗仪，是借助局部电火花的烧灼作用灼除增生组织，打通阻塞部位，较单纯的探通"穿挤"术是两个不同的概念。再加冲洗后注入药膏，一是用其抗炎作用；二是借其充填支撑作用，以不使泪道再次粘连阻塞，故收到良好效果。术后第 3 天、第 5 天、第 10 天各冲洗、注药一次为好。

治疗后，泪道畅而仍有泪出者，当是泪道的舒缩虹吸功能未得恢复是也。察其脉证，属肝肾不足，涩泪无权是因。故方中以龟鹿二仙胶（《医方考》）滋补肝肾，益精养血，调补任督，为君。以白芍、熟地平肝潜阳补血，桑椹子益肝养血滋阴，为臣。山茱萸养阴滋肾，涩肝敛泪；菟丝子补阴益阳，涩敛精气；珍珠清肝明目，敛疮镇静；香附疏肝理气，使补而不滞；茯苓健脾渗湿，使水液下行，共为佐。升麻升清升阳，引药性入肝达目，为使者。

如此，施术与内调标本兼治，使泪道虹吸功能恢复而收捷效。

【病例二】下泪点外翻

牛某，男，65 岁，已婚，农民。于 1998 年 4 月初诊。

主诉：双眼迎风流泪 10 余年。近 3 年来双眼流泪加重，遇风沙流泪不止；感纳呆、便溏、乏力，以"溢泪症"治疗乏效，来诊。

检查： 双眼下睑虚垂，擦痕明显；泪点部外翻，泪道冲洗畅通，结膜轻度充血；角膜（-），瞳孔光反应（+），晶状体混浊 I°；余（-）。

中医辨证： 脾虚气弱，统摄无权。

西医诊断： 下泪点外翻（双）。

治则： 恢复泪点位置，健脾益气摄泪。

治疗及施术： 行双眼电灼泪点复位术。双大眦部敷卡因棉片表面麻醉；持纱布扒翻下泪点，右手持高频电治疗仪探针电极，在下泪点下方约 3mm 处结膜面横排电灼 4 个点，深达结膜下肌层；以庆大霉素、地塞米松冲洗结膜囊，涂四环素可的松眼膏，术毕。

诊疗过程： 二诊，1 周治毕，双下睑泪点外翻回复至泪湖，泪点下结膜显三点微白挛缩瘢痕。自诉激动时仍流泪，仍感疲乏。加服中药益气摄泪汤：黄芪、白术炒、茯苓、蛇床子、密蒙花、五味子、防风、车前子、石榴皮、决明子炒、甘草。水煎 3 遍兑匀，食后温服，2 次/日。

三诊，服中药 5 剂，眼药水续用。随访半年，症未复发。

按语： 泪点外翻，不附泪湖，属器质性病变，单服药无济于事。

泪道高频电治疗仪，只在探针电极的尖端出现电火花，以其点状热灼结膜下组织，对周围组织无影响，冀受灼组织的瘢痕挛缩来完成下睑与泪点外翻的回复矫正，较切除结膜下组织矫正术对眼组织破坏性小，安全性高。根据下睑和泪点外翻程度，一般设电灼点数 3~5 点、1~2 行即可。若一次矫正不到位，1 周后可再予施术。此术治该患轻症，常获效满意。

本案在泪点热灼矫正后仍有溢泪者，当是泪道虹吸功能未恢复使然，故再予益气摄泪汤方，使气充脾健、摄纳有权而溢泪自止矣。

【病例三】功能性溢泪

荆某，男，62 岁，已婚，工人。于 2006 年 4 月 11 日初诊。

主诉：双眼不时流泪，遇不良刺激加重，已 2 年。平素怕风恶冷，口干欲饮。

检查：双眼胞睑黧黑，眼袋明显；双泪道畅，泪点正位；余（−）。

舌红少苔，脉象弦细。

中医辨证：肝阴不足，失于条达。

西医诊断：功能性泪溢（双）。

治则：滋阴祛风，补肝止泪。

处方及治疗：

1. 补肝摄泪汤　熟地、白芍⁽酒⁾、川芎⁽酒⁾、山茱萸、决明子⁽炒⁾、刺蒺藜、防风、石榴皮、肉桂、甘草。水煎 3 遍兑匀，食后温服，2 次/日。

2. 穴位注射　双承泣穴，维生素 B_1 0.5mL，直刺 1cm 注入；耳部眼穴，维生素 B、0.1mL，皮内注射。1 次/2 日，1 周为 1 个疗程。

3. 吡嘧司特钾滴眼液点眼，1 次/小时。

诊治过程：二诊，经治 1 周，流泪症减轻，效不更方。

三诊，又 1 周药毕，流泪解除，咽干口燥缓解。再进中药 7 剂，巩固疗效。

按语：《灵枢·五癃津液别》篇指出："五脏六腑之津液，尽上渗于目。"目又为肝窍，泪为"肝液"。若肝阴不足，必致疏泄失司而泪液频出。

本案之病机即由此，又复受风邪而致，故治以笔者家传补肝摄泪汤。方中以四物汤（《太平惠民和剂局方》）补肝血、敛肝阴、平肝阳，为君。山茱萸补肝肾、涩精气，为臣。石榴皮收涩止遗，有明显的止泪功能；决明子"主目淫、眼赤、泪出"（《神农本草经》）；刺蒺藜祛风疏肝，明目止泪；防风祛风胜湿解痉；加少许肉桂补阳消阴，助肝肾履职，共为佐。川芎"燥湿，行气开郁……血中气药也，肝苦急，以辛补之，故血虚者宜之；辛以散之，故气郁者宜之"（《本草纲目》），又可引药上行，兼为佐使者。如此，诸药协同，使肝肾阴充阳协，条达司职而溢泪止矣。

承泣穴乃治眼病要穴，位于下睑与眶下缘正中交界处，维生素 B_1 有恢复神经功能的作用，于承泣穴注射用药，可改善眼轮匝肌与泪液泵的舒缩功能，加速泪道对泪液的吸纳排出而不使其外溢。

另据有关报道，硫酸锌滴眼液有收缩泪囊黏膜之作用。

【病例四】 流泪症（过敏性）

秦某，女，50 岁，已婚，工人。于 2005 年 1 月 21 日初诊。

主诉：常体倦怕风恶寒，每遇风寒即咳喘、鼻塞、流涕、溢泪，屡治未愈 3 年余。

检查：咳喘气短，鼻塞清涕，两眼含泪；双眼泪道冲洗均畅通，泪小点无外翻，下鼻甲肥大 II°；X 线胸透：肺纹理增强；余（-）。

舌质淡红，苔白乏津，脉缓滑结代。

中医辨证：肺脾气虚，治节失调。

西医诊断：流泪症（过敏性），慢性气管炎，过敏性鼻炎。

治则：补肺健脾，收涩止泪。

处方及治疗：

1. 补肺益气汤加味　太子参、山药、五味子、白芍^酒、马兜铃、白果^炒、蛇床子、桂枝、麻黄^炙、甘草^炙、核桃^{连皮打碎}、生姜、大枣。水煎 2 遍，兑匀，蜂蜜水送服；第 3 煎熏洗双眼，2 次/日。

2. 穴位隔姜灸　双迎香、承泣、肺俞、脾俞，1次/日。

3. 吡嘧司特钾滴眼液点眼，呋麻滴鼻液点鼻，1次/2小时。

诊治经过：二诊，7天治毕，流泪减少，泪道畅通，短气咳嗽减轻。

三诊，续治7天，流泪停止，在咳嗽偶发时泪液外流。中药方加黄芪、防风，以加强益气固表止咳之力，打粉，15g，1日2次，蜂蜜水调服。

于3个月后随访，面华气顺，泪止嗽停，诸症获愈。

按语：肺位在上，主全身之表及气机肃降。若肺气不足，阴阳失调，易受风寒所袭而"感冒"；肺虚肃降失司，血虚目窍失养，泪液不循常道而上逆。本案虽泪道畅通，泪点正位，但仍时常流泪者，当属虚不抗邪的过敏性溢泪症。

临证中，笔者弃治"泪"而治肺，用方以温中补虚的小建中汤（《伤寒论》）再加补肺涩泪之药而成。以太子参专入肺脾，补气生津，且其性甘淡，属"清补"，以顺应肺之"清肃"之性，为君。山药善补肺、脾、肾三脏，益气养阴，为臣。五味子敛肺滋肾，生津敛津；马兜铃清肺止咳化痰；白果"益肺气，定咳喘，缩小便"（《本草纲目》）；炙麻黄敛肺收涩定喘；核桃连皮用能"温肺润肠，治虚寒喘嗽"；蛇床子"苦能除湿，温能散寒，辛能润肾，甘能益肺脾，故能除妇人、男子一切虚寒湿邪所生之病……其性能益阳，故能已病而又补益也"（《神农本草经疏》），此五味协同治肺敛气，为佐使。重用炙甘草与桂枝者，乃遵仲景桂枝汤之意，调整机体营卫，使肺气得补，气津收敛而不上逆，故咳止泪亦止矣。

小　结

至于流泪一症，予泪道探通、泪道植管或电灼浚通术后，是否加服中药，应据个体不同对证施治。

对于年轻体壮无并发症者，单纯施术疗效亦可，但总逊于配合服药者。而对功能性溢泪症或年老体弱者，更应予配服中药为好。

第四节　赤脉传睛

（眦部结膜炎 1 例）

赤脉传睛之病名，始见于《银海精微》。本病以赤脉（血管）起自两眦，渐向白睛侵犯，多双眼同病，而且是仅限于两眦部为特征。类同于西医学之眦部结膜炎。

西医学对本病病因不甚明确，认为可能是因个体差异，或长期受风沙、强光等因素的刺激，致两眦部结膜的免疫应激反应，与血管扩张增生有关。

中医学认为，两眦属心，本病病机有四：一是恣嗜五辛，脾胃蕴热，蒸灼于心；二是生气愤懑，肝郁化火，上犯于心；三是风毒袭目，两眦受之，邪积于心；四是劳瞻竭视，阴虚生火，上炎于心。临床又根据赤脉的粗细、痒涩及刺痛的轻重分为实证、虚证两类。通常情况下，病机中的一至三条，多显眦部刺痒涩痛、赤脉粗鲜、横贯气轮，为实证；而第四条者，多见眦部痒涩轻微、赤脉淡红、稀疏细小，为虚证。

对本病之治，西医除激素、抗生素外无特殊措施。中医针对实证以清火为主，而对于虚证则以滋阴为治。

眦部结膜炎案

于某，女，42 岁，已婚，盐场工人。于 1998 年 5 月初诊。

主诉：因长期受海风刺激，两眼白睛赤丝生长，发红羞明3 年。就医给"消炎"药口服、外用少效，近 2 个月来症状加重，来诊。

检查：面色黧黑，白睛暗红，赤丝由两眦向角膜生长，双泪道冲洗均畅通。

西医诊断：双眼眦部结膜（双）。

中医辨证：心经蕴热，目络瘀滞。

治则：清心祛风，活血化瘀。

处方及治疗：

1. 清心泻火汤加减　生地^酒、赤芍、川芎^酒、刺蒺藜、黄连、木通、川羌活、甘草。水煎 2 遍兑匀，蜂蜜水送服，2 次/日。

2. 曲安奈德 0.3mL，分别注于双眼眦部赤膜下，1 次/3 周。

3. 普拉洛芬滴眼液常规点眼，马应龙眼膏点眼，午、晚睡前用。

嘱注意眼睛防护，忌食辛辣刺激食物。

诊疗经过：二诊，服药 1 个月，注射 2 次，两眦部赤丝显退，流泪消除。予上方 3 剂加当归 100g，制末，15g，2 次/日，续服；眼药水续用。约半年后告知，病情稳定，临床获愈。

按语：本案证发较缓而顽固难愈，故在服中药 1 月取效后，再予散剂缓图；将清心泻火汤减栀子、竹叶寒凉之品，加川羌活以增散邪之力。灭火者水也，以生地滋阴增水，凉血滋阴，为君。赤芍凉血逐瘀；黄连泻火解毒，共为臣。川羌活祛风散寒，又防地、芍寒凉之过；蒺藜祛风止痛；川芎活血行气；少予木通以通脉利湿，引火下行，共为佐。甘草、蜂蜜甘润益气，兼为佐使。诸药共奏清心火、除瘀滞之功。

普拉洛芬乃非甾体抗炎药，局部应用起到抗过敏、抑制血管扩张和非细菌性炎症之作用。

第五章

白睛疾病

白睛又称白眼仁，居目珠之外层，其表层柔软透明而脆嫩（相当于西医学之球结膜），里层色白而坚韧（相当于西医学之巩膜），有保护眼球内部组织的作用。

按西医学之论，白睛之病应包括急慢性结膜炎、巩膜炎、睫状体炎、结膜下出血、翳状胬肉、巩膜葡萄肿等病症。

五轮学说中，白睛属气轮，内应于肺，肺与大肠相表里，故认为白睛之病多与肺及大肠相关。因肺主气，宣发卫表；若肺失宣发，卫表不固，风热侵袭则气轮常先受之；或由肺阴不足，虚热灼目，可致红痛眵泪、痒涩溢血等白睛浅层疾病；若肺失肃降，痰火瘀热蕴结，更可致抱轮混赤、白睛青蓝、结节疼痛等深层疾病；另外，心火上炎、脾胃湿热、肝肾阴虚者，亦可引致白睛之病变。

治疗上，西医多是针对病因给予抗菌、抗病毒、激素或非甾体抗炎药治疗。中医则多是以理肺祛邪，复其治节为治。病位浅者，清肺散邪为主；病位深者，以泻肺逐瘀为法，并均可结合清热解毒、消肿退赤药外用。临床酌以中西医结合之法施药、施术，较单方治疗有显著的优越性。

第一节　暴风客热

（急性卡他性结膜炎2例）

暴风客热之病名，在《银海精微》中就有记载。本病以夏秋多发、起病急骤、红赤热泪、痛痒交作且具流行性为特征，相当于西医学的细菌性结膜炎、急性卡他性结膜炎（俗称"红眼病"）。

本病多为细菌感染所致，其常见的病原体如下（表6）；病情多在3~4天达高潮，若治疗及时，多预后良好。

表6　细菌性结膜炎、角膜炎的发病情况及常见病原体

发病速度	发病程度	常见病原体
慢性（数天至数周）	轻度至中度	金黄色葡萄球菌、变形杆菌、大肠杆菌、假单胞菌等
急性或亚急性（几小时至几天）	中度至重度	流感嗜血杆菌、肺炎链球菌、金黄色葡萄球菌、Koch-Weeks杆菌等
超急性（24小时内）	重度	淋球菌、脑膜炎球菌等

本病诊断要点是：

1. 传染性较强，起病急骤，痛痒交作，眵泪黏稠，晨起胶着难睁。

2. 胞睑肿痛，白睛赤浮，甚会高过黑睛。

3. 睑内红赤或有伪膜，拭之可去，甚则黑睛边缘溃陷。

本病还应与天行赤眼、天行赤眼暴翳相鉴别（表7）。

中医学认为，本病为骤感风热毒邪攻目，或与其他患者接触相染而成。

治疗上，西医是常规的局部与全身使用针对性强的消毒剂、抗生素、磺胺类药和收敛剂。中医则是辨证风、热的孰重

孰轻，给予中药内服、熏洗、针刺之法。

【病例一】 急性卡他性结膜炎

李某，女，32 岁，已婚，教师。于 2002 年 5 月 2 日就诊。

主诉：因"感冒"双眼胞睑肿胀，白睛红赤，刺激涩痛，热泪眵多，胶着 15 天。用"青霉素、激素"治疗 7 天好转，又复发 2 天，来诊。

检查：双眼胞睑肿胀，热泪眵多，白睛红赤。扒开眼睑见白黏膜附着，擦之可去。伴头痛流涕，口渴欲饮，精神不振。白细胞：$11.5 \times 10^9/L$，中性粒细胞：$7.7 \times 10^9/L$，余（-）。

舌红，苔白，脉象浮数。

中医辨证：暴风客肺，上犯于目。

西医诊断：急性卡他性结膜炎（双）。

治则：祛风清肺，泻火解毒。

处方及治疗：

1. 清肺泻火汤　桑白皮、地骨皮、黄芩[酒]、石膏、连翘、防风、金银花、赤芍、白茅根、薄荷[后入]、甘草。水煎 2 遍分服，第 3 煎加冰片 0.5g，凉洗双眼，2 次/日。

2. 穴位刺血　双耳尖、太阳、耳背静脉，1 次/日。

3. 0.3%复方新霉素滴眼液，15%磺胺醋酰钠滴眼液，交替点眼，1 次/小时。

嘱忌食辛辣食物，忌与旁人接触。

诊疗经过：二诊，服药 2 剂，便得稀下，红肿眵泪明显减少，效不更方。

三诊，又进 2 剂，针刺 2 次，诸症消除。停中药，予黄连上清丸，每服 10g，1 日 2 次，续用 2 天，巩固疗效，病愈。

按语：从现代医学角度看，本症为一常见的易流行的急性细菌性传染性疾病。治疗及时，10~14 日痊愈。不然，便可致慢性迁延性结膜炎症。通常多予以青霉素类、头孢类、氨基苷类、喹诺酮类抗生素，由于抗生素的广泛应用，细菌抗药性增多，在基层临床不便做药敏试验之情况下，多联合用药以求疗效。

本案初用西药乏效者，是细菌对药物不敏感。中医学认为，本病乃为肺经骤感风热毒邪，湿热搏结上犯所致，所用之方以泻白散（《小儿药证直诀》）加黄芩泻肺清热、燥湿解毒，为君。石膏清热泻火生津，大黄清脾泻火逐瘀，共为臣。金银花疏风清热解毒，防风祛风胜湿解毒，白茅根、赤芍凉血活血，甘草益气解毒，共为佐。薄荷疏风清热，上行头目为引。共成清泻肺脾、散邪解毒之功。

临证中，本方可根据辨证分型予以增减。①风重于热型：兼见双眼刺痒交作，鼻塞流涕，苔白脉浮者，可减石膏、大黄，加荆芥、桔梗，以增祛风胜湿、开提肺气之力；②热重于风型：兼见刺痛畏光、白睛红赤、溲黄舌红、脉象浮数者，可重用黄芩、桑白皮以泻肺逐饮，加栀子以清三焦火邪。

【病例二】急性卡他性结膜炎

牛某，男，28 岁，未婚，职员。于 2003 年 4 月 4 日就诊。

主诉：双眼红肿，眵泪频流、涩痛 2 天。伴头胀、口渴、溲黄，求输液速治。

检查：头热面红，睑肿眵泪，双眼结膜充血水肿，角膜欠清。白细胞：$13.9 \times 10^9/L$，中性粒细胞：$6.7 \times 10^9/L$，余（-）。

诊断：急性卡他性结膜炎（双）。

处方及治疗：

1. 穴位刺血　取双耳尖、太阳、耳背静脉，1 次/日。

2. 0.9%氯化钠 250mL，阿奇霉素 0.5g，地塞米松 5mg，浓度为 1.0~2.0mg/mL；维生素 C1.0g，5%葡萄糖 500mL，注射用双黄连 3600mg。静脉滴注，1 次/日。

3. 2%硼酸溶液，清洗双眼，2 次/日；15%磺胺醋酰钠滴眼液常规点眼。

诊疗经过：二诊，输液 2 天，刺血 2 次，症状大减，续用
2 天。

三诊，症状解除。停输液，予疏风散邪汤口服 2 天，痊愈
未发。

第二节 天行赤眼、天行赤眼暴翳

（流行性出血性结膜炎、腺病毒性角膜结膜炎 2 例）

天行赤眼与天行赤眼暴翳之病名，分别见于《银海精微》
《古今医统大全》。此两个病名，大抵相当于西医学的病毒性
结膜炎，根据是否有黑睛（角膜）生翳分为两种不同证型。

本病之特点是：白睛暴发红赤、眼睑肿胀；眵泪频流、痛
痒交作；或见黑睛生翳、羞明畏光；常双眼发病（或稍有先
后）、速传广染。

西医学认为，本病多由腺病毒或 70 型肠道病毒感染引起，
二者均是发病急、传染性强的致病毒素。前者潜伏期 5~7 天，
病发 5~7 天可达高峰；后者致病更急，24 小时内可发病，一
般持续 10 天左右。且二者均可造成较重的眼睑结膜充血、水
肿、滤泡增生，耳前淋巴结肿大，不同程度的角膜浸润，而后
者更可致球结膜的点、片状出血症状。

本病应与暴风客热相鉴别（表 7）。

表 7 暴风客热、天行赤眼、天行赤眼暴翳的症状鉴别

项目	暴风客热	天行赤眼	天行赤眼暴翳
与西医病名对照	相当于急性或亚急性卡他性结膜炎	相当于急性传染性病毒性结膜炎	相当急性病毒性、流行性出血性角膜结膜炎

项目	暴风客热	天行赤眼	天行赤眼暴翳
发病原因	风热袭目，内热阳盛，内外合邪攻目。由奈瑟菌属、肺炎球菌、流感杆菌等感染所致	猝受疫疠之气所致。主要为腺病毒感染	猝感疫疠毒邪，肺火亢盛，内外合邪犯目。为腺病毒、70型肠道病毒、A24型柯萨奇病毒感染所致
传染流行情况	急性期有强传染性	传染速度快、易造成流行	同天行赤眼
眵泪情况	眵多黏稠，刺激征重，脓性分泌物	畏光、疼痛、异物感，水样分泌物	出现剧烈畏光、流泪、疼痛等刺激征
白睛情况	浮肿而红赤	充血，水肿	混赤水肿，点片状出血
黑睛星翳	少见	可有黑睛生翳	星翳簇生中央、严重难消
预后	一般较好	一般较好	黑睛可留翳障，渐可消退

中医学认为，本病之病机为外感疫疠之气，合肺胃积热，上攻于气轮、风轮而发。当黑睛出现病变之前称为天行赤眼；若毒邪直犯黑白二睛，或白睛之病相染，造成金克肝木或土郁侮木而致生黑睛翳障之时，即为天行赤眼暴翳。大致相当于西医学所称的流行性出血性结膜炎或腺病毒性角膜结膜炎。

天行赤眼还应与瞳神紧小、绿风内障相鉴别。

治疗上，西医对此尚无特效药物，多是对症支持疗法，常予冷敷、血管收缩药，以及病毒唑、吗林双胍、疱疹净等抗病毒药。抗生素对本病无效，干扰素外用对本病亦无益，激素对本病之作用尚存争议。

中医学对本病的辨证施治和穴位治疗有明显的优越性。

【病例一】 急性传染性结膜炎

于某，男，12 岁，学生。于 2004 年 5 月 15 日就诊。

主诉：双眼迅急出现红痛痒，怕热羞明，眵泪交结 3 天，服"头孢"未效。

检查：双眼白睛似血染，眵泪多，黑睛清；耳前淋巴结肿大，略有压痛；余（-）。

舌淡红，苔白干，脉象数。

诊断：急性传染性结膜炎（双）。

处方及治疗：

1. 耳穴刺血 双耳尖、眼穴，刺出血后贴敷 1cm^2 的伤湿膏于针刺处。单眼发病取同侧，双眼发病取双侧，1 次/日。

2. 三鲜汤 加味鲜茅根 30g、鲜生地 60g、鲜败酱草 100g、鲜小蓟、冰糖，水煎分服，2 次/日。

3. 3%的硼酸粉溶液，凉洗双眼，3 次/日；0.2%聚维酮碘眼液点眼，1 次/小时。

嘱与他人隔离，保持眼睛卫生。

诊治经过：二诊，第 2 天复诊，双眼红痛、眵泪症状大减，续刺血 1 次，续眼部外洗和用药，第 5 天痊愈。1 周后随访未复发。

按语：本病应与前述"红眼病"相鉴别。对本症的治疗因西医无特效药物，故笔者给予穴位刺血与中药疗法。

所选耳部穴位，是治眼部火邪的要穴；放血法，亦是中医传统直泻外邪的特效方法，故此起到了快捷的清热泻毒作用。究其机制，可能是穴位受到强刺激后，通过经络的信息反馈作用，激发了机体和眼部的免疫应答反应，加速了对致病因子的歼灭和病变组织的修复功能。贴敷伤湿解痛膏，其"活血止痛"成分通过穴位的吸收，或也起到了加速病理产物代谢之作用。

本刺血疗法，是笔者于二十世纪六七十年代，针对农村缺医少药状况的实践经验总结。曾对 50 例患者进行治疗，统计结果为：针刺 1 次痊愈者 19 例（38%），2 次痊愈者 15 例（30%），3 次以上痊愈者 13 例（26%），有效率 100%。实践证明，本疗法对天行赤眼等火热眼病有明显疗效。

参见：耳穴刺血法治疗天行赤眼 50 例疗效观察.现代中西医结合杂志，2009（2）

【病例二】流行性出血性角膜结膜炎

季某，男，30 岁，已婚，工人。于 2001 年 7 月 12 日就诊。

主诉：自 2 天前即感双眼灼热不适，自己以淡盐水清洗并外用消炎滴眼液乏效，热痛畏光，异物感加重，并伴头痛、口苦、咽干来诊。

检查：双眼：胞睑肿胀，眵泪多，不敢睁眼；扒开眼睑见结膜赤红，滤泡密集，点状出血，角膜上皮染色（+）；耳前淋巴结肿大并压痛；白细胞：$11.5×10^9/L$，余（－）。

舌质红，苔薄黄，脉象浮数。

中医辨证：天行赤眼暴翳，证属肺金凌木。

西医诊断：流行性出血性角膜结膜炎（双）。

治则：清肺泻火解毒。

处方及治疗：

1. 清肺泻火汤加减　桑白皮、黄芩^{酒}、石膏、赤芍、防风、生地、紫草、羚羊角粉（代）^{分冲}、薄荷^{后入}、白茅根、甘草。水煎 2 遍温服，第 3 煎澄清，冷洗双眼，2 次/日。

2. 野菊花注射液 2mL，地塞米松 2mg，双眼结膜下注射并冲洗，2 次/日。

3. 穴位刺血　双太阳、耳尖、背部阿是穴$_6$，1 次/2 日。

4. 复方熊胆滴眼液点眼，1 次/小时；马应龙眼膏点眼，午、晚各 1 次。

嘱与家人等隔离。

诊疗过程： 二诊，治疗 3 天，大便稀下 3 次，症状减轻。减大黄 6g，续 3 剂。

三诊，刺激征减轻，白睛出血减少，睑肿大消。上方加刺蒺藜 10g，续 3 剂。

四诊，针药治毕，眼复如初。停中药，续针刺 1 次。于半月后得知，痊愈。

按语： 本案与上案不同，上案为急性传染性结膜炎，由腺病毒感染所致。本案则为流行性出血性角膜结膜炎，多由 70 型肠道病毒或 A24 型柯萨奇病毒感染所致，其潜伏期更短且常侵害角膜，并出现耳前淋巴结肿大为特征。西医治疗除抗病毒药外，无特殊措施。

中医认为白睛属肺，胞睑属脾，黑睛属肝。戾气时疫之火热毒邪侵及肺卫，上犯白睛，故致白睛红赤出血，眵泪频多。火借风势，肺金侵凌肝木，故生翳障，羞明痒痛。肺火反侮脾土，湿热壅滞，故胞睑肿赤。本案所予清肺泻火汤，盖是遵《眼科纂要》泻肺饮化裁而成，重以黄芩清肺泻火，燥湿解毒；大量石膏清肺胃之火且能生津；桑白皮泻肺利尿消肿；生地凉血滋阴，兼防过燥伤阴；更以紫草、赤芍凉血止血透疹；防风、白茅根祛风清热利湿，使热自小便出，并防热灼血滞；羚羊角（代）清除肺肝热邪，解毒除翳；薄荷散肺肝风热，引药上行；甘草解毒协调为引和。如此，使急犯贼邪得歼而病愈矣。

经多年验证，对此类急性结膜、角膜炎症者，施以中药加刺血之法，较单纯输注抗感染、抗病毒西药者，见效快且愈病彻底，无不良反应。

第三节 金 疳

（泡性角膜结膜炎 2 例）

金疳之病名，首见于《证治准绳·七窍门》，以白睛表层生成形如玉粒、颜色灰白之小泡，周围绕以赤脉为特征。多单眼发病，少有双眼同病或先后发病者。多发于青少年及体弱之人，且易复发。其相当于西医学的泡性结膜炎。

西医学认为，本病是由微生物或某种过敏原引起的超敏性免疫性变态反应性疾病；缘由体质羸弱，即西医所称的免疫功能低下者易发；与结核杆菌、沙眼衣原体及花粉、尘埃的侵袭有关。病变在球结膜者，小泡破溃后 10～12 天可痊，不留瘢痕；而在角结膜缘者，可在角膜侧留有局限性混浊；反复发作者，疱疹可向黑睛中央进犯，新生血管长入，称为束状角膜炎。

本病的诊断要点是：

1. 患眼隐涩不适，微痛畏光，灼热少泪。

2. 白睛表层或黑白交际处突起一个或数个灰白色周围绕以赤脉之颗粒状小泡，推之可移。

中医学认为，本病多因肺经燥热，宣降失职；或肺阴不足，虚火上炎；或肺脾两虚，气血郁滞而成。因病在肺，故称“金疳”。又因小泡形如玉粒，顶溃似疡，故又称为“金疡玉粒”。

治疗上，西医主张针对潜在疾病治疗，局部使用激素、抗生素及加强营养。中医则常责之于肺，或予宣肺开郁、清泻肺胃，或活血散结、滋阴益气以治。

据研究，中药的补气滋阴之品多具有提高免疫功能之作用；解郁散结之药，可有清除变态反应性病灶之效。临床中可酌情注重之。

【病例一】泡性结膜炎

李某，男，6 岁，学生。1970 年 4 月初诊。

主诉：其母代诉，2 天前似有"感冒"，左眼不适，刺痛流泪，发现外侧白睛出现一白泡，周绕红丝，在家滴用消炎滴眼液无效，来诊。

检查：左眼结膜充血中度，于外侧近角膜缘处有一灰白色泡样隆起，推之可移，周围绕有充血性血管，角膜（-）。

中医辨证：风热犯肺，上攻于目。

西医诊断：泡性结膜炎（OS）。

处方及治疗：

1. 采细嫩榆树枝条，刮去老皮，保留嫩绿内皮，以之擦拭结膜疱疹，2 次/日。

2. 耳尖穴刺血，1 次/日；可的松滴眼液点眼，3 次/日。

诊治过程：二诊，用治 2 天，疱疹消，充血退，刺激征消除，获得痊愈。

按语：本案所用方，乃自一老道姑施治所得。20 世纪 50 年代一个春季，笔者罹患此病，民间俗称"坐着眼"。母亲遂找村内一老道姑给看，予此法给擦拭，眼睛顿感觉凉爽，刺激征减轻，两次而愈。遂遵母嘱，记忆在心。从医后，特别是遇患此症之经济困难者，常令其遵嘱使用，多数都不超三天即愈。

其机制虽无科学考证，但分析认为，当是生发中的榆树嫩条内皮性凉清润，起到了直接的"清热泻火散结"作用，即杀菌、解毒、消除局部变态反应之作用。

此案之治，只从中医角度投以偏方、耳针之法，亦使病得痊。

【病例二】泡性角结膜炎

赵某，女，27 岁，未婚，教师。于 2001 年 3 月 11 日就诊。

主诉：因精神受挫，郁闷乏力，双眼反复发作红痛不适，羞明流泪半年。以"角结膜炎"医治 2 次好转。7 天前因"感冒"第 4 次复发来诊。

检查：双眼结膜充血中度；右角膜缘下方灰白小泡隆起，顶端凹陷血管围绕。左角膜缘外下方 2 个同样小泡，血管伸向角膜缘内，相应处有角膜浸润；余（-）。

中医辨证：肺脾阴虚，热浊郁结。

西医诊断：泡性角结膜炎（双）。

治则：清肺益脾，除热散结。

处方及治疗：

1. 清肺泻火汤加减　黄芩^酒、沙参、防风、山药、桑白皮、地骨皮、夏枯草、猫爪草、赤芍、连翘、甘草。水煎 3 遍兑匀分服，第 3 煎澄清，熏洗患眼，2 次/日。

2. 穴位刺血　双侧耳尖穴、背部阿是穴$_6$，1 次/日。

3. 可的松滴眼液、0.1% 利福平滴眼液点眼，各 3 次/日；八宝眼膏点眼，2 次/日。

诊治经过：二诊：施治 3 天，症状减轻，角膜缘小泡见平，赤丝减少，诉便溏乏力；减夏枯草，加车前子，增健脾利湿之力，续服 3 剂。

三诊，眼部症状解除，大便成形，临床痊愈。予六君子汤制丸口服，巩固疗效。

按语：中医学对本症常责之于肺，尤对初发者每予"清热泻肺"可愈。然而，若失治误治，可造成金侮土母，致肺脾阴虚气弱，无力抗邪，而使疾患缠绵难愈或反复发作。本案之证当属后者，故将清肺泻火汤减金银花、玄参、茅根、薄荷等解毒凉血之品，而加健脾滋阴、化痰散结药用治。以沙参清肺养阴且能益胃生津，防风益脾祛风解毒，寓补土生金之意，为君。以山药入脾肺，健脾益气养阴，助君清肺，为臣。火疳者，乃热邪郁结肺、肝二经（风、气二轮），以桑白皮、地骨皮、猫爪草清肺泻火散结；连翘透热转气解毒，夏枯草清肝火、散郁结，赤芍清肝凉血逐瘀；加车前子"去肝中气热，风毒冲眼，赤痛翳障"（《药性论》），共为佐。甘草有皮质激素样作用，兼为佐使。

后予六君子者，以使脾健畅运，卫气得固，而邪去不复矣。

第四节 目 痒

（免疫性结膜炎3例）

目痒，是以眼部发痒为特征的眼病。中医有"痒极难忍""痒若虫行"的记载。大抵相当于西医学的免疫性结膜炎。

本病是眼结膜对过敏原如花粉、尘埃、微生物、化学物等的一种超敏性免疫反应，或自身免疫性疾病等使结膜发生变态反应性炎症。临床又分为以下三种。

1. **春季卡他性角结膜炎** 其真正病因目前尚不十分明确，是季节性反复发作超敏性免疫性角结膜炎症，可能是眼部对某种过敏原的Ⅰ型超敏性反应，致眼部肥大细胞脱颗粒，释放致敏性炎性介质，从而引起眼部的奇痒、水肿。

2. **过敏性结膜炎** 多因接触某种药物或其他过敏原所致，有速发、迟发两型。

3. **泡性角结膜炎** 上节已述。

本病可归属为中医的"时复证"。应是由风热时邪走窜睑肌；或脾经蕴热聚湿，上壅于目；或血亏阴不敛阳，风动上扰所致。

对本病的治疗，西医多采取去除过敏原的方式治疗；或以弱酸性溶液（3%硼酸溶液）冷敷、湿敷；血管收缩剂（0.1%肾上腺素溶液）、抗组胺药（特非那定、苯海拉明等）、细胞膜稳定剂（2%～4%色甘酸钠等）、非甾体抗炎药（双氯芬酸钠、吲哚美辛等）的使用；糖皮质激素类药物（地塞米松、氟米龙等）、免疫抑制剂（2%环孢霉素A滴眼液等）的使用；酌用抗生素（疑为葡萄球菌等细菌致敏者）等治疗。

上述药物可有较好的短期疗效，且难以根治；长期使用或可引发如青光眼、白内障及病毒、霉菌的眼部感染等。

若以中医辨证用药和刺络疗法，从宏观调整机体的免疫功能，再结合西药"抗炎、抗过敏"控制症状，更显效优。

【病例一】 春季卡他性结膜炎（VKC）

樊某，男，8岁，学生。于1995年4月就诊。

主诉：体质较差，每于春季双眼奇痒、羞明、红痛反复发作。诊为"春季卡他性结膜炎"，予"激素、抗过敏"治疗可好转。今双眼复发半月，治疗乏效。

检查：双眼VA，0.6；睑肤色黯，结膜浊红，睑裂部更甚；睑结膜面铺路石样滤泡，胶黏状分泌物，角膜欠清，边缘腐浊；角膜染色：下方点状着色；眼分泌物检查：大量嗜酸性粒细胞存在（外院资料）；余（－）。

舌质红，苔黄腻，脉细偏数。

中医辨证：风湿热侵及风气二轮。

西医诊断：春季卡他性结膜炎（混合型）。

治则：清肝泻肺祛湿。

处方及治疗：

1. 清肝明目汤加减　柴胡^酒、黄芩^酒、蔓荆子^炒、羚羊角粉（代）^冲、生地、赤芍、紫草、连翘、薏苡仁、防风、地肤子、甘草。水煎3遍兑匀，蜂蜜水送服，第4煎澄清，凉洗双眼，2次/日。

2. 对睑结膜滤泡行挑刺术；鱼腥草注射液、地塞米松各0.5mL，结膜下注射，1次/日；转移因子6mg，腋窝处皮下注射，1次/日；色甘酸钠滴眼液点眼，3～6次/日。

3. 穴位刺血　双太阳、耳尖穴，1次/2日。

嘱忌接触不良环境，忌食辛辣刺激食物。

诊治经过：二诊，治3天，症大减；续挑刺，结膜下注射，隔日1次。

三诊，1周治毕，外观基本正常，结膜滤泡显著减少，角膜荧光素着色（±）。改为结膜下注射、腋窝下注射，1周2次；中药方减、连翘解毒撤火之力，加黄芪、川椒以增益气温热祛邪之效。

四诊，治疗半月，双眼充血退，角结膜清，染色（-），视力1.5，临床获愈。予上方中药3剂，隔日1剂，以资巩固。并嘱次年冬春交接季来诊。

次年立春后来诊，眼病尚未发，有轻度鼻炎。治未病，遣方如下。

1. 珍珠明目滴眼液常规点眼；色甘酸钠滴眼液预防性点眼；呋麻液常规滴鼻。

2. **益气消风散**　黄芪、白术、防风、地肤子、薏苡仁、蛇蜕、葱白、甘草。共研细面，每服10g，蜂蜜水调服，1日2次。

3. **耳穴压豆法**　按摩交感、神门、内分泌穴，1日2次。嘱避免接触花粉及不良环境，忌食辛辣，禁与动物接触。

用药至谷雨时分，停药观察半年，症状未发。至夏末秋初，又予上方治疗半月。后续访2年，病未复发。

按语：本病常春夏发病，秋冬缓解；多发于20岁以下男性青年，虽有自限性，但常可持续5~10年不等；复发时羞明流泪，视力模糊，影响身心健康，可谓是外眼病中之顽症。

中医学的"天人相应"观可对本病做较好的诠释：青少年正值身体勃发时期，"阳常有余，阴常不足"；春夏时令之气为风多阳升，与体内"余阳"相合，上壅于目而致病，故本病之症状当属"阳邪"为患。治疗当清肝泻肺、除湿解毒以治标，滋阴益血、抽薪止沸以治本。

对本病西医治疗之法虽能抑制机体的免疫反应，但也抑制了机体的免疫功能，犹如扬汤止沸而沸仍可复矣。故笔者予清肝明目汤化裁。以柴胡、羚羊角（代）清肝疏郁，解毒明目，为君。以黄芩、连翘、蔓荆子、防风泻肺祛风，除热胜湿，清利头目，为臣。目患为阳热、湿聚、血滞之故，治以生地、紫草、赤芍滋阴养血，凉血祛瘀，釜底抽薪；以薏苡仁、地肤子健脾除湿，清热除痹，为佐。甘草益气解毒，调和诸药，为使者。待病有转机，再予益气消风散善后。

局部滤泡挑刺法，对释放毒邪、活络通滞有良好作用，以不伤及黑睛为原则。结膜下注射以清热解毒抗炎与穴位刺血法相配合较快除标，且无眼部及全身副作用。

适时"治未病"，是防病复发之措施。益气消风散方，是玉屏风散再加祛风除痒的蛇蜕，益阴除湿的薏苡仁、地肤子与益气解毒的甘草，起到了益气养阴固表、祛风利湿托毒之作用。

【病例二】过敏性结膜炎（AC）

吕某，男，12岁，学生。于1986年5月就诊。

主诉：自一次发热后，双眼甚痒，泪涕频流，遇冷加重，3个月。以"过敏性结膜炎"，给"地塞米松、色甘酸钠"等，症状可减轻，但未痊愈。

检查：双眼睑轻肿不红，白睛色黯，睑球结膜水肿，清泪频流，余（-）。

中医辨证：风湿之邪，侵袭气轮。

诊断：过敏性结膜炎（AC）。

治则：益气祛风，温阳除湿。

处方及治疗：

1. 地塞米松2mg，维生素C 0.2mL；双眼结膜下注射，1次/日。

2. 穴位刺血　耳部眼、肺俞、脾俞，1次/2日；

3. 益气消风散加减　防风、荆芥、桂枝、地肤子、白术、蛇床子、川椒、川芎、黄芪、当归、甘草。水煎2遍兑匀分服，第3煎澄清，熏洗双眼和鼻部，2次/日。

4. 氮䓬斯汀滴眼液点眼，4次/日。

诊治经过：二诊，3天药毕，诸症消除，遂停结膜下注射，眼药水续用；中药续3剂，隔天1剂，以资巩固。于1个月后随访，病未复发。

按语：按现代医学理论，本案当属眼结膜、鼻黏膜对冷空气等因素的过敏反应性疾病，单予西药局部抗感染、抗过敏可效，但难以根治。

按中医学观点，虽无红赤肿痛等"热毒"症状，但显见一派湿热内陷，郁滞难去之象。学童机体"阳常有余"，又遇春夏阳气盛升之季，肌肤疏松；复感寒邪，又屡用"寒凉"，更致邪郁难去。按郝小波老师之论，此当是气虚不敌外邪之"寒包火"证候。故笔者处以依据家传方变通而成的益气消风散。方中以玉屏风散益气祛风御邪；以桂枝、川椒温热之性"热因热用"，自体内祛除"寒郁化热之邪"；地肤子、蛇床子祛风利湿，兼以清热；以川芎辛香升散，"虽入血分，又能去一切风，调一切气，若眼科……此为要药"（《本草汇言》）。协同为治矣。

所予滴眼液，是一种长效的有H_1受体拮抗剂特点的抗过敏药。

如此，中药、西药与穴位治疗相协，标本兼治而除却顽疾。

【病例三】过敏性结膜炎（AC）

黄某，男，35岁，已婚，建筑工人。于1980年10月就诊。

主诉：每到开花季节，双眼痛痒干涩，伴鼻塞清涕、干咳少痰，反复发作3年。以"结膜过敏、鼻炎"，予"强的松、呋麻液"等治疗未愈。

检查：双眼睑结膜轻度充血，上睑结膜面滤泡密集，角膜荧光素染色（－），结膜囊见白黏丝状分泌物；双鼻甲肥大；皮肤划痕症（＋）；余（－）。

舌质淡，苔白干，脉象沉缓。

中医辨证：风寒束目。

西医诊断：过敏性结膜炎（双）；过敏性鼻炎。

治则：祛风散寒舒目。

处方及治疗：

1. 八味大发散（《眼科奇书》）加减　川羌活、麻黄、蔓荆子^炒、防风、川芎^酒、细辛、川椒、甘草^炙、沙参、当归^酒。水煎2遍分服，第3煎熏蒸鼻、眼，2次/日。

2. 转移因子注射液6mg，结膜下注射各0.5mL，余药腋窝皮下注射，1次/日。

3. 吡嘧司特钾滴眼液点眼，1次/2小时；呋麻液点鼻，3次/日。

4. 耳穴针刺　双侧肺、肝、皮质下穴，针刺泻法，1次/日。

诊治经过：二诊，用药7剂，眼痒症大减，仍有干咳；上方加沙参、炒杏仁以益气宣肺止咳，续服14剂。

三诊，2周治毕，诸症悉除。上方减细辛、川椒温热之品，加炒枳壳宽胸理气，予3剂，制粉，每服15g，蜂蜜水调服；米醋10mL，冲沸水熏蒸鼻、眼，1日2次。

半年后随访，病未复发。

按语：《审视瑶函》谓："痒有因风、因火、因血虚而痒者……"故对此病习惯上多以"风、火、虚"论治。然而应知，寒、湿亦乃时令之气，喜食生冷者必阴寒内蓄，故本病多见于正气虚弱之人。当风寒阴邪乘虚上攻于目，阳气被阴气遏抑，或身感热邪后寒凉太过，致阳衰阴伏，则显见眼睛不红不肿、干痒窘视、畏寒涕泪、舌淡苔白、脉沉之象。寒郁之邪，非温不除，非辛不散。八味大发散，一派温经散寒祛风之性，对寒邪郁遏之证实为良方。以川羌活、麻黄温经祛风，散寒宣肺，且麻黄既可开太阳之表，又可启玄府之闭，共为君。细辛祛风散寒温肺，能直入少阴，托邪外透；川椒温脾胃，散寒湿，解郁结，通三焦，共为臣。寒郁可化热，以蔓荆子辛苦微寒，疏解郁遏风热；寒郁则留湿，湿性好黏滞，夹风则刺痒，故以防风祛风胜湿止痒；寒热内郁则津不敷布，辛温之味更易伤阴，故以沙参养阴清肺，生津润燥；以当归、川芎养血行滞，共为佐。甘草益气升阳，顾护正气，兼为佐使。如此，治寒以热，温散而行，切中病机。

后随证机顺转，加健脾宣肺理气之品，以使风寒湿邪去，脾健阳气升，肺清气肃降，而使缠绵之疾愈矣。

第五节 火疳、白睛青蓝

（巩膜炎4例）

火疳之病名，始见于《证治准绳》，《目经大成》又称之为火疡；白睛青蓝之名亦见于《证治准绳》。大抵相当于西医所称前部巩膜炎的几种不同症状。

西医学认为，本病多与风湿、痛风等胶原性疾病、肉芽肿性疾病或代谢性疾病并发，或是眼局部感染所致的变态反应性疾病。一般认为罹患结核、月经失调等可为诱因。多发于中青年人，女性为多，约半数以上双眼先后发病。

中医学认为，肺经实火，热毒上壅；或素患风湿，郁邪犯目；或肺阴不足，虚火上扰；或妇人经期，肝火郁滞血分等因，均可使邪热无从宣泄，瘀聚白睛（使巩膜向外隆起）而为疳。

临床根据发病情况又分为三类。①若病在白睛（巩膜），显见局限性隆起的紫红色结节者，称为"火疳"，其又有浅层、深层之分。浅层者多是单眼发病，病程较短，不碍视力，预后较好；深层者多双眼发病，病程较长，有碍视力，并发症多，预后较差。②若结节红赤溃陷者，称为"火疡"。③若病情反复发作或失治误治，造成白睛深层显露青蓝色者（因巩膜软化，葡萄肿形成而显露脉络膜之色），则称为"白睛青蓝"。这是巩膜炎中最具破坏性的一种，其大抵相当于西医学的坏死性巩膜炎，多数患者会有眼部及全身并发症。若治疗不当，近一半患者可丧失视力。

三者病灶均推之不移，顽固难愈。

本病应与前述金疳相鉴别（表8）。

表8　金疳、火疳鉴别诊断

项目	金疳	火疳
病位	白色小泡位于白睛表层（结膜）	结节位于白睛里层（巩膜）
症状	小泡呈灰白色，界限明显，推之可移，按之不痛，可能破溃	结节较大，界限不清，圆形隆起，推之不移，按之痛甚，很少破溃
赤脉	小泡周围赤丝多鲜红	结节四周赤脉多紫红或暗红
病程	病程较短	病程较长
预后	较好，多不累及瞳神，愈后不留痕迹	较差，常波及瞳神，愈后多留痕迹

对本病的治疗，西医采取的措施多是针对病因治疗，改善营养；局部或全身应用激素和非甾体抗炎药；眼部防护，谨防巩膜穿孔。

中医强调辨证施治，若与西医的辨病用药相结合，可获更好的治疗效果。

【病例一】浅层巩膜炎（火疳）

纪某，女，35岁，已婚，工人。于1998年5月就诊。

主诉：因经期受寒，出现左眼流泪，刺激疼痛，夜晚加重，反复发作 2 个月。医院以"巩膜炎"，予"激素、维生素、消炎药"治疗好转，相隔半月又复发，来诊。

检查：双眼 VA：OD：1.0，OS：0.8。左眼 3 点位白睛 4mm×4mm 的局限红色隆起，推之不移，压痛明显；角膜、虹膜纹理尚清，瞳孔光反应（+）；ESR：20mm/h，余（-）。

舌质红，苔黄乏津，脉象弦数。

中医辨证：肺热炽盛，郁滞气轮。

西医诊断：浅层巩膜炎（OS）。

治则：泻肺清热散结。

处方及治疗：

1. 清肺泻火汤加减　桑白皮、地骨皮、玄参、大黄^酒、黄芩^酒、赤芍、连翘、薄荷、夏枯草、防风、甘草。水煎分服，2 次/日，忌食辛辣食物。

2. 鱼金注射液 0.5mL，地塞米松注射液 2mg，患眼结膜下注射，1 次/日。

3. 氟米龙滴眼液，双氯芬酸钠滴眼液，交替点眼，各 3 次/日。

4. 耳穴针刺　内分泌、耳尖、神门、肺穴，针刺泻法，1 次/2 日。

诊治经过：二诊，2 天治毕，眼部症状减轻，效不更方。

三诊，又治 3 天，眼部白睛红肿基本消退，羞明疼痛减轻，遂减黄芩、赤芍寒凉之品，加沙参、桔梗以增益阴宣肺之力，续服 3 剂，续针刺 2 次。

半月后复诊，药后诸症解除，视力双 1.0，病愈。

【**病例二**】深层巩膜炎（火疳）

于某，女，42 岁，已婚，工人。于 1982 年 6 月就诊。

主诉：双眼时发红肿疼痛，视物不清，泪出羞明 5 个月。按"巩膜炎"，予"消炎、激素"治可缓解。5 天前又因"感冒"复发，伴口干、咽痛、便秘，来诊。

检查：双眼睑无红肿，VA：OD：0.5，OS：0.7。右眼白睛3点处5mm×4mm紫色隆起，赤丝围绕，推之不移，触痛；黑睛处舌状混浊。左眼白睛5点处4mm×3mm暗红色隆起，推之不移，压痛明显。白细胞：$11.5×10^9$/L，中性粒细胞：$5.0×10^9$/L，红细胞：$5.0×10^{12}$/L，红细胞沉降率：22mm/h；余（-）。

舌色红，苔黄干，脉象弦数。

中医辨证：热毒蕴结，郁滞肺肝。

西医诊断：深层巩膜炎（双）。

治则：清解肺肝热毒、消除气血郁滞。

处方及治疗：

1. 泻肝清肺汤减味　龙胆草、黄芩^酒、玄参、茺蔚子、地骨皮、夏枯草、连翘、车前子^包、青黛、升麻、甘草。水煎2遍分服，第3煎熏洗，2次/日。

2. 消炎痛25mg，转移因子6mg，口服，3次/日；妥布霉素地塞米松滴眼液、普拉洛芬滴眼液交替常规点眼。

3. 穴位注射　地塞米松3.0mg，利多卡因0.5mL，双侧鱼腰透攒竹穴，1次/日。

4. 穴位刺血法　双耳尖穴，1次/日。

嘱忌烟酒，远房事，禁恼怒。

诊疗经过：二诊，3天治毕，红肿刺激征减轻，续治5天。

三诊，白睛隆起趋平，角膜混浊、刺激征减轻。上方减龙胆草、连翘，加当归、白术、蛇蜕以增健脾养血祛毒之力。改针刺、穴位注射，隔日1次。

约1个月后顺便来诉，治疗2周后，诸症解除，双眼视力如常，病未复发。

按语：现代医学认为，巩膜炎严重者，可致角膜、眼底的损害，或形成闭角型青光眼等，预后极差。若单纯治以西药，效果多不满意。

从中医"脏腑""五轮"学说分析，火疳一症主要是肺、肝、心三经蕴积的郁瘀热毒之邪侵袭相关轮属使然。

病案一，辨证为肺热炽盛，故予清肺泻火汤。方中重用桑白皮甘寒泻肺，利尿消肿，为君。地骨皮清肺凉血除痹，黄芩清肺泻火燥湿，连翘清肺消痈散结，共为臣。以大黄泻脾以助清肺，玄参养阴以助清热，赤芍凉血以助化瘀，防风祛风以兼胜湿，共为佐。甘草益气解毒，调和诸药，兼任佐使。

病案二，热毒之邪已侵及肝肺二经，正如陈明举教授所指出的：凡外障眼病，多与邪侵肺肝两经的风气二轮有关，故于临床，应抓住治肺、肝两经为是。方中以龙胆草泻肝清热燥湿，黄芩清肺泻火解毒，共为君。以玄参清热养阴解毒，地骨皮清肺凉血除痹，青黛清肝泻火解毒，夏枯草泻肝解毒散结、凉血散瘀行滞，共为臣。火热毒邪郁于肝肺，上升作祟于眼目，故以连翘透热转气，解毒散结；茺蔚子、车前子"去肝中风热，毒风冲眼，赤痛障翳"（《药性论》），逐热邪从小便出；以升麻升发透疹，解内郁热毒，共为佐。甘草益气解毒，兼为佐使。后随证顺转增减，以防寒克太过，酌加了养血益气退翳之药，令热毒去，正气复，使缠绵之痼疾获得痊愈。

眼部透穴注射，起到了药物、穴位刺激的双重效应，且避免了激素注射于结膜下或球后，易引起该病或致巩膜穿孔的弊端。

【病例三】深层巩膜炎（火疳）、风湿性膝关节炎

齐某，男，55岁，已婚，地质勘探员。于2001年11月5日就诊。

主诉：患关节炎数年，常服激素、止痛药。双眼红痛流泪，夜间加重，视力下降1年余。延医以"巩膜炎、角膜炎"治疗，时好时犯。

检查:双眼 VA:OD:0.5,OS:0.4。右眼睫状体充血中度,11 点位白睛 3mm×3mm 紫色结节,赤丝围绕,相邻角膜浸润。左眼睫状体充血重度,5 点位白睛上紫红结节,赤丝遮盖不移,压痛,相邻处角膜舌状浸润。眼 B 超:玻璃体点状反射影。双膝关节肿胀,活动欠灵活。白细胞:$10.5×10^9$/L,红细胞沉降率:26mm/h,类风湿因子(+)。

舌质暗红,苔黄乏津,脉弦滑数。

中医辨证:风湿热毒,上犯凌目。

西医诊断:深层巩膜炎(双);风湿性膝关节炎。

治则:宣郁祛邪、活络散结。

处方及治疗:

1. 散风除湿活血汤(《中医眼科临床实践》)加减 川羌活、鸡血藤、苍术^炒、忍冬藤、防风、牡丹皮、全蝎^炙、蚕沙、没药^制、甘草^炙。水煎 3 遍,兑匀分服,第 3 煎熏洗,2 次/日。

2. 穴位注射 曲安奈德 1.0mL(40mg),利多卡因 0.5mL,攒竹穴透鱼腰穴,将药液注入,按压 2 分钟,隔 20 天酌情续注。

3. 转移因子胶囊 6mg,3 次/日;双氯芬酸钠片 25mg,口服,1 次/日;普拉络芬滴眼液常规点眼,氟米龙滴眼液点眼,2 次/日。

诊疗经过:二诊,1 周治毕,刺激症状减轻,膝关节亦觉灵活,效不更方。

三诊:2 周治毕,视力:右 0.6,左 0.5。见风湿热邪大去,唯脾阳未复。中药减牡丹皮,加人参、制川乌、当归以增益气活血、祛风散寒之力。

四诊,10 天治毕,症状大减。加普罗碘铵、眼氨肽各 2mL,肌内注射,1 日 1 次。

五诊,又治 10 天,双眼症状消除。视力:双 0.8。病灶处角膜半透明,荧光素染色(－),关节如常,临床获愈。更予益肾蠲痹汤7剂,水煎服,巩固治疗。

半年后随访,眼病未复发,膝关节功能如常。

按语:本案患者有风湿病史,乃风寒湿邪郁瘀阻滞目络,邪沉根深,非宣发而难以祛除。故遵《黄帝内经》"火郁发之"之意,方中以川羌活辛温宣散,祛风胜湿,引发郁滞之邪外出,为君。忍冬藤清经络中风湿热邪,专治风湿热痛及疮疡肿毒;防风祛风解表,胜湿止痉,共祛风湿热结,使"客者除之",为臣。郁瘀日久,血必虚滞,必生痰凝,以鸡血藤行血补血,活络除弊;全蝎搜风通络,祛痰散结;没药活血逐瘀,通痹止痛;蚕沙祛风除弊和胃;牡丹皮凉血逐瘀止痛;苍术健脾祛湿,共为佐。甘草调和益气,助解毒之力,兼为佐使。

此方虽是以治郁热瘀火为主,但以辛温之品引发祛邪,迥异于一味"寒凉克伐",当是以"反治"之法,使缠绵痼疾得除。后予益肾蠲痹汤者,以益肾培元,祛除风湿痹邪,使膝关节病也获效。

【病例四】深层巩膜炎前巩膜葡萄肿(白睛青蓝)

李某,男,39岁,已婚,工人。于2000年6月6日就诊。

主诉:患颈淋巴结核5年,用"青霉素、链霉素"等治愈。左眼时发红痛流泪,白睛蓝紫色隆起1年,月许犯一次。屡以"巩膜炎"予"激素"等药,未愈。

检查:双眼:VA:OD:1.0,OS:0.3;IOP:OST^{+1}。左眼睫状体充血中度,白睛青蓝色,5点位角膜缘4mm×3mm紫色隆起,推之不移,疼痛;Tyndall征(＋),眼底窥不进;左颈部2个活动肿大淋巴结,压痛明显。白细胞:$11.0×10^9$/L、红细胞沉降率:18mm/h;胸透:右肺钙化灶,余(－)。

舌色黯红,苔黄腻,脉弦数滑。

中医辨证:火毒郁滞肺肝,蕴积上犯目珠。

西医诊断：深层巩膜炎；前巩膜葡萄肿（OS）。

治则：清解火毒郁滞，逐瘀通络散结。

处方及治疗：

1. 泻肝散结汤加减　龙胆草、郁金、夏枯草、大黄、壁虎、猫爪草、玄参、牡蛎^煅、川羌活、当归^酒、没药^制、车前子、青葙子、甘草。水煎 3 遍分服，第 4 煎熏洗，2 次/日。

2. 穴位注射　曲安奈德 0.5mL（20mg），利多卡因 0.3mL，左四白透鱼腰穴；散瞳合剂，结膜下注射（首日）。

3. 眼氨肽注射液、普罗碘胺注射液各 2mL，肌内注射，2 次/日。10 天为 1 个疗程。

4. 穴位刺血　耳尖、背部阿是穴₆，1 次/2 日。

5. 氟米龙、双氯芬酸钠滴眼液点眼。

诊治经过：二诊：1 周治毕，结膜下注射 1 次，左眼疼痛大减，瞳孔部分开，白睛红赤显消，青蓝色略见减轻，再进 7 剂；结膜下续注 1 次。

三诊，瞳孔全开，隆起结节见平复。续穴位注射及刺血一次。上方减龙胆草、玄参，夏枯草量减半，加黄芪、沙参以增补气养血之力，续服 15 剂。

四诊，左眼视力 0.7，眼压正常；角膜后 KP 消失，瞳孔中少许色素沉着，白睛蓝色减轻，晶状体中度混浊，病获显效。予上方 3 剂制面，每服 15g，1 日 2 次，续刺血 1 次，眼药续用，以资巩固。半年后得知，病未复发。

按语：本证即深层巩膜炎。因病程日久，巩膜变薄，显露出深层脉络膜之色而外观"青蓝"。常可继发巩膜葡萄肿、瞳孔粘连、巩膜穿孔等，治疗棘手。

标，是指病变所反映在外的、易被感知的征象，诸如红、肿、热、痛、麻痹等；本，则是导致外在征象的内在病理变化，诸如阴阳的失调、脏腑的亏盈、脉络的瘀滞等。

临证中或"急则治标"，或"缓则治本"，或"标本兼治"，应审势以定夺。

分析本案，是火热毒邪犯扰清膏，郁闭玄府为标；而脏腑阴血亏虚，无以抗邪，乃是其本也。早有瘰疬史，亦乃伏邪难除之因，故予泻肝散结汤方加减用治。方中以龙胆草、夏枯草清泻肺肝热结火毒；以大黄清泻心脾热邪，又杜火邪乘金；猫爪草、壁虎化痰散结，解瘰疬之毒；毒邪积久，玄府郁闭，非辛散不能使开，故以川羌活、青葙子辛温发散，清利头目；以郁金逐瘀活血，行气开郁；以没药散血止痛，消肿生肌。诸药相协，以除"标"为主。血瘀必血虚，火升必阴虚故以酒当归益肝补血活血，玄参滋肾养阴，兼清热毒；血瘀必水滞，以车前子清肝利水明目；甘草大量用之，以益气健脾，兼解毒调和。诸药协以治"本"为辅，共成其功。

本案患者是壮年之身，火毒瘀结虽盛，但脏腑正气未衰，故重以泻火解毒散结开郁治其"标"，兼以养血益阴柔肝护其"本"。再诊时，见"标"证大去，故减泻火解毒之品，增养血扶正之力，以"重本兼标"，期病愈且避免复发。

第六节　白涩症

（慢性结膜炎、浅层点状角膜炎、干眼病5例）

白涩症之名见于《审视瑶函》。本病是以眼睛赤肿不显，唯感眼内干涩热灼，畏光燥痒，见泡沫黏丝状分泌物，角膜上皮或有缺损，视物模糊疲劳等为特征的一种慢性眼病。类似于西医学之慢性结膜炎、浅层点状角膜炎、干眼病等。

西医学认为，对于眼球的正常运转和角膜的润泽透明，泪液起着重要作用，其含有的白蛋白、球蛋白和溶菌酶等成分，对眼球有表面润滑、抗菌及营养作用。泪液的分泌是由泪腺、副泪腺、结膜杯状细胞及睑板腺协同完成的，均匀布于眼表完成任务后，一部分蒸发，大部分经泪小点、鼻泪管排出。如果泪液分泌系统特别是其成分出现了失调，均可导致白涩、干眼、角膜损伤症状的发生。

《审视瑶函》谓："视珠外神水枯涩，而不能润莹……不肿不赤，爽快不得，沙涩昏蒙，名曰白涩。"又谓："此症南人俗呼白眼……只是涩痛，气分隐伏之火，脾肺经络湿热是也。"中医学认为，本病病机有四：一是暴风客热失治，余邪隐伏肺脾之络；二是恣食炙煿，脾胃积热，清气不升；三是肺阴不足，脾不散精；四为肝肾阴亏，精血不足等。四者均可致目珠失濡而得是证。

对本病的治疗，因其病因复杂，应对亦各异。西医多从如下方面着手。

1. 使用抗生素，解决眼表局部的炎症。

2. 促使泪液分泌的药物和措施。

3. 补充泪液代用品。

4. 防止泪液蒸发和排出过快。

临床中，若将中医的辨证施治与西医之法相结合，则会明显提高疗效。

【病例一】浅层点状角膜炎

王某，男，23 岁，未婚，学生。于 1990 年 6 月就诊。

主诉：身体素弱，"感冒"后出现双眼干涩磨痛、畏光流泪、视物模糊 1 个月。

屡用"消炎药、激素"乏效；伴形寒乏力、鼻塞鼻痒，来诊。

检查：双眼荧光素染色见角膜散在点状着色，房水清，瞳孔圆，余（-）。

舌淡苔薄，脉浮略紧。

中医辨证：风寒之邪，袭肺及肝。

西医诊断：浅层点状角膜炎（双）。

治则：温经益气，疏风除翳。

处方及治疗：

1. 温经散邪汤加减　黄芪、白术、荆芥穗、川羌活、当归^酒、防风、谷精草、蚕沙、葱白、甘草^炙。水煎 2 遍温服，第 3 煎熏洗，2 次/日；忌食辛辣。

2. 珍珠明目眼药水与新鲜蜂蜜（3∶2）配制点眼，1 次/2 小时。

3. 耳穴压豆　选双侧肝、内分泌、肺、神门穴贴王不留行，按摩，2 次/日。

诊疗经过：二诊，服药 7 剂，眼部症状明显减轻，效不更方。

三诊，7 剂尽，视力 1.0，诸症愈。予中药 3 剂制末续服，以资巩固。

按语：阴阳的往复运动，是宇宙万物生生不息的永恒法则，但这一平衡运动是相对的。在人体，若一旦受内因或外因的干扰，致阴阳某一方衰弱而失衡，就会生病或使疾病难愈。"补其不足""损其有余"，是调理阴阳失衡的两大方法。正如《景岳全书》谓："善补阳者，必阴中求阳，则阳得阴助而生化无穷；善补阴者，必于阳中求阴，则阴得阳升而源泉不竭。"此乃精辟之言也。

分析本案，一年来诸医屡以"火热""炎症"，长期用寒凉（抗菌、消炎药也应属此类）之剂，对体内阳气受克伐太过而不得升发，津液被遏而不得敷布，郁邪滞留，缠绵难愈。故临证笔者一改眼病"治火"的习惯理念，而以温经散邪汤治之。方中以玉屏风散（《丹溪心法》）益气固卫升阳，为君。以川羌活、荆芥穗温经助阳，宣散伏邪；炙甘草补脾益气，"祛五脏六腑寒热邪气"（《神农本草经》），共为臣。欲使阳复，必求阴助，故以当归育阴补血活络，谷精草疏风清热祛邪；风寒湿热久郁，血必虚必瘀，气亦必滞，故以蚕沙祛风湿热邪，和胃化浊，共为佐。以葱白温运升阳，引药性达目，为使者。

如此诸药协同，使五脏阳气宣达，津液敷布，久郁之邪得除而病获痊愈。此可谓补阳以复阴之治法矣。

【病例二】角结膜干燥症（KCS）

许某，女，48岁，已婚，农民。于1993年1月就诊。

主诉：双眼干涩灼痛，畏光少泪，视物昏蒙，伴口鼻干燥2年。自闭经后症状加重。屡以"干眼症、更年期综合征"给"人工泪液、可的松、雌激素"治疗乏效。

检查：双眼VA：0.6，眨目频频；白睛微红，少许黏丝状分泌物，角膜乏津，荧光素染色（+）；泪液分泌试验：6mm/5min。泪膜破裂试验：4s。余（-）。

舌质红，苔白乏津，脉象细数。

中医辨证：肝肾亏虚，神水将枯。

西医诊断：角结膜干燥症。

治则：滋肾养肝，生津明目。

处方及治疗：

1. 二仙汤（《中医方剂临床手册》）加味 仙茅、淫羊藿^炙、巴戟天、知母^盐、黄柏^盐、柴胡^酒、熟地、女贞子、密蒙花、葛根、五味子、甘草^炙。水煎2遍，蜂蜜水送服；第3煎熏洗双眼，2次/日。

2. 自血血清1mL，分别于双眼结膜下注射，2次/周。

3. 鱼腥草低含量激素滴眼液、珍珠蜂蜜滴眼液（均为自制药），频繁交替点眼。

4. 耳穴压豆，取神门、内分泌、眼穴贴豆，按摩；隔姜灸，取双攒竹穴。均2次/日。

诊治经过：二诊，治疗半月，眼干涩痛等症减轻，续治。

三诊，半月治毕，症状大解，视力双0.8；泪液分泌试验10mm/5min，泪膜破裂试验/9s。上方加太子参、蛇床子以益气养阴助阳，10剂共研细末，每服15g，1日2次；他法续用。

嘱调心身，慎起居。半年后便告，药后病获痊愈。

按语： 角结膜干燥症亦称干眼病。该病是由泪腺功能异常、睑板腺功能障碍或炎症、自身免疫性疾病、性激素水平降低以及药物、化学物的侵伤等导致泪液分泌的质、量、动力学的异常，泪膜稳定性下降，使角结膜产生病变。主症是眼部干涩热灼、痛痒畏光、视物模糊、易视疲劳等，或伴口鼻干燥、关节疼痛等。

该病通常又分泪液生成不足型与泪液蒸发过强型两类。①泪腺功能的异常，泪液分泌不足；睑板腺功能障碍，分泌物的质和量改变（脂质、黏蛋白缺乏），引起泪膜不稳定。这是泪液生成不足型干眼病的主要原因。②眼睑功能障碍（闭合不全、缺损、角膜暴露），包括睑板腺功能障碍、角膜接触镜等因素，是导致蒸发过强型干眼病的主要原因。

分析本案，当属后一类，与患者进入更年期，性激素分泌不足，泪腺萎缩致泪液分泌减少，不能对眼球的正常濡润有直接关系。何燕玲等老师研究认为：性激素能调节全身和局部的免疫功能，而眼部是性激素作用的重要靶器官。性激素尤其是雄激素，可调节机体的免疫功能，调控泪腺和睑板腺的分化及分泌。故人至更年期，由绝经等原因引起雄激素缺乏，造成干眼症者较多。还有研究发现：女性角结膜干燥症患者，体内雄激素水平普遍降低。说明雄激素在干眼症发病机制中具有较为明显的作用。但在临床中，予雄性激素或雌性激素治疗有疗效，但多不持久，还可能出现矫枉过正之副作用。

《素问·上古天真论》曰："女子……七七任脉虚，太冲脉衰少，天癸竭，地道不通。""天癸"应隶属"肾气"的范畴，所谓"肾主生殖"，即是通过天癸来实现的，这与现代医学的下丘脑—垂体—性腺轴的功能大体相当。唐由之教授曾将本症的病机归纳为三：阴不足，阳不足，道不通。肾藏精，为水火之脏；肝藏血，乃阴阳同体；又肝肾同源，为人身精血之本。人生至"天癸竭"，现"肝肾阴阳双亏"证候。肾阳虚不能温润生精养目，肾阴虚则不能抑制相火而耗阴失濡。

查本案当属阴阳两虚，濡养目窍之道不畅是也。二仙汤（《中医方剂临床手册》）能调理机体阴阳，补益冲任，对更年期综合征有卓效，故笔者用以治本病。以仙茅"补三焦命门之药也，唯阳弱精寒，禀赋素怯者宜之"（《本草纲目》），淫羊藿"疗丈夫绝阳，女子绝阴，又治老人昏花"（《日华子本草》），二者所含成分有性激素样作用（《植物药有效成分手册》），相协为君。巴戟天补肾阳兼祛风湿；知母"辛苦寒凉，下则润燥而滋阴，上则清金而泻火"（《本草纲目》）；黄柏滋补肾阴，清泻相火。三者相须，使补阳而不燥，滋阴而不腻。善补阳者，宜阴中求阳，重以五味子滋阴生津，清心安神；肝肾阴亏则血虚，以熟地、女贞子调补冲任，补血活血以滋化源；葛根升阳生津濡目，蒙花清肝养阴益睛，柴胡疏肝解郁升阳，六者共用为佐。对甘草，李杲曰："阳不足者补之以甘，甘温能除大热，故生用则气平，补脾胃不足，而大泄心火；炙之则气温，补三焦元气，而散表寒，除邪热……凡心火乘脾者，宜倍用之。其性能缓急，而又协和诸药，使之不争，热药得之缓其热，寒药得之缓其寒，寒热错杂者，用之得其平。"本方重予炙甘草者有三：一是健脾益气升阳，襄助温肾壮阳之力（激素样作用）；二是"主五脏六腑寒热邪气"（《神农本草经》），以清患体本源；三是调和诸药寒热之性。如此诸药相协，使肝肾阴阳趋平，冲任协调复常，目窍得以濡润而诸症悉除矣。

第三煎药液熏洗，以药物的热物理渗透作用改善眼睑的血液和淋巴循环，促进睑板腺脂质和泪腺的分泌，也即中医所称的疏通腠理，使其"道通"是也。

攒竹穴施灸，可改善泪腺分泌，促进眼部血液循环，以消除局部病理机制。自体血清，含有免疫球蛋白等营养成分，对角膜可起到抗炎、营养和修复作用。

本案治疗获效，当是调整了机体的性激素失衡状态，且未发现不良反应。

【病例三】糖尿病性干眼症

胡某，男，51 岁，已婚，商人。于 2006 年 1 月 21 日就诊。

主诉：患糖尿病 6 年，空腹血糖 9~12mmol/L；双眼干涩畏光，伴乏力、口干、心烦、寐差已数年。延医按"糖尿病性干眼症"予"人工泪液、激素"等，效果不著。

检查：双眼 VA：双 0.6；泪膜破裂试验：8s；血糖：12.5mmol/L；结膜干涩不润，轻度充血，角膜清；晶体轻度混浊；眼底动脉细，视网膜欠清，黄斑反光（+）；余（-）。

舌质略黯，苔白乏津，脉象濡涩。

中医辨证：气阴两虚，上不濡目。

西医诊断：糖尿病性干眼症（双）。

治则：益气养阴濡目。

处方及治疗：

1. 玉液汤（《医学衷中参西录》）加味 山药、黄芪^灸、葛根、五味子、知母^盐、鸡内金^炒、天花粉、密蒙花、沙苑子、葱白。水煎 3 遍分服，第 2 煎熏洗，2 次/日。

2. 自体血清 1mL，双眼结膜下注射，2 次/周；胰岛素 10U、8U，分别于上午、下午饭前在腹部皮下注射。

3. 耳穴压豆法 双耳肝、脾、内分泌，按摩，2 次/日。

4. 二甲双胍 0.5g，2 次/日，维生素 E 100mg，口服，3 次/日。

5. 重组人干扰素 α1b 滴眼液 5mL+地塞米松针剂 0.05mg，（含激素：0.001%）点眼，3 次/日；小牛血去蛋白提取物眼用凝胶点眼，2 次/日。

诊治经过：二诊，服药 1 个月，眼部症状缓解，便干、寐差症仍在。上方加玄参、琥珀粉以益阴增液，安神助眠，续服1个月。

三诊，眼部诸症解除，双荧光素染色（-），视力0.9；泪液分泌试验、泪膜破裂试验均正常，空腹血糖7.5mmol/L，宛若常人。按上方5剂制粉，每服15g，1日2次。嘱控房事，节饮食，巩固治疗。

半年后随访，眼干症基本解除，空腹血糖在7.0mmol/L左右，疗效满意。

按语：干眼症在糖尿病患者中有较高的发病率。西医学认为其原因复杂，多与机体的高糖状态引起角膜知觉减退，造成流泪反射敏感性降低，使泪液分泌减少有关；还包括眼表细胞凋亡、性激素水平降低，免疫性炎性反应等因，其中"炎症"（不一定是细菌感染）被认为是干眼症发病机制中的关键性因素。

中医认为，消渴性干眼症，是肺、脾、肾三脏虚衰，精微流失，气阴两虚，津液无以濡目所致。治当以益气养阴为法，故延用玉液汤（《医学衷中参西录》）治之。以山药补肺脾肾三脏，益气养阴，为君。以黄芪健脾扶阳气，葛根"升阳生津，主消渴……起阴气"（《神农本草经》），五味子益肺肾之阴、生津宁心，天花粉、知母滋阴生津润燥，共为臣。阴虚者必损其阳，以沙苑子补肾强阳，养肝明目；阴虚日久必积热，以密蒙花"主肝虚有热，养肝明目，甘以补血，寒以除热"（《神农本草经疏》）；消渴乃脾肾两虚，摄纳失职，以鸡内金伍黄芪、山药，健脾肾、固精微，共为佐。以葱白升发通阳，助气阴恢复，引药上达，为使者。二诊时，虽眼症减轻，但便干、寐差未解，故加玄参"主腹中寒热积聚……补肾气，令人目明"（《神农本草经》），养阴增液行舟，这是寓泻于补，以补药之体做泻药之用，更加琥珀以"壮心，明目磨翳"（《日华子本草》），终达便通神安之效。

所用两种眼药，值得重述。小牛血去蛋白提取物能与角膜上皮细胞特异性结合，激发细胞的修复和再生，加速角膜损伤的高质量愈合。微量激素润眼液中的 0.001% 含量的地塞米松，是受教于陈明举教授："对干眼病角膜损伤者，特别糖尿病患者，激素只可用微量，不可用大量，大量用之，不但无功，反而会有害矣。"据临床实践，用微量激素既抑制了眼部非感染性炎症，又无对眼的副作用，较不加激素之滴眼液，对角膜浅层损伤的修复及干眼症的改善明显效优。

【病例四】结膜干燥综合征（SS）

邓某，男，46 岁，已婚，石油工人。于 1991 年 5 月就诊。

主诉：素患膝关节炎，双眼干痛无泪，视力下降 1 年余。市医院以"结膜干燥综合征"，给"泼尼松"等治疗好转。又用海螵蛸棒打磨睑内后，症更重。治疗半年终未愈，来诊。

检查：双眼 VA：OD：0.3，OS：0.4。泪液分泌试验：4mm/5min，泪膜破裂时间：4s；睁眼困难，干涩无泪；结膜红赤乏津，角膜干涩，染色（++）；口腔黏膜两点溃疡，咽部鼻腔干红；双膝关节红肿。白细胞：11.8×10^9/L，红细胞：4.5×10^{12}/L，类风湿因子（+），红细胞沉降率：22mm/h，余（−）。

舌质红，苔黄乏津，脉象弦数。

中医辨证：热邪内郁，灼阴耗津。

西医诊断：结膜干燥综合征。

治则：清里泻热，养阴生津。

处方及治疗：

1. 玉女煎（《景岳全书》）加味　石膏、生地黄、熟地黄、知母^盐、麦冬、川牛膝、麻黄、蔓荆子^炒、五味子、大黄^酒、甘草^炙、柴胡。水煎 2 遍兑匀，蜂蜜水送服；第 3 煎熏洗双眼，2 次/日。

2. 正值其儿媳哺乳期，以黄连素针剂冲洗双眼后，滴入人乳数滴，3 次/日。

3. 自体血清 1mL，结膜下注射，2 次/周。

4. **穴位刺血法** 双太阳穴、背部阿是穴$_6$，2 次/周。

5. 维生素 E 10mg，鱼肝油乳 10mL，常规口服；甲泼尼龙 12mg，口服，上午。

诊治经过，二诊，2 周治毕，睁眼可开，烂嘴好转；甲泼尼龙，8mg，上午服；他方续用。

三诊，2 周治毕，诸症续减，视力增加。上方减石膏、生地、大黄清热泻火药，加巴戟天、鸡血藤、白花蛇以益肾活血，祛风湿滞毒，续煎服。

四诊，又 2 周毕，双眼红赤退，视力 0.8，膝关节活动少许改善。是热象大减，肾虚症益显，更方：甲泼尼龙用 4mg。中药转用益肾蠲痹汤加玄参、女贞子，隔日 1 剂，续服 1 个月。贝复舒滴眼液常规滴眼，巩固疗效。

约 1 年后得知，眼症未发。间断服益肾蠲痹汤，续治关节炎，获效良好。

按语：本案属于干眼病中的泪液生成不足型，是一种慢性自身免疫性疾病。临证所见眼红干涩、羞明无泪、口鼻干燥、关节疼痛、舌红苔黄、脉象弦数等，乃一派火热内郁、阴精被耗之"燥"象，此可谓"火盛水亏"相因为病矣，当以"补水灭火"为治。故予玉女煎（《景岳全书》）滋肾育阴而用治。方中以石膏清阳明有余之火而不损阴津，知母"上则清肺胃而泻火，下则润肾燥而滋阴"（《本草纲目》），相携为君。生、熟地补少阴之水而养阴生津，麦冬滋阴生津、清心肝热邪，为臣。郁热日久必伤及心肾，用药一派寒凉恐有损阳气，以五味子酸温之性，"收敛肺气而滋肾水，益气生津"（《本草备要》）；蔓荆子"主筋骨间寒热、湿痹拘挛，清利头目"（《神农本草经》）；火郁者必致瘀滞，以柴胡疏肝升阳，助阴津上濡；以麻黄发内郁邪气，开启目窍；以少量大黄泻火活血，逐内瘀之邪共，为佐。川牛膝补益肝肾，引热下行，兼以除痹，为使者。如此，共奏清里泻热、育阴生津之效。

《素问·至真要大论》曰："燥者润之……治以苦温，佐以辛甘。"故三诊时，见郁热大折，遂减大寒之品，加巴戟天等温苦之药，以复肾阳、助除湿，益阴血、通络滞，剔风骨、利筋舒。后见眼症稳定，又转用益肾蠲痹汤适加滋阴之品，仍从益肝肾之本入手，较好地解决了这一风湿热邪内郁所致之"干燥综合征"。

【病例五】睑板腺功能障碍（MGD）

刁某，女，64岁，已婚，干部。于1993年7月就诊。

主诉：罹患酒渣鼻，双眼睑胀痒刺痛，目珠干涩数年，加重1年。延医以"结膜炎、睑缘炎、酒渣鼻"，屡予"氯霉素、可的松、马来酸氯苯那敏"等治之，疗效不佳。

检查：双眼泪液分泌试验：8mm/5min；泪膜破裂时间：8s；睑缘毛细血管充血，附有黄色泡状物；结膜轻度充血，角膜荧光素染色（+）；鼻部皮肤红肿，有脂状分泌物。

舌淡红，苔白干，脉象浮数。

中医辨证：风热内郁，湿滞阻络。

西医诊断：干眼症（睑板腺功能障碍）；酒渣鼻。

治则：宣郁清热祛风。

处方与治疗：

1. 睑板腺瘀滞物清除+局部药物注射法 常规操作，将睑缘处白色小泡刺破，睑内垫刮板，用湿棉棒向睑缘处挤压，有脂性物溢出，冲洗干净；以鱼腥草针剂2mL，地塞米松2mg，利多卡因0.5mL，注入睑缘皮下，涂八宝眼膏包扎。

2. 穴位刺血 双太阳、背部阿是穴$_6$，隔日1次。

3. 疏肝解郁明目汤加减 柴胡、当归^{酒}、白芍^{酒}、白术、茯苓、夏枯草、玄参、郁金、蔓荆子、菊花、蝉蜕、女贞子、甘草。水煎2遍分服；第3煎熏洗双眼，2次/日。

4. 珍珠蜂蜜滴眼液、右旋糖酐羟丙甲纤维素滴眼液常规点眼；鼻部以硼酸溶液清洗后，外涂新肤螨灵药膏，2 次／日。

诊治经过：二诊，1 周治毕，症状减轻，效不更方，续用1 周。

三诊，眼症大消，鼻部症减轻，仍干涩羞明。上方减大黄、玄参清热泻火之品，加沙参、全蝎增益阴祛风之力，续煎服。局部注射改为 3 天 1 次。

四诊，2 周治毕，泪液分泌正常，角膜（-），鼻部少许红疹。续服 7 剂巩固。

按语：泪液蒸发过强，是干眼病的重要原因。尤其是妇女绝经后，多因睑板腺的角化、阻塞、炎症等，使其脂质分泌失常，泪膜稳定性改变，导致泪液蒸发过强，从而出现眼部的烧灼、干涩、痛痒、流泪等症状。若单纯按睑缘炎、结膜炎处治往往乏效。

本案属老年肝郁、肾亏、脾虚之体，复受风湿热邪内郁肺、脾、肝三经使然。所予方中，以逍遥散（《太平惠民和剂局方》）配郁金疏肝解郁健脾；蔓荆子、菊花疏风清肺、解毒祛邪；夏枯草清肺肝伏火，凉血散结；玄参、女贞子清热解毒，兼以滋肾养阴；蝉蜕除肺肝风毒且止痒退翳。诸药协同，使风湿热邪除，脾肺肝脏清；可能是促使泪液分泌的数量和脂质成分趋于了正常，而顽疾获愈矣。

睑板腺的络刺、压榨与局部注射法，可促使毒邪、瘀滞排除矣。

第七节　白睛溢血

（结膜下出血 2 例）

白睛溢血，是白睛血络破损，片状血红，界限清楚，不肿不痛，无分泌物，常由别人发现或自己照镜方知的一种病证。《证治准绳》描述为"色似胭脂"。与西医学的结膜下出血症类同。

西医学认为，本病可能是由某种因素特别是过敏因素使眼部出现应激性反应，致结膜下毛细血管脆性增加，破裂而出血。本病各年龄段均可发生。病后1~2周出血可能自行消退，预后良好，但有复发倾向。

对本病应与结膜充血、睫状体充血相鉴别，后者多显白睛红赤或混赤，是有分泌物的充血性炎症。

中医学认为，本病病机有三：一是热客肺经气轮，血热妄行；二是心肝肾阴不足，脉络失濡，血溢络外；三是外伤损络（撞击、手术、眼部注射），血出白睛。

西医对本病无特效药，主张观察。

中医则是辨证施治，针对用药，可加速病愈及防止复发。

【病例一】结膜下出血

刘某，男，12岁，学生。于2008年5月18日就诊。

主诉：右眼下部血红10天。县医院以"结膜下出血"，治疗5天未愈。

检查：右眼下方血片紫红、界清，约占白睛2/3，余无异常。

因家庭困难，又不觉疼痛，患者不再接受打针治疗，求中医诊治。

中医辨证：肺经风热，血溢络外。

西医诊断：结膜下出血（双）。

处方及治疗：

1. 三鲜汤　鲜茅根（去皮）2把（约100g），鲜野生地1把（约100g），鲜小蓟半把（约50g），冰糖1块。水煎2遍兑匀温服，2次/日。

2. 耳尖穴刺血法，1次/2日。

诊治经过：上方服1剂症减，又2剂痊愈。于3个月后随访，病未复发。

按语：此方乃家传专治"白睛如胭"之效方，每遇此症，特别是春天时节，野生之鲜茅根、鲜小蓟、鲜野生地效力最著，常获速效。

中药学认为，白茅根、野生地性味甘寒，归肺、肾、膀胱经，清热凉血、止血利尿，"除瘀血"（《神农本草经》）；小蓟甘凉，凉血止血解毒，可使肺气清，邪热下，出血止而瘀血退矣。

【病例二】 结膜下出血　鼻衄

武某，女，36岁，已婚，教师。于2000年4月21日就诊。

主诉：双眼白睛血红、鼻内出血10余天，伴腰酸乏力，干咳便秘。半月前因"感冒"出现上症，服"消炎、止血"药5天，未愈。

检查：双眼白睛1/2面积血红；鼻腔黏膜充血，未见息肉，余无异常。

舌质红，苔白乏津，脉沉细偏数。

中医辨证：肺肾阴虚，复感风热，灼伤目络。

西医诊断：结膜下出血（双）；鼻衄。

治则：清肺散邪，兼养肝肾之阴。

处方及治疗：

1. 清肺泻火汤加减　桑白皮、黄芩^酒、白茅根^鲜、石膏、地骨皮、薄荷、小蓟^鲜、沙参、玄参、杏仁^炒、桔梗、甘草^炙。水煎3遍，蜜水送服，2次/日。

2. 穴位刺血　双耳尖、肺俞穴，1次/2日。

3. 色苷酸钠滴眼液点眼、滴鼻，4次/日。

诊治经过：上方2剂，结膜下出血大消，鼻血未出，咳亦减轻。上方减小蓟、黄芩，加生地、当归以增益阴养血之力，续服2剂，诸症悉除。

按语：中医五轮学说认为，白睛属肺，肺主气，宜宣发清肃。若风热郁肺，清肃失职，故生咳嗽；热邪上泛，伤阴灼络，故白睛溢血或鼻衄。肺属金，肾属水，为母子关系，与肝木相克。素体肺阴不足，必母病及子，致肾水亏乏；金虚则木侮，虚火上炎，则鼻衄眼衄（白睛溢血）、津枯便干之症常犯不愈。

针对本案，予清肺泻火汤方加减治之。以桑白皮、黄芩、石膏清泻肺热，为君。地骨皮既清肺中郁热，又制热血妄行；沙参既清肺之热，又补肺之阴，共为臣。肺络出血在即，故重加白茅根与小蓟清热凉血止血，"除瘀血"（《神农本草经》）；肺气上逆则咳，加杏仁、桔梗升降相协，使肺气肃降宣发司常。素有便干，鼻眼出血，当为阴虚津乏，舟楫难行，水不敛金，血郁于上使然。《景岳全书》曰："鼻衄者，多以凉血泻火为急务，然，肾水干涸，虚火上浮者，非滋阴降火不效。"故用玄参补水行舟，釜底抽薪，使虚火肃降，眼鼻出血自退；薄荷辛散，给内郁热邪以出路，共用为佐。甘草益气解毒，调和诸药，为使者。

如此诸法相协，使郁滞风热清，肺肾阴津复，眼鼻血络顺畅，而效如桴鼓矣。

第六章

黑睛疾病

（角膜疾病）

黑睛，又曰乌珠、乌睛，西医学称之为眼角膜，位于眼珠最前方。黑睛周边与白睛相连，其质地晶莹清澈，是外界光线进入眼内的第一道窗口，具有护卫瞳神与保证神光发越之功。

黑睛因常暴露于外，易受外界毒邪与物理因素的侵伤；又因其组织无血络，代谢缓慢，故一旦罹患，病程绵长。本病的主要特征是：黑睛翳障（角膜炎症）、畏光流泪（角膜刺激征）、赤肿疼痛、视力下降。

中医临床认为，翳障初起浮嫩者（相当于西医病毒性、细菌性角膜结膜炎），多为肺肝风热；色黄溃陷者（细菌性角膜溃疡），多为肝胆实火；凝脂迁延者（慢性、霉菌性角膜溃疡），多为脾湿痰凝；症反复发作者（复发性角膜炎），多为肝脾阴虚或阴阳俱虚证候；若失治误治可形成黄液上冲（前房积脓），或蟹睛恶候（角膜穿孔、后弹力层膨出）。黑睛病变传及周围组织（巩膜、睫状体）可出现推之不移的暗红色抱轮红赤（睫状体充血）或白睛混赤（混合充血）。本病须与白睛疾病中推之可移的鲜红色白睛红赤（结膜充血）相鉴别。

西医学认为，角膜病多与病毒、细菌、霉菌感染、外伤及自身免疫失常有关，常见的病变除上述外，还有如角膜基质炎、角膜变性、角膜白斑等。若角膜炎症日久，累及虹膜睫状体，常致瞳孔粘连，形成角膜后炎性渗出物（KP），或瞳孔膜闭等严重情况。据角膜后 KP 的性质、病因的不同，又分四种情况。

1. **粉尘状 KP** 由中性粒细胞、淋巴细胞组成，多为非肉芽肿性葡萄膜炎所致。

2. **羊脂状 KP** 较大，多由巨噬细胞组成，多见于肉芽肿性葡萄膜炎患者。

3. **透明 KP** 为炎性细胞破坏后的残留物，多与陈旧性虹膜睫状体炎有关。

4. **色素 KP** 为色素细胞的脱失色素颗粒组成，可能与虹膜炎、虹睫炎有关。

对本类疾病的治疗，西医主要是针对病因和病状，予抗感染或手术之法。中医学则是据辨证之不同，或予药物内服外用，或穴位治疗等法，更强调饮食禁忌、环境适当、劳欲节制等措施。

在现代条件下，对黑睛疾病应详查确诊，施予中西医结合治法，更显效优。

第一节 聚星障

（病毒性角膜炎3例）

聚星障之病名出自《证治准绳·七窍门》，以黑睛聚生星翳、碜涩刺痛、羞明流泪、视物模糊为特征，相当于西医学之病毒性角膜炎。

中医学认为，本病证因复杂，变生较多，正若《证治准绳·七窍门》所谓："聚星障证，乌珠上有细颗粒，或白色，或微黄。微黄者急而变重，或联缀，或团聚……初起者易治……团聚生大而作一块者，有凝脂之变……花翳白陷也。"

本病的诊断要点：

1. 因黑睛（角膜）富含三叉神经末梢，感觉敏锐，故刺痛、羞明、流泪等角膜刺激征较重，可伴有胞睑肿胀、白睛红赤或混赤。

2. 黑睛生有灰白色点状、树枝状、地图状病灶；荧光素染色（＋）等。

【病例一】单纯疱疹病毒性角膜炎（HSK）

王某，女，17岁，学生。于1993年2月就诊。

主诉："感冒"后双眼红赤流泪刺痛半月。县医院以"角膜炎"，给"抗菌、抗病毒"治疗1周乏效，来诊。

检查：双眼 VA，OD：0.6，OS：0.8。混合充血Ⅱ°。右眼角膜中下方数个点状浸润，荧光素染色（＋＋），角膜后 KP（±）。左眼角膜6点处少许浸润，荧光素染色（＋），角膜后 KP（－）。余（－）。

舌质红、苔薄黄，脉象浮数。

中医辨证：肝经风热，上炎于目。

西医诊断：单纯疱疹病毒性角膜炎（HSK）。

治则：清肝散邪，退翳明目。

处方及治疗：

1. 清肝明目汤 羚羊角粉（代）^冲、黄芩^酒、柴胡、菊花、紫草、蔓荆子^炒、青葙子、丹参、甘草、大枣等十二味。水煎3遍，药气先熏患眼，再温服，2次／日。

2. 阿昔洛韦（无环鸟苷）滴眼液、贝复舒滴眼液常规点眼；阿托品眼膏点右眼，1次／每晚。

3. 转移因子注射液，双眼结膜下注射3mg，腋窝处皮下注射3mg，1次／日。

诊治经过：二诊，上方3剂，注射2次，充血显退，角膜浸润灶减少。上方加谷精草、黄芪以益气祛风除翳，续用7剂；腋下、结膜下注射，隔日1次。

三诊，荧光素染色（-），视力双 1.0，临床痊愈。眼药水续用，以资巩固。

于 2 个月后随访，症未复发。

按语：现代医学认为，该病的病原体为 I 型单纯疱疹病毒，角膜组织被感染后，其即沿三叉神经进入神经节内潜伏下来，当机体免疫力降低时便复制活跃而发病。这也正符合中医"不得虚，邪不能独伤人"之论。据报道，本病的初发与复发率为 25% 和 45%，至今尚无减少和防止复发的特效措施。西医多予阿昔洛韦（无环鸟苷）、干扰素等抗病毒和增加免疫药治疗。

《秘传眼科纂要》谓："至若退翳之法，如风热正盛，则以祛风清热为主，略加退翳之药；若风热稍减，则以退翳之药为主，略加祛风清热之药。"若风寒束目或因热过寒，宜辛温宣散为主，兼除热退翳；若气阴不足，宜养阴益气为主，兼祛邪退翳。不然，若一味清热，致热气全无，则翳难退矣。

本案证属风热袭肝目之候，故以"清肝散邪退翳"为治疗大法。方中以羚羊角（代）清肝息风，散邪明目；肝木之为病，肺金常乘之，以菊花清肺肝风热，解毒明目，相携为君。以柴胡解郁散邪，使"肝中郁解，则目……而明矣"（《审视瑶函》）；肝经郁热，常木病及子而致瘀，以紫草、丹参清心解毒散瘀，促眼部炎性病理"垃圾"的清除，共为臣。以蔓荆子祛风胜湿，清利头目，解除角膜刺激症状；以青葙子等清泻肝热，除翳扩瞳，防止和解除黄仁（虹膜、瞳孔后粘连）；大枣等益血升阳解毒，共为佐。甘草益气调和，与柴胡升清达目，为佐使者。本方用药和平，符合目窍宜清之旨。

据现代研究，菊花、黄芩、紫草等均有较强的抗单纯疱疹病毒与抗菌作用；羚羊角（代）、蛇蜕等可改善角膜营养状况，促进角膜组织的修复；丹参等有改善微循环的作用，从而提高机体的耐缺氧状况，并增强抗病修复能力。

阿昔洛韦（无环鸟苷）对单纯疱疹病毒所致感染效果好；干扰素可抑制病毒核酸复制和转录，实现广谱抗病毒作用，并能促进机体的免疫防护和免疫自稳功能。

如此，从宏观和微观两方面标本同治，取得病愈较快、复发率较低之疗效。

参见：清肝明目汤治疗病毒性角膜炎临床研究．中国中医眼科杂志，2010（4）

自拟清肝明目汤治疗单纯疱疹病毒性角膜炎（HSK）89例临床疗效观察．中华中医药学会第七次眼科学术交流会．贵州，2008 年 10 月

【病例二】 单纯疱疹病毒性角膜炎（HSK）

李某，男，32 岁，工人，已婚。于 1990 年 3 月就诊。

主诉：受风寒后双眼磨砂感，畏风羞明。延医曾以"角膜炎"治疗月余未愈；伴怕冷、口淡、便溏，来诊。

检查：面㿠目涩；VA：OD：0.3，OS：0.6；右眼混合充血（中度），角膜树枝状浸润染色（++），Tyndall 征（+）；左眼充血（轻度），角膜点状浸润染色（+）；余（-）。

舌色淡，苔薄白，脉象沉弦。

中医辨证：寒湿束目，邪聚翳生。

西医诊断：单纯疱疹病毒性角膜炎（HSK）。

治则：祛风散寒化湿，温阳益气消翳。

处方及治疗：

1. 温经散邪汤加减　荆芥穗、川羌活、防风、谷精草、当归、黄芪、蔓荆子^炒、蛇蜕、青葙子、苍术^炒、葱白、甘草。水煎 3 遍，先熏洗患眼，再温服。2 次/日。

2. 干扰素 1000U，双结膜下注射，1 次/日；阿昔洛韦（无环鸟苷）、珍珠蜂蜜滴眼液常规滴眼。

3. 穴位刺血　双耳尖、太阳穴，1 次/日。

诊治经过：二诊，药用 3 剂，结膜下注射 2 次，症状减轻，仍便溏。中药方加薏苡仁以健脾益阴祛湿，续煎服。

三诊，用药 5 剂，注射 3 次，红赤退，磨砂感减轻。荧光素染色：右（±）、左（－）。予二诊方续服 5 剂。药毕，视力双 1.0，荧光素染色（－），诸症悉除。

按语：《医宗金鉴》曾有"外障（眼病）无寒"一说，成为了后世治外障眼病之主旨，故临证治本病以清热解毒者为多，而予温阳散寒者少矣。

致病之因，外有风、寒、暑、湿、燥、火之分，内也有阴阳气血盛衰之别，内科是之，眼科亦然。清代眼医弓伯超就认为："乌珠生翳若天中云雾，系湿邪蕴积日久生热，蒸腾遇寒凝结而成，须待和风吹煦，阳光普照，始可消散。故治乌珠所生翳障应和之、温之，不可妄投苦寒，致使已凝之翳结聚更厚，而成顽固难退之翳。"

辨析本案，即为寒湿束目，体阳不足，翳生难消之证。笔者故改"清热"而用"温散"之法，以川羌活辛温之性，祛寒湿、除星翳，为君。以芥穗、防风祛风寒湿，散消阴翳，为臣。外邪袭目，肺肝同受，常生热聚毒致瘀，故以黄芪、苍术健脾益气去湿；当归养血活血生肌；蔓荆子散邪清利头目；青葙子清肝明目退翳；蛇蜕散邪祛风退翳；葱白温经通阳解毒，共为佐。甘草益气解毒，协调诸药，为引和。共奏温散退翳之功。

【病例三】 复发性病毒性角膜炎

赵某，女，46 岁，已婚，工人。于 1992 年 5 月就诊。

主诉：双眼屡犯"角膜炎"，时好时犯，伴乏力、易感冒、约 2 年。1 个月前因遇风寒病又犯，来诊。

检查：双眼：VA：OD：0.3，OS：0.5。混合充血（中度），角膜树枝状浸润；瞳孔光反应（±），角膜后 KP（－）；荧光素染色：右（++）、左（+）。

舌质淡，苔白乏津，脉象浮数。

中医辨证：风轮翳生，气虚邪恋。

西医诊断：复发性病毒性角膜炎（双）。

治则：健脾益气，祛邪退翳。

处方及治疗：

1. 玉屏风散（《丹溪心法》）加味　当归^酒、川芎^酒、白术、黄芪、防风、凤凰衣、珍珠粉^冲、密蒙花、蔓荆子^炒、蛇蜕、葱白。水煎 2 遍，先熏后服，2 次/日。

2. 穴位刺血法　双太阳、耳尖穴，1 次/日；阿托品眼膏滴右眼，1 次/每晚。

3. 华蟾素注射液 2mL，利多卡因 0.3mL，患眼球旁注射，1 次/2 日。

诊治经过：二诊，1 周毕，症状减轻；加重黄芪量，加荷叶益气升清，续煎服。

三诊，2 周治毕，刺激征解除，黑睛点状云翳，荧光素染色（-）；视力：右 0.6、左 0.8。临床获愈。遂停球旁注射，续予上方 3 剂，隔日 1 剂，以资巩固。

按语：辨证本案，为一派邪宿风轮，气虚内郁之“本虚标实”证候。“邪之所凑，其气必虚。”本虚者，正气不足也；标实者，毒邪作祟也。

邪热内郁则耗伤脾气肝阴，致抗邪无力，濡目无能而使目疾缠绵难愈，故以玉屏风散（《丹溪心法》）、当归益气养肝，增固本御邪之力，为君。以川芎温经活血，消散内郁之邪，为臣。以蛇蜕、凤凰衣、密蒙花、蔓荆子、珍珠粉祛风除翳，清利头目，解除角膜刺激症状，共为佐。以葱白温阳祛邪，引药性上行；甘草益气解毒，调和诸药，为引和。共起益气温肝、散邪退翳之效。

华蟾素有扶正、杀毒、益损之功，笔者将之用于复发性单纯疱疹病毒性角膜炎的治疗，获良效。

与上案不同，本案是在健脾益气方中加补肝退翳温散药，以助祛邪，使如此屡犯之症得愈。

参见：清肝明目汤配合中西医疗法辨治角膜炎．全国中医眼科学会第二届年会暨第六届学术交流会。泰安，1993年5月

第二节　凝脂翳

（细菌性、化脓性、霉菌性角膜炎4例）

凝脂翳之名，见于《证治准绳·七窍门》，是黑睛生出翳障，状如凝脂，多伴有黄液上冲的急重眼病。本病主要是在角膜外伤后，或原有泪囊炎、角膜炎等，再感染化脓性葡萄球菌或绿脓杆菌、霉菌等而酿成，大抵相当于西医学的细菌性、化脓性、霉菌性角膜溃疡。

本病的诊断要点如下。

1. 有可查的角膜外伤、手术、感染史。

2. 眼睑肿胀，混合充血（白睛混赤），角膜刺激征重（眵泪频流，涩痛难耐）。

3. 角膜形成溃疡，上附有黄白色分泌物（凝脂翳障）。

4. 前房积脓形成（黑睛后黄液上冲）。

对本病若治不及时，法不得力，易致黑睛破溃，黄仁绽出，变生蟹睛之候；至此，即使治愈后视力亦会严重受损，甚至须摘除患眼，以解痛苦，保护健眼。

本病的具体表现，还应与聚星障、花翳白陷相鉴别（表9）。

表9　聚星障、凝脂翳、花翳白陷鉴别诊断

项目	聚星障	凝脂翳	花翳白陷
病因	感冒、劳累、抵抗力低下	常有黑睛外伤、翳障、术后感染、漏睛史	多为风热之邪外袭所致
知觉	知觉减退	知觉变化不明显	知觉变化不明显
眵泪	泪多眵少或无眵	眵泪多，呈脓性	眵泪较少
病势	起病较急，可反复发作	起病急骤，发展快，多可复发	发展缓，病程长，多无复发
症状	较重	较重	随病势发展加重
翳障形态	星点状、树枝状、地图状分布	表面显如凝脂，不易刮下	白色腐物，状如花瓣样
化脓与否	不化脓、不穿孔、无黄液上冲	化脓，易穿孔、伴黄液上冲	少有化脓和穿孔
病原体	病毒	细菌、霉菌	细菌、病毒或免疫因素

中医学认为，本病病机主要有三：一是黑睛外伤，毒邪侵入，或原有漏睛，泛滥成腐；二是肝胆火炽，上炎于目，蓄腐化脓；三是花翳白陷失治，复受毒邪，恶化而成。

针对本病，遵上辨证施治，再配合针对性西药用之，可获得较好疗效。

【病例一】细菌性角膜溃疡

魏某，女，45岁，已婚，农民。于1990年8月就诊。

主诉：左眼被针扎伤，红痛热泪，不敢睁眼1个月。某院以"角膜穿通伤"治疗基本痊愈；10天前因暴怒，病情加重，又治乏效，来诊。

检查：左眼：VA：FC/30cm；睑浮肿，羞明流泪，混合充血Ⅱ°。角膜混浊，中心 3mm×3mm 地图状溃疡，附白色腐物，前房积脓（±），瞳孔后粘连；眼 B 超：玻璃体点状反射影；伴便干溲黄，心烦易怒。白细胞：$13.5×10^9/L$，红细胞：$5.5×10^{12}/L$，余（-）。

舌红苔黄；脉象弦数。

中医辨证：肺肝火炽，毒邪攻目。

西医诊断：细菌性角膜溃疡。

治则：泻肝清肺，解毒除翳。

处方与治疗：

1. 泻肝清肺汤加减 龙胆草、黄芩^酒、玄参、夏枯草、石决明煅车前子、青黛、升麻、枳实^炒、大黄^酒、芒硝^{化入}、瓜蒌仁、青葙子、甘草。水煎 2 遍兑匀分服；第 3 煎熏洗，2 次/日。

2. 转移因子 6mg，腋窝皮下注射；鱼金针剂 2.0mL，地塞米松 2mg，利多卡因 0.3mL，球旁注射，1 次/日。

3. 穴位刺血法 太阳、耳尖，1 次/隔日。

4. 氧氟沙星滴眼液、珍珠蜂蜜滴眼液常规点眼；阿托品眼膏点眼，1 次/每晚。

诊治经过：二诊，服药 3 剂，便下热退，前房积脓（-）；中药减芒硝，续煎服。

三诊，5 剂药毕，能自如睁眼，瞳孔散开，凝脂大消。上方减龙胆草、大黄，加黄芪、蛇蜕、薏苡仁以增益气排毒除翳之力，续 7 剂。

四诊，角膜下方遗有白翳，荧光素染色（-），瞳孔圆，光反应（+）。视力：右 1.0、左 0.6。临床痊愈。予消蒙散口服，以资巩固。

按语：五志、五气皆可化火而上炎目窍；若遇毒邪所袭，更会风助火势而变生翳障、溃陷。故古人有"翳自热生"之谓。

本案性情刚暴，当眼伤将愈之时，又因生气引发肺、肝火势，内外合邪，不得宣泄而上壅，遂成是证。急则治其标，予清泻肝肺，疏通里实，存阴救目，非大剂不可。方中以龙胆草、夏枯草清泻肝胆火毒，燥湿散结，为君。以大黄与芒硝相须为用，乃"上病取下"，使热毒泻下；以枳实破气疏肝，解郁结之滞；白睛混赤乃肺金郁热，以黄芩清消肺胃热毒；玄参滋阴泻火解毒，助硝、黄"釜底抽薪"，共为臣。火热蕴积，生疮溃陷，以瓜蒌仁化痰排脓，石决明清肝除翳，促疮疡愈合；青葙子清肝退翳，防瞳孔后粘连，共为佐。甘草益气协调，兼为佐使。三诊时，随火热解，腹滞通，脓毒祛，翳障消，而减苦寒直折之药，加益气养血除翳之品者，乃随机辨治使然矣。

【病例二】霉菌性角膜溃疡　前房积脓

赵某，女，62岁，农民，已婚。于1995年10月就诊。

主诉：右眼"角膜溃疡"3个月，拟眼球摘除术。右眼被谷叶划伤，县医院以"角膜炎"予"抗菌药、激素"治疗半月乏效；市医院检出曲霉菌，予"伊曲康唑"20天，效微；又转另家医院，以"霉菌角膜炎"予"那他霉素"等半月，仍乏效，拟行眼球摘除术。

检查：右眼：HM/20cm；睑肿胀，眵泪频流，混合充血（重度）；黑睛2个麦粒状豆渣样浸润灶；角膜后KP（++），前房积脓（++）；B超示玻璃体内点状反射影；IOP：T^{+1}；伴乏力便秘，时有汗出。白细胞：$11.5×10^9$/L，红细胞：$4.3×10^{12}$/L，余（-）。

舌质红，苔黄腻，脉象濡数。

中医辨证：湿热蕴积，毒邪攻目。

西医诊断：霉菌性角膜溃疡；前房积脓（OD）。

临证分析：本案已证实为"霉菌"感染。初始用药犯了禁忌，后用西药可说"到位"，仍未愈者，原因有二。①用药对所染菌种不敏感；②细菌所致内毒素不得排出。这正是本病的顽固性症结所在。

治则：西医：角膜清创，抗菌。

中医：清热除湿，排毒救目。

治疗及施术：

1. 行角膜腐物清除术后，3%聚维酮碘溶液、生理盐水冲洗；散瞳合剂（无激素）0.5mL结膜下注射，涂小牛血软膏，包扎；两性霉素B滴眼液、蜂蜜滴眼液交替点眼，各3次/日。

2. 泻肝败毒汤加减　龙胆草、蚤休、大黄^酒、芒硝^{化入}、当归^酒、鱼腥草、山甲（代）^炮、薏苡仁^炒、苍术^炒、蔓荆子^炒、车前子、青葙子、海浮散（乳香、没药各等份）、甘草。水煎2遍分服，2次/日。

3. 穴位刺血法　太阳、耳尖穴，1次/2日。

4. 球旁注射法　氟康唑2mL+利多卡因0.5mL，1次/日（与上述结膜下注射交叉）；转移因子6mg，腋窝皮下注射，1次/日；糜蛋白酶4000U，肌内注射，1次/日（皮试）。

诊治经过：二诊，服药2剂，泻下黏便，眵泪减少，瞳孔未开。散瞳药续注。

三诊，3天治毕，前房积脓（++），瞳孔大部开，便下1日2次，毒邪大折。中药减芒硝，减大黄5g，鱼腥草用30g，加枳壳护胃理气，续煎服。

四诊，7天治毕，前房积脓（+），黑睛部分转清，瞳孔全开。更方如下。

1. 上方减龙胆草、蚤休、大黄^酒、芒硝等泻火败毒之品，加黄芪、白术、珍珠粉^冲、人工牛黄^冲、蛇蜕以益气健脾除翳。

2. 自体血清0.5mL，结膜下注射；眼氨肽、普罗碘胺各2mL，肌内注射，1日1次。

3. 珍珠滴眼液+自体血清（3:2）、两性霉素B滴眼液，常规点眼。

五诊，治疗2周，患眼充血退，角膜白翳成，荧光素染色（-）；视力：右0.5、左1.0。病获痊愈。嘱眼药续用，以资巩固。

相隔 1 个月，病家送《救眼名医》壁画，以表感恩。

按语：真菌（霉菌）性角膜病大致可分两个阶段。①初期，角膜被感染后出现角膜组织浸润、变白、水肿、透明度减低，称为"炎症"；②随感染加重，角膜出现坏死、腐物、前房积脓，便称为"溃疡"。

本病的特点：①因角膜受植物性外伤，于高温之季发病；②由镰刀菌、曲霉菌、酵母菌等感染；③起病缓，体征与眼刺激征不成正比，预后差，对视力危害大。

本案乃霉菌感染之危候，湿热相缠之重证。长予西药乏效者，是病机未得除，正气不得复也。

中医学认为，因湿热毒邪犯侵（伤）黑睛，气血凝滞，化腐成脓则黄液上冲；发于暑令湿热之季，湿性黏滞，缠绵难愈，故又称为"湿翳"。治疗常以清热除湿、排毒祛腐为原则。然而，只清热则湿不除，单去湿而热愈炽，唯二者兼顾方能收效。因湿热日久，已涉心、肝、肺、脾多脏，故重剂祛除毒邪是重点。方中以蚤休、龙胆草直折肝火热毒，燥湿祛腐，为君。肺金为心火所克之脏，亦为克肝木之脏，而脾土又被肝木所克，故以黄连清心泻火，解毒燥湿；鱼腥草、薏苡仁清肺脾火毒，排脓利湿，共为臣。毒邪蕴聚缘由湿滞，"脾家湿郁，茅术一味，最为必须之品"（《本草纲目》）；热毒积滞，唯有通泻方能开门放贼，以芒硝合大黄"釜底抽薪"；目珠灌脓，急欲除之，以山甲（代）祛毒逐瘀排脓；青葙子清肝明目扩瞳，蔓荆子散邪清利头目；车前子"去肝中风热，毒风冲眼"（《药性论》）；海浮散散瘀敛疮生肌，当归养血和营，防寒凉损气伤血，共为佐。甘草生用解毒益气，兼为佐使。后随证顺转，减苦寒之品，加滋阴益血、理气退翳之药，希冀于祛邪之时，促损伤修复矣。

对本案之治有如下体会：①角膜腐物须彻底清除，再注自体血清，以利溃疡修复；②转移因子可提高机体免疫和吞噬细胞对病毒、霉菌的吞噬功能；③蜂蜜含有多糖、多种酶和营养素，有良好的解毒除湿、止痛修复作用。

治病须辨证，更须辨人（病家情况），既望取得疗效，更为守医德是也。

【病例三】真菌性角膜溃疡　后弹力层膨出　前房积脓

胡某，女，59岁，农民，已婚。于1992年7月就诊。

主诉：右眼失明。1个月前左眼被谷叶划伤，自用药后反病加重。于县医院未查出真菌，以"角膜溃疡"予"头孢、激素"等，病仍恶化，拟行"眼内容物剜除术"被拒。

检查：面色无华，右眼球萎缩，左眼视力：HM/眼前。左睑肿胀，眵泪频流，白睛混赤（重度），黑睛混浊，3mm×4mm豆渣样溃疡，显露棕色后弹力层，前房积脓（+++）。眼B超：左玻璃体内片状反射影。白细胞：$12.2×10^9/L$，红细胞：$4.5×10^{12}/L$，余（－）。

舌色淡暗，苔白腻，脉沉无力。

中医辨证：湿毒蕴目，阳虚邪恋。

西医诊断：真菌性角膜溃疡；后弹力层膨出；前房积脓。

治则：先保守治疗，败毒除湿，回阳举陷；酌行溃疡清理+结膜瓣覆盖术。

处方与治疗：

1. 行角膜腐物擦除术；0.5%聚维酮碘、生理盐水冲洗，1次/日；两性霉素B滴眼液、蜂蜜滴眼液交替点眼，各3次/日。

2. 眼珠灌脓方（《中医眼科学讲义》）加减　龙胆草、瓜蒌仁、蚤休、黄连^酒、大黄^酒、石膏、金银花、夏枯草、天花粉、蔓荆子、枳实^炒、芒硝^{化入}、薏苡仁、附子^熟、甘草。水煎，蜂蜜水送服，第3煎熏洗患眼，2次/日。

3. 散瞳合剂（无激素）0.5mL，患眼结膜下注射（首日）；转移因子6mg，腋部皮下注射，1次/2日；氟康唑2mL，利多卡因 0.3mL，球旁注射，1 次／日（与结膜下注射交叉）；糜蛋白酶 4000U，肌内注射，1 次／日（皮试）。

4. 穴位刺血法　双太阳、耳尖穴，1 次／2 日。

诊治经过：二诊，服药 3 剂，便下黏宿便良多，小溲量增；前房积脓（++）。中药方减大黄 4g，续服 5 剂。

三诊，药毕，患眼混合充血（+）；前房积脓（±）；黑睛溃面局部深陷，后弹力层膨出。见时机可行，遂行角膜腐物刮除+结膜瓣覆盖术：0.5%聚维酮碘冲洗结膜囊，刮除溃面腐物，以氟康唑注射液冲洗术眼；沿角膜边缘剪开球结膜，潜行分离提起，覆盖住溃疡面，两侧分别缝合于角巩缘上；球旁注射氟康唑注射液、鱼金注射液各 1.0mL，涂小牛血眼膏包扎术毕。

四诊，术后第二天，封包结膜在位，术区瘀血显见。更方为补肝消翳汤加减：黄芪^炙、薏苡仁^炒、当归^酒、沙苑子、青葙子、刺猬皮^炒、密蒙花、蛇蜕、车前子、附子^熟、没药^制、珍珠粉、凤凰衣^炒、甘草^炙。水煎 3 遍兑匀，蜂蜜水送服，1 日 2 次。

五诊，2 周治毕，溃疡面愈合，荧光素染色（±），获显效。续予中药 7 剂；普罗碘胺、眼氨肽各 2mL，肌内注射；小牛血去蛋白凝胶常规点眼。巩固疗效。

约 1 个月后复诊，视力左 0.5，角膜下方留云翳一小片，荧光素染色（-），痊愈。

其夫敬送"神医再现"锦旗致谢，并感激地说："你这不只是治好了她这只眼，而是挽救了我三个孩子的全家啊！要不然她双眼全瞎了，我的日子可咋过啊！"

按语：由于检测程序的差异，真菌的检出率常不尽准确，假阳性不少见。

依据本案的临床特点：一是有植物外伤史，起病缓慢；二是翳障呈豆腐渣样隆起，且有黄液上冲；三是刺激征与眼部重度病状不成正比；四是使用抗感染药、激素无效。诊为"真菌感染"而施治。

前期大量使用激素、抗生素而误了病情。初诊察患者素体虚弱，血红细胞值偏低，又因病久用药，机体阳气更受克伐而无力抗邪，致成湿毒蕴积，目珠将溃之恶候。故于泻肝败毒中适加温阳益气药，并以针对性西药清理病灶。待前房积脓基本消退，再施以结膜瓣封包术，以结膜的封闭营养作用加速溃疡愈合。

对泻肝败毒排脓重剂的应用，应谨记傅仁宇所言："非膏粱之变，非气血之盛，非亢阳上炎，非邪入经络，毋用此也。用之则寒凉伤胃，不得升降，反为所害，治疾者不可不明也。"古人又谓："大毒治病，衰其半而已。"故治本案，随湿热毒邪的清除，转予补肝消翳汤服之，以求正复邪消而获病愈矣。

如此，中西医综合施术，使这一危症得以恢复，也挽救了其全家的危难。

医术者，仁术是也。

【病例四】真菌性角膜炎（FK）

潘某，女，43 岁，农民，已婚。于 2002 年 6 月 28 日就诊。

主诉：于 20 天前在棉田被迷了右眼，自用盐水清洗，几天后出现刺痛流泪。乡医以"角膜炎"，给予"头孢类药物、激素"治疗半月，病情反加重，来诊。

检查：右眼不睁，眵泪频流；白睛混赤（重度），黑睛 2mm×3mm 灰白色溃疡；角膜欠清，前房积脓Ⅱ°。瞳孔反应（-）。白细胞：$11.5×10^9/L$，红细胞：$4.0×10^{12}/L$，余（-）。

舌色黯，苔白腻，脉象弦滑。

诊断：真菌性角膜炎；前房积脓（OD）。

治则：清除创面，前房冲洗，软镜覆盖，杀菌败毒。

治疗及施术：

1. 溃疡面清创+前房冲洗+软镜覆盖术　常规操作，刮除溃疡腐物至净，0.3%聚维酮碘、生理盐水冲净。于健康角膜缘刺入前房，用0.05%氟康唑注射液冲洗前房至脓净。涂伊曲康唑粉及小牛血眼膏1滴于溃疡面，角膜软镜覆盖。

2. 氟康唑与鱼金针剂各2mL+利多卡因0.3mL，交替球旁注射，1次/日。

3. 氟康唑0.2g（首次0.4g），双黄连600mg，氨基酸100mL，静脉滴注，1次/日。

4. 穴位刺血　太阳、耳尖穴，1次/日。

5. 转移因子6mg，复合维生素B 30mg，消炎痛10mg，口服；阿托品眼膏滴患眼，1次/每晚。

诊治经过：二诊，治7天，混赤减轻，腐物减少，前房积脓消，房水混浊（+）。续冲洗结膜囊、涂药、戴镜、穴位刺血、球旁注射；输液减双黄连，加黄芪注射液60mL。加普罗碘胺、眼胺肽，各2mL，肌内注射，1日1次。

三诊，又治1周，患眼充血退，角膜溃疡愈合，荧光素染色（±）。停输液、球旁注射。续结膜囊冲洗、涂药、戴镜，隔日1次；加消蒙散口服。

四诊，1周治毕，患眼视力0.6，角膜下方遗有薄翳，荧光素染色（-），痊愈。

按语：接诊后的施治体会如下。

1. 前房穿刺冲洗术，须在溃疡局限、角膜大部健康的前提下对溃面进行刮治，再以0.05%氟康唑注射液冲洗，以脓净为度，应免损伤角膜内皮和虹膜。

2. 伊曲康唑胶囊内药末须现打开现用，撒布后再点小牛血凝胶。以抛弃型软镜覆盖，可起到较长时间的杀菌、修复和减轻刺激症状之作用。

第三节　花翳白陷

（角膜溃疡3例）

花翳白陷之病名，见于《秘传眼科龙木论》，是以黑睛局部白色溃陷，四周高起，状如花瓣，善变速长为特征之眼病，与西医学之角膜溃疡（病毒性）类似。

西医学认为，本病属角膜感染（多是病毒感染）后所形成的溃疡，但多不出现"化脓"与前房"积脓"。临床应与聚星障、凝脂翳相鉴别（表9）。

《目经大成》谓："此症初起，双目便赤肿狂痛，畏明生眵，开视青睛沿际，许多白点，俨若扭碎梅李花瓣……看之与混睛障相似，却善长速变，且四围翳起，中央自觉低陷，甚则翳蚀于内，故名花翳白陷。"中医学认为，本病多因风热或寒湿之邪袭目，与肺肝郁火相搏风轮，致阳虚气弱，毒邪深陷所致。若失治误治可形成蟹睛恶候，即使愈后亦常遗风轮瘢翳。

对本病之治，西医主张抗病毒或抗菌用药。且应慎用激素中医则是辨证施治，药物内服、熏洗兼用之。

【病例一】单疱病毒性角膜溃疡

于某，男，66岁，已婚，农民。于2000年10月20日就诊。

主诉： 于1个月前额部起疱疹，头痛、发热、畏光、流泪。医治7天，热退眼症不减。县医院以"角膜溃疡"用"头孢、病毒唑"20天未愈而出现腹泻，来诊。

检查： 双眼睑轻浮，眵泪频流；VA：OD 0.1、OS 0.5；右眼混合充血（中度），角膜雾状混浊，白色溃疡，荧光素染色（++），Tydnll征（+）；左眼混合充血（轻度），角膜染色（+），Tydnll征（-），瞳孔光反应（+），余（-）。

舌质淡黯，苔白干，脉象缓滑。

中医辨证：气虚邪恋，花翳白陷。

西医诊断：单疱病毒性角膜溃疡（双）。

治则：补肝培脾益气，升阳举陷退翳。

处方及治疗：

1. 补肝消翳汤加减　黄芪、白术、白芍^酒、川羌活、蔓荆子^炒、珍珠粉^冲、密蒙花、凤凰衣、青葙子^包、刺猬皮^炮、葱白、甘草。水煎2遍兑匀，蜂蜜水送服；第3煎澄清，熏洗双眼，2次/日。

2. 干扰素各50万U，双眼结膜下注射，1次/日。

3. 双太阳穴刺血法，1次/2日。

4. 阿昔洛韦滴眼液，4次/日；珍珠蜂蜜滴眼液点眼；阿托品眼膏滴右眼，1次/每晚。

诊治经过：二诊，服药7剂，右眼水肿消退，白睛混赤减轻，溃疡变小变浅，瞳孔散开，效不更方。

三诊，2周药毕，右眼刺激征消除，溃疡面愈合，角膜染色（±）。视力：右0.6。临床显效。予服消蒙散15g，珍珠粉1.0g，1日2次口服；眼氨肽、普罗碘铵各2mL，肌内注射，1日1次。

四诊，半月药毕，角膜仅留薄翳，染色（−）。视力：右0.8，左0.9。痊愈。

于4个月后随访，病未复发。

按语：本案体质素差，阳气不足明显。复感风毒致疾，而又屡用寒凉，故成气虚邪陷之证。治当培脾益肝，升阳举陷。故用补肝消翳方加减。以黄芪补气升阳，生津养血，托毒生肌，为君。气源于后天滋养，以白术、白芍健脾燥湿，补肝益阴，以助君为臣。病之初，风寒乘虚袭目，化热为腐，瘀滞水停致黑睛翳障，以川羌活、蔓荆子解毒祛风胜湿，减轻角膜刺激症状；以密蒙花、刺猬皮、珍珠粉、凤凰衣清肝解毒，除翳敛疮；青葙子清肝除翳且能扩瞳；表邪入里，内陷腐睛，以葱白发表解毒举陷，共为佐。甘草益气解毒协和诸药，兼为佐使。如是，补肝益气解毒，举陷除翳功成。

【病例二】病毒性角膜溃疡　白内障

刘某，女，65 岁，已婚，退休工人。于 1995 年 8 月就诊。

主诉：左眼刺痛，羞明流泪，黑睛生白翳半年。延医以"角膜炎"屡治乏效。伴纳差、便干、寐少、头晕、咽干、口渴等症，来诊。

检查：面无华，口唇绀；VA：OD：1.0，OS：0.4；左胞轻浮，抱轮轻红，黑睛凹陷生白翳两片，赤丝长入，荧光素染色（++），Tydnll 征（+），瞳内半月影，余（-）。

舌淡黯，苔黄乏津，脉象细数。

中医辨证：肾阴亏乏，肝生内热，灼目生翳。

西医诊断：病毒性角膜溃疡；白内障（双）。

治则：滋阴补肾，清肝明目。

处方与治疗：

1. 滋阴清热明目汤加减　熟地、山药、龟甲^炙、知母^盐、青葙子、蔓荆子^炒、枳壳^炒、肉桂、密蒙花、甘草^炙。水煎 3 遍，蜜水送服，2 次／日。

2. 自体血清 0.5mL，结膜下注射，1 次/2 日；眼氨肽、胎盘各 2mL，肌内注射，1 次／日。

3. 双耳尖、太阳穴刺血法，1 次/2 日。

4. 双氯芬酸钠滴眼液点眼，3 次／日；阿托品眼膏点左眼，1 次／每晚。

诊治经过：二诊，服药 7 剂，抱轮红赤消退，溃面见收，续治。

三诊，1 周治毕，溃面缩小，荧光素染色（±），胃纳转佳。中药方减蔓荆子、密蒙花等祛风散邪之品，加当归、珍珠粉以增养血敛疮之力，续用 10 天。

四诊，溃面愈合，荧光素染色（-）；视力：右 1.0，左

0.7。临床痊愈。

予上方中药 1 剂制末，每服 15g，1 日 2 次，以善其后。

按语：宏观调控，辨证施治，是中医之精髓，与见病"消炎"、遇症"抗菌"之治迥异。本案乃阴津已亏，虚火上炎，邪毒留恋势成。若再执"撤火解毒"予以寒凉，非但罔效，反会更伤阳伐阴，致身赢邪陷。

对本证之治，方中重以熟地滋阴益髓，温补肝肾，为君。在五脏生克中，水充则木旺，水亏则木枯；肾阴亏虚必致肝血不足，是为母病及子；肾阴亏乏亦必使肺阴不足，是子盗母气；脾土为肺金之母，气血津液生化之源，肺、肾、肝经阴津亏乏，亦必累及脾之运化，使敷布之能失司。故方中以山药补脾、肺、肾，益气养阴；山茱萸阴阳双补，"壮元气，秘精"（《雷公炮炙论》），为臣。肝肾阴亏，相火炎上，以龟甲滋肾益阴潜阳，知母清相火、坚肾阴；以密蒙花清肝退翳明目；阴血亏乏必损及阳，少予肉桂补阳助阴，更防滋腻太过；病之初由风寒袭目，以蔓荆子散宿邪、清头目，解角膜刺激症状；肝郁脾气滞，胃纳必不佳，以枳壳行气宽中，健脾消滞；以青葙子清肝除翳，且能扩瞳，共为佐。炙甘草益气解毒，为佐使。如是诸药协同，成就了滋阴清肝除翳之效。

【病例三】蚕蚀性角膜溃疡

丁某，男，56 岁，农民，已婚。于 2001 年 5 月 11 日就诊。

主诉：双眼疼痛，羞明流泪 2 年。省医院诊为"蚕蚀性角膜炎"，予"泼尼松，环孢素"时好时犯；伴无力、口干、便秘、心慌、寐差，来诊。

检查：激素性面浮。双眼 VA：OD：0.4，OS：0.3。刺痛流泪，抱轮红赤（中度）；右眼角膜缘沟状溃陷达角膜缘 1/3，中心清，瞳孔反应（+）；左眼溃面近瞳孔缘，瞳孔后粘连，Tydnll 征（+）。眼 B 超：双玻璃体点状反射影。白细胞：$11.6 \times 10^9/L$，红细胞：$5.0 \times 10^{12}/L$。余（-）。

舌色黯红，苔黄燥，脉象弦数。

中医辨证：肺肝风热，火郁生痰，蕴蒸腐目。

西医诊断：蚕蚀性角膜溃疡（双）。

治则：清泻肺肝，解郁化痰，敛疮除翳。

处方与治疗：

1. 泻肝清肺汤化裁　夏枯草、龙胆草、黄芩、蔓荆子、苍术^炒、白芥子、茺蔚子、车前子^包、牛黄^{人工}、珍珠粉、全蝎^炙、甘草。水煎服，前两煎兑匀温服，第3煎熏洗，2次/日。

2. 眼氨肽针剂 1mL，地塞米松 1.5mg，利多卡因 0.3mL，双球旁注射，1 次/日。

3. 氟米龙、环孢素 A 滴眼液点眼，各 3 次/日；阿托品眼膏点双眼，1 次/每晚。

4. 葡萄糖酸钙 2.0g，鱼肝油 1500U，转移因子 6mg，口服，3 次/日。

5. 隔姜灸　双太阳、肺俞、肝俞穴，1 次/日。

诊治经过：二诊，1 周治毕，症状好转，可睁眼视物，效不更方。

三诊，复治 1 周，畏光减，瞳孔开，抱轮红赤（轻度），黑睛溃疡缩小。更方如下

1. 补肝消翳汤　白芍^酒、黄芪、沙苑子、青葙子、蛇蜕、川羌活、密蒙花、石榴皮、凤凰衣、刺猬皮^焙、珍珠粉、黑豆衣、葱白、甘草^炙。续煎服。

2. 球旁注射，隔 3 天 1 次；自体血清 0.6mL，结膜下注射（与球旁注射交叉开）。续治 2 周，角膜溃陷平，染色（－）。视力：右 0.6，左 0.5。予消蒙散口服，善后。

按语：现代医学认为，本病之因尚不十分明确。一般认为，是由外伤、感染或某种原因使角膜的抗原发生改变，引起角膜组织溶解的特异性自身免疫性疾病。本病多发于中老年人，常单眼或双眼间隔较长时间先后发病，是一种疼痛性、进

行性、非感染性的角膜周边部的溃疡。西医治疗除激素、维生素外，无特效方法。

中医认为，本病多由肺肝伏火灼目，或脾郁痰火腐目，或阳虚寒伏浸目而成。因病发黑睛四周，白浊溃陷，故归入花翳白陷范畴讨论。本病异于"风火"眼病，病程绵长，堪称"疑难怪病"。

本案既有肺肝郁热潜在，又有湿热灼津成痰之状。据疑难怪病"责之于痰"之论，故遣泻肝清肺汤加适量祛痰散结药治之。以重剂夏枯草清泻肺肝火毒，祛痰散结，为君。木郁则火生，热瘀则痰成，以龙胆草、黄芩泻肝清肺；牛黄清心化痰，釜底抽薪，共为臣。以茺蔚子、车前子清肝退翳，利邪下行；珍珠粉平肝退翳，解痉敛疮；全蝎解毒解痉，活络散结；苍术辛温健脾，燥湿敛疮；白芥子助阳通络，化痰止痛，且兼制他药寒凉；重用甘草的"激素"样作用，益气解毒。几味协同，寒温互济，且清且导且收，共为佐。蔓荆子辛散平和，清利头目，引药上行，为使。

环孢素有较强的免疫抑制作用；眼氨肽与地塞米松亦有抑制眼部免疫和促进角膜修复的作用；钙有增加毛细血管致密性及抗过敏的作用；维生素 C 能增加机体抵抗力，降低毛细血管脆性及抗过敏作用。西药与中药相协为治，亦功不可没矣。

第四节　垂帘翳

（角膜血管翳 1 例）

垂帘翳之名，见于《秘传眼科龙木论》，又称赤膜下垂。本病多由椒疮（沙眼）迁延不愈，赤脉从上方白睛下垂，侵入黑睛，状似垂帘而得名。若病情加重，赤脉自四周侵入，称血翳包睛，会严重影响视力，相当于西医学之沙眼性角膜血管翳。

西医学认为，沙眼衣原体反复感染，或与细菌混合侵犯结膜、角膜，破坏了角膜缘干细胞的屏障作用，使血管随病灶浸润而向角膜进犯，致成角膜血管翳而妨碍视力。

中医学认为，本病当是原有脾经蕴毒（椒疮），肺肝二经复感风热，内外合邪，致赤膜丛生而下垂。

西医对本病多予针对沙眼的抗菌药或手术治疗；若与中医治疗相结合，效果更好。

沙眼性角膜血管翳案

李某，女，72岁，寡居，农民。于1971年3月就诊。

主诉：双眼磨砂刺痛、视物模糊、畏光流泪；伴焦躁心烦、口苦、咽干多年。延医以"沙眼、角膜炎"，予"黄连素"等治疗无良效，来诊。

检查：面瘦唇涩。VA：OD：0.3，OS：HM/眼前。双上睑结膜粗糙；右眼角膜中心清，周边有血管进入；左眼角膜血管翳几乎遮盖瞳孔，前房窥不进；角膜知觉测试（±）。

舌质红，苔黄干，脉弦细数。

中医辨证：肝肾阴亏，虚火上炎，目络瘀滞。

西医诊断：沙眼性角膜血管翳。

治则：滋阴养血，化瘀退翳。

处方与治疗：

1. 归芍红花散（《审视瑶函》）加减　当归^酒、大黄^酒、红花、赤芍、栀子、生地^酒、黄芩^酒、甘草^炙、密蒙花、山楂^炒、石榴皮、鸡内金^炒。水煎3遍，兑匀分服，2次/日。

2. 15%磺胺醋酰钠滴眼液、双氯芬酸钠滴眼液交替点眼；犀黄散蜂蜜，于午、晚睡前点眼。

诊治经过：二诊，服药2周，症状好转，口苦减轻，效不更方，续服2周。

三诊，双眼充血减轻，赤膜末端白色浸润退缩，口干消除。方中减栀子、生地，加熟地、珍珠粉、人工牛黄、蛇蜕等滋阴清肝退翳之品。

四诊，续 4 周，右角膜血管减少，晶体混浊，瞳孔反应（+）；左角膜血管充血减轻，染色（±）；视力：右 0.3、左数指/30cm，获显效。

嘱自备蝉蜕、黑豆衣、鸡内金、大枣、石榴皮、刺蒺藜各等份，制面，每服 15g，1 日 2 次，以资巩固。

按语： 现代医学认为，沙眼是由沙眼衣原体引起的一种慢性、传染性、进行性疾病。因角膜缘干细胞屏障受到破坏，血管向角膜侵犯致成是症。

本案年老体衰，阴虚内热证显见，故予归芍红花散方加减用治，以滋阴清热养血治其本，凉血化瘀退翳除其标。又恐老年脾阳虚衰及寒凉伤阳，故佐以助脾健胃、活血散瘀之山楂、鸡内金用之，使阴血充、虚火降，赤脉退、翳障消矣。

后予家传治翳障胬肉之偏方，坚持服用，获得良效。

第五节　蟹睛症

（角膜穿孔　虹膜脱出症 2 例）

蟹睛症之病名始见于《圣济总录》，在《太平圣惠方》中称蟹目，是以黑睛破溃，黄仁（虹膜）自溃口绽出，形如蟹睛而得名，可致眼球塌陷、失明之症。相当于西医学之角膜感染、外伤而致的角膜穿孔、虹膜脱出症。

一般认为，本病病因有二：一是花翳白陷、凝脂翳重症，因咳嗽、愤怒、用力，致黑睛破溃，黄仁绽出；二是外伤致黑睛破溃，使黄仁绽出。

本病之治，应急予手术还纳虹膜，封闭溃口；再以中西药物治疗，以复视力。

【病例一】外伤性角膜穿孔 虹膜膨出

寇某，男，52岁，农民工，已婚。于2010年11月26日就诊。

主诉：右眼被铁丝弹伤，自觉热泪流出；2天后觉右眼红痛，视物不见，来诊。

检查：右眼：VA：FC/眼前，IOP：ODT^{-2}。白睛混赤，黑睛下方棕色膨出如蟹睛；前房浅，瞳孔变形；眼B超：右玻璃体混浊。白细胞：$11.0×10^9$/L，余（-）。

诊断：角膜穿通伤；虹膜膨出；玻璃体积血。

治则：西医：清创，回纳虹膜，结膜瓣覆盖，抗炎；中医：逐瘀除翳。

治疗与施术：

1. 常规清创操作，结膜下麻醉。刺于11点位角膜缘，平行于虹膜做一穿刺口，将玻璃酸钠注射针入前房，随注入随下压伤口周围虹膜。以虹膜恢复器将膨出虹膜送入，显露出约4mm的三角形伤口，近角膜缘处组织缺损，垂直于伤口缘缝合。沿伤口上下方剪开，分离球结膜瓣，遮盖角膜缺损处，缝合于浅层巩膜上。以眼内冲洗液冲洗前房中玻璃酸钠，前房形成，瞳孔欠圆。妥布霉素3万U，地塞米松1.5mg，结膜下注射；点小牛血生长因子凝胶，包扎，术毕。

2. 头孢哌酮钠-舒巴坦钠4.0g，地塞米松5mg，林可霉素300mg，加入液体，静脉滴注，1次/日。

诊治过程：二诊，第2天，结膜瓣在位，前房形成，伤口无渗液。处理如下。

1. 续冲眼、涂药、输液。糜蛋白酶4000U，皮试无反应后肌内注射，1日1次。

2. 除风益损汤（《原机启微》）加减 当归^{酒}、白芍^{酒}、熟地、川芎^{酒}、藁本、前胡、荆芥、防风、大黄^{酒}、没药^{制}、甘草、三七粉^{冲}。水煎3遍分服，1日2次。

三诊，治5天，眼睑肿消，角膜转清，瞳孔光反应迟，眼压正常。更方如下。

1. 普罗碘胺、眼氨肽各2mL，肌内注射，1日1次。

2. 妥布霉素地塞米松滴眼液、小牛血生长因子凝胶常规点眼。

3. 中药方减酒大黄、前胡、藁本，加黄芪、珍珠粉以益气敛创消翳，续煎服。

四诊，用药1周，右眼结膜瓣吸收，拆除残留缝线，角膜清，染色（-），瞳孔稍大，伤处遗有一淡白翳。眼B超：右玻璃体反射影消失。视力右0.7、左1.0。获愈。

按语：对本案的体会如下。

1. 眼压低，前房浅，虹膜不能从伤口外还纳，故在形成前房的同时，压、拉虹膜，加之外面推送，使虹膜还纳。

2. 角膜有缺损，做缝合仍不能关闭，以结膜瓣遮盖伤口，以促愈合、眼压恢复。

3. 术后抗炎之同时，予除风益损中药加速了伤口的修复。

实践证明，对证采取中西医结合治疗，较单纯使用抗菌西药者，伤口愈合快，后遗症少，视力恢复较好。

【病例二】角膜溃疡　后弹力膜膨出　继发性青光眼

耿某，女，67岁，独居，农民。于2010年7月17日就诊。

主诉：于2个月前左眼被针划伤，出现红痛，用偏方柳、槐等五样树条煎水熏洗无效。乡医给青霉素、地塞米松等治疗，仍疼痛、热泪、昏蒙；伴精神紧张、恶心呕吐，来诊。

检查：左眼AV：0.2，IOP：T^{+2}。白睛混赤，黑睛白色溃疡，一粟状物膨出。虹膜前粘连，前房积脓 I°。B超：左玻璃体内反射影。白细胞：$12.3×10^9$/L；余（-）。

舌质红，苔黄乏津，脉弦数。

诊断：角膜溃疡，后弹力膜膨出，继发性青光眼。

治疗及施术：

1. 庆大霉素冲洗伤眼，2 次／日。

2. 甘露醇 250mL，头孢曲松钠 4.0g，地塞米松 5mg，维生素 C 2.0，氨基酸 100mL，分别加入液体，静脉滴注，1 次／日。

第二天，左前房积脓少许，瞳孔中等大。

1. 常规操作，刮除溃疡面腐物，聚维酮碘、生理盐水冲洗。将复苏之冻干生物羊膜按溃疡面大小剪取 3 小片，上皮面朝上置于溃陷处，挤出羊膜层间水分、空气。沿角膜缘于 1～3 点、5～7 点、9～11 点处剪开球结膜，剪取大于角膜缘约 1mm 的羊膜覆盖于整个角膜上，缝合固定于角巩膜缘上，将分离之结膜压在羊膜上，缝合。结膜下注射妥布霉素 2 万 U，加压包扎。

2. 输液方减甘露醇续用；复合维生素 B 30mg，消炎痛 10mg，口服，3 次／日。

3. 氧氟沙星、双氯芬酸钠、贝复舒滴眼液点眼，各 3 次／日。

诊治经过：二诊，第 2 天检查，刺激症状减轻，羊膜在位。

三诊，3 天药毕，刺激症状消失。眼压：双 Tn。遂停输液，予除风益损汤加金银花、珍珠粉、人工牛黄，水煎服。

四诊，用药 5 天，羊膜部分吸收，溃疡面缩小，瞳孔开。中药续用。

五诊，又 1 周治毕，瘀血消退，羊膜、缝线脱落，角膜染色（－）。遗留半透明薄翳，视力：0.4。临床获愈。予消蒙散口服善后。

按语：生物羊膜是以健康胎盘制备而成的有生物活性的膜状物。其基底膜与眼表上皮组织成分相似，含有抗新生血管生成蛋白等活性成分，能通过促进上皮细胞的增殖来促进眼表上皮化；又可保护新生角膜上皮免受瞬目时眼睑的刮擦，同时减少炎症细胞、泪液蛋白与角膜的接触，起到抑制新生血管生成、减轻角膜的炎症反应、减少角膜瘢痕形成等作用。

当角膜溃疡出现时，炎性细胞会释放大量的前列腺素，既能导致疼痛等刺激症状，又能诱导新生血管与角膜瘢痕的形成。双氯酚酸钠即是较好的能抑制前列腺素生成的药物。再者，羊膜覆盖在角膜上，可使滴眼液通过这一类似"药库"的吸收存储作用，持续、缓慢地释放药力，增加疗效。

较重的角膜溃疡，往往自身的球结膜也伴有较重的炎症、充血、脆弱，不足以用来遮盖溃疡面，此时，用生物羊膜即是最好的选择。对本案施术的体会如下。

1. 待眼部炎症缓解，眼压正常，瞳孔散开，前房积脓基本消除后施术；眼局部及全身适当用药，以防感染。

2. 由于自身结膜血液的润养，可促使角膜对羊膜的黏附吸收，加速溃疡面的修复，减少新生血管形成。再予退翳中药，可减轻角膜瘢痕的产生。

第六节　混睛障

（角膜基质炎 2 例）

本病名出于《审视瑶函》，是指发生在黑睛深层（角膜基质层），呈现灰白色翳障，混浊不清，阻碍视力的一种病变。因黑睛表面若镜面呵气，故《目经大成》称之为"气翳"，大抵相当于西医学的角膜基质炎。

现代医学认为，本病多是由梅毒、结核、病毒等致病微生物直接侵犯角膜，或由此感染而引发的变态反应症状。这是一种发生在角膜基质层的非化脓性、慢性、易复发性炎症，角膜表面一般不形成溃疡。

本病的诊断要点如下。

1. 眼痛、流泪、羞明等刺激征重，视物模糊。

2. 黑睛表面完整光滑，荧光素染色（-），深层混浊，可有赤脉从角膜周边向内呈毛刷状长入。

3. 抱轮红赤（睫状体充血），常有瞳神紧小或干缺（瞳孔后粘连）。

4. 查梅毒血清反应、OT试验、胸透可有助于诊断。

中医学认为，本病多由肝经风热，毒邪上壅；或湿热内蕴，熏蒸黑睛；或肝肾阴亏，虚火炎目而致。

本病应与下列疾病相鉴别。

1. 病毒性、细菌性角膜炎：本章第一节、第二节已经述及；

2. 角膜瘢翳：为角膜上局限的界限清楚的白色混浊；荧光素染色（-）；无抱轮红赤等炎症存在。

对本病的治疗，西医主要是予以激素或散瞳，预防虹膜后粘连、继发性青光眼等。中医的辨证施治虽需时漫长，但有望控制病情，仍有可能遗留瘢痕，妨碍视力。

【病例一】角膜基质炎

董某，男，60岁，已婚，农民。于1990年3月就诊。

主诉：右眼反复性红痛，视物模糊1年。屡以"角膜基质炎"予"抗生素、抗痨药、泼尼松"治疗，复发已2次。1个月前因感冒又复发，伴口干舌燥等症，来诊。

检查：双眼：VA：OD：FC/30cm，OS：0.6。IOP：OD：22.5mmHg。右眼抱轮红赤，角膜雾蒙，毛刷样赤脉进入，中心混浊，染色（-）；房水不清，瞳孔反应（-）。眼B超：双玻璃体团状反射影。胸透：右肺钙化灶。ECG：T波异常。康氏反应等（-）。

舌质红，苔黄腻，脉弦滑数。

中医辨证：湿热蕴积，熏蒸黑睛。

西医诊断： 角膜基质炎（OD）。

治则： 泻肝除湿，解毒退翳。

处方及治疗：

1. 泻肝败毒汤合消蒙散化裁　龙胆草、蚤休、鱼腥草、蝉蜕、山甲^炮（代）、密蒙花、蔓荆子^炒、青葙子、土茯苓、全蝎^炙、枳壳^炒、甘草。水煎2遍，先熏后服，2次/日。

2. 地塞米松注射液2mg，阿托品注射液0.2mg，结膜下注射，1次/日。

3. 双氯芬酸钠、利福平滴眼液交替常规点眼；犀黄散蜂蜜滴眼，2次/日。

4. 穴位刺血法　患侧太阳、耳尖、肺俞、肝俞穴，1次/2日。

5. 普罗碘胺注射液2mL，胎盘注射液2mL，肌内注射，1次/日。用10天停3天。

诊治经过： 二诊，用药5天，结膜下注射3次，右眼瞳孔开，眼压正常。停结膜下注射，加眼氨肽1mL，地塞米松2mg，利多卡因0.3mL，球旁注射，2日1次。

三诊，2周药毕，患眼红赤显退，黑睛混浊减轻；眼压正常，右视力0.3；口干减轻，纳增便调。改球旁注射为1周2次；中药去龙胆草、蚤休，土茯苓减量，加鹿角霜回阳除翳，续煎服。

四诊，2周治毕，黑睛混浊变薄，抱轮红赤轻度，瞳孔光反应少动，右视力0.4。见证有转机，更方为补肝消翳汤加减：白芍、白术、黄芪、鹿角霜、沙苑子、青葙子、刺猬皮、密蒙花、蛇蜕、猫爪草、枳壳^炒、甘草^炙。水煎分服。

上方稍事增减用1个月，右眼黑睛遗有白翳，荧光素染色（-），前房清，瞳孔光反应（+）。视力：右0.5、左0.8。临床痊愈。约1年后随访，症未复发。

按语： 湿性黏滞，郁热化火，日久缠绵必累及肺、肝、脾三脏，使气机不得肃降升发而成顽疾。只清热而湿不除，单祛湿反热愈炽。对本案予泻肝败毒汤合消蒙散化裁，加土茯苓以增强解毒除湿之效，加全蝎、枳壳用其解毒散结、理气除翳之功。俟湿热毒邪大消便更方，滋肾阴、养肝木以培本，清余邪、退目翳而除标。

普罗碘胺能减轻和消除角膜混浊；胎盘有改善机体免疫、消除慢性炎症之作用。

如此，分先后酌予攻补兼施，使这一顽疾得除。

【病例二】 白内障术后角膜内皮失代偿

史某，男，60 岁，退休干部。于 2010 年 6 月 15 日就诊。

主诉：于 1 个月前做左眼白内障摘除+晶体置入术，第 2 天术眼红痛，予"消炎、激素"治疗无效。复诊给抗生素、激素输液 7 天，见效甚微，来本院就诊。

检查：双眼 AV：OD：0.6，OS：FC/眼前。IOP：OSTn^{+1}。左睑肿浮，眵泪频流，白睛混赤。角膜 3 个粟状大泡，内皮皱褶。Tydnll 征（++），瞳孔光反应（-）。眼 B 超：左玻璃体内少许反射影。伴腹胀便溏，自汗乏力；余（-）。

舌质淡，苔白腻，脉象濡滑。

中医辨证：风轮水轮受损，湿热凝聚于目。

西医诊断：白内障术后角膜内皮失代偿。

治则：补肝温阳益气，祛风益损除翳。

处方与治疗：

1. 补肝消翳汤加减 白芍^{酒}、白术、黄芪、川羌活、青葙子、蔓荆子、珍珠粉、蛇蜕、密蒙花、薏苡仁^{炒}、丹参、葱白、甘草^{炙}。水煎 2 遍，蜂蜜水送服，2 次/日。

2. 维生素 C 0.5mL，地塞米松 1.5mg，鱼金针剂 1.0mL，利多卡因 0.3mL，球旁注射，1 次/日。

3. 普罗碘胺注射液 2mL，眼氨肽注射液 2mL，肌内注射，1 次/日。

4. 鱼腥草滴眼液、珍珠蜂蜜滴眼液点眼，1 次／小时；阿托品眼膏，1 次／每晚。

诊治经过：二诊，用药 5 天，角膜大泡消失，瞳孔大部开，眼压正常。续治。

三诊：1 周治毕，混浊减轻，角膜内皮皱折减少，Tydnll 征（±），瞳孔全开；视力 0.2。遂停阿托品眼膏，球旁注射 2 天 1 次；中药方续煎服。

四诊：1 周治毕，混合充血退，角膜透明度略差，染色（－）；瞳孔光反应迟，虹膜色素缺失，人工晶体偏位，视力 0.3。临床获愈。

按语：白内障摘除＋人工晶体置入术，是使中晚期白内障患者复明的主要手段。随着手术器械、材料和手术技巧的改进，造成如此角膜内皮失代偿严重症状者已为数甚寡。如果初学者或不熟练者术中对前房过度扰动，则可能致角膜内皮受损而成本症。一般术后角膜的轻度水肿多在 1 周内可消失，如本病例这样严重的情况，极有失明之虞。

对眼部术后的炎症反应，习惯上通常进行抗菌、抗感染治疗。分析本案角膜的水肿充血反应，属"细菌性炎症"的证据不足，屡用抗菌药、激素、祛火药而无效者，主要矛盾当是未解决术后渗出"垃圾"的清除与受损角膜的修复问题。

按《医法圆通》之论，"火"症当分为"阴火"和"阳火"，"天包乎地，气统乎血，气过旺可以逼血外越，则为阳火。气过衰不能统血，阴血上僭外溢，则为阴火"。故本案所显"热、火"之象（炎性水肿）应属"阴火"，应忌再用"寒凉祛火"（抗菌、抗炎），以免虚虚叠加。

本案之治，笔者弃用"解毒祛火"，予补肝消翳方加减而用。方中以芪、术、草健脾益气，助正气恢复；薏苡仁滋阴除湿，兼清内郁之热；川羌活温阳祛阴发散，以助阳气生，寒湿散，瘀滞（渗出物）除；血不利则为水，丹参功同"四物"，可活血化瘀，助水湿（角膜水肿）行，充血退；密蒙花、蛇蜕、珍珠粉清肝收敛，退翳明目；蔓荆子祛风除湿，清利头目；青葙子清肝除翳，解痉扩瞳；葱白温阳滋润，合川羌活引药上行。如此，遵"甘温除热"之旨，达到了补肝益气健脾、除湿祛邪退翳之效。此乃受"扶阳"理论之启发而付于实践矣。

球旁和肌内注射用药，可控制眼部的炎症，促使非化脓性角膜混浊物的消退和组织的修复，抑制角膜瘢痕的形成，这在治疗中亦起了重要作用。

第七节　风轮赤豆

（泡性束状角膜炎 1 例）

风轮赤豆之病名，出于《证治准绳·七窍门》。本病以黑睛生出突起的颗粒状小泡，或有赤丝（血管）与白睛相连；青少年多发，单眼或双眼先后罹病；有眼痛、羞明、流泪等刺激症状，易反复发作，为其特点。类似于西医学之泡性或束状角膜炎。

按西医分析认为：当角膜上只生泡性结节时，为泡性角膜炎；若泡性结节伴有一束血管连于结膜者，称束状角膜炎。二者均是人体对结核分枝杆菌等某种微生物抗原的迟发性变态反应。眼眵涂片、X 线胸透、OT 试验等，可有助于寻找病因。

中医学认为，风轮属肝，本病生在风轮，与肝经密切相关。其病机大致分两种情况：一是肝经蕴热，火郁风轮；二是气滞痰生，痰浊上壅风轮，瘀滞脉络。

对本病的治疗，西医多予抗结核菌药、激素、维生素 A、维生素 D、B 族维生素等药。若与中医的辨证施治相结合，治疗前景良好。

泡性束状角膜炎（风轮赤豆）案

司某，男，15 岁，学生。于 1993 年 5 月就诊。

主诉：于 2 个月前，右眼红痛，黑睛生一"白泡"，医生予龙胆泻肝丸好转；因发烧热右眼又红痛、刺痒、模糊，用"青霉素"及上述药丸 10 天，无效，来诊。

检查：右眼 VA：FC/30cm。右睑轻红肿，白睛红赤，黏性分泌物。黑睛混浊，瞳神外一白色小泡，赤脉连至白睛状如慧星。荧光素染色（+）。伴有口咽干苦，便干溲赤。白细胞：$11.2×10^9$/L，红细胞沉降率：15mm/h，余（-）。

舌质红，苔薄黄，脉弦数。

中医辨证：肝肺风热，上犯黑睛。

西医诊断：泡性束状角膜炎。

治则：疏泄肺肝风热。

处方及治疗：

1. 疏风散邪汤加减　桑叶、菊花、蔓荆子^{炒}、蝉蜕、夏枯草、赤芍、连翘、桔梗、猫爪草、甘草。水煎 2 遍分服，第 3 煎熏洗患眼，2 次/日。

2. 鱼金注射液 0.5mL，地塞米松注射液 2mg，患眼结膜下注射，1 次/日。

3. 利福平滴眼液、可的松滴眼液交替点眼，各 3 次/日；八宝眼膏点眼，2 次/日。

4. 乳白鱼肝油 10mL，消炎痛 10mg，口服，3 次/日。

诊治经过：二诊，施治 3 天，诸症减轻，水泡萎缩，敢睁眼视物。续进 5 剂。

三诊，小泡、赤脉消退，视力 0.5。中药加川羌活、密蒙花温阳除翳。结膜下注射改用眼氨肽 0.5mL，隔日 1 次。停可的松，加用双氯芬酸钠滴眼液。

四诊，1 周药毕，角膜染色（-）。视力：右 0.8、左 1.0。获愈。

按语：按中医五轮学说，本案当为风邪入侵气轮累及风轮，肺经遭风袭，郁滞化热，故白睛混赤生；肝木被金乘，火瘀成痰，故黑睛赤豆现。以疏风散邪汤方，再加归经肺肝、善治火结肿毒瘰疬之猫爪草，与开提肺气、化痰散结之桔梗，从而疏风清肺兼以清肝，方达赤脉退、翳障除之效。

第八节　疳疾上目

（角膜软化症 1 例）

本病病名出自《审视瑶函》，多因幼儿喂养失宜，营养缺乏，或因虫积夺胃，或因疾病损脾，积滞致羸而成疳疾。脾胃乃气血生化之源，其若虚损乏力，气血即亏，则目失所养，又因血虚肝热生，循经攻于目而成是症。

现代医学认为，本病是因营养不良、维生素 A 缺乏而致的一种角膜软化或坏死的病症。尤其是当罹患肺炎、麻疹等热性疾病或长期腹泻、消化不良等消耗性疾病后，造成维生素 A 大量缺乏时，更易致本病的发生或加重。

角膜软化症案

司某，男，5 岁。于 1970 年 3 月就诊。

代诉： 自幼靠米粥喂养，腹大、肌黄、便溏，半年来常发眼红，流泪不睁。屡按"结膜角膜炎"予抗生素、维生素等治疗时好时发；几天来又因"感冒"眼病再发，来诊。

检查： 面黄神疲，腹大筋露。闭眼不睁，眵泪频流，扒开双睑见白睛微红，睑裂处色晦暗；黑睛磨砂样混浊，上附黏眵，内眼无法窥视。余（－）。

舌色淡，苔白乏津。

中医辨证： 疳积上目。

西医诊断： 角膜软化症。

治则：健脾养肝，除痕明目。

处方与治疗：

1. 疳症丸　太子参、白术、茯苓、陈皮、半夏^制、山楂^炒、神曲^炒、麦芽^炒、砂仁、芦荟、胡黄连、密蒙花、鸡内金^炒、黑豆衣、肉桂、羊肝^焙、甘草^炙。共研细面，每服 5g，3 次/日。

2. 鱼肝油滴眼剂、黄连素注射液（加入眼药瓶中）交替点眼，各 3~5 次/日。

3. 温阳消滞膏　肉桂、川椒、白术、神曲^炒、鸡内金^炒等。共研细面，取 6g，以米醋调成膏，贴于肚脐、肝俞、脾俞穴，2 天换 1 次药。

诊治经过： 二诊，2 周治毕，能睁眼走路，大便略成形，效不更方。共调治 2 个月余，患儿精神良好，双眼有神，便溏已止，临床痊愈。嘱再服半个月，巩固疗效。

按语： 现代生活水平普遍提高，本病已很寡见。本案之治，顾其患儿与家庭实际情况，予以家传疳症丸方，以健脾益气，消积化滞，除翳明目。有些"药品"令其自备，制面调服，以使其既能持续服用，又减轻其经济负担。

考证本方，乃由肥儿丸（《医宗金鉴》）方变更而成，有温阳健脾、消积化食之效。贴敷的三处穴位，皆是调整脾胃、疏肝理气之要穴。

如此内、外协治，加速了这一看似不治之顽症获愈。

第九节　宿　翳

（角膜瘢痕 2 例）

宿翳之名，见于《目经大成》，顾名思义，是指黑睛疾患痊愈［红退痛止，荧光素染色（-）］后，遗留之半透明或不透明、形状厚薄各异的黑睛瘢翳。大抵相当于西医学之角膜瘢痕。

本病与黑睛星翳、白陷翳、凝脂翳不同，后者都是活动性病灶，治疗注重祛除毒邪；而宿翳是半陈旧或陈旧病灶，治疗欲减轻瘢痕组织，但较困难。

笔者认为，对较薄、较浅、时日较短之新翳，予中西医结合之法可效；而对较厚、较深、时日较长之老翳，药物治疗困效，予角膜移植术，可望恢复视功能。

【病例一】 角膜瘢翳

杨某，男，59 岁，工人，已婚。于 1998 年 4 月就诊。

主诉：于 3 个月前左眼受伤，予青霉素、泼尼松等治疗好转；后又服泻火中药，刺激征消退，但黑睛出现白膜遮挡；伴面黄、乏力、纳呆、便秘，来诊。

检查：双眼 VA：OD：0.8，OS：0.15。IOP：双 Tn。眼睑无浮肿、白睛无充血；左黑睛中部一白色翳膜，荧光素染色（±），瞳孔模糊不清。

舌质淡，苔白腻，边缘齿印，脉象弦缓。

中医辨证：肝脾气虚，津不养睛。

西医诊断：角膜瘢痕（OS）。

治则：补肝健脾，明目退翳。

处方与治疗：

1. 补肝消翳汤加减 太子参、白术^{炒}、黄芪、熟地、当归^{酒}、川芎^{酒}、密蒙花、凤凰衣^{炒}、珍珠粉^{分冲}、蛇蜕、黑豆衣^{炒}、鸡内金^{炒}、刺猬皮^{炮}、葱白、甘草^{炙}。水煎 2 遍，蜂蜜水送服，2 次/日。

2. 消蒙眼膏点眼，2 次/日；珍珠眼药水常规点眼。

3. 眼氨肽 0.5mL，地塞米松 0.05mg，患眼结膜下注射，1 次/日。

诊治经过：二诊，2 周治毕，眼内濡润，视物清亮，便秘愈，食纳增。要求不煎中药，停结膜下注射。遂将上方加谷精草、荆芥穗加强散邪除翳之力，5剂，制面，每服15g，1日2次；眼药水、膏续用。

共治2个月，黑睛遗薄翳，荧光素染色（-），可透见瞳孔，视力0.6，获愈。

【病例二】角膜瘢翳　贫血

韩某，女，56岁，寡居，农民。于1991年9月就诊。

主诉：于1年前得"热"病后患双眼红痛，治以"消炎、泻火"半年，红痛消除，黑睛生出翳膜，视物不清；常觉乏力心烦，汗出失眠，来诊。

检查：面色无华，双睑无红肿。VA：OD：0.3，OS：0.1。右眼下方结膜轻度充血，角膜中下方白色翳膜，荧光素染色（±），瞳孔隐约可见；左眼症状同右但稍重。

舌质淡黯、尖红，苔白，脉细偏数。

中医辨证：气血两虚，目睛失濡。

西医诊断：双眼角膜瘢痕；贫血。

治则：补气养血，明目退翳。

处方与治疗：

1. 补气养血明目汤　人参、当归^酒、白芍^酒、白术、茯苓、桑椹子、川芎^酒、熟地、肉桂、鹿角霜、甘草^炙、生姜、砂仁、大枣。水煎3遍，蜜水送服，2次/日。

2. 珍珠蜂蜜滴眼液点双眼，5~6次/日。嘱慎起居，忌食辛辣。

3. 耳穴压豆　眼、内分泌、脾穴，按摩，1日2次。

诊治经过诊：二诊，半月治毕，面色转润，查血红蛋白增加，自诉视物清晰。因家庭困难，要求简便处方治之。更方为消蒙散加减：熟地、白芍^酒、黄芪、密蒙花、菊花、蝉蜕、蒺藜^炒、凤凰衣^炒、黑豆衣^炒、全蝎^炙、刺猬皮^炮、大枣^{焙干}。制面服，每次15g，1日2次；珍珠蜂蜜滴眼液续用。

三诊，治2个月余。视力：右0.6，左0.3。角膜翳变薄，透明度增加；瞳孔光反应（+），荧光素染色（－）。患者深表敬谢。

按语：当黑睛翳障浮浅界清，白睛无充血，荧光素染色（－）或（±）之时，属新翳阶段，通过治疗增加翳障透明性、改善视力是可望的。此时，疾患已无邪正交争之势，多显阴阳俱虚之候。

翳在风轮属肝，肝赖肾水滋养，亦受脾土反克。新翳之病，多见两种证候。一是泻热燥湿太过，耗伤肝肾之阴，致成水不涵木之势；二是寒凉滋腻伤脾，致土郁侮木，阳气不升，精血不濡之态，均可使晶珠失濡而翳成。故治翳之法，应忌一味寒凉。须知，清肝、平肝、温肝、疏肝气之药，滋阴、健脾、益阳、升精气之药，皆有复元退翳之功，再配密蒙花、蝉蜕等退翳之专品，可事半功倍矣。

上述两案黑睛翳障，病机有异，治也不同。

例一，见面黄、纳呆、便秘、舌胖脉濡等一派肝脾两虚之象；曾经诊治，又寒伤脾阴，故以补肝消翳汤再加益气滋阴药而获良效。

例二，虽无明显阴阳所偏，但纵观其病因、治疗过程和现证，属气血亏虚较重，致目不得濡，治当益气补血。然而，气虚多湿滞，血虚常有瘀；血虚多阴虚，气虚常火衰。更当明辨而侧重调之。所予补气养血明目汤，以四君子（《太平惠民和剂局方》）健脾益气除湿，为君。以四物汤（《太平惠民和剂局方》）补肝养血益阴，为臣。以桑椹子辅白芍，既补血又益肝肾之阴；以肉桂辅人参，既补气又益心脾之阳，如此阴阳并调，使气血生化有源。鹿角霜者，用其甘温补血除翳之力；砂仁、姜、枣者，以和胃生血助运，共为佐。其中川芎活血行滞，甘草调和诸药，兼为引和。该方补而不滞，气血兼顾，使气血冲和，疾病乃愈。

后予消蒙散者，以平肝养血濡目，散结消滞，而使翳障速退矣。

小 结

凡治目翳，均以退翳明目为要。同病异治，异病同治，达殊途同归，乃中医精到之处矣。若唯除翳而不辨阴阳、虚实、寒热者，更可致翳沉老化不除而障。

据笔者经验，协同主证加用含锌、钙等微量元素较丰富的药材，如蛇蜕、蝉蜕、鸡内金、凤凰衣、黑豆皮、全蝎等，对消除翳障有良效。现代研究认为，眼组织尤其角膜组织中的锌含量明显高于其他器官，锌等微量元素对角膜组织的修复有重要作用。

第七章

瞳神疾病

瞳神又称瞳仁、瞳子、金井。瞳神之意义，有广义和狭义之分。狭义者，仅指位于黑睛（角膜）后方、黄仁（虹膜）中央的、可随光线强弱自然展缩的圆孔，即西医学所称的瞳孔。广义者，则泛指瞳孔及其后部之眼内组织，包括维持眼内压的房水，具屈光作用的晶状体、玻璃体，富含色素、血管的虹膜、睫状体、脉络膜，负责感光与视觉传导的视网膜、视神经等。

本章所述，既有狭义所指的统称为前葡萄膜炎的虹膜炎、虹膜睫状体炎等，也包括广义所指的统归"内障"眼病范畴的玻璃体病变、视网膜病变、脉络膜病变、视神经病变以及青光眼、白内障等病症。

瞳神所涉组织结构复杂，是形成视功能的重要部分。若其患病，常致眼组织出现混浊、渗出、变形、萎缩、机化等病变，多较"外障"严重，甚或导致失明。

瞳神疾病临床可分两类。

1. 外观有形、色改变，如瞳神散大或缩小，光反应迟钝或丧失，或变为外观黄色或白色的，如虹膜睫状体炎、瞳孔粘连、白内障等。

2. 外观端好，但视觉出现改变，如视力下降、视野缺损、视物变形变色、黑影飘动遮挡等眼底病变。此类情况，多是由某些全身疾病，特别是循环、代谢系统疾病所致的，如玻璃体、视网膜、视神经病变等。

　　检查眼底，对眼底病变及全身疾病的诊断、治疗、预后均有重要意义。眼底的病变大体分类如下。

　　1. 高血压性眼底病变　当收缩压达 160mmHg 或以上，或舒张压达 95mmHg 或以上时，称为高血压。临床又分原发性（原因不明，约占 90%）、继发性（某种疾病的临床表现）两类。原发性高血压与动脉硬化密切相关，有动脉硬化的人未必同时患高血压，但高血压日久必将导致动脉硬化，故两者多同时出现。据眼底改变对高血压病的分期标准如下。

　　（1）高血压病Ⅰ期：病在初期，眼底小动脉多正常或仅有轻度功能性收缩，无器质性损害。随血压的持续或急剧升高，可出现局部血管痉挛性狭窄，反光增强，称动脉痉挛期，此期多为暂时性，当血压正常后可恢复。

　　（2）高血压病Ⅱ期：眼底已见有器质性损害，但功能尚可以代偿。眼底出现高血压视网膜动脉硬化表现：①动脉变细、弯曲、反光增强；动脉（A）/静脉（V）由正常的 2∶3 可减少为 1∶2，甚或更小；表现为小动脉管壁增厚，呈铜丝状；当动脉管壁不透明时，不能看到血柱，而呈银丝状。②动、静脉交叉处出现压迫征，静脉远端出现扩张，加上硬化动脉的牵引，会使局部静脉偏向或移位，或出现 Gunn 征或 Salus 征，或桥拱现象。

　　（3）高血压病Ⅲ期：此期眼底已形成高血压性视网膜的器质性病变，且功能已失代偿。当舒张压超过 130mmHg 时，视网膜内屏障功能被破坏而失代偿，出现灰白色水肿、出血、浅层棉絮状渗出、深层黄白色渗出，甚至出现视乳头水肿、视网膜脱离等症状。眼底荧光血管造影可见视网膜血管闭塞区、毛细血管扩张、微血管瘤，视盘及视网膜有荧光渗漏、积存、染色等改变。

2. 动脉硬化性眼底病变 动脉硬化，是对动脉血管管壁增厚、变硬、管腔缩小等退行性病变的总称。常见的有动脉粥样硬化、小动脉硬化、老年性动脉硬化等，多累及视网膜小动脉，使其收缩。中老年者，多表现为眼底动脉管壁的反光增强、梗死、出血、渗出等改变，称为动脉硬化性视网膜病变。

上述两种眼底病变多相并发生，眼底表现也相杂而见，故对于动脉硬化性眼底病变，除上述高血压三个期段的眼底表现外，还应知视网膜病变的四个分级表现。

Ⅰ级：视网膜动脉收缩、痉挛，A∶V＝1∶2 或 1∶3，黄斑部小血管螺旋状弯曲。

Ⅱ级：视网膜动脉管壁反光增强，呈"铜丝"或"银丝"样改变，有动、静脉交叉压迹与血管梗死缺血现象。

Ⅲ级：除Ⅱ级表现外，尚有视网膜水肿、出血、渗出，及视网膜脱离等病变。

Ⅳ级：除Ⅲ级表现外，尚有视盘水肿。

3. 妊娠高血压综合征的眼底表现（在妊娠目病节论述）。

4. 糖尿病性眼底病变表现（在消渴内障节论述）。

在中医五轮学说中，瞳神属水轮，内应于肾，肝肾同源，对瞳神病变常责之于肾肝，但与其他脏腑亦关联密切，故病机较为复杂。外因，可由头目外伤或睛毒深陷致气血失和，翳障生成；内因，可由七情所伤，食劳失当，阴阳失衡或他疾传变等，致目系郁瘀、玄府窍闭而成疾。

瞳神之疾有虚、实和虚实相杂之分。虚证者，多由脏腑内损、阴阳耗伤、精不上承所致；实证者，多因风热痰湿、头目被伤、气郁血瘀、玄府闭塞而起；虚实夹杂者，常由阴虚火旺、脾虚湿困、气虚血瘀、清阳不升、目窍不利而成。

对本病的治疗，西医是从微观、定向、定性等层面明确诊断，采用药物外用、口服、注射，或手术、激光、冷冻等法治疗，可获得较好疗效。

中医学则是辨证论治。

1. 对虚证，多从滋补肝肾、育阴养血、健脾益气、填精助阳方面着手。

2. 对实证，则从清热泻火、温经散寒、利湿祛痰、疏肝理气、凉血止血、活血化瘀、启闭玄府、发越神光等方面施法。

3. 对虚实相杂证者，则据正邪之盛衰，或泻实兼补虚，或补虚兼泻实；或补泻同施，以达启闭增光之效。这较单纯的西医之术或更具治本除根的优越性。

庄曾渊教授对眼底病的诊治，提出了异于传统的"精、气、血、津、液"的辨证思想，他认为："随着中医眼科借助现代科学仪器设备扩大了望诊的范围……这在整体辨证的前提下，可在更深的层次为'证候'诊断提供新的内涵，这些技术进步必然影响临诊思维……宏观辨证与微观辨病结合已经为中医临床诊疗广泛应用。"还指出"中医辨证'内障'，多责于七情过伤、劳倦过度等致精气耗伤、血脉阻滞、气血失调而起。精、气、血、津、液是'证'的反映，是任何辨证方法所得眼底病证候中，不可或缺的一个主要方面……精、气、血、津、液在眼底病辨证中的作用，主要表现在其本身的改变，以及与脏腑功能、眼部病损的关系上。①精、气、血、津、液是构成眼和维持眼的代谢和功能的基本物质，精、气、血、津、液功能和运行异常，是眼底病发生的主要病因，也是眼底病证候演变的主要病机。②精、气、血、津、液是脏腑生理活动的产物，而脏腑又赖精、气、血、津、液的濡养……精、气、血、津、液失调是不同脏腑功能失调的反映。③络脉及其周围组织，是精、气、血、津、液功能活动的载体。'目者，宗脉之所聚也'，眼是络脉最丰富的器官……若精、气、血、津、液运行障碍，则组织会发生病变，而组织病变又能加重络脉之病变，其中痰、瘀、郁、火是络病的产物，又可成为二次病因，所以精、气、血、津、液的盛衰和循行状态反映了脏腑功能，亦决定了眼部脉络的盈亏和是否畅通，这是眼病虚、实、寒、热病情的重要标志，是贯穿疾病始终辨证的主线……形成以精、气、血、津、液辨证为主线的眼底病规范化辨证体系是可行的，这必然提高中医对眼底病的疗效，使中西医结合治疗眼底病居世界领先地位。"

笔者认为上述论断十分准确，故对瞳神疾病常分别施策。

1. 对眼底功能性病变或术后复发者，针对性地从精、气、血、津、液和脏腑、脉络等方面，以中西医结合之法施治。

2. 对器质性病变，如晚期白内障、瞳孔粘连、瞳孔膜闭、中晚期青光眼、视网膜脱离、玻璃体机化等，则施以现代科学的介入手术方法。

第一节　瞳神紧小　瞳神干缺

（急、慢性虹膜睫状体炎 3 例）

瞳神紧小之病名，始见于《证治准绳·七窍门》；瞳神干缺之名，最早载于《秘传眼科龙木论》。二者均是古代医家以所见瞳神失去正常展缩、正圆形状并伴黄仁晦暗等特征而命名。该病多发于青壮年，病因复杂，病程较长且易复发，是一种严重威胁视觉的自身免疫性疾病。类似西医学的虹膜炎、虹膜睫状体炎所造成的瞳孔粘连症状。

本病主要特征为：珠痛及眉，羞明流泪，视力锐减。若黄仁（虹膜）色黯，展缩失灵，为瞳神紧小（瞳孔对光反应消失）；若黄仁形状不整，为瞳神干缺（瞳孔部分后粘连）；若见黄液上冲，为前房积脓；若瞳神形成白膜，扩散不开（为瞳孔膜闭），亦即失明。

现代医学将虹膜、睫状体及脉络膜统称为葡萄膜，其炎症称为葡萄膜炎。临床上又按其病变部位的不同，分为前部、后部及全部葡萄膜炎。虹膜睫状体炎即为前部葡萄膜炎，脉络膜炎为后部葡萄膜炎，前后均发者则称为全葡萄膜炎。

该病之因，大致又分为三种情况。

1. **外源性** 如细菌、病毒、霉菌、外伤、手术等。

2. **内源性** 如变态反应、病灶转移、全身热性病等。

3. **继发性** 邻近组织病变波及，眼内特殊物质刺激，视神经损害等。

中医学认为，本病之病因病机主要分为四种类型。

1. 肝经风热之邪，直袭目窍。

2. 肝胆火炽，上攻于目。

3. 外感风湿，郁而化热，上犯于目。

4. 肝肾阴亏，虚火上炎，煎灼于目。无论实火与虚热，皆可致成本病。

本病之症状，应与天行赤眼、绿风内障相鉴别（表10）。

对本病的治疗，西医是针对病因，施以抗菌（抗病毒、细菌、真菌药）、抗炎（激素、非甾体抗炎药）、散瞳（外用、注射阿托品等）或予手术等法。中医多是从辨证着手，予以清肝、泻火、滋阴等法为治。

表 10　瞳神紧小、天行赤眼、绿风内障鉴别诊断

项目	绿风内障	天行赤眼	瞳神紧小
疼痛	头、眼部有剧烈胀痛	灼热、痛痒、碜胀	眼及眉骨疼痛
视力	剧降，虹视	正常，可一过性虹视	视力下降明显
胞睑	或有肿胀	重者红肿	重者红肿
白睛	抱轮红赤、混赤、肿胀	红赤、混赤	抱轮红赤或混赤
黑睛	雾状混浊、水肿	或有星翳、分泌物	角膜后壁灰白色 KP

项目	绿风内障	天行赤眼	瞳神紧小
前房	浅或极浅	正常	正常
神水	常有混浊	正常	混浊或黄液上冲
黄仁	晦暗、纹理不清	纹理尚清	纹理不清
瞳神	瞳神散大	瞳神圆	瞳神缩小或干缺
晶珠	透明或欠透明或色素附着	透明	透明或现黄仁色素附着
眼压	常不同程度增高	正常	正常或偏高
全身症状	患侧头痛或伴恶心呕吐	多无不适	或有头痛

【病例一】 急性虹膜睫状体炎（瞳神紧小）

古某，男，36 岁，已婚，电业工人。于 1992 年 8 月初诊。

主诉：平素性急，10 天前暑天劳作，发热头困，右眼红痛，畏光流泪，视力下降，以"角膜炎"予"麦白霉素、泼尼松"治疗 7 天，无显效，来诊。

检查：双眼 VA：OD：0.3，OS：1.2。右眼抱轮红赤（睫状体充血），角膜雾状混浊，后附灰白色 KP，Tyndall 征（＋）；虹膜晦黯，瞳孔后粘连，对光反应（－），眼底窥不进。白细胞：$11.5 \times 10^9/L$，红细胞沉降率：12mm/h，余（－）。

舌质红，苔白乏津，脉弦数。

中医辨证：肝经风热，上犯目珠。

西医诊断：急性虹膜睫状体炎（OD）。

治则：泻肝清肺，祛邪明目。

处方与治疗：

1. 泻肝清肺汤加减 龙胆草、黄芩^酒、金银花、玄参、蔓荆子^炒、青葙子、车前子、柴胡^酒、薄荷^后入、青黛、茺蔚子、甘草。水煎 3 遍，蜂蜜水送服；以药汽熏蒸患眼，2 次/日。

2. 双耳尖穴刺血法，1 次／2 日；双氯芬酸钠滴眼液、可的松滴眼液交替常规点眼。

3. 阿托品针剂 0.3mg，地塞米松 2mg，结膜下注射。

诊治经过：二诊，施治 3 天，结膜下注射 1 次，右眼充血退，瞳孔开，角膜后 KP 减少，房水基本清。停结膜下注射；中药减黄芩、龙胆草寒凉撤火之品，加酒白芍以平肝益阴养血，续服 5 剂。

三诊，右眼角膜后沉积物（KP）消失，房水清澈，眼压正常，视力：1.2，临床获愈。

按语：本案属病邪入侵抱轮、黄仁，已至瞳神紧小之重症，故笔者用专治肝肺风热之验方——泻肝清肺汤方。因无前房积脓，故减夏枯草、地骨皮、石决明等，加清热解毒养阴之金银花、青葙子等，从而加大了益阴解毒、清泻肝肺之力。

结膜下注药，能直接抗感染，解除瞳孔粘连，起到立竿见影之效。

【**病例二**】慢性虹膜睫状体炎（瞳神干缺）

吴某，男，32 岁，工人，已婚。于 1990 年 8 月初诊。

主诉：左眼赤涩畏光，疼痛流泪，伴酸困、口干发热、头痛咽燥 3 个月余。按"虹睫炎"予"抗菌、激素、散瞳"治疗未愈，来诊。

检查：左眼 VA：0.3。睫状体充血（中度），角膜雾状混浊，其后附灰白色 KP（++），Tyndall 征（+）；虹膜晦黯，瞳孔不圆，4~7 点位后粘连，眼底窥不进。眼 B 超：玻璃体中点状反射影。白细胞：11.5×10^9/L，红细胞沉降率：10mm/h，余（-）。

舌质红，苔薄黄，脉象弦数。

中医辨证：肝肾阴亏，火邪郁目。

西医诊断：慢性虹膜睫状体炎（OS）。

治则：滋阴泻火，清肝明目。

处方与治疗：

1. 滋阴清热明目汤　熟地、玄参、龟甲^炙、山药、丹皮、黄柏^盐、青葙子、知母^盐、女贞子^酒、山茱萸、蔓荆子^炒、甘草。水煎 3 遍兑匀，蜂蜜水送服；第 3 煎熏洗患眼，2 次/日。

2. 穴位刺血　耳尖、太阳穴，2 次/日。

3. 阿托品针剂 0.2mg，地塞米松 2mg，患眼结膜下注射，1 次/隔日。

4. 双氯芬酸钠滴眼液、氟米龙滴眼液交替点患眼，各 3～5 次/日。

诊治经过：二诊，用药 3 剂，注射 2 次，充血大退，瞳孔全开；角膜雾状混浊减轻，前房 Tyndall 征（±）；晶状体前膜遗色素环。停结膜下注射。中药减黄柏、丹皮，加菊花、白芍以平肝益气明目，续煎服；眼氨肽 2mL，肌内注射，1 天 1 次。

三诊，1 周治毕，左眼充血退，角膜后 KP 少许；双眼压正常。

又 1 周治毕。视力：右 1.2，左 1.0。诸症悉除。

按语：肝肾阴虚则内热生、相火动，上扰目窍则瞳神郁闭，黄仁晦黯。该方为根据陈明举教授所授治肝肾阴虚证验方增减而成，乃大补阴丸（《丹溪心法》）之加味方。以熟地滋阴补血，山药滋阴健脾，为君。玄参滋阴清热泻火，车前子清肝利水化痰，共为臣。黄柏、知母清热坚阴，女贞子大补阴津，山茱萸阴阳兼顾，蔓荆子疏散宿邪又清利头目，青葙子清泻肝胆且能扩瞳，共为佐。甘草益气解毒，调和诸药，为使。

对瞳神紧小、瞳神干缺而见上述证候者，应用此方均可收药中肯綮之效。

【病例三】慢性虹膜睫状体炎（瞳神干缺）关节炎

郁某，男，56 岁，农民，已婚。于 1995 年 5 月初诊。

主诉：双膝及腕部关节炎 10 年，右眼失明 3 年，左眼时发红痛模糊 2 年。常服"泼尼松、布洛芬"等药。近 3 个月来，眼症复发，关节痛加重，伴体倦、口腻、便秘。

检查：激素面容。VA：OS：0.3。IOP：OD：25.5mmHg、OS：21.5mmHg。右眼：瞳孔膜闭，无充血；左眼：抱轮红赤轻度，角膜后 KP（+），Tyndall 征（+），虹膜后粘连，眼底窥不进. 眼 B 超：双玻璃体内点状反射影。白细胞：$11.3×10^9$/L，红细胞沉降率：22mm/h，类风湿因子（+），心电图：T 波异常，余（−）。

舌色紫黯、体胖，苔白腻，脉象弦滑。

中医辨证：肝脾湿热，郁瘀于目。

西医诊断：慢性虹膜睫状体炎；瞳孔后粘连；继发青光眼；关节炎。

治则：平肝逐瘀，清热除湿。

处方与治疗：

1. 平肝逐瘀汤加减　白芍^酒、苍术^炒、郁金^酒、大黄^酒、夏枯草、蔓荆子^炒、防己、土鳖虫^酒、川羌活、柴胡、青葙子、甘草。水煎 3 遍兑匀，蜂蜜水送服，第 3 煎澄清，熏洗双眼，2 次/日。

2. 散瞳合剂，结膜下注射；马来酸噻吗洛尔滴眼液、氟米龙滴眼液交替常规点眼。

3. 甲泼尼龙 40mg，1 次/上午；布洛芬 1 粒，2 次/日；转移因子 6mg，3 次/日，均口服。

诊治经过：二诊：治 7 天，左眼：充血退，角膜后 KP（±），瞳孔全开；眼压：双正常，关节痛减轻。停结膜下注射，加普罗碘氨、眼氨肽各 2mL，肌内注射，每日 1 次；甲泼尼龙片改为 30mg；其他措施续用。

三诊：1 周治毕，患眼充血退。视力：左 0.6。中药方减防己，加黄芪、白花蛇以益气活络散邪；甲泼尼龙片改为每次 20mg。余药续用。

四诊：又治 2 周，左眼底可见动脉细，后极部散在渗出灶；黄斑凹反光（+）；眼压正常；视力：左 0.6。停用西药，只予中药续服 2 周，以资巩固。

半年后，左眼视力 0.7。因右眼瞳孔膜闭，眼压增高，遂行睫状体扁平部滤过术，诸症解除，但视力未增。

按语：本案患者素有风湿史。多由风寒湿邪侵袭，郁而化热，气血瘀阻，筋脉失养而酿成痹疾；湿热蒸腾，熏灼目窍，致赤痛无光，遂成是症。

治疗上应权衡兼顾，不然只清热会致阳气过耗，湿气不除；只除湿则火热愈炽，灼目更甚；只祛寒会损伤阴津，枯精伤睛。人之生生，脾胃为后天之本；疗疾纳药，脾胃首当其冲。故笔者根据本案脾虚、血瘀、湿滞之特征，将平肝逐瘀汤方适加祛湿除热药而用之。以苍术健脾益气，燥湿祛风；甘草补脾益气，缓急止痛。二者相辅为用，既顾护脾阳胃气，又祛除风湿，为君。目病风湿者，肝首受累，以蔓荆子疏肝经风热，祛湿除痹，清利头目；青葙子清肝泻火且除翳扩瞳；白芍专入肝脾，抑阳敛阴又养血柔肝，共为臣。病成痼疾，乃风寒湿热瘀聚为患，又重以防己祛湿通痹；夏枯草清肝火、散瘀结，降低眼压；土鳖虫活血逐瘀，祛风除痹；酒大黄攻郁泻热散瘀，逐寇出门；川羌活散寒胜湿助阳，共为佐。少予柴胡疏肝升阳，与甘草益气调和，共为使者。本方药多寒性，故选辛温益气药为君，为反治之法也。

所配合西医之法，起到了重要的协同攻坚之效。

第二节　云雾移睛

（玻璃体混浊 3 例）

云雾移睛之病名，始见于《证治准绳·七窍门》，《银海精微》称之为蝇翅黑花，是以眼睛外观端好，唯觉眼前黑影飘动，或视力模糊下降为特征的眼病。其病位是在目珠中的神膏（玻璃体），相当于西医学之玻璃体混浊。

现代医学认为，玻璃体充满眼球内腔，是具良好光学性能的透明凝胶体，其本身无血管、无神经，在生理、病理变化过程中完全处于被动地位。本病罹患之因大致如下。

1. 当外伤或手术不当时，极易造成玻璃体炎性感染。

2. 眼睛易受机械性、化学性因素影响，造成其玻璃体胶溶、混浊。

3. 邻近组织病变，如葡萄膜炎、视网膜静脉周围炎、视网膜静脉阻塞、高血压眼底病、糖尿病性视网膜病变等，炎性渗出物、出血进入玻璃体而造成积血、炎症、混浊等。

4. 老年或高度近视者，玻璃体出现变性浓缩、液化混浊等。

《诸病源候论》曰："夫目是五脏六腑之精华，宗脉之所聚，肝之外候也。脏腑虚损，为风邪痰热所乘……故令视瞻不分明，谓之茫茫也……或误见火光，视见蜚蝇黄黑也。"此论道出了眼内神膏之疾的病机病状。

中医学认为本病病机有四：一是湿热蕴蒸，痰火内郁，上蒙于目；二是肝气郁结，炽火上炎，迫血妄行；三是肝肾不足，阴虚火旺，灼伤目络；四是外伤损目，毒邪侵染，血入清窍。

本病可单眼发病，也可双眼同时或先后发病，病性较为顽固，治疗较为困难。

对本病的治疗和展望：起初，若进入玻璃体的渗出、积血较少，尚在液化的玻璃体中，出现尘、条状漂浮物，或眼前黑影飘动者，属"云雾移睛"证，经治疗，混浊物吸收的概率较大。若进入玻璃体中的渗出物或出血较重，眼前觉暗红色遮挡，眼底不见，B超示大量团块状强回声者，属"暴盲、血灌瞳神"之证，药物治疗难以收效。若病发日久或反复发作，形成玻璃体机化、视网膜脱离、青光眼等变生之症者，须采取相应的手术治疗，有望恢复部分视力。

【病例一】视网膜颞上支静脉阻塞 玻璃体积血

史某，男，55岁，农民，已婚。于2008年5月21日初诊。

主诉：患高血压病多年，嗜酒性躁。因生气，左眼视力突降，黑影飘动。县医院以"高血压眼底出血"治疗20天好转，眼前黑影仍未消除。

检查：双眼VA：OD：0.8、OS：0.12。右眼底动脉硬化Ⅱ期表现；左眼底玻璃体内丝状红色漂浮物，视网膜颞上静脉怒张，片状出血及白色渗出。眼B超：左玻璃体片状强回声。血清总胆固醇：6.1mmol/L，三酰甘油：1.72mmol/L，血压：165/96mmHg，余（-）。

舌红色黯，苔黄乏津，脉象弦滑。

中医辨证：肝火上炎，迫血妄行。

西医诊断：视网膜颞上支静脉阻塞；玻璃体积血。

治则：平肝清热，逐瘀化浊。

处方及治疗：

1. 平肝逐瘀汤 白芍^酒、当归^酒、柴胡、茯苓、夏枯草、郁金、槐米^炒、土鳖虫^酒、益母草、水蛭^炙、大黄^酒、川牛膝。水煎3遍兑匀分服，2次/日。

2. 尿激酶5000U，地塞米松2mg，利多卡因0.3mL，球后注射，上午。

3. 川芎嗪注射液10mL，以负极电离子导入，1次/20min，下午。

4. 普罗碘胺、眼氨肽注射液各2mL，肌内注射，1次/日。

诊治经过：二诊，用治7天，眼前黑影减少，视物略清；视力：左0.3；血压150/90mmHg；便已不干，舌苔见润。球后注射更为隔日1次，他方续用。

三诊：又治1周。视力：左0.6；左玻璃体内反射影及眼底颞上部出血减少。

中药减槐米，加当归、女贞子以养血益阴，续煎服；球后注射改为 1 周 2 次。

四诊：续治 2 周。视力：右 1.2，左 1.0；自觉黑影轻微；眼 B 超：左玻璃体内少许点状反射影；眼底：左颞上支静脉出血吸收，遗有白色机化物，临床或愈。

半年后回访，眼病未复发，血压维持尚可。

按语：本案素有高血压、嗜酒、性急，并舌脉所见，当属肝阳偏亢之体。因怒气而致病，可为气逆阳动，迫血妄行，血溢神膏（玻璃体）致混浊而成是病。外院予降压、止血、扩血管治疗而未愈者，恐是犯了"实实"之戒矣。眼底出血之急性期，可用止血敏等止血药，亦三天即可，当出血止，查血 BT、CT 指标正常后则应停用。因玻璃体中无血管，代谢缓慢，故对眼底出血而进入玻璃体者，单纯"降压、止血、消炎、扩血管"治疗，多是无效的。

血液中的红细胞是带负电荷的，若红细胞表面负电荷下降，即会致其聚集，造成血黏度增高、血栓形成而致血管阻塞。电离子导入法，除药物的活血化瘀作用外，还提高了红细胞表面的负电荷载量，加大了其细胞间的排斥力，从而能降低血黏度、扩张血管，促进局部的血液与淋巴循环，这对加速眼底静脉的疏通、出血的吸收、视网膜功能的改善，有重要意义。

中医学认为，脉络不畅，复遇火邪上逆，致血溢脉外成离经之血，则为"瘀"。

故本案采用了中西医结合之措施，针对上述病机，予以平肝逐瘀汤。因始作俑者为肝阳怫郁，故遵逍遥散（《太平惠民和剂局方》）之意，以大量白芍平抑肝阳，柔肝养血；酒当归养血活血，不使血滞，共治其本，为君。肝阳亢盛，必肝气郁结化火，所以少予柴胡清肝疏肝解郁，不使其升散太过；以郁金凉肝行气，解郁逐瘀；以重量夏枯草、槐米泻肝火，散郁结，通腑滞，凉血宁血，现代研究认为，槐米有降低毛细血管脆性、防止出血、平稳降血压之效，四者共为臣。因神膏代谢迟缓，一般活血之药难以奏效，故以土鳖虫、水蛭之逐瘀峻品搜剔离经死血；大黄通十二经瘀滞，酒制下泻力减而逐瘀之力增；益母草活血化瘀降浊，使视衣（视网膜）水肿消除，四者协同治其标，为佐。川牛膝活血逐瘀，引血下行，兼为佐使。如此，活血祛瘀降浊，若水利工程的"疏浚止溢"之法矣。

尿激酶是一种蛋白溶解酶，有直接促使血凝块快速溶解和吸收的作用。

【病例二】 视网膜静脉周围炎

纪某，男，35 岁，工人，已婚。于 2002 年 3 月 11 日初诊。

主诉： 双眼先后出现视物模糊、黑影飘动 2 个月；平素心烦、少寐、梦遗，身热无汗。就诊给"龙胆泻肝丸"后恢复。1 个月前因劳累而发，续用上药乏效，来诊。

检查： 双眼 VA：OD：0.3，OS：0.5，矫正无效；眼 B 超：玻璃体片状强回声；双视网膜静脉怒张，点片状出血及白色渗出物。外院检测抗链球菌溶血素"O"（抗"O"）等均（-）。

舌色红，苔黄乏津，脉象弦细数。

中医辨证： 肝肾阴虚，瘀热犯目。

西医诊断： 视网膜静脉周围炎；玻璃体混浊（双）。

治则： 滋阴清热，活血通络。

处方及治疗：

1. 滋阴清热明目汤加减 女贞子^酒、墨旱莲、生地^酒、黄柏^酒、知母^盐、山茱萸、穿山甲（代）^炮、土鳖虫^酒、白芍^酒、柴胡、川芎^酒。水煎 3 遍分服，2 次/日。

2. 地塞米松 2.5mg，维生素 C 1mL，利多卡因 0.3mL，患眼球后注射，1 次/2 日。

3. 玻璃酸酶 500U，利多卡因 0.3mL，皮试后患眼球后注射，与上方交替。

4. 普罗碘胺注射液 2mL，眼氨肽注射液 2mL，肌内注射，1 次/日。

嘱禁烟酒、禁房事、禁恼怒。

诊治经过：二诊，用药 1 周，球后注射各 3 次，黑影减少。视力：右 0.5，左 0.6⁺。血压正常，睡眠改善。

三诊：1 周用药毕，视力又觉改善；玻璃体混浊减轻，眼底血管怒张改善，出血减少。中药减黄柏、生地，加熟地、枳壳以益阴养血理气，续煎服。曲克芦丁 1mL，肌苷 50mg，胞磷胆碱钠 250mg，利多卡因 0.3mL，球后注射，1 日 1 次。

四诊：续治 1 周，眼前黑影消失。视力：右 1.0⁺，左 1.2。眼 B 超：右玻璃体内少许反射影；眼底：出血消失，机化物轻微，视乳头界清色正，黄斑中心凹反光（+）。诸症若失。续予上方 5 剂，隔日 1 剂，巩固疗效。

按语：现代医学认为，视网膜静脉周围炎是视网膜静脉外膜发生炎性改变，导致出血或渗出。多发于青壮年男性，双眼先后发病为其特征。其病因至今尚不十分明确。一般认为可能与结核菌感染、血管周围的肉芽肿性改变、牙齿病灶、中耳炎、血栓性脉管炎及免疫功能异常有关。西医之治多是对症用药。

中医学认为，本病多由肝郁化火，迫血妄行；或脾虚气弱，血失统摄；或肝肾阴亏，虚火灼目；或痰瘀互结（渗出、机化），上蒙清窍等所致。多发于青壮年男性者，与其壬癸之气旺盛亦即荷尔蒙激素水平高亢或有关系。本案患者正值盛年，肝肾阴精过耗，虚火上炎明显。夜寐之状、舌脉之象亦可佐证。首次发病，以"龙胆泻肝丸"治疗而愈者，当为肾阴未亏，肝火一泻则妄行之血速止而症消。二次复发，复用原方不愈，当是病有深入，阴亏不制火邪。续用西药"消炎、激素"而不效者，恐是"扬汤止沸"矣。故针对其肝肾阴虚之本，以滋阴清热明目汤方加重活血止血之药治之。以专事滋肝肾之阴、凉血止血之二至丸（女贞子、墨旱莲）为君。肝喜条达，肾主闭藏，阴虚热生则肝刚不柔，热甚化火则迫血妄行，故以生地滋阴凉血清心，白芍柔肝敛阴潜阳；黄柏、知母直折相火，滋阴润燥，釜底抽薪，四者共为臣。阴虚热盛则肝气不疏，相火扰动则肾不闭藏，热郁互结则痰瘀凝聚而致神膏（玻璃体）、视衣（视网膜）渗出、混浊，故以柴胡疏肝解郁除热，山茱萸固精收敛宁血，夏枯草泻肝解郁散结，穿山甲（代）、土鳖虫活血通络逐瘀。现代研究，山甲（代）、土鳖虫有良好的清除眼底出血、渗出、机化物作用，相协为佐。川芎活血行滞兼引药上行，为佐使者。如此，滋阴虚使本固，逐瘀浊使标除，则诸症迎刃而解矣。如上之治，中医"滋阴降火"之方平衡了机体的荷尔蒙激素水平，方使疾病获愈。

玻璃酸酶是一种黏多糖，能使组织间的出血、炎性渗出物消散吸收。

【病例三】 高度近视 玻璃体液化 陈旧性视网膜病变

商某，男，56岁，已婚，教师。于2002年8月10日初诊。

主诉： 素患近视，矫正视力右 -6.00D，左 -5.00D，双0.8。半年前视力下降，黑影飘动以"近视性眼病"屡用"碘化钾、磁朱丸"等治疗未愈，来诊。

检查： 双外眼（-），矫正视力 OD：0.5，OS：0.3。晶状体混浊（Ⅱ°）。眼底：玻璃体中絮状物飘移；动脉偏细，上附白鞘，视网膜后极部絮状机化物。余（-）。

舌质红，苔少乏津，脉象弦细。

中医辨证： 肝肾亏虚，精不荣目，浊气上泛。

西医诊断： 高度近视；玻璃体液化；陈旧性视网膜病变（双）。

治则： 滋补肝肾，升清降浊。

处方及治疗：

1. 补肝降浊汤加减　熟地、白芍^酒、川芎^酒、白术、女贞子^酒、菟丝子、楮实子、石菖蒲、刺猬皮^炮、珍珠粉^冲、柴胡^酒。水煎 3 次，兑匀分服，2 次／日。

2. 普罗碘胺、眼氨肽各 0.6mL，利多卡因 0.3mL，交替球后注射，10 天为 1 个疗程。

3. 隔姜灸　双眉中、承泣、太阳穴，2 次／日；七叶洋地黄滴眼液常规点眼。

4. 丹香注射液 6mL，正、负极交替，双眼电离子导入，1 次／日。

诊治经过：二诊，用药 1 周，头晕减轻，黑影减少，效不更方。

三诊，2 周治毕，眼前黑影显著减轻，觉视久疲劳。停球后注射，上方加酒香附、黄芪以益气解郁，续煎服。

四诊，续治 3 周，黑影轻微。矫正视力：右 0.6，左 0.5。眼底玻璃体少许反射影，血管清晰，黄斑凹反光可见。上方 3 剂制粉，每服 15g，1 日 2 次；灸法续用。

于 2 个月后复诊。矫正视力：右 0.7，左 0.5。临床获愈。

按语：陈旧性的玻璃体液化、混浊所致"云雾移睛"症，多与高度近视、年老体衰并存，多因视网膜、玻璃体疾病的反复发作，或近视眼轴增长致玻璃体形状改变，导致视网膜感光细胞凋亡、功能障碍而出现的后遗症。

肝主血，濡于目；脾散精，养于目；肾藏精，主神明。本证多与该三脏之亏虚有关。所予补肝降浊汤方中，以地、芍、芎补肝血，敛肝阴，且补而不滞，为君。肝肾同源，阴阳相济，善补阴者宜借阳助，故以菟丝子、楮实子、女贞子既助肝阴肾阳，又清心肝内热；既防伤血络，又益精明目。李瑞荃等研究认为："菟丝子有抗氧化、抗衰老、明目作用；楮实子有抗氧化、提高'肾阳虚'之细胞免疫功能。二者均可抑制视网膜感光细胞凋亡，并对这一过程发挥明显的保护作用。"阴血虚常损脾耗气，气虚湿泛则目浊昏蒙；肝肾虚则失于条达，郁瘀内障而阻碍神光；故以白术健脾益气燥湿，刺猬皮通络散结除滞，菖蒲开窍祛痰降浊，珍珠平肝明目敛神，共为佐。柴胡疏肝解郁，升阳达目为使。诸药协同，达补肝肾，化瘀郁，降痰浊之效。

如此保守治疗，对眼轴的解剖性状无益，玻璃体的理化性质也不可能发生根本改变，但其能改善眼组织的混浊程度和视力，效果是现实的。

第三节 暴 盲

暴盲之症，是统指眼外观端好，猝然一眼或两眼视力下降甚至失明的一类内障眼病。该病名出自《证治准绳·七窍门》，其症状正如书中曰："暴盲，平日素无他病，外不伤轮廓，内不损瞳神，倏然盲而不见也。"

在中医眼科临床，据其发病部位及病机的不同又分为血管性暴盲（络阻、络瘀、络损所致）、目系暴盲（另篇讨论）等证型。再者，消渴性内障以及视衣脱离、癔病盲等眼病而致的视力骤降案例，笔者也归于本"暴盲"篇进行讨论。

对本症之病情，中医是只知"外观端好""倏然盲而不见"，只有借助现代仪器对眼底进行"望诊"检查，方可得出明确诊断，针对性治疗。

一、络阻暴盲 络瘀暴盲

（视网膜动脉阻塞 视网膜静脉阻塞 2 例）

该病病名，前者首见于《临床必读》，后者出于《中医眼科学》（第九版）。二者均病发急骤，多为单眼发病，以中老年人及罹患心脑血管疾病者多见，无性别差异。与现代医学对应，络阻暴盲相当于视网膜中央或分支动脉阻塞；络瘀暴盲相当于视网膜的中央或分支静脉阻塞。二者的眼底病变表现，在本章总论中已经详述。

前者眼底的主要特征是：视网膜动脉显著变细，甚至呈线状；后极部视网膜灰白色水肿（若分支动脉阻塞，则病变限于该支动脉分布区），黄斑部呈现"樱桃红"色；眼底荧光血管造影可见中央动脉或分支动脉无灌注；日久，视网膜水肿消退，视乳头出现缺血，终成视神经萎缩。

后者眼底的主要特征是：视网膜静脉怒张迂曲，隐没于火焰状出血和水肿中（若分支静脉阻塞，则出现沿该支静脉血管的片状、火焰状出血）；视乳头出现充血、水肿；黄斑部出现棉绒斑或囊样水肿；眼底血管造影见视网膜动脉-静脉循环时间延长，出血区荧光遮蔽；久之，可出现黄斑区水肿、视网膜新生血管等。

中医学认为，本病两个证型的根本病因均是瘀血阻络。其病机大致有四：一是愤怒暴悖，气机逆乱，血瘀阻络；二是恣食肥甘，痰浊内生，闭阻目络；三是肝肾阴亏，亢阳上壅，瘀滞眼脉；四是心气亏虚，动血乏力，玄府瘀闭。唯不同的是，前者瘀血阻塞的为动脉，故现"乏流"缺血之证；而后者瘀血阻塞的则是静脉，故成"络破"血溢之势。

对本病应借现代手段明确诊断，针对性采取静脉输液，或球内、球后注射，或激光光凝，或中西医结合的治疗方法，方可较快、较好地挽救视力。

【病例一】视网膜中央动脉阻塞（CRAO）（络阻暴盲）

范某，女，65 岁，已婚，农民。于 2001 年 4 月 7 日初诊。

主诉：左眼突视物不见 1 个小时。素患高血压病，2 年前患脑血栓，经治恢复。于晨起咳痰时左眼突视物不见。因早就听说过"眼血栓"，随即来诊。

检查：双眼 VA：OD：0.8⁺，OS：HM/眼前。左瞳孔 5mm，直接对光反应消失，间接光反应存在；视盘色淡，界模糊，动脉血管细，后极部视网膜灰白色水肿，黄斑显樱桃红。出血时间 2min，凝血时间 5min；血压 160/97mmHg。心电图：高 R 波。余（－）。

舌质黯淡，苔白乏津，脉象弦紧。

临床诊断：视网膜中央动脉阻塞（OS）。

治则：急行扩张血管、抗炎、抗纤；辅以中医通窍启闭。

处方及治疗：

1. 硝酸甘油 0.5mg 含化；20% 甘露醇 250mL，静脉滴注，0.5 小时毕。

2. 急行患眼角膜缘前房穿刺减压术；遂予山莨菪碱（654-2）7mg，地塞米松 5mg，维生素 B₁₂100μg，利多卡因 0.3mL，共计 2.3mL，患眼球后注射，1 次/日。

3. 尿激酶 200 万 U，0.9% 氯化钠 250mL，肌苷 0.6g，胞磷胆碱钠 0.75g，10% 葡萄糖 250mL，静脉滴注，1 次/日。

4. 通窍启闭汤　麝香⁽分冲⁾、川芎⁽酒⁾、桃仁⁽炒⁾、赤芍、水蛭⁽炙⁾、枳实⁽炒⁾、石菖蒲、胆南星、葱白、大枣。水煎 3 遍，兑匀分服，2 次/日。

诊治经过：治疗 1 小时许，左眼能看见东西。输液毕检查视力：右 0.8⁺，左 0.3。嘱煎出中药，于输液毕 5 小时后即服。

二诊，第 2 天，视力：右 1.0，左 0.5⁺。眼底：视盘边界可见，后极部视网膜水肿大消，黄斑樱桃红明显消退。予左眼球后注射，隔日 1 次；输液方减尿激酶 100 万 U，续用；中药加益母草、黄芪以增益气渗湿之力。

三诊，又 2 天治毕，视力：右 1.0，左 0.8⁺。左眼视盘界清色可，黄斑凹反光（+），临床获愈。停输液、球后注射，予中药 3 剂，隔日 1 剂，续服善后。

于 1 个月后随访，病未复发。

按语：在暴盲之类眼病中，视网膜动脉阻塞特别是中央动脉阻塞是最紧急、最严重、预后最差的一种。

视神经的球后段、眶内段有鞘膜包裹，通路狭窄，任何原因所致的视神经周围组织的炎症、水肿，均可使通过其中的动静脉血管受阻；若再因本身疾病如高血压、高脂血症、高血糖等，更易导致此段血管内的血栓形成而造成阻塞。又因视网膜中央动脉是视网膜营养的唯一来源，其一旦阻塞，便致视网膜急性缺血、缺氧。一般理论上讲，视网膜缺血超过 90min，光感受器细胞的死亡将不可逆转。在发病 1 小时以内阻塞解除或缓解者，可望恢复视力；若超 4 小时，则视力恢复很难。因此，对急骤视力下降者，贵在迅速就诊、迅速治疗。

本患从发病到就诊约 1 小时，处理措施得力。急予硝酸甘油，以求迅速扩张眼部血管；前房穿刺，欲使眼压下降，栓子涌动；球后注射法，直接作用于视神经周围，迅速抗炎，解除视神经周围的组织水肿，改善眼组织的缺血状态和营养；立即输注尿激酶，直接作用于内源性纤维蛋白溶解系统，降解纤维蛋白凝块，发挥溶栓作用，尤其对新鲜的血栓起效快、效果好；肌苷、胞磷胆碱钠能直接改善视神经的能量代谢，促进视功能的恢复；甘露醇能直接消除视神经乳头与视网膜组织的水肿，增加血容量，促进血液循环。诸药配合，使病灶消除，视力恢复。

本患者素有高血压及情绪压抑史，属木郁阳亢之体；再遇肝气怫郁，更致气血上壅，清窍郁瘀，痰浊闭塞，故用破血逐瘀、降气化痰、通窍启闭的方剂，予紧急输液等措施后，接续内服，求药效相协之用。方中以麝香开窍醒神、活血启闭，为君。水蛭破血逐瘀，川芎活血行气，桃仁逐瘀润燥，赤芍活血凉血，共为臣。肝气怫郁则气机逆乱，以枳实破积行滞，降怫郁之气；气郁则窍闭痰凝，以石菖蒲、胆南星开窍化湿降浊，清热化痰息风，共为佐。以葱白温润之性，通阳散结和中，又防诸药克伐太过，为使。随症顺转，故减麝香、水蛭、胆南星，而加用黄芪、益母草者，乃遵"补阳还五"之意，以补气健脾渗湿佐活血开窍化痰，以竟全功。

本案之治，突出了西医的急救特色。本案所用西药的减量与间断，意在药中肯綮而止，以防虚虚之戒。如此"先西后中"机动施治，可谓是中西医结合的典型成功验案。

【病例二】 视网膜中央静脉阻塞（CRVO）（络瘀暴盲）

杨某，女，59 岁，干部，已婚。于 2005 年 11 月初诊。

主诉： 右眼红色遮挡，视物不见 20 天。县医院以"眼底出血"，给止血芳酸、丹参等治 2 周无显效，又给"泻火清肝"中药亦乏效。伴胸闷、头眩、寐差等症，来诊。

检查： 体胖，神疲，气促；VA，OD：0.06，OS：0.8$^+$；右眼，瞳孔中大，光反应迟。眼底析查：玻璃体内红色絮状物，静脉怒张曲迁，火焰状出血遮盖，絮状白色渗出；黄斑区有出血。眼 B 超：玻璃体点片状反射影。光学相干断层成像（OCT）：黄斑隆起灶。荧光素眼底血管造影术（FFA）：静脉回流时限延长，出血区荧光遮蔽，视盘及黄斑区荧光增强，黄斑凹荧光渗漏。左眼，动脉硬化性眼底Ⅱ期表现。血清总胆固醇：6.0mmol/L，三酰甘油：2.55mmol/L，血压：170/98mmHg，余（-）。

舌体胖，色黯淡，苔白腻，脉象弦滑。

西医诊断： 视网膜中央静脉阻塞；高血压眼底病变。

中医辨证： 气虚湿困，郁瘀阻络，血溢寇留。

治则： 西医：改善眼底血供，消除黄斑水肿；中医：益气通脉，逐瘀化痰。

处方及治疗：

1. 右眼球内注射曲安奈德 4mg/0.1mL；妥布霉素地塞米松滴眼液常规点眼。

2. 血塞通针剂 500mg，低分子右旋糖酐 500mL，七叶皂苷 10mg，10% 葡萄糖 250mL，肌苷 0.6g，胞磷胆碱钠 0.75g，5% 葡萄糖 250mL，静脉滴注，1 次/日。

诊治经过：二诊，1 周治毕，右眼视力 0.3，黑影减轻，眼压正常。予尿激酶 10 000U，地塞米松 2mg，利多卡因 0.3mL，球后注射，1 日 1 次；输液减血塞通，200mg 续用；加益气通脉汤方，水煎 3 遍，兑匀分服，2 次/日。

三诊，又 1 周治毕，视力，右 0.5，左 0.9；右眼视乳头边界显现，血管走行可见，火焰状出血明显减少，黄斑水肿显消。更予球后注射，隔日 1 次；中药方加枸杞子、穿山甲（代）以增益阴软坚降浊之力。

又 2 周治毕，视力右 0.8，诸症悉除。停用西药，续服中药，隔日 1 剂，巩固疗效。

按语：视网膜静脉阻塞多发于中老年人，病因复杂，病程冗长，顽固难愈。本病虽发于眼部，但与全身的动脉硬化、高血压、高脂血症、糖尿病等所致的血管壁器质性改变、血液流变学改变、血流动力学改变有关，亦与情绪波动等精神因素有关，同时受眼压、眼局部炎性病变的影响。

该病的发病机制大致有二。

1. 从解剖学上看，在筛板处，视网膜动脉和静脉相互接近，在动脉的压迫下静脉管腔变窄。

2. 由上述诸因，致视网膜动脉变细变硬，静脉壁水肿增生，脆性增加，血液回流受阻，血管壁破裂，血溢脉外。其深层毛细血管缺血，脂类物质的沉着可形成棉絮斑、黄白色渗出物，甚至可造成视网膜的水肿、黄斑囊样水肿、视网膜新生血管、虹膜红变、新生血管性青光眼等。其病理过程中，还有个视网膜缺血-再灌注损伤问题，可导致视网膜神经元的损伤，对其生理功能造成破坏。

本病的治疗前景和预后，又以其是否为缺血型而异。

1. 非缺血型　视网膜静脉分支阻塞，血管扩张迂曲，散在点状出血，尚未严重累及黄斑区。FFA 显示视网膜循环时间延长，毛细血管渗漏，少有无灌注区，视力损害较轻者，预后较好。

2. 缺血型　视网膜中央静脉阻塞，各象限静脉显著迂曲扩张，火焰状出血或血管被出血遮蔽；视乳头及视网膜出现渗出水肿、棉绒斑、机化物；FFA 见广泛的毛细血管无灌注区；视力损害严重（暴盲）。此型常导致视网膜或虹膜新生血管而反复出血，或可形成青光眼、玻璃体机化、视网膜脱离等并发症，预后极差。

综上分析，对本案首先给予了球内、静脉用药。所用血塞通含三七总皂苷，可抗心脑缺血，减轻脑神经元的损伤；降低血脂，降低低密度脂蛋白含量；改善微循环及抗氧自由基损伤。再配伍增加血容、改善血液流变性的低分子右旋糖酐，改善视神经功能的肌苷、胞磷胆碱钠，以及能减轻视网膜水肿的七叶皂苷用之。曲安奈德在玻璃体内的半衰期为 2~3 周，其能减低视网膜血管的炎症和渗出，抑制上皮细胞增生和新生血管形成，并能非特异地减轻血-视网膜屏障的破坏，促进视盘、黄斑水肿的消退。

中医学认为，血在脉中运行，动力在于心，而心动在于无形之心阳心气推动。若阳微气虚则心动无力，脾统血无权，故无形的气虚可导致有形的出血。土郁侮木则湿蕴火聚痰生，肝失条达则脉瘀络滞，致血不循常道而溢于脉外。也即是说，该病的发生与有形之血和无形之气、火有关。古语云："凡活血者，须知其要，而动血之由，唯火唯气耳。察气者但察之虚实矣。"在眼科临床，对火盛、气实者多易认知，治予清肝泻火或解郁理气等法；而对气虚阳弱者则多易忽视，或畏虚而不敢用益气扶阳之法矣。

本案患者素有动脉硬化、高血压史，虽似"肝郁火盛"之证，但脉证合参，阳虚土郁侮木，统血无能方是本象，故其病发犹若渠塞堤溃水溢者，是较严重的缺血证型，而不是凝血机制异常导致的出血。其初治单用"清肝泻火止血"而无果，当是不符合本案"气虚脾郁，脉瘀络损"之因。故笔者在肝平火降之时，即用益气通脉方。方中以大量黄芪与白术补气升阳，助心之动力，使脾健运摄纳有权，为君。气虚必气滞，气滞多血瘀，初治因止血太过致离经之血结聚。"凡治血者，必先以祛瘀为要"（《血证论》），故以"四物"补血行滞，其中当归尾活血兼养血，可抑制血管的再灌注损伤，为臣。《景岳全书》亦曰："血必由气，气行则血行，故凡欲治血，则或攻或补，皆当以调气为先。"故以桔梗开宣肺气，与枳壳一升一降，条达气机，使气血和顺。瘀血者非峻药不可祛除，故以地龙、水蛭破死血，逐瘀滞；湿聚则痰浊生，以益母草活血利水消肿，菖蒲化湿祛痰降浊，山楂消积助运降脂，相协为佐。桔梗引药上行达目，兼为使者。本方遵"补阳还五"之意，重用黄芪以复实践，而使目复明亮。

有研究认为，健脾补肾滋阴、益气活血明目中药可对抗视网膜缺血-再灌注损伤所介导的氧化反应，降低脂质过氧化物，提高 SOD 活性，从而增强机体清除氧自由基和抗缺氧能力，从而抑制细胞凋亡，增强对视神经的营养和保护作用。

对此类眼底出血顽症，准确辨证，敢于摒弃惯习，适时补气温阳，既可使视网膜供血复通，又可防治"再灌注损伤"。

参见：复方血栓通胶囊治疗视网膜静脉阻塞 60 例. 现代中西医结合杂志，2010，19（12）

二、络损暴盲

（视网膜静脉周围炎　高血压病视网膜病变
玻璃体积血　视网膜下出血 5 例）

该病名首见于《临床必读》，顾名思义，是眼底脉络受损而出血，致视力骤然下降，甚至唯见眼前手动的眼病。多双眼或单眼发病，多发于青壮年男性，或可反复发作。与现代医学对应，相当于视网膜静脉周围炎、高血压病视网膜出血、玻璃体积血、视网膜下出血等症。

此类疾病的眼底图像大致可见如下情况。

1. 视网膜静脉周围炎，若玻璃体有积血，可无红光反射；待出血吸收可见周边视网膜静脉充盈迂曲，呈串珠样，或伴生白鞘，火焰状、片状出血，灰白色渗出、水肿等改变。FFA：病变静脉着染、渗漏、微血管瘤。后期可见视网膜周边无灌注区和渗漏的新生血管。

2. 高血压病视网膜病变，可见视网膜动脉细，反光增强或呈铜丝、银丝状；静脉怒张、扭曲、畸形，动静脉压迹明显；视网膜大面积灰白色水肿、出血、硬性渗出、棉絮斑，或视乳头水肿。FFA：视网膜血管闭塞区毛细血管扩张及微血管瘤，视乳头及视网膜荧光渗漏、积存、着色等改变。

上述视网膜静脉周围炎与高血压病视网膜病变两者，均可因出血进入玻璃体而形成玻璃体积血，呈现玻璃体血性混浊，眼底不能窥视，彻照无红光反射。

3. 视网膜下出血，可见视网膜上界限清楚的出血片，黄斑凹反光不见。FFA：出血处视网膜前遮蔽荧光，晚期无荧光渗漏。

中医学认为，本类疾病的根本病机是火灼络伤，原因有三：一是心阴不足，肝火上攻，血溢络外；二是肝失疏泄，五志化火，灼伤血络；三是肝肾阴亏，虚火上炎，络损血溢。本病多发于青壮年，当如《银海指南》所谓"属相火上浮，水不能制"是也。

对本病的治疗，应借助现代科技手段明确诊断，针对性采取或静脉输液，或激光光凝，或玻璃体手术，予中西医结合方法治疗，方可获效。

【病例一】视网膜静脉周围炎　激光术后

许某，男，42岁，已婚，工人。于2005年5月27日就诊。

主诉：于3个月前右眼视力骤降，以"视网膜静脉周围炎"，予"止血、抗炎"治疗半个月，激光治疗2次，视力达0.3。20天后，左眼又视力下降，又予激光治疗1次、输液15天，视力未明显增加；伴头晕、乏力、口黏、便秘等症，来诊。

检查：面色虚浮；VA：OD：0.2，OS：0.4；眼底：右颞上象限及下部网膜模糊，密集激光斑，血管周围点状出血及白色絮状渗出，黄斑反光消失；左颞下方激光斑，静脉迂曲，絮状渗出，黄斑区灰色渗出，反光（±）；FFA：双眼受累静脉荧光渗漏，激光区荧光遮蔽；眼B超：右玻璃体团状反射影、左玻璃体少许反射影。血清总胆固醇：6.2mmol/L。三酰甘油：1.6mmol/L。血压：165/102mmHg。心电图：ST-T低下。抗链球菌溶血素"O"试验等（-）。

舌色黯，边有齿印，苔白腻，脉象弦滑。

中医辨证：肝郁痰瘀，上蒙清窍。

西医诊断：视网膜静脉周围炎；激光术后（双）。

治则：逐瘀散结，启闭明目。

处方及治疗：

1. 平肝逐瘀汤加减　白芍^酒、当归^酒、柴胡^酒、郁金、川牛膝、生地^酒、阿胶^化、白芥子、穿山甲（代）^炮、青皮^炒、泽兰、肉桂。水煎3遍分服，2次/日。

2. 山莨菪碱4mg，地塞米松2.0mg，鱼金注射液4mL；曲克芦丁 1mL，胞磷胆碱钠 0.20g，肌苷 0.1g。两组均加利多卡因 0.3mL，分双眼球后交替注射，上午，1 周为 1 个疗程。

3. 穴位注射　肝俞、脾俞、三阴交穴。川芎嗪 1mL，左右交替，下午，1 周为 1 个疗程。

4. 隔姜灸　双太阳、眉中、承泣、风池穴，2 次/日。

嘱禁烟酒、控饮食、禁房事、忌生气。

诊治经过：二诊，2 周治毕，症状改善，双视网膜出血及渗出减少，效不更方。

三诊，又 2 周治毕，视力：右 0.5、左 0.7⁻。眼底出血消失。中药方减泽兰，加黄芪、鹿角霜益气温阳，续煎服；球后注射减地塞米松组，续用；穴位注射改用胎盘针 1mL，隔日 1 次。

四诊，又 2 周治毕，视力：右 0.5⁺，左 0.8⁻。眼底：双视网膜出血消失，渗出斑大部消除，激光斑清晰可见；右眼黄斑区色素沉着减少，光反射（+）；左眼黄斑凹光反射可见。诸症消除，临床获愈。

按语：本案之视网膜静脉周围炎，西医予"止血、抗炎、抗感染、激光"治疗，处于"炎症消退，瘀血滞留；脉络紊乱，渗出积聚；视衣损伤，神光不复"的现状中，再保守治疗难度颇大。至于激光对视网膜无灌注区的破坏性治疗，虽然可以防止新生血管的生成，但是，应知，视网膜的新生血管，正是因其正常血循环被破坏后，组织的"代偿性修复"所致生。

结合本案脉证，痰瘀互结、气滞水停为主要病机，治当行气利湿，化痰散结，逐瘀复脉，视力或可得到改善。据有关研究，活血化瘀滋阴中药有良好的恢复眼底血液循环，防止新生血管生成之作用。鉴于此，笔者予平肝逐瘀汤加减。以"四物"活血养血，改善视网膜血供；阿胶滋阴补血宁血，以防血之再出；中医对陈旧性渗出、机化物常责之于痰结水停，以郁金、白芥子、穿山甲（代）解郁祛痰散结，活血软坚消癥；泽兰化瘀利水消肿。四者水、血、痰、瘀同治，以消视网膜的渗出机化物。血行的复常，有赖气机的调畅，故以青皮疏肝理气，散结消滞；川牛膝通利血脉，引血下行，防肝血再次上僭；病患日久，寒凉（消炎）太过，阳气被伤，故少佐肉桂以鼓舞气血，促阴翳（渗出机化物）消除；柴胡疏肝升清，引药上行，为使。

因本案证较复杂，故予多味相协，以活血化瘀而不乏血，滋阴养血而不滞瘀，消痰散结而不伤正，益血升清而使目明，取得不止血而血止、不逐瘀而络通之效。

肝俞、脾俞、三阴交穴，是治眼底病之要穴；配合能促进受损组织修复和慢性炎症消除作用的胎盘注射液，发挥了药、穴的综合效应。

如上中西医结合治疗，使这一看似"不可救药"之顽疾，获得闭启光增之效。

【病例二】 视网膜静脉周围炎

贾某，男，42 岁，已婚，业务员。于 2003 年 8 月 17 日就诊。

主诉：双眼先后视力下降，黑影遮挡 5 天。性情暴躁，头晕脑热，口干眼涩；返家后相隔 2 天双眼相继发病，以"视网膜炎"予"激素、抗生素"治疗 3 天未效。

检查：面黄少华，VA：OD：0.3，OS：0.5；右眼底颞下静脉不规则扩张，上附白鞘、出血、渗出斑，黄斑区水肿，反光消失；左眼底同右，略轻；眼 B 超：右玻璃体反射影；荧光素眼底血管造影术：双眼受累静脉荧光渗漏。血清总胆固醇：5.8mmol/L，三酰甘油：1.52mmol/L，余（-）。

舌色黯红，尖有瘀点，苔白乏津，脉象细数。

中医辨证：阴虚血热，上灼目络。

西医诊断：视网膜静脉周围炎（双）。

治则：和血宁血，补水涵木。

处方及治疗：

1. 和血宁血汤加减　生地、枸杞子、阿胶^化、白芍、三七、白术、白茅根、墨旱莲、大蓟、柴胡。水煎 3 遍兑匀分服，2 次/日。

2. 鱼金注射液 1.5mL，地塞米松 2.5mg，利多卡因 0.3mL；双眼球后注射，上午。

3. 刺络法　双耳尖穴，1 次/2 日。

嘱禁房事，忌烟酒，不熬夜，调情绪。

诊疗经过： 二诊，1 周治毕。视力：右 0.4，左 0.5。眼底：网膜出血点减少。中药方减白茅根、大蓟，加丹参、泽兰、菖蒲以活血利湿通窍，续煎服。

三诊，2 周治毕。视力：右 0.6，左 0.7。眼底：静脉周围出血全部吸收，白色渗出大部消除，黄斑凹反光可见。予上方中药 5 剂，隔日服，针药续用。

四诊，又 2 周治毕。视力：双 1.0。诸症悉除，临床痊愈。

按语： 有研究认为，眼底血证在早期一周内（尤其是 3 天内），血管及其周围组织呈"炎性"损伤而致"出血"和"渗出"，此时血液系统多呈"溶血"状态。虽言"离经之血皆是瘀"，但此时不宜服用"活血逐瘀"之峻药或静脉滴注。

本案素有肝旺气盛、目涩腰酸、肾阴不足之象。出差乍回，劳欲过度可知。

肝为刚脏，性喜条达；肾为水脏，涵木以荣；目为肝窍，清润为用。若水不涵木，热灼肝窍，木气克土，统血无权，致目络渗出、水肿、血溢而酿成是证。此时用滋阴凉血治其标，是当务之急；而养血柔肝固其本，应予兼顾。故以和血宁血汤加滋肾疏肝药治之。以生地、枸杞子、阿胶滋补肾阴，壮水之主，为君。生白芍柔肝凉血益阴；辅以白术益气利湿，使血守有本，为臣。以墨旱莲、大蓟、白茅根凉血止血；三七活血止血而不留瘀，共治其标，为佐。柴胡疏肝散郁，引药上行达目，为使者。如此，使"水不涵木"之眼底血证获愈。

【病例三】高血压性视网膜病变　玻璃体积血

尚某，男，42岁，已婚，工人。于2004年7月3日就诊。

主诉：右眼看不见，红色膜状物遮挡10天。嗜酒，高血压数年。因酒后打架（没伤到眼）出现上症。住院以"高血压眼底出血"，给降压、止血等药治疗，视力反从0.2下降至眼前手动，转来本院。

检查：双外眼（-）。VA：OD：HM/眼前。右眼：玻璃体中红色飘动混浊物，隐约见眼底片状出血。伴面红、气促、头眩、耳鸣、口苦、便干。出血时间测定：2.0min。凝血时间测定：5.0min。血压：176/106mmHg，余（-）。

舌质红，苔黄乏津，脉弦数。

临床诊断：高血压性视网膜病变；玻璃体积血。

中医辨证：阴虚阳亢，气郁化火，血溢脉外。

治则：西医：溶解眼内瘀血；中医：滋阴潜阳，解郁通络。

处方及治疗：

1. 玻璃酸酶100U/0.1mL，皮试，玻璃体内注射，1次/周；普罗碘胺2mL，肌内注射，1次/日；隔姜灸：太阳、承泣、涌泉穴，2次/日。

2. 大定风珠（《温病条辨》）加减　生地60g，白芍30g，生龟甲^{打烂}20g，麦冬20g，阿胶^化6g，石决明^{打烂}20g，丹参25g，大黄^酒6g，酒香附^{打烂}6g，夏枯草20g，甘草6g。水煎3遍，兑匀分服，2次/日。

嘱忌烟酒，禁生气、禁房事。

诊疗经过：二诊，1周治毕，头面症减，大便软顺；血压155/95mmHg；视力右0.1；眼底：右玻璃体中混浊减少，见颞上部点片状出血，黄斑部晦暗。玻璃体继续注射1次；中药方减生地20g，加白术以健脾补气，续服。

三诊，1周治毕。视力：右0.4、左1.0。血压150/90mmHg。更方如下。

1. 尿激酶10 000U，地塞米松2mg，右眼球后注射，1日1次。

2. 普罗碘胺、眼氨肽各2mL，肌内注射，1日1次；穴位温灸法续用。

3. 平肝逐瘀汤加减　白芍^酒、当归^酒、大黄^酒、土鳖虫^炒、川牛膝、夏枯草、郁金、龟甲^{生打}、甘草^炙、焦山楂、焦神曲、焦麦芽。水煎3遍，兑均分服，1日2次。

四诊：1周治毕，血压：145/90mmHg；视力：右0.7、左1.0；将球后注射改为1周2次，其他续用。

五诊，2周治毕。视力：右0.8、左1.2；眼B超：右玻璃体中少许点状反射影，眼底出血基本吸收；见A∶V≈2∶3，黄斑凹反射可见，血压正常。临床痊愈。

续予中药5剂，隔日1剂。嘱控血压，忌烟酒，节房事，巩固疗效。

1个月后复诊，视力：右0.8、左1.0，血压平稳，症未复发。

按语：本案为高血压眼底出血致玻璃体积血之重症。欲止血当然重要，而如何促离经之血尽快吸收更是关键。分析本案，正值中年气盛，肝火易生而升；肝失条达，亢阳浮越，火失阴敛则灼络动血之证发生，当诊为"眼中风"，故予滋阴潜阳重剂——大定风珠（《温病条辨》）加减为用。方中以大剂量生地、白芍滋阴生水，柔肝抑阳且凉血止血，为君。麦冬甘寒质润，养阴生津清心；阿胶甘平质厚，滋阴补血止血；龟甲咸寒质重，"大有补水制火之功……能祛瘀血，生新血"（《本草通玄》）；石决明"为凉肝镇肝之要药……善治脑中充血作痛，作眩晕"（《医学衷中参西录》），四味共为臣。阴虚则肝火内动，肝郁则疏泄失常，离经之血日久则郁瘀结聚，故以夏枯草清肝火，散郁结，降亢阳；丹参凉血养血祛瘀；大黄活血逐瘀通下；酒香附"其味辛能散，微苦能降，微甘能和，乃足厥阴肝、手少阳三焦气分主药，而兼通十二经气分"（《本草纲目》），可疏肝解郁且缓诸药寒性，共为佐。甘草益气协调为引和。如此使阴充阳潜，肝平气降，不止血而血止，只活血而瘀祛，唯调肝而启闭矣。至病机转变，遂停寒凉以恐伤阳，而改用平肝逐瘀之剂。

【病例四】动脉硬化性视网膜病变　玻璃体积血

武某，男，46岁，工人，已婚。于2003年7月3日就诊。

主诉：患高血压、脂肪肝数年。半年前因视物模糊，以"视网膜炎"治疗好转。1个月前生气后，左眼视力突降、红视，以"眼底出血"给"止血、抗感染"7天乏效，来诊。

检查：面红气促，舌燥便干溲赤。VA：OD：0.6$^+$，OS：FC/30cm。右眼：玻璃体点状反射影，动脉细，静脉怒张，上附陈旧渗出物，动静脉压迹明显；左眼：瞳孔暗红反射，窥不进。B超：玻璃体后部团状反射影。凝血时间测定：14.0min，出血时间测定：1.5min。血压：166/98mmHg，余（－）。

舌质红，苔黄乏津，脉象弦数。

西医诊断：动脉硬化性视网膜病变；玻璃体积血（OS）。

中医辨证：心火炽盛，肝肾阴亏，阳亢风动，气血溢乱。

治则：西医：抗感染、溶解瘀血；中医：先清心泻火，后镇肝息风，逐瘀化痰。

处方与治疗：

1. 玻璃酸酶100U/0.1mL，左眼球内注射（皮试）；普罗碘胺2mL，肌内注射，1次/日。

2. 泻心汤（《金匮要略》）加味　大黄^{酒}、黄连^{酒}、黄芩^{酒}、生地、三七。水煎3遍，兑匀分服，2次/日。

嘱忌酒烟，禁生气，禁房事。

诊治经过：球内注射 2 小时后测眼压正常。予妥布霉素滴眼液常规点眼。

二诊，治疗 5 天，视力增，眼压正常；血压 155/95mmHg；眼 B 超：玻璃体混浊减少；眼底静脉怒张，灰色水肿及片状出血。中药改用：镇肝熄风汤（《医学衷中参西录》）加减：怀牛膝、生赭石^打、生龙骨^打、白芍、玄参、天冬、川楝子^打、茵陈、甘草、山茱萸、益母草、生龟甲^打、土鳖虫^炒。水煎 3 遍，兑匀分服，2 次/日。

三诊，用药 1 周，球内注射 1 次，视力有增。更予川芎嗪 10mL，地塞米松 2mg，以负极电离子患眼导入，1 日 2 次；普罗碘胺、眼氨肽各 2mL，肌内注射，1 日 1 次；中药减赭石、龙骨、玄参；加黄芪、地龙、穿山甲（代），以益气活血通络，续服。

四诊，1 周治毕，视力：右 1.0，左 0.7⁺。眼 B 超：左玻璃体散点状反射影；左眼视盘色可、界清，血管走行清晰，颞上血管附有白鞘及少许机化物；血压正常。停肌内注射、球内注射；中药隔日 1 剂续服；加卵磷脂络合碘、肌苷，常规口服。

约 1 个月后随访，视力：右 1.0，左 0.8，血压平稳，临床痊愈。

按语：本案玻璃体内已有大量积血，视力骤降，故归为暴盲证。按现代医学之论，当是因动脉硬化，血管脆性增加而破裂，致出血和渗出，当是火旺血沸在前而出血为后，尤若猛浪冲坝而堤溃水溢是也。本案初治大量使用"止血、抗菌、激素"药而不效，当属箭未中的矣。初治，外院用过的止血药——止血敏，是以增加血小板的生成和聚集，缩短凝血时间而达效的，这与本病出血机制似不相符；至于抗生素等，也不能解决视网膜血管的非细菌性、器质性病变问题，用之非但乏效，反恐是"止血、抗菌"更致"瘀"，犯了"实实之戒"矣！

中医学多将突发昏瞆之病归属于"风"邪为患，故有外中风（外感类）、内中风（脑中风、眼中风）之称。《素问·至真要大论》谓："诸风掉眩，皆属于肝""诸热瞀瘈，皆属于火（心）。"肝为木脏，心为火脏，风火相煽则气血逆乱。气随阳升，血随气溢，上注于脑者则昏厥，不省人事，成"脑中风"；上瞀于目者则昏瞆，不辨人物，而成"眼中风"是也。

本案病发突然，视力骤降，当是眼中风。又据其脉证，当属手少阴心经火邪亢盛是标，足厥阴肝经阴亏风动为本的气血逆乱之证候。欲求止血，必先清火，火清则血可自止。故首先以泻心汤（《金匮要略》）加凉血的生地和止血活血的三七治之。待心火消降，再启用张锡纯治内中风之名方——镇肝熄风汤加减以治本。方中重以怀牛膝既引血下行治标，又补益肝肾兼治其本，为君。代赭石、生龙骨镇肝息风，降逆潜阳，为臣。龟甲、白芍、玄参、天冬滋养阴液，清肃肺气，以镇肝木亢阳；肾中真阴亏虚，真阳失敛而脱约上奔，挟气血冲于目，故以山茱萸补肾阴而敛浮越之阳。有研究认为，滋阴潜阳中药有增加血管致密度和韧性之作用，这有若坚堤固坝而防洪水滥溢。"肝为将军之官"，若用药强制，或激其反制之力，故以茵陈初春少阳之气，与肝木同气相求顺其性，与川楝子共同清肝疏肝，以利亢奋之肝气平降；亢阳灼阴则血瘀水停，以益母草、土鳖虫破血祛瘀利尿，使离经之血和组织水肿消退，共为佐。甘草益气调中，防金石之药碍胃，为使。全方镇潜清降，滋阴疏肝活血，侧重于标而兼治于本，竟收全功。

本案之治非予直接止血，而是寻其本，投其方。经云："血本阴精，多由火动，热盛则易迫血妄行。"故该方镇其肝风，降其火势，凉其血热，养阴补水制火动而使血宁，从而不止血而使血止，亦使瘀滞除、脉络通矣。

微量玻璃酸酶球内注射，能直接分解吸收玻璃体内的凝血；电离子眼部导入者，可加速视网膜炎性分泌物的吸收；卵磷脂络合碘亦能促进瘀血吸收，促进视网膜组织新陈代谢，并有抗感染和改善 ERG 之作用。

【病例五】视网膜前出血

武某，男，37 岁，已婚，干部。于 2010 年 5 月 7 日初诊。

主诉：平常血压高，3 个月前因咳嗽剧烈，右眼突然视物不见。县医院以"眼底出血"，予"止血、消炎"及激光治疗 1 次，疗效不显。伴口咽干燥，心烦寐差。

检查：右眼：VA：HM/眼前，矫正无效。玻璃体片状反射影；视盘界清色正，两片界清出血遮盖黄斑区（见附录七.1.1）；光学相干断层成像：视网膜结构未见异常；荧光素眼底血管造影：动静脉期于视盘颞侧见两片视网膜前遮蔽荧光，晚期无荧光渗漏。余（－）。

舌色略红，苔薄乏津，脉弦数。

中医辨证：阴亏失敛，虚火灼目。

西医诊断：视网膜前出血（OD）。

治则：凉血摄血，兼滋肝阴。

处方及治疗：

1. 生蒲黄汤（《中医眼科六经法要》）加减　生地、白芍、白茅根、蒲黄^生、墨旱莲、牡丹皮、三七、丹参、荆芥^炭、川芎^酒。水煎 3 遍分服，2 次/日。

2. 普罗碘胺注射液 2mL，眼氨肽注射液 2mL，肌内注射，1 次/日。

3. 穴位注射　肝俞、脾俞、肾俞穴。川芎嗪 1mL，左右交替，1 次/日。

诊治经过：二诊，5 天治毕；右眼玻璃体混浊减轻，效不更方。

三诊，1 周治毕，视力：右 0.4；颞上部出血减少，阴虚血热证大解。上方减荆芥炭、墨旱莲、白茅根，蒲黄用量减半，加柴胡、穿山甲（代）续煎服；穴位注射方续用。

四诊：用药 1 周，视力：右 0.8，左 1.2；双眼视物清，右眼出血吸收，散见白色渗出斑，黄斑凹反光可见，临床显效（见附录七·1）。予上方 3 剂制粉，每服 15g，1 日 2 次。嘱控血压，忌恼怒，控房事，以资巩固。

按语：本证之出血位于视网膜内界膜与玻璃体后界膜之间，或视网膜内界膜与神经纤维层之间。由于重力关系，出血可呈液平状；荧光素眼底血管造影可见因出血所致的荧光遮蔽，视网膜血管形态多无异常。该病的发生，多出现在用力、咳嗽、喷嚏、排便、打架、大笑之时，亦可由 Terson 综合征所致。有报道认为，该病因过于用力，与声门关闭后胸膜腔内压力急剧增加有关；或由颅内蛛网膜下腔出血，累及眼部而造成视网膜前出血。临床激光治疗的目的，是打开玻璃体后界膜及视网膜内界膜，将积血引流至玻璃体腔，从而再促进其吸收。本案虽打了激光，但玻璃体内见积血存在，用"消炎止血"药而乏效者，应是出血未得止、瘀血不得化是也。

因视网膜、脉络膜是多气多血之处，久病多瘀，瘀可入络，故治疗应在凉血止血之同时，加活血化瘀之品；但须慎用破血逐瘀药，以免再出血之弊。所予之方，是以陈达夫老师治眼底血证方加减。急则治其标，重用生蒲黄"止血不留瘀"，为君。墨旱莲、荆芥炭、白茅根凉血止血兼清郁热，利尿下行，为臣。血妄行由血热，血瘀滞由肝郁，以丹皮、生地、丹参清肝凉血，解郁理气，使血止瘀化；血热升由阴虚，故以白芍柔肝养肝，益阴抑阳令血宁，共为佐。诸药性寒，恐致血滞，故予温性川芎"行血中之气"，且引药上行达目，兼为佐使。后随证转，遵平肝逐瘀汤调之，达到出血止、瘀滞除、目窍复明之效。

本案彰显了中医的血、气、水同治理论在眼底血证治疗方面的优越性。

三、目系暴盲

(急性视神经炎 球后视神经炎 前部缺血性视神经病变3例)

本病之病名，首见于《中医眼科学》第八版，是由外感六淫、内伤七情或目系外伤而致视力骤降的一种危重眼病。可单眼或双眼发病，无季节、地域、性别差异。对其病机，《审视瑶函》曾谓："病于阳伤者，缘忿怒暴悖，恣酒嗜辣，及久患热病痰火……病于阴伤者，多色欲悲伤，思竭哭泣太频之故；伤于神者，因思虑太过，忧伤至甚……元虚水少之人，发而盲瞽不见。"大抵相当于现代医学的急性视神经炎、球后视神经炎、前部缺血性或外伤性视神经病变等。

本类疾病的特征多为：外观端好，视力骤降；可伴有前额隐痛，眼珠转动痛；瞳孔散大，直接对光反应障碍等。对其眼底检查多见如下情况。

1. 急性视神经炎，视盘边界模糊、充血、水肿，但不超过2~3个屈光度；视网膜中央静脉充盈、迂曲，视盘及其周围有少许出血、渗出或水肿。

2. 球后视神经炎，早期眼底多正常。视野：常见中心、旁中心暗点，周边视野缩小；视觉诱发电位（VEP）检查：常出现波幅潜时延长，振幅降低。上二者多由感染性疾病、眶周或眼内的炎症，或脱髓鞘疾病等因素所致。多发于儿童及青壮年人。

3. 前部缺血性视神经病变，则是因供应视盘的睫状后血管的缺血或局部血循环梗死，致视神经乳头出现的"炎症"反应。多发于有高血压、心脑血管疾病的中老年人。

中医所称"目系"的现代解剖学内容，包括视神经和相关血管。对该病的认识，郭承伟教授指出："目系病……包含了急慢性视神经炎、缺血性视神经病变、视盘血管炎以及视神经萎缩等多种视神经疾病。该类疾病病因复杂，常导致严重的视功能损害甚至失明。把握目系病的特点和诊治思路，对发挥中医治疗目系病优势，具有重要的理论和临床意义。目系是联络脏腑、目与脑的通道……目之能视，是目系与脏腑协调共用的结果。"确立了"外邪入侵，从膀胱论治；病在气，从肝论治；病在血，从心论治并兼顾肝肾与心肾制化"的治疗指导思想。

对目系暴盲（视神经病变）的治疗，应有别于其他类型的暴盲之证，西医临床通常是针对性地给予激素、抗生素、改善血液循环药物、营养神经药物等；或采取激光、球后注射、手术治疗等法；若配合中医辨证施治之策，更可取得较好疗效。

【病例一】急性视神经炎

苟某，男，22 岁，已婚，待业。于 2005 年 4 月 20 日初诊。

主诉：因工作不遂，郁闷饮酒，于 2 天前"发热"后双眼视力骤降；某院以"视神经炎"，给予"头孢、清开灵、地塞米松"输液 7 天，发热退，视力未复。

检查：双眼瞳孔中度散大，对光反应迟钝；VA：OD：0.05、OS：0.10；视野：双侧均辨不见视标；眼底：双视乳头潮红隆起，边界不清，视网膜放射状条纹状改变，未见明显出血灶。白细胞：$12.5 \times 10^9/L$，红细胞沉降率：10mm/h，呼吸：102 次/min，余（－）。

舌质红，苔薄黄，脉弦数。

西医诊断：急性视神经炎（双）。

中医辨证：肝气怫郁，阻遏目窍。

治则：西医：急予抗感染、改善血供；中医：疏肝解郁、启闭玄府。

处方及治疗：

1. 甲泼尼龙 50mg，山莨菪碱（654-2）6mg，维生素 B_{12} 200μg，利多卡因 0.5mL，分双眼球后注射，1 次/日。

2. 甲泼尼龙 500mg，0.9% 氯化钠 250mL；曲克芦丁 300mg，肌苷 0.6g，胞磷胆碱钠 0.75g；乳糖酸红霉素 1.0g，10% 葡萄糖 500mL。静脉滴注，上午。

3. 穴位针刺　双侧大敦、太冲、肝俞、三阴交穴，强刺激，不留针，1 次/日。

诊治经过：二诊，施治 3 天，眼底视盘充血减轻，边界可见，视网膜水肿减轻，放射状条纹减少。将输液中甲泼尼龙量减半；再加穴位注射，取风池、肝俞、三阴交穴，分别注入维生素 B_1 200mg；通窍启闭汤加减：麝香(冲)、川芎(酒)、丹皮、桃仁(炒)、石菖蒲、枳实(炒)、葱白、柴胡(酒)、猪苓、川牛膝、郁金。水煎 3 遍分服，2 次/日。

三诊，又 3 天治毕，视力：右 0.6，左 0.8；视盘界右稍模糊、左基清晰，网膜水肿消失。球后注射改为隔天 1 次；输液方减甲泼尼龙；中药方加西洋参、菟丝子清补阴阳，续煎服。

四诊，用药 7 天，视力：右 1.0，左 1.2；停球后注射及输液，加服甲泼尼龙片 8mg，上午口服，用 1 周减 2mg；中药、穴位注射方续用 1 周。

用药毕，视力：右 1.0^{+1}，左 1.2。诸症悉除，未出现激素副作用，临床获愈。

按语：视神经炎者，泛指视神经的炎症、退变、脱髓鞘疾病等。临床根据受累部位之不同，分为球内段的视乳头炎和球后段的视神经炎两类。现代医学认为，多因脑膜炎、流感等全身感染导致，或继发于眶周、鼻窦等局部的炎症，或与变态反应因素有关，很难精确判定病因。

本案症状明确：视力骤降，视盘出现炎症、水肿，即中医所谓"清窍瘀塞"，"神光不得发越"矣。

对本病的治疗，消除视神经炎症、改善微循环是当务之急，不容缓图；且治疗越早越得力，获愈的概率越大。甲泼尼龙是一种强效、速效糖皮质激素，其抗感染、抗过敏、免疫抑制作用是同等剂量氢化可的松的5倍，在无禁忌情况下是首选药，一般成人剂量是每天0.5~1.0g，3~5天减量。治本案，将激素与改善微循环及营养神经药靶向球后用药，直指病灶（视神经球后段）；静脉用较小量，于上午给药，意在取效之同时尽量减轻对机体的副作用。乳糖酸红霉素是大环内酯类广谱抗生素，对革兰阳性菌、革兰阴性菌、病毒、螺旋体等均有抑制作用。在有感染嫌疑但不能确定菌属的情况下是可选之药。再以曲克芦丁改善微循环，减轻因细胞通透性增高而致的视网膜组织水肿。肌苷可促使视细胞在缺氧状态下继续通过能量代谢得以修复；胞磷胆碱钠能增强脑（眼）血流，促进大脑（神经）的物质代谢和功能恢复，二者相协（胞肌针）有防治视神经萎缩的作用。

中医学认为，若肝气怫郁，热邪内生；气血瘀滞，玄府郁闭，乃成暴盲之证。故将通窍启闭方加疏肝利湿之药用治。方中以大量郁金行气开郁，凉血活血，为君。柴胡助君疏肝解郁，用小量以防升阳之过；丹皮凉血散瘀，川芎活血行气，共为臣。血瘀则水停（视网膜组织水肿），以猪苓渗湿利水；湿浊上泛，清窍郁蔽则神光被遏，以麝香开窍醒神，活血启闭；葱白温通升阳，鼓气血畅行；石菖蒲"开九窍、明耳目、化湿浊"，共为佐。气滞热郁，血瘀水停是基本病机，故以川牛膝活血利水，引诸邪下行，兼为佐使者。这正合郭承伟教授"病在气，从肝论治"，以及"气血水同治"的思想。

现代还有研究证实，肝之经络与视神经确实存在着密切联系。如针刺大敦、太冲穴，视觉诱发电位可发生改变，视神经传导功能亦可能有改善。

实践证明，对本病若单用中医，则"救火欠近水"而不得力；若单用西医，则本不得治，除标之效亦难以维持。故以中西医两法酌分急缓，相辅为用，从而获得较好疗效。

【病例二】球后视神经炎

李某，女，38岁，农民，已婚。于1998年10月就诊。

主诉：于20天前精神受挫，左眼视力突降，眼球活动引及眶后疼痛。随之右眼亦模糊；医按"视神经脊髓炎"予"地塞米松、头孢拉定、丹参"等治2周，效不著；伴面热、心烦、口苦、头重、乏力、恶呕，寐差、便干、溲黄，月经2个月未行。

检查：双眼：VA：OD：0.7，OS：0.2；左瞳孔中大，直接对光反应微弱，间接对光反应存在；眼底：右大致正常；左视盘边界模糊，血管正常，黄斑凹反光不见；视野：左中心伴旁中心暗点，周边明显缩小。白细胞：$11.0×10^9$/L，红细胞：$5.5×10^{12}$/L，红细胞沉降率：10mm/h；颅MRI等（−）。

舌质红，苔薄黄乏津，脉弦略滑。

西医诊断：拟诊：球后视神经炎（OS）。

中医辨证：肝郁气滞，玄府瘀闭。

治则：改善眼底血供，消除炎症，营养视神经。

处方及治疗：

1. 甲泼尼龙40mg，山莨菪碱（654−2）5mg，维生素 B_{12} 200μg，利多卡因0.3mL，左眼球后注射，1次/日。

2. 曲克芦丁360mg，肌苷注射液0.6g，胞磷胆碱钠注射液0.75mg，10%葡萄糖250mL；5%葡萄糖氯化钠250mL，清开灵40mL，静脉滴注，1次/日。

3. 穴位针刺 双侧大敦、太冲、肝俞、三阴交穴；平补平泻法，留针10~15min。

诊治经过：二诊，5天治毕，视力：右0.8，左0.4；头眼疼痛大消。输液续用；球后注射，隔日1次；疏肝解郁明目汤加减：柴胡^酒、郁金、香附^酒、当归^酒、丹皮、白芍^酒、青皮^炒、茯苓、石菖蒲、川牛膝。水煎3遍，兑匀分服，2次/日。

三诊，1 周治毕，视力：右 1.0⁺，左 0.6；眼底：左视盘界清色正，黄斑凹反光可见，眶部疼痛消失。停球后注射及输液；中药方减郁金、青皮，加肉桂、白术、枸杞以增温阳健脾益阴之力，续服 1 周。

四诊，视力双 1.0⁺，月经来潮，诸症悉除。中药 3 剂，隔日服，巩固疗效。

于 2 个月后随访，病未复发。

按语：现代医学认为，球后视神经炎一般可分急、慢性两类，以慢性为多。因球后视神经受累的部位不同，又分为轴性球后视神经炎、球后视神经周围炎、横断型视神经炎三个类型。急性者多与鼻窦特别是筛窦、蝶窦的炎症或囊肿有关；慢性者多与 B 族维生素缺乏、药物、中毒、放射线治疗等有关。其中轴性球后视神经炎是指病变侵犯了位于球后眶内段的视神经轴心部位的黄斑束纤维，故名。本病的特征如下。

1. 多发于青壮年或儿童，多单眼或累及双眼。急性发病者视力骤降，故称暴盲。慢性者，视力多不会迅速丧失。

2. 眼底早期多无异常，于 3~4 周出现视乳头缺血，颞侧可显见淡白或变白。

3. 眼球运动时牵引痛或眶后痛，瞳孔常中度或极度散大，直接对光反应迟钝或消失，间接对光反应存在（单眼发病时）。

4. 视野有中心、旁中心或哑铃状暗点；视觉诱发电位（VEP）检查表现异常；色觉检查可有红绿或黄蓝色觉障碍。

5. 伴有全身或眼邻近组织的急性或慢性炎症，或有内分泌失调病、营养缺乏症、多发性硬化症，以及烟酒、药物或铅、砷中毒等因。

本案病发突然视力骤降，可拟诊为严重的横断型视神经炎。外院初治，虽已大量使用激素、抗生素，却无良效，推断是未从宏观上解决机体的肝郁气滞瘀闭问题。故笔者摒弃了常规之法，而以高效激素、扩张血管、营养神经药靶向治疗，有的放矢，以消除局部的炎性水肿，解除对视神经的压迫和刺激；清开灵有清热解毒、化痰通络、醒脑开窍作用，正与本病之病机相吻合。

女性以阴血为本，肝为血脏，司气机疏泄。唯肝之气血条达，上注则目珠明，下注方月事顺。该案正是因肝气郁滞，血不条达，阳遏湿困，瘀闭清窍而发病。故予疏肝解郁明目汤方加减。方中以柴胡、香附疏肝解郁升阳，为君。白芍、当归、郁金养肝血益肝阴，活血行气止痛，为臣。肝郁则内热生，上扰心神，以丹皮凉血清心除烦；肝不条达则克伐脾土，脾气亏虚则湿聚痰生，痰湿上泛则蒙蔽清窍，故以青皮破气解郁化痰，茯苓健脾祛痰渗湿，石菖蒲化湿和胃开窍，共为佐；川牛膝补肝肾兼引血水下行，兼为佐使。

因静脉用药中已有改善血循环和清热解毒类药物，故方中无逐瘀清热之品，而专事补肝解郁化痰、理气行水、益阳消阴，以免同类药叠加之弊。

《眼科大全》曰："肝者将军之官，所主怒，怒则肝气逆，气逆则血亦逆，故经血少。今肝血少，故令目暗。"故对本案，遵"逍遥散"（《太平惠民和剂局方》）之意，重予疏肝解郁、理血启闭，辅以健脾养血、益阳消阴，使目窍得滋养而玄府启闭，冲脉得调顺而经血复来矣。

【病例三】前部缺血性视神经病变（AION）

张某，女，46岁，已婚，收费员。于2001年1月26日就诊。

主诉：右眼视物不清，下方看不见。伴右侧头痛，眼眶酸胀半月。素患高血压、高脂血症5年。因生气，服"安定"3片入睡，晨起发觉上症，来诊。

检查：双眼：VA：OD：0.1，OS：1.0；右眼：IOP：25mmHg；视盘界不清，颞下象限色淡水肿，连及下方一线状出血，后极部2片白色渗出，黄斑晦暗，光反射（±）；荧光素眼底血管造影（FFA）示视乳头充盈迟延，颞下方荧光渗漏；视野：下部偏盲。血清总胆固醇：6.25mmol/L，三酰甘油：1.73mmol/L，血压：163/98mmHg，左眼及其他（-）。

舌色黯红，苔黄乏津，脉象弦数。

中医辨证：肝阴不足，郁瘀闭目。

西医诊断：前部缺血性视神经病变（AION）（OD）。

治则：滋阴疏肝，行气活血。

处方及治疗：

1. 山莨菪碱（654-2）注射液3mg，甲泼尼龙30mg，维生素B_{12}100μg，利多卡因0.3mL；右眼球后注射，1次/日。

2. 20%甘露醇250mL静脉滴注，0.5小时用完。5%氯化钠250mL，曲克芦丁420mg；10%葡萄糖500mL，肌苷0.6g，胞二磷胆碱钠0.75g；七叶皂苷10mg；静脉滴注，1次/日。

3. 隔姜灸　双承泣、太阳、三阴交、肝俞、肾俞、涌泉穴，2次/日。

诊治过程：二诊，3天药毕，右眼视力0.5，觉头清心静。输液方停甘露醇，减曲克芦丁120mg，续用；球后注射隔日1次。加用：平肝逐瘀汤加减：郁金、白芍[酒]、当归[酒]、夏枯草、生地、沙参、川牛膝、泽兰、枸杞子、丹参、川楝子。水煎3遍分服；复方樟柳碱2mL，维生素B_{12}250μg，双太阳穴皮下注射，与球后注射方交替。

三诊，又1周治毕，右眼视力达0.8⁺；眼底：右视盘界清，水肿消失，黄斑凹反光可见，显效。停西药，予补肝降浊汤5剂续服。嘱控血压，节房事，以防复发。

于1个月后随访，情况良好，临床获愈。

按语：缺血性视神经病变（ION），系营养视神经的血管发生急性循环障碍而出现缺血、缺氧所致的视神经营养不良性疾病。可导致视力下降，视野缺损，视盘水肿，进而可出现视神经萎缩；以中老年人发病为多。本病以筛板为界，分为前部缺血性视神经病变（AION）和后部缺血性视神经病变（PION），临床以 AION 居多。本病不属视神经的炎症，故又称为"血管性假性视乳头炎"。

本病的病因、症状特点如下。

1. 多发于中老年人，单眼或双眼先后发病。

2. 高血压、高血脂、糖尿病、颞动脉炎、精神紧张、情绪波动等是致病诱因。

3. 眼底可见视乳头水肿、色淡，无充血，或可见少许出血、渗出。

4. 视野多呈水平偏盲或象限偏盲、生理盲点扩大。

5. FFA 可见视乳头充盈迟延或缺损，或见荧光渗漏。

本病须与下列疾病相鉴别。

1. 视神经乳头炎　多见于青壮年，视力骤降，视野中心暗点和周边视野缩小，视盘明显充血、渗出、出血，水肿相对较轻，晚期致视神经萎缩。

2. 视乳头水肿　常因颅内肿瘤、炎症致颅内压增高，或炎性、缺血性视神经病变等全身性疾病所致；视网膜动脉细，小静脉高度扩张；视野只有生理盲点扩大，晚期可见向心性缩小。

对本病的治疗，西医措施如下。

1. 无论炎症或非炎症引起，均可应用皮质类固醇激素，以图减轻血液循环障碍所致的水肿和渗出。

2. 降低眼内压，以改善球后血管内的灌注压，改善视神经乳头的血液循环。

3. 大量扩血管药及 B 族维生素，以改善血液循环，增加视神经的营养。

中医学认为，本病乃肝气怫郁，玄府闭塞；肝肾亏虚，目失所养是因。治则应是"活血化瘀，通脉利水"，但应以养阴药为基，忌峻烈燥热之品。本案正逢天癸衰竭年龄，当为脾肾不摄之期，又逢再婚纵欲，更可致肝肾精血亏虚；素患高血压、高脂血症，肝肾阴虚潜在；又因肝郁气滞，生热乏津，脉络瘀阻而酿成是病。故遣平肝逐瘀汤合一贯煎：以丹参凉血清热活血为君。血瘀由肝郁，肝郁则湿聚，以郁金、泽兰再少予川楝子疏肝解郁理气，清肝利水，为臣。归、芍、参、杞滋阴平肝养血，夏枯草凉肝泻火，共为佐。川牛膝活血逐瘀利尿，引瘀血下行，兼为佐使。如此使郁解、肝疏、气畅，阴充、血活、浊降，瘀祛玄府闭启，目窍得越神光。

本案所予激素仅限于眼局部者，是虑其对血压、血脂等方面的副作用。

四、癔病盲（1例）

癔病盲，也叫癔症性失明、精神盲。在中医眼科教科书中没有明确记载。因主症为突然失明不见，故归于"暴盲"节中讨论。

癔病盲案

冯某，女，32岁，已婚，农民。于2010年6月10日初诊。

主诉：其夫代诉：患者昨天过午因挨骂，便卧床哭泣，1小时后起来如厕，发觉其双眼不见物，今晨仍未改善，遂来诊。患者平素性格内向，不善沟通，感情脆弱，多愁易怒。

检查：表情淡漠，思维正常；双眼无光感，不红肿，眼睑睁不开；双瞳孔正常，直接、间接对光反应均正常，双屈光间质清；眼底摄片、视觉诱发电位均正常；以手指速逼其眼前，闭目灵敏；在其前方置凳，令其前行，竟能绕开不碰。

舌质淡黯，苔薄白，脉象沉弦。

中医辨证：肝气抑郁，窍闭失明。

临床诊断：癔病盲。

治则：暗示启闭，针刺通络。

诊治经过：

1. 以博得患者信任、唤醒其心理知觉、取得配合为目的。给其诊脉说："你这叫'气闭'，不光眼睛看不见，你的心里还堵得慌吧？""医生，你说得太对了"患者说。"我一诊脉就知道，你们吵嘴不怨你，我已批评你爱人了，他知错了。一日夫妻百日恩吗，你哪能生这么大气呢？你的眼睛是因生气而窍闭，因失爱而失明，这个病很危险啊，若治不过来，可是一辈子的大事啊！""医生，那可咋办啊？"患者焦急地说。"可是你不要害怕，我这里有专治它的好药，只要你听我的话，用之就会'气闭'开启，眼睛明亮的。""医生，你快用药吧，我听话。"

2. "我给你往两个眼上扎个针药，不疼，你只觉得眼后有发凉发胀的感觉，这是药物发生作用；我再在你穴位上施以妙术，你闭着眼就会觉得非常明亮；由你丈夫陪在身边，心里只想你俩的花烛时光，这样你眯上一觉，起来就会看见的。"

3. 无菌下，行双眼球后注射氯化钠注射液各 1mL，出针，无菌按压 2min。

4. 一只手按住患者的百会穴，一只手指按住虚里穴，轻声说一些宽慰性的话。嘱其丈夫抓着患者的手，坐其身旁不语。渐见患者进入睡态并露出微笑。

约 1 小时许，患者长吁一口气，睁开了眼睛自语："我看见了，这药太神奇了！"再次测视力：双眼均 1.0。嘱患者："这就好了，你俩可再不能吵嘴生气了，若再复发就治不过来了。我再给你个眼药水，1 天上 3 次，巩固疗效。"

于 1 周后复诊，双眼视力 1.2，恢复如常。

按语：癔病，即通常说的歇斯底里，多发生于情感内向、脆弱之个体，是在受到精神刺激后出现的精神障碍现象。通常眼部可有突然失明或仅存光感，眼周疼痛、闭目睁不开等多种症状。但是检查瞳孔、眼底、脑电图、眼电生理等均无异常。另一个典型的特点是，在其眼前做扎刺动作，竟能瞬目躲闪；在其面前放置障碍物，也会躲闪，不致碰撞。按现代医理解释，可能是大脑皮层视觉投射区出现局部功能抑制，不能接受和传递双目摄取的外界视频信号而引起的功能性失明。中医学认为，肝主疏泄，开窍于目。究其病机：当是肝气郁滞不得疏泄（生气而致的精神障碍），目窍郁闭而神光不得发越之证。

西医对本病通常的方法是思想开导、语言暗示的精神方法，和抗精神病或抗焦虑症的药物疗法，以缓图功。这可能会更加重患者精神负担，产生"此病难愈"的恐惧心理，对治疗有所不利。

笔者认为，对本病之治应注意以下四点。

1. 确诊后，治当求速，不宜图缓。

2. 暗示仍为主法，应包括语言暗示和药物暗示。

3. 和患者的语言沟通要得力，抓住其心理，取得其信任；欲擒故纵，对此病的后果可适当强调，以引起其重视和警觉，唤醒其复明的渴望，取得其积极配合；再肯定地说出有特效方法和药物可治愈；在精神暗示之同时，做一些神秘动作，再在特殊位置用药、按压，更增其愈病信心，主观上气消则病解。

4. 球后穴是经外奇穴，直接作用于球后视神经根部，通过针刺和药物凉性刺激（不加麻药）的经络效应，可解除其精神神经功能的异常状态。

如此，语言、药物的双重暗示与穴位、经络效应相结合，可能是由于其精神的放松，使大脑皮层视区的紧张状态解除，被抑制的视觉信号传递功能"苏醒"，即从根本上解决了"肝气抑郁，窍闭失明"之内因，起到了立竿见影的"启闭复明"之效。

参见：癔病性失语一例治验．实用中西医结合杂志，1986，1（1）

五、视衣脱离

（原发性视网膜脱离1例）

本病名首见于《临床必读》，这是在借助现代仪器观察到眼底视网膜（视衣）的病变后而给出的病名，是视网膜神经上皮层与色素上皮层之间出现分离，致视功能出现不同程度障碍甚至失明的一种眼病。其相当于现代医学的视网膜脱离。

对突然失明者，纳入"暴盲"中论述。另据其脱离部位、范围、程度及伴发症状的不同，分别归入神光自现、云雾移睛、视瞻昏渺等证候中。

对本病的治疗，应酌情辨病辨证，予以中西医结合之法或手术施治，方为上策。

原发性视网膜脱离案

董某，男，53岁，已婚，工人。于2001年9月17日就诊。

主诉：左眼视物模糊、闪光感半个月，突然膜状物遮挡不见5天。双眼近视，戴镜：右-5.00D，左-5.50D，因劳累而发上病；伴身乏畏寒、胸闷便溏来诊。

检查：面色少华；VA：戴镜矫正：OD：1.0，OS：0.05（下方）；左眼：玻璃体中飘动性混浊，中下方视网膜青灰色隆起，暗红色血管迂曲其上，未见视网膜裂孔；眼B超示双眼轴长，左玻璃体内点状及后下部楔形条索状反射影，余（-）。

舌质淡黯，苔白腻，脉沉缓。

临床诊断：原发性视网膜不完全脱离（OS）。

中医辨证：脾肾阳虚，痰湿上泛，阻遏清窍。

治则：温肾健脾，祛痰利湿，启闭明目。

处方与治疗：（因不接受手术，要求保守治疗）

1. 武苓汤　附子^{制,先煎}20g，干姜 15g，白术 20g，猪苓 30g，白芍^酒 15g，枳实^炒10g，泽兰 30g，半夏^制 10g，大枣 3 枚，生姜 3 片。水煎 3 遍，兑匀分服，2 次/日。

2. 曲克芦丁 40mg，肌苷 0.2g，利多卡因 0.3mL，患眼球后注射，隔日 1 次。

3. 隔姜灸　取患侧太阳、承泣、合谷、三阴交穴，2 次/日。

诊治经过：二诊，1 周药毕，患眼觉视物清亮，畏寒减轻；视力：右 1.0，左 0.2。

三诊，又 1 周治毕，视力：右 1.0，左 0.5；眼 B 超：左玻璃体条状影与网膜距离缩减；畏寒、便溏消除，食欲增加。更予温运明目汤：黄芪^炙、苍术^炒、附子^制、桂枝、茯苓、当归^酒、穿山甲（代）^炮、白芥子、薏苡仁、五味子、通草、枳实^炒、生姜皮、大枣，水煎服，2 次/日。穴位温灸续用；安妥碘、眼氨肽各 2mL，肌内注射，1 日 1 次。

四诊，2 周治毕，视力（矫正）：右 1.0，左 0.8⁺；眼 B 超：双玻璃体内点状反射影；眼底：左灰色隆起平伏，血管走行正常，后极部视网膜色泽稍黯，黄斑凹反光可见，诸症悉除。续服上方中药 1 周，以善其后。

半年后随访，病症未发。

按语：视网膜脱离，临床又分为原发性、继发性两种。原发性者多见于中老年人，尤其是高度近视者，多双眼或单眼发病；其诱因多由视网膜周边部格子状变性、玻璃体液化、萎缩、牵引而致视网膜层间分离；出现视网膜裂孔而液化玻璃体进入，造成玻璃体的后脱离。继发性者，因眼局部的严重炎症或全身循环障碍、视网膜肿瘤，或恶性高血压、妊娠高血压等血管病变，致其层间发生渗出；或因眼外伤、眼内手术致玻璃体积血、葡萄膜炎症后玻璃体机化而牵拉视网膜，致其脱离。本病初期表现，中医称"神光自现""荧星满目"；此阶段早期治疗可控制病情或痊愈。视网膜一旦大部或完全脱离，形成"暴盲"，视力骤降，则治疗困难。

西医对本病主张采用视网膜复位、激光封闭裂孔术，但有"再脱"之虞。

中医认为，此证属脾肾阳虚，痰湿上泛，阻遏清窍而致。陆南山教授就有用五苓散治疗视网膜水肿病变的案例。武苓汤乃笔者以真武汤与五苓散化裁而成的专治阳虚水泛目病之效方，现用于视网膜未完全脱离症。方中重用附子，以其大热之性"除脾湿肾寒，补下焦之阳虚"（《珍珠囊》），上助心阳以通脉，中辅脾阳以温运，下补肾阳以益火，为君；现代研究表明，其有明显的强心及肾上腺皮质激素样作用。阳虚水停上泛则目窍昏暗，故重以猪苓甘淡渗利，泽兰辛温通经，共逐视衣水邪，为臣。肺主肃降，通调水道，脾肾阳虚必涉肺金，以干姜入肺、肾、心经，温脉通阳燥湿；黄芪健脾益气行水；苍术温运健脾除湿；土郁侮木则气机不舒，水湿凝聚则痰浊滋生，以半夏燥湿化痰降浊，枳实降气化痰消滞；白芍平肝敛阴并防通利太过，共为佐。以姜、枣养血调中，为引。共成温运利湿启闭之效矣。

笔者分析认为，视衣层间之积液与中医所称的"阴疽流注"之机制类似；故随证情顺转，视衣积液见消，更用温运明目汤。方中薏苡仁"最善利水，不致耗损真阴之气……而湿病乃去"（《本草新编》）；桂枝温经通脉，和营通阳利水；五味子温敛肺气而滋阴明目；白芥子搜剔内外痰结，逐除冷涎壅塞；通草泻肺而除水肿癃闭；穿山甲（代）能"通经脉，消痈肿，排脓血，通窍"（《本草纲目》）；此方功专温阳通脉，祛痰利水，活血理气，养血敛津，达到了"气、血、水、痰"同治之效。

据有关研究，五味子、黄芪、薏苡仁、当归、穿山甲（代）等，均有控制和治疗玻璃体液化及修复受损视网膜组织之作用。

六、消渴内障

［糖尿病视网膜病变（DR）1例］

消渴内障之病名，首见于第九版《中医眼科学》。包括消渴性白内障（糖尿病性白内障）与消渴性视衣病变（糖尿病性视网膜病变）两类。本节所论，为消渴性视衣病变重症，致视力骤然或严重下降者，故列入"暴盲"节讨论。

现代研究，视网膜细胞膜具有生理通透性，其通过选择性地控制细胞内外的物质交换，使细胞处于一个相对稳定的环境中，发挥正常视功能。而糖尿病视网膜病变（DR），是一种慢性亚临床低度炎症性疾病，其一个重要的基础病变就是机体的糖代谢障碍，导致视网膜细胞内外环境发生病理性改变；早期以白细胞黏附聚集、血管通透性增加、血-视网膜屏障破坏改变为多，最终致视网膜内新生血管形成等器质性改变而严重影响视力。因糖尿病患者机体胰岛素分泌不足，或内分泌自主调节丧失，使糖-脂肪代谢障碍而导致眼睛的病变，临床可分两种情况。

（1）糖尿病性白内障。

（2）糖尿病性视网膜病变（DR）：多双眼或先后发病，由以上原因致视网膜循环障碍造成其局限性缺氧症；又因血浆蛋白的改变造成继发性血黏度增高、血液流变学及血管壁的改变等而酿成是症。

DR的病程冗长，病情复杂，眼底的病变较多，于临床上多将其分为两型六期（表11）。

表 11　糖尿病视网膜病变的临床分期（1984）

类型	分期	视网膜病变特点
单纯性	Ⅰ	出现微血管瘤和小出血点
	Ⅱ	出现黄白色硬性渗出及出血斑
	Ⅲ	出现白色棉绒状斑和出血斑
增殖性	Ⅳ	眼底出现新生血管或有玻璃体积血
	Ⅴ	眼底出现新生血管和纤维增殖
	Ⅵ	眼底出现新生血管和纤维增殖，并发牵拉性视网膜脱离

临床上，糖尿病性和血管性（包括络阻、络瘀、络损等）眼底病变所致暴盲的概率较高，该两类病症的症状鉴别诊断如表 12 所示。

表 12　糖尿病性暴盲与血管性暴盲症状鉴别诊断

项目	糖尿病（消渴）性	血管（络阻、络瘀、络损）性
病因	糖尿病（消渴）	常有血管硬化、高血压等
眼别	多为双眼发病	多为单眼发病
视力	多缓降，部分可突降	多为视力突然下降
视网膜	常见斑点状、片状出血、水肿、渗出、增殖膜	多为火焰状出血、渗出、黄斑可出现水肿
视网膜血管	常见微血管瘤，毛细血管闭塞，后期新生血管	可见静脉迂曲扩张明显，亦可出现新生血管

DR 又多可导致黄斑部水肿（DME），对其国际临床的分类标准（表 13）。

表 13　糖尿病性黄斑水肿（DME）的国际临床分期（2002）

疾病类型和程度		散瞳下检眼镜可观察的眼底发现
无明显的 DME		后极部无明显的视网膜增厚或硬性渗出
有明显的 DME		后极部有明显的视网膜增厚或硬性渗出
	轻	有些视网膜增厚或硬性渗出，但远离黄斑中心
	中	视网膜有增厚或硬性渗出趋向，但没有累及黄斑中心
	重	视网膜增厚或硬性渗出，累及黄斑中心

中医学认为，本病源自"消渴"，主要是由脾肾两虚，阴精亏乏，目失濡养；血虚血燥，脉瘀络伤；肝郁犯脾，痰湿上蒙；气亏乏运，络瘀不畅等而致。

临床须准确辨证，施以中西医结合之法，方为上策。

糖尿病性视网膜病变（DR）玻璃体积血案

丁某，男，70岁，独居，退休干部。于2002年1月19日初诊。

主诉：右眼黑影遮挡，视物不见7天。糖尿病10年，因眼底出血行激光治疗3次；县医院以"眼底出血"予"止血、消炎"药，病情仍加重，来诊（入院时视力0.1）。

检查：双眼：VA：OD：HM/眼前，OS：0.5；右眼：B超示玻璃体团片状反射影；眼底：红色遮挡窥不进。左眼：B超示点状反射影；眼底：激光斑密集，网膜静脉迂曲扩张，点片状出血，黄斑凹反光（±）；光学相干断层成像：OD黄斑隆起灶；伴见面色不华，善饥口渴，动则易汗。血糖：11.5mmol/L，血清总胆固醇：6.1mmol/L，三酰甘油：1.72mmol/L，血压：167/95mmHg，心电图：左室肥大、QTC延长。

舌色黯，舌体胖、边有齿印，苔白腻，脉弦滑数。

中医辨证：脾阴不足，湿热灼络，血溢脉外。

西医诊断：糖尿病视网膜病变；玻璃体积血（OD）。

治则：凉血摄血，健脾滋阴。

处方与治疗：

1. 和血宁血汤加减　生地、白芍酒、白术、仙鹤草、白及、阿胶化、三七、墨旱莲、白茅根鲜。水煎3遍，兑匀分服，2次/日。

2. 普罗碘胺、眼胺肽各2mL，肌内注射，1次/日；胰岛素早16U，晚12U，饭前腹部皮下注射；曲安奈德4mg/0.1mL，患眼球内注射。

诊治经过：二诊，1周治毕；眼底见右眼玻璃体中混浊减轻，颞上部见片状出血及白色机化物，眼压正常，效不更方。

三诊，又1周毕，视力：右0.2，左0.6；血糖6.8mmol/L，口渴减轻，舌色转润；阴虚血热瘀血证减。更予滋阴清热明目汤加减：熟地、阿胶^化、女贞子、山药、桑螵蛸、三七粉、穿山甲（代）^炮、黄精、黄连^酒、肉桂^{后入}、僵蚕^炒、砂仁^{后入}，水煎服。穴位注射：肝俞、脾俞、肾俞穴，川芎嗪1mL左右交替，1次/日。

四诊：用药2周，视力：右0.4，左0.6；血糖：6.5mmol/L；中药续煎服，穴位注射方续用。

五诊，又治2周，视力：右0.5，左0.7；眼底：激光斑间视网膜转清，出血吸收，见白色渗出斑；右眼黄斑凹反光可见，显效。予中药3剂制粉，每服15g，1日2次。嘱控血糖，节饮食，忌恼怒，巩固疗效。于1年后得知，病情稳定。

按语：糖尿病视网膜病变，是因身体糖代谢障碍，致全身各组织尤其视网膜的微血管发生病变，如静脉扩张、动脉硬化、微血管瘤生成；毛细血管内皮细胞受损，血管壁屏障破坏而致视网膜出血、渗出、水肿、黄斑囊样水肿、絮状白斑生成。若出血进入玻璃体便致视力骤降。若病情发展，视网膜增生，玻璃体机化，更可导致视网膜的脱离，预后不良。本病的治疗须与控制血糖、血压、动脉硬化等全身疾病相结合。

本案经激光治疗，用西药乏效而来求治。急则治其标，故先予胰岛素控制血糖；于球内注射曲安奈德，以抑制视网膜的炎性渗出、黄斑水肿，且不会致血糖波动。从中医宏观分析，该复发顽症，当为心肝脾肺肾五脏诸阴不足，血热妄行。故首选和血宁血汤加减投之，以生地甘寒之性，滋心肝肾之阴，清热凉血使血宁；白芍酸寒养肝脾阴血，抑阳柔肝令血和，共为君。出血未息（新生血管反复破裂出血），止之为要，以墨旱莲、白及、阿胶等滋肺益肾，凉血涩血，兼以利尿泄热，为臣。白术健脾益气燥湿，使统摄有权，又防寒凉太过；三七止血活血而防瘀滞，共为佐。白茅根入肺胃，凉血止血，引湿热下行，兼为佐使者。又因该病是脾肾统摄与秘藏失职致精微流失而成，当俟血热清、出血止、瘀血始化之时，更予滋阴明目汤。以黄精峻补脾肺肾之阴津精气，为君。以山药等健脾补肾益阴，司封藏，助统摄；以熟地等滋肝润肺，养阴补血，使血守常道，为臣。女贞子滋补肝肾兼清余热；穿山甲（代）活血散结，消瘀除滞（渗出物）；以交泰丸（黄连、肉桂）既清心解毒厚肠，又补脾肾之阳，防阴寒太过，相协为佐。以砂仁醒脾理气，为使者。

近代研究，黄连、肉桂相配，对糖尿病胰腺功能有恢复作用；僵蚕对糖尿病眼底视网膜病变的改善有特殊治疗作用。

第四节　青风内障

（开角型青光眼 4 例）

青风内障病名，始见于《太平圣惠方》，是以瞳色淡青、发病隐蔽、病势缓进、视力渐失为特征的一类内障眼病。正如《证治准绳》所谓："青风内障证，视瞳神内气色昏蒙，如青山笼淡烟也。然自视尚可，但比平时光华则昏蒙日进。"其相当于西医学的原发性开角型青光眼，又称慢性单纯性青光眼。

青光眼的根本病机是眼内房水的循环障碍。现代医学认为，房水的正常生成和流通是血循环之外的重要循环系统，可维持正常眼内压，维持角膜、晶状体、玻璃体等的代谢和营养，从而保持眼球的视功能。我国正常人的眼压（IOP）为 $10\sim21$mmHg（1mmHg$=0.133$kPa）；24 小时内 IOP 的波动应 <5mmHg；如果 IOP 在 24mmHg 以上，或 24 小时内其波动 >8mmHg；或两眼压差 >5mmHg 者，就应作为可疑青光眼对象而做进一步检查。

眼压增高的原因与房水生成速率增加、房水排出阻力增加及巩膜静脉压增加三个方面有关。根据青光眼发病机制的不同，临床又分原发性、继发性（因眼部其他疾病或全身疾病所致）与先天性三大类。其中原发性者，又分为闭角型、开角型与特殊类型三种。本节所讨论的是开角型青光眼。

开角型青光眼的房水排除障碍之因，目前尚不十分清楚。通常认为是小梁后的巩膜房水通道阻滞，或是由小梁组织的硬化、变性，或因大脑对血管、神经、内分泌、眼压调节功能失常，使房水排出受阻，眼压增高，进而导致视功能的损害。

本病的主要特点如下。

1. 眼外观正常，房角开放，病发隐蔽，视力渐降至失明，且无与眼压升高相关的其他病因；

2. 眼压缓慢增高，至少一只眼的眼压持续≥21mmHg，24小时内眼压波幅>8mmHg，并常上午升高，下午下降，或双眼眼压差>5mmHg；

3. 缓慢的典型青光眼性视神经乳头和视野的损害。其发病年龄多在20~60岁，随年龄的增加发病率增高。

西医对青光眼的治疗，主要方法如下。

1. 降眼压药物的应用

（1）局部使用降眼压药，按作用机制可分以下几种：①前列腺素衍生物：如拉坦前列素，其能增加葡萄膜巩膜途径的房水引流，是目前最有效的局部降眼压药，多用于开角型青光眼。②α受体激动剂：如溴莫尼定（阿法根），其除直接抑制房水生成外，还能增强葡萄膜巩膜途径房水外流，对开角、闭角型青光眼均可选用。③β受体激动剂：如1%肾上腺素，其能使小梁网房水流出阻力降低以及增加葡萄膜巩膜途径的房水引流；禁用于闭角型青光眼，只可用于开角型青光眼。

（2）全身应用降眼压药，如甘露醇等脱水剂，不是特殊需要不宜使用。

2. 视神经保护药物的应用　在采取如上措施降眼压的同时，应注重用药阻止视网膜神经节细胞的"凋亡"，促使受创神经细胞得到解脱和恢复。药物有如下几种。

（1）钙离子通道阻滞剂：如硝苯地平、尼莫地平等，能改善视神经的供血，阻断缺血所致的细胞凋亡。

（2）抗氧化剂：如维生素 C、维生素 E 等，能启动内源酶系统，防止因缺血再灌注产生的氧自由基对视网膜、视神经细胞的再损伤。

（3）神经细胞功能恢复剂：如胞磷胆碱钠、肌苷等，能增加脑血流和脑代谢，使缺氧状态下的细胞继续代谢，从而促进大脑（视网膜）等神经细胞功能的恢复。

（4）神经营养因子类药物：如鼠神经生长因子等，能直接供给神经营养，对修复视网膜神经节细胞损伤，防止其进一步受损起重要作用。

3. 青光眼阀置入术　当保守疗法效果不佳时，就应考虑施行青光眼阀置入术，以建立巩膜外结膜下的房水通道，缓解眼压的升高。

中医学对青光眼的病机，辨证有三：一是忧郁愁怒，肝郁气滞，化火上炎；二是思瞻竭虑，阴虚精耗，虚风扰目；三是嗜肥劳倦，湿聚浊生，痰热上犯。治疗上，多是给予或疏肝降火、滋阴填精，或清热化痰、调畅气血，或施以针灸等法，以期消除病因，打通目络，开窍启闭。

【病例一】原发性开角型青光眼（POAG）

黄某，男，31 岁，未婚，消防队员。于 2006 年 6 月 24 日就诊。

主诉：双眼疲劳胀痛，虹视长时，因生气加重 1 个月。就医以"青光眼"给输液治疗好转；今又因劳累复发 5 天，伴头胀、焦躁、胸闷、口苦来诊。

检查：双眼：VA：OD：0.5，OS：0.7；IOP：OD：30mmHg，

OS：24.0mmHg；双角膜透明，前房不浅，瞳孔色青、中大，光反应迟；房角双宽角（W），无前粘连；眼底：右视盘血管向鼻侧偏移，呈杯状凹陷，C/D＞0.3，黄斑反射微弱；左视盘正常，黄斑反射（+）；视野：白色视野颞侧缩小；OD：15°，OS：10°，余（－）。

舌红，苔黄，脉象弦数。

中药辨证：肝郁气滞，上扰目窍。

西医诊断：原发性开角型青光眼（双）。

治则：疏肝解郁明目。

处方及治疗：

1. 毛果芸香碱滴眼液，2次/日；曲伏前列素滴眼液，2次/日。

2. 胞磷胆碱钠0.2g，肌苷0.4g，尼莫地平20mg，甲钴胺5mg，口服，3次/日。

3. 舒肝解郁明目汤 柴胡^酒、郁金^酒、当归^酒、白芍^酒、夏枯草、丹皮、茯苓、五味子、蔓荆子^炒、车前子^包、青皮^炒、琥珀粉。水煎3遍，兑匀分服，2次/日。

4. 穴位针刺 上明、球后、太阳、攒竹、合谷、三阴交穴；前二穴为眶内穴，不行提插捻转，后四穴行平补平泻手法，得气为度，留针30min，1次/日。

诊治经过：二诊，1周治毕，眼压：右24.0mmHg，左19.0mmHg；效不更方。

三诊，又2周治毕，眼压：右20.0mmHg，左18.0mmHg；视力：右0.7，左0.9；瞳孔光反应稍灵活，视野同前，诸症解除。应要求停止针刺，更予：七叶洋地黄双苷滴眼液点双眼；曲伏前列素滴眼液常规点右眼；羚菊明目饮：羚羊角（代）、菊花、决明子、枸杞子、茯苓、甘草。水浸代茶饮。

嘱控情绪，忌熬夜，慎用眼，节房事，以资巩固。半年后病情稳定，视野无改善。

按语：本患不同于闭角型青光眼而显病缓症轻。单施"脱水、消炎"而仍反复者，当是扬汤止沸矣。肝为将军之官，以气为用，以血为本，以顺为常。然水能载舟，亦能覆舟，眼部若水滞不行，便致成是证。

本案舌脉见证正属肝郁气滞水停，致头昏目暗之候，故予疏肝解郁明目汤。以郁金行肝气，解郁滞，活血清心，母子兼清，为君。以白芍、当归平肝养阴和血；以丹皮凉肝益阴活血，柴胡疏肝解郁理气；五味子培母（肺）益子（肾），敛精（瞳神），五者柔肝、滋肺、益肾，共为臣。肝郁则火升，火灼则痰成，上扰则珠胀目暗，以枯草泻肝火散郁结；茯苓、车前子别浊利水消痰；琥珀散瘀利尿宁心；蔓荆子祛久郁宿邪，解目珠胀痛，共为佐。以柴胡升清，引药达目，兼为使者，其用量宜少，防升散太过。前四味用酒制者，乃借酒气温经散寒，又引药入经达目。

所选针刺穴，其解剖位置有眼轮匝肌、眶上下神经和眶内动静脉等组织。"诸经通于目"，特别是足三阳、手太阳、手少阳、手少阴、足厥阴经的正经或支脉，均与目系相连。针刺之，可通过穴位受刺激后的信息反馈效应，直接或间接地作用于目系，以通脉解痉，运气行血，亦即西医说的改善眼部血供和神经、肌肉的调节，从而使眼目络舒而症除。朱海师曾研究认为，针刺相关穴位可恢复小梁网的结构，改善其功能，增加房水排出量，从而起到降低眼压的作用。因针刺对房水的生成率无影响，故唯对原发性开角型青光眼的降低眼压效好。还有研究发现，针刺相关穴位可以改善青光眼的眼底血液流变性，故对新生血管性青光眼症状的改善亦可能有效。但对外伤性、慢性闭角型青光眼，因其病机不同而不宜。

本案之治，可能是恢复了交感神经副交感神经对睫状体、小梁网的调节，解除或缓解了小梁网及其后部组织的痉挛性阻滞，使房水循环得畅而获效。

【病例二】慢性开角型青光眼、神经衰弱

齐某，男，36 岁，已婚，技术员。于 1996 年 9 月就诊。

主诉： 双眼发胀，视物模糊，于下午、熬夜、劳累后加重 2 年。因思想压力大，症状日重；伴头晕、多梦、盗汗、遗精；屡按"慢性青光眼、神经衰弱"治疗终未愈。

检查： 双眼：VA：0.4，矫正：双 0.6；IOP：OD：26mmHg，OS：25.2mmHg；角膜清，前房中深，双瞳孔 4mm，色淡青，光反应迟；眼底：用-8D 镜看清，双 C/D≥0.3，血管大致正常，黄斑反光（+）；视野：双周边缩小 10°；余（-）。

舌淡尖红，苔黄干，脉细数。

中医辨证： 阴虚肝旺，风阳上扰。

西医诊断： 慢性开角型青光眼（双）；神经衰弱。

治则： 滋阴柔肝息风，清心降火明目。

处方与治疗：

1. 阿胶鸡子黄汤（《通俗伤寒论》）加减　熟地、阿胶^化、白芍^酒、茯苓、五味子、女贞子^酒、珍珠母^煅、郁金、知母^盐、钩藤、香附^酒、鸡子黄、甘草^炙；水煎 3 遍，兑匀分服，2 次/日。

2. 穴位针刺法　耳穴：脑点、神门、交感、眼，针刺，泻法，不留针，1 次/日。

3. 毛果芸香碱滴眼液、拉坦前列素滴眼液常规点眼。

4. 肌苷片 0.4g，胞磷胆碱片 0.2g，尼莫地平片 20mg，口服，3 次/日。

嘱慎起居，适度用脑，禁烟酒，禁房事。

诊治经过： 二诊，1 周药毕，眼压：右 23.3mmHg，左 21.0mmHg。症状改善，夜寐仍差。中药加炒枣仁、煅磁石以镇潜安神，续煎服。

三诊，3 周药毕，眼胀、虹视、失眠、梦遗症状若失；眼压：右 19.3mmHg，左 17.0mmHg；视力：双 0.7；瞳孔光反应（+），临床获效。更方为：针刺，3 天 1 次；中药方减知母、钩藤撤火解痉之品，加菟丝子、决明子以益阳、清头、明目，予 3 剂制粉，每服 15g，1 日 2 次。嘱忌烟酒，节房事，以资巩固。

半年后复诊，眼压正常；视力：双矫正 0.8，视野同前，临床获愈。

按语：对本案脉证合参，属于阴虚血亏精少，水不涵木证候。木旺则动风生火，扰目则头晕、目胀、视昏；肝阳上犯则扰心神，竭虑耗精则相火动，故焦躁、失眠、梦遗。如此恶性循环，单治眼症之标，不除阴虚之本，所以罔效。

笔者所治之方，是遵《通俗伤寒论》阿胶鸡子黄汤的大补阴津之旨，加用平肝涩精之味而成。方中以阿胶、白芍滋养阴血，平息肝风，为君。以熟地、鸡子黄、钩藤平肝柔肝养血，酸甘化阴敛阳，为臣。女贞子滋肾养肝，清热明目；知母、郁金疏肝润燥，清泻相火；珍珠母平肝潜阳，收涩除烦，几味釜底抽薪，制上亢之虚阳；五味子滋肾涩精宁心，"补元气之不足，收耗散之精气"（《用药法象》），使瞳神收，精室敛；茯苓健脾安神，利水渗湿；香附理气疏肝，杜肝风动，诸药使阴足肝平，气顺火降，湿祛、神安、精固而眼压降、眼胀除，共为佐。甘草炙用，甘温益气，助阴血敷布，调和诸药，兼为使者。

本方补中有泻，散中有收；滋而不腻，补而不滞；疏敛相配，动静相济。

【病例三】慢性开角型青光眼　气管炎

牛某，男，45 岁，律师，已婚。于 1993 年 7 月就诊。

主诉：头昏眼胀、虹视、失眠、胸闷、咳痰、烦躁、干呕 1 年余，每遇精神压力、喝酒熬夜、生气后加重。屡以"慢性青光眼、气管炎"治疗，时轻时重，终未获愈。

检查：体胖面浮。双眼：VA：OD：0.5，OS：0.6。IOP：

OD：29.3mmHg，OS：26.4mmHg。双睫状体轻度充血，眵泪少，角膜清，前房中深；瞳孔不大，色淡青，光反应迟；房角宽角（W），晶状体欠清。眼底：双视乳头色略淡；视野：双周边缩小约5°。血清总胆固醇：6.2mmol/L，三酰甘油：1.72mmol/L；血压：156/96mmHg；心电图：QTC延长；余（－）。

舌色红黯，边有齿印，苔黄腻，脉象弦滑。

中医辨证：湿热生痰，上扰目窍。

西医诊断：慢性开角型青光眼（双）；气管炎。

治则：先清热解郁祛痰，健脾宁心；后滋阴疏肝，发越神光。

处方与治疗：

1. 黄连温胆汤（《六因条辨》）加减 黄连^{酒}、半夏^{制}、茯苓、枳实^{炒}、五味子、旋覆花、车前子^{包}、竹茹、槟榔、甘草。水煎3遍分服，2次/日。

2. 香丹针剂10mL，正负极交替电离子导入，1次/日；拉坦前列素滴眼液点眼。

3. 隔姜灸 双上明、太阳、攒竹、合谷、丰隆、太冲穴，1次/日。

诊治经过：二诊，1周药毕。眼压：右21.6mmHg，左20.7mmHg。症状减轻。

三诊，又1周治毕，视力：右0.5，左0.6^{+}。头晕、眼胀、胸闷减轻，唯觉腰酸失眠未解，见痰热火气大消。更予：青风明目丸方加菖蒲、杏仁以养心安神，开肺利水，水煎3遍分服，1日2次；双耳交感穴压豆法，按摩，1日2次。

四诊，2周药毕，双眼压正常。视力：右0.6，左0.7^{+}。瞳孔对光反应（＋）。眼底：视盘色泽略见改善，视野同前。上方5剂制粉，每服15g，1日2次，续服半个月。

嘱忌烟酒，少用脑，控房事，以资巩固。

按语：肥甘过度则伤脾，聚湿生痰；思虑过度则伤心，生火耗气；痰火上壅则头晕、目胀、恶呕；郁阻清窍则疲乏、视物昏蒙；痰湿阻遏则胸闷咳痰，痰火扰心则焦躁失眠；舌脉见证亦属脾湿痰壅热生之象，故以清热燥湿祛痰之黄连温胆汤治之。方中以黄连之苦寒清心泻火燥湿；半夏之辛温燥脾祛湿化痰，寒温并用，消痞降逆，标本兼顾，为君。旋覆花、枳实理气消痰，降逆行水，为臣。湿生源于脾虚不运，火生由于心阴暗耗，痰生则因虚火灼津，故以茯苓健脾宁心，利湿行水；五味子滋阴安神，敛精缩瞳；槟榔、车前子疏肝利水除湿，杜痰生之源治其本，共为佐。甘草益气和中为使。如此，使心火下降则神志宁静，脾运肝疏则升降复常，湿利痰祛则窍启目明矣。俟热平痰降，更用青风明目丸，以使阴充、肝疏、心宁、肺宣而眼症平矣。

因惧怕针刺而改用穴位施灸法，与药物治疗相配合，亦获良效。

【病例四】原发型青光眼（小梁滤过术后复发）

娄某，女，42 岁，教师，已婚。于 2003 年 11 月 1 日就诊。

主诉：头晕、恶心、两眼胀痛，视力渐降，观灯虹视 3 年。某院以"青光眼"，做右眼小梁滤过术。1 年后眼胀又发，每生气熬夜后加重，因惧再次手术求治于中医。

检查：双眼：VA：OD：0.3，OS：0.6；IOP：OD：32mmHg，OS：20.5mmHg。右眼。滤泡Ⅳ型，瞳孔 4.5mm，前房中深，房角无粘连；眼底：视盘 C/D≥0.4，血管偏向鼻侧，静脉怒张，黄斑凹反射可疑；视野：向心缩小 10°。左眼：眼底：C/D≥0.3，视野：向心缩小 5°。血清总胆固醇：3.4mmol/L，三酰甘油：1.5mmol/L，余（-）。

舌淡黯、尖红，苔薄黄，脉象细弦。

中医辨证：伤阴耗神，气血失和。

西医诊断：原发型青光眼（小梁滤过术后复发）（OD）。

治则：清心平肝，益阴养血。

处方与治疗：

1. 青风明目丸　熟地、白芍^酒、茯苓、夏枯草、丹参、香附^酒、槟榔、菊花、枣仁^炒、川芎^酒、车前子^包等十四味。水煎3遍，兑匀分服，2次/日。

2. 毛果芸香碱滴眼液、拉坦前列素滴眼液点右眼，2次/日。

3. 隔姜灸　双太阳、承泣、合谷、太冲穴，1次/日；耳穴压豆法：眼、神门、交感穴；按摩，2次/日。

诊治经过：二诊，2周药毕，眼胀、虹视、心烦症状显减；视力：右0.5，左0.7。

眼压：右22.2mmHg，左18.6mmHg；自觉效良，要求简方从治。上方加决明子、阿胶以增滋阴养血明目之效，予3剂制末，每服15g，1日2次；眼药续用。

三诊，1个月药毕，眼压正常；视力：右0.6，左0.8。获显效。隔姜灸法续用，中药粉续服。嘱控情绪，禁烟酒，节房事。

约1年后得知，视力稳定。

按语：本案因劳心竭虑，郁热扰心，气血失和之病机势成。故单纯外用、口服降眼压药乏效。

对本案之治，在几剂中药治疗，病有转机后，再予制末缓图。该方为笔者家传，专治青风盲。方中以丹参一味顶"四物"，清心养血活血治其本，为君。以白芍、茯苓平肝滋肾健脾，益阴养血利湿；枣仁等养心滋肾安神，使五脏气血安和，为臣。肝肾阴虚则气升风动，以夏枯草清泻肝火，散结活血；菊花平肝潜阳，清热祛风；香附、槟榔疏泄肝郁，调畅气机；肝气郁滞则血瘀水停（房水瘀滞），以车前子等专泻肺肾，利水化痰，为佐。川芎行血中之气，达目止痛，兼为使者。

如此，从宏观角度调整了五脏阴阳气血，使之和；改善了脉络津液运行，使之畅。从微观角度，大概是调整了睫状神经功能，使小梁网巩膜通道的阻滞得以缓解，房水循环通畅，眼压下降而视功能改善矣。穴位治疗法看似简单，实际对眼部睫状肌功能的调整有着不可替代之作用。临床验证，只用药物而不予穴位治疗者，效显差矣。

本节四则病例，虽同为青风内障（开角型青光眼），但病机分别有肝郁生热、阴虚动风、痰热凝聚、气血失和的不同，故予以不同治则，达到疏通神水郁滞、启闭通窍复明之共同目的。此乃中医学"同病异治"玄妙之法也。

第五节　绿风内障

（闭角型青光眼7例）

绿风内障之病名，出自《太平圣惠方》，是以眼珠变硬、瞳仁散大、瞳色淡绿、抱轮红赤、头眼胀痛、恶心呕吐、视力骤降为特征的致盲性内障眼病。相当于现代医学的闭角型青光眼。

本病多发于40~70岁女性。临床上将其划分为四个阶段。

1. 当病初发，瞳孔发暗，如烟如雾，其他症状尚未出现时为"临床前期"，属中医的"乌风内障"。

2. 当瞳孔散大，色呈淡绿，胀痛明显者为"发作期"，属中医的"绿风内障"。

3. 当症状缓解，瞳孔仍大，眼前黑蒙，视物不明者为"缓解期"，属中医的"黑风内障"。

4. 若失治误治，出现瞳仁散大不收，色黄污秽，视光不见，再予药物、手术复明无望者为"绝对期"，属中医的"黄风内障"。

中医学认为：人体正常之水液代谢，是一个心肝脾肺肾阳气充沛，阴血充足，统一协调的气化过程。肝主疏泄气机（气行则水行），脾主津液敷布，肺主通调水道，肾主蒸化开合、分清别浊，更有心主血脉运行，血行则水行，血瘀则水停。对血与水的关系，《血证论》曾谓："血与水皆阴也，水为先天阴气所化之阴液，血为后天胃气所化之阴汁……血不利则为水……病血者，未必不病水；病水者，亦未尝不病血也。"凡病皆为"水与血不和之故……凡调血，必先调水"。彭清华教授更明确指出：生理上血水同源，津血同源，血病、水病是相互影响的，从而提出了"血水同病""水血同治"理论。笔者将该理论于临床应用于青光眼、眼内血证、视网膜病变等的辨证论治，均获较好疗效。

　　至于青光眼视力骤降与后遗的视神经萎缩、视野缩小的病理机制，《素问·生气通天论》曾曰："阳胜阴者暴，阴胜阳者盲……阳不胜其阴，则五脏气争，九窍不通。"对此，王静波教授指出："初期，是肝风耗伤阴液，阴虚阳亢……至中晚期青光眼视神经萎缩、视野缩小阶段的病机主要是日久气阴双亏，致目之窍道无力以通、无物以养而视物不清。"由此，王静波教授提出了"益气育阴开窍法"为中晚期青光眼（绿风内障）视神经病变的治疗大法。

　　本节所述闭角型青光眼，是因前房角狭窄、阻塞、粘连，房水流出受阻而造成眼压升高的。现代医学认为其发病因素有三。

　　1. 解剖因素　如浅前房、窄房角眼睛，极易诱发房角的完全或不完全关闭。

　　2. 血管神经因素　如情绪波动、精神创伤、失眠等，可使眼部色素膜血管发生充血，周边虹膜组织肿胀，导致房角或小梁网完全或不完全关闭。

　　3. 继发于其他眼病　如虹膜睫状体炎等，导致房角组织、虹膜的炎性肿胀，使房角部分或全部闭塞或粘连。

根据临床发病的缓急，闭角性青光眼又可分为急性和慢性二种。

1. **急性** 多发于50岁以上老年人，常两眼同时或先后发病。表现为眼球胀硬，头痛恶呕，观灯虹视，视力下降；白睛混赤，黑睛雾状混浊，黄仁晦暗，瞳神散大，瞳色发绿，前房变浅等。眼压可达40～80mmHg；视神经乳头出现淡白、凹陷，视野向心性缺损等。若失治误治，或急性失明，或可转为慢性。

2. **慢性** 多有反复发作史，上述症状的出现较轻而缓，多在傍晚或午后发生，劳累、生气后加重，休息、睡眠后可缓解或消失。本型病变的早期，眼压、视野多无明显变化；若急性发作，眼压可达30～60mmHg，致视力骤降；眼底视神经、视野可出现不同程度的损害。

本病的外观和自觉症状应与天行赤眼（急性结膜炎）和瞳神紧小（虹膜睫状体炎）相鉴别，见表10。

对闭角型青光眼的治疗，和对前房及术后滤泡的评判标准如下。

1. **降眼压药物的应用**

（1）局部降眼压药，按作用机制可用的是：①抗胆碱作用药：如毛果芸香碱，其能缩瞳，增加小梁途径的房水外流。②β-受体阻滞剂：如马来酸噻吗洛尔，其能抑制和减少房水的生成。上二者均可用于闭角型青光眼。③碳酸酐酶抑制剂：如2%杜塞酰胺滴眼液外用，能抑制房水的产生，多用于闭角型青光眼。④α受体激动剂：如溴莫尼定（阿法根），其除直接抑制房水生成外，还能增强葡萄膜、巩膜途径房水外流，对开角、闭角型青光眼均可选用。

（2）全身应用降眼压药，其中又分为：①碳酸酐酶抑制剂：如乙酰唑胺、醋甲唑胺等，能抑制房水的生成。②高渗脱水剂：如甘露醇、高渗葡萄糖等，可提高血浆渗透压，使眼压下降。

2. 视神经保护药物的应用 在采取如上措施降眼压的同时，应注重用药，阻止视网膜神经节细胞的"凋亡"，促使受创神经细胞得到解脱和恢复。所用药物上节已述。

3. 青光眼器质性病变（如房角大部或全部闭塞） 宜予手术治疗。

（1）房角粘连<1/3周，或治疗48小时眼压不降者，做虹膜周切（或激光）术。

（2）房角粘连>1/2或广泛粘连者，应做小梁成形术（ALT），或前房置管引流术，或后路睫状体扁平部滤过术方可挽救视力，或解除患眼痛苦。为防止滤过道纤维瘢痕化，术中可应用抗代谢药如：丝裂霉素C（MMC）或氟尿嘧啶（5-Fu）。

4. 青光眼前房的深浅及术后前房形成情况 分级标准（Spacth分类法）如下。正常：周边虹膜与角膜无接触；浅Ⅰ：周边虹膜与角膜部分接触；浅Ⅱ：周边虹膜与角膜接触，但瞳孔区角膜内皮与晶状体前囊之间仍有前房；浅Ⅲ：全无前房。

5. 青光眼手术的成败 按滤泡的形状分为四型。Ⅰ型：为微囊状泡；Ⅱ型：为平坦弥散性泡；Ⅲ型：为瘢痕泡；Ⅳ型：为包裹囊状泡。Ⅰ型、Ⅱ型为功能滤泡，Ⅲ型、Ⅳ型为无功能滤泡。

中医治疗本病，对缓解期者，予平衡机体阴阳，疏通水液代谢，消除眼部瘀滞，可使神光得以发越；但对急性、恶性、绝对期者，保守疗法徒劳，唯急予手术，方可挽救视力，或为解除痛苦以保健眼。

【病例一】 急性闭角型青光眼

徐某，男，52岁，已婚，农民。于2003年4月20日就诊。

主诉：因生气致左眼红肿胀痛，视物不见，恶心呕吐，伴头痛、鼻酸 7 天。医院按"青光眼",给"甘露醇、乙酰唑胺"等治疗 5 天,头痛、恶心略解,视力未增。

检查:双眼:VA:OD:0.6,OS:FC/30cm;IOP:OD:22mmHg,OS > 60mmHg;左眼:眼睑浮肿,混合充血重度,角膜雾状混浊,瞳孔 6mm,颜色淡绿,光反应(-),眼底窥不进;眼 B 超:玻璃体中点状反射影;房角:右 N(窄)I、左 N(窄)Ⅳ,隐约可见 Shehwalbe 线,Ⅱ、Ⅲ 象限关闭;余(-)。

舌质红,苔黄乏津,脉象弦数。

西医诊断:急性闭角型青光眼(OS)。

临床辨证:肝郁化火,上犯目窍,玄府瘀闭。

治则:急降眼压,手术解除痛苦,保护视功能。

治疗及施术:

1. 20%甘露醇 250mL,静脉滴注,30min 滴完;奈替米星 0.2g,地塞米松 10mg,10%葡萄糖注射液 250mL,静脉滴注,1 次/日。

2. 复合式小梁切除滤过术 用药毕,眼压:左 35mmHg;常规操作,做以穹隆部为基底的结膜瓣,以角膜缘为基底的矩型巩膜瓣(不穿透前房),以 0.3mg/mL 浓度丝裂霉素 C(MMC)浸过的与巩膜瓣大小相仿的棉片 2 块置于巩膜瓣与结膜瓣下 3min 弃掉,彻底冲洗术部及结膜囊;在 10 点位透明角膜缘内,穿刺刀平行于虹膜进入前房,缓慢降眼压;切除巩膜瓣下小梁组织 1.5mm×2mm;做虹膜周边切除;于巩膜瓣两侧各置一针可调节缝线,线尾留于角膜缘外;灼粘结膜瓣,结膜下注射妥布霉素 2 万 U,地塞米松 2mg;右眼行虹膜周切术,结膜下注药,包扎术毕。

3. 术后给药 奈替米星 0.2g,地塞米松 5mg,5%葡萄糖氯化钠注射液 250mL;肌苷 0.6g,胞磷胆碱钠 0.75g,5%葡萄糖注射液 250mL;静脉滴注,1 次/日。

诊治经过：二诊，第 2 天：左眼：切口处中度充血，滤泡
Ⅱ型；眼压 14.3mmHg，角膜下方混浊；前房欠清，瞳孔
4mm，光反应（±）。处理：庆大霉素、地塞米松冲洗双眼，1
日 2 次；输液续用；加普拉洛芬滴眼液外用。

三诊，治疗 2 天，左眼：眼压 17mmHg，前房转清。遂停
输液，眼药续用；加用羟苯磺酸钙、胞磷胆碱钠、肌苷片，常
规口服。

四诊，又治 3 天：双眼角结膜清，眼压正常；左眼：切口
充血Ⅰ°，滤泡Ⅱ型，瞳孔光反应略迟；视神经乳头色略淡，
C/D≥0.4；视力：右 0.8，左 0.4。拆除缝线，临床效果良
好。嘱慎起居，节房事，忌烟酒，控情绪，以资巩固。

约 1 年后随访，眼压正常，视力稳定。

按语：急性闭角型青光眼，关键是"急"字。查本案眼
压过高，前房变浅，角膜混浊，房角大部分闭塞。故初始之治
仅用脱水药效果不著。若只做虹膜周切术亦当是徒劳的；若予
单纯小梁切除滤过术，亦多会因人造通道的瘢痕化而失去滤过
功能（据报道，这一术式的成功率大约为50%）。因此，对本
案做了术中使用药物处理巩膜、结膜瓣的复合式小梁切除滤过
术。这犹如挖开通道，泄堰塞湖之水，更防再塞是也。术后滤
泡Ⅱ型，眼压复常，获得成功。

丝裂霉素 C（MMC）是一种抗代谢药物，能抑制蛋白质
的合成，阻止细胞分化和复制，可有效阻止巩膜瓣区成纤维细
胞的增生，抑制滤过口形成瘢痕而再关闭，有利于引流部位的
持续畅通。

本病之主症虽是眼压的增高，但在眼局部及体内或有潜在
的"炎症"，故使用抗生素、激素与改善视神经功能药物治疗
是可取的。

【病例二】青光眼小梁切除术后复发高眼压

齐某，男，56 岁，已婚，工人。于 2008 年 3 月 2 日就诊。

主诉：双眼因青光眼做小梁切除、虹膜周切手术 2 年；右眼复发胀硬红痛，视力下降 1 个月，保守治疗 10 天乏效来诊。

检查：双眼：VA：OD：FC/30cm，OS：0.6；IOP：OD：55mmHg，OS：18mmHg；右眼：混合充血中度，角膜雾状混浊，前房浅；虹膜晦暗，瞳孔 5mm，色泽淡绿；于 11 点处见原虹膜切口，巩膜滤泡瘢痕化粘连。左眼：虹膜周边切口，前房中深；眼 B 超：右玻璃体中点片状反射影，眼底窥不进。白细胞：$10.7×10^9$/L，出血时间：2.5min，血糖：8.0mmol/L，心电图：ST 段低下。

舌质黯红，苔白乏津，脉象弦沉。

西医诊断：青光眼术后复发高眼压（OD）。

治则：急降眼压后，施行后路滤过术，挽救视力。

治疗及施术：

1. 20%甘露醇 250mL，静脉滴注，30min 内滴完；10%葡萄糖 100mL，地塞米松 10mg，奈替米星 0.3g；静脉滴注。药后右眼眼压 35mmHg。

2. 行睫状体扁平部滤过术

（1）做以穹隆部为基底的结膜瓣：于角膜缘后 4.0mm 处做宽 4mm 的矩形巩膜瓣分离至角膜缘；结、巩膜瓣的处理同上。

（2）于角膜缘后 3.5mm 处巩膜瓣下中心位，切除1.5mm×2mm 的睫状体平坦部组织；有房水及玻璃体溢出，剪除之；待触之眼压降至理想，关闭巩膜瓣，间断缝合结膜瓣，于结膜下注射妥布霉素 2 万 U，地塞米松 2mg，包扎术毕。

诊治经过：二诊，第二天：患眼胀痛未作，睡眠平稳；术部中度充血，滤泡Ⅱ型，角膜清，前房加深，虹膜无出血；眼压：右 14mmHg，左 16mmHg；视力：右 0.1，左 0.6。处理：庆大霉素、地塞米松冲洗结膜囊，1 日 2 次；羟苯磺酸钙、甲钴胺、肌苷、胞磷胆碱钠，常规口服。

三诊，1 周治毕，右眼：充血退，滤泡Ⅱ型，角膜清，前房中深；瞳孔 4mm，对光反应略迟；眼 B 超：玻璃体中散在点状反射形；眼底：动脉细，视乳头色淡，杯盘比≥0.3；视力：右 0.15，左 0.6；视野：右窄 15°，临床显效。

半年后随访，视力稳定，病未复发。

按语： 后路眼睫状体扁平部滤过术，是唐由之教授总结出的不同于前部小梁切除滤过术的新方法。是将房水的引流通道移至后房相应的睫状体扁平部，而不是前房角处。本术式的优点如下。

1. 手术操作范围大，约 3mm，可作较大的引流口，增强滤过功能。

2. 对前房无影响，不会出现浅前房，反可使前房加深；基本不会出现小梁滤过术、虹膜周切术引起的前房出血、前房消失、炎性渗出、虹膜脱出、上皮植入、角膜内皮损伤、手术性睫状体脱离等并发症。

3. 可消退原有的虹膜新生血管，大多在术后 1 周左右基本消失。

4. 该术式切口远离角膜缘，对角膜基本无损伤，对角膜屈光状态影响小，以后重复手术的条件好。

5. 避免了前部滤过术后眼睑对滤泡的摩擦，而致滤泡破裂和感染。

实践证明，对青光眼特别是原小梁切除术后复发高眼压，或难治性青光眼者，采用此术比小梁切除术有显著的优越性和更高的成功率。

对青光眼尚未失明者，术后再辨证给予中药，或改善眼底微循环及营养视神经之药，多能保存或提高视力。且不可对受术者轻言"只解痛苦，复明无望"，而放弃对视功能的恢复。

【病例三】外伤性继发性闭角型青光眼

季某，男，41 岁，已婚，工人。于 2003 年 9 月 17 日就诊。

主诉：右眼被伤，前房积血；治愈；因生气而出现胀痛虹视，视物模糊1个月。半月来病情加重，输液5天乏效来诊。

检查：双眼：VA：OD：0.2，OS：1.0；IOP：OD：49.5mmHg，OS：17mmHg；右眼：抱轮红赤，角膜雾状混浊，前房浅Ⅰ°，瞳孔5mm，色淡绿，光反应（－），眼底窥不进；房角：Ⅱ、Ⅲ象限 N$_{Ⅱ}$，局部粘连；眼B超：玻璃体内点状反射影；余（－）。

舌色黯，苔薄黄，脉象沉弦。

西医诊断：外伤性继发性闭角型青光眼（OD）。

中医辨证：血瘀气滞，阻遏目窍。

治则：手术解除房角、瞳孔阻滞；中药解郁理气，活血逐瘀。

治疗及施术：

1. 行右眼前房加深+房角分离+虹膜周切术

（1）常规操作，球后麻醉；于11点位角巩膜缘透明角膜处做宽3mm潜行隧道，自隧道中心平行于虹膜穿刺入前房，使眼压稳降。

（2）专用针进入前房，将玻璃酸钠注入，使前房缓慢增加压力和深度，边注射边轻压房角狭窄处虹膜根部，并横向划动以使粘连的房角分离。

（3）达预期效果后，扩大穿刺口，冲吸前房黏弹剂，做虹膜周切，缩瞳；注入平衡盐液，形成前房；结膜下注妥布霉素2万U，地塞米松2mg，封眼，术毕。

2. 奈替米星0.3g，地塞米松5mg，维生素C 2.0g，5%葡萄糖氯化钠注射液250mL；肌苷注射液0.6g，胞磷胆碱钠0.75g，5%葡萄糖注射液250mL；静脉滴注，1次/日。

诊治经过：二诊：第2天检查：右眼睫状体充血减轻，前房加深，瞳孔4mm，光反应迟；眼压：右19.5mmHg，左17.0mmHg；冲洗术眼；静脉药续用2天。

三诊，右眼睫状体充血Ⅱ°，瞳孔4.0mm，光反应迟；眼压正常，仍有发胀恶呕感；舌色黯，苔黄脉弦。辨证认为：眼压虽降，肝郁未解，因瘀滞尚存。更予逐瘀明目汤加减：白芍^酒、当归^酒、郁金、香附^酒、大黄^酒、半夏^制、夏枯草、土鳖虫^酒、益母草、川牛膝、琥珀^冲、甘草。水煎3遍，兑匀滤净，凉至35~36℃的温度进行肛门滴注，1日2次；香丹注射液10mL，用正、负极交替，患眼电离子导入，2次/日。

四诊；3剂药毕，睫状体充血退，瞳孔3.5mm，光反应（+）；双眼压正常。视力：右0.6，左1.0。临床获愈。

按语：本案是外伤所致眼部睫状体脉络瘀滞，复遇肝郁化火，二邪相合致睫状体循环障碍、房角闭塞而眼压增高。分析认为：其小梁本身的结构尚未被破坏，只需手术解除房角因伤后前房出血而造成的房角粘连、瞳孔阻滞即可。术后眼压虽降，前房亦加深，但睫状体充血未解除，当是抗生素、激素已不能解除睫状体组织的脉络瘀滞和无菌性炎症问题，故投以逐瘀明目汤方再加眼局部电离子导入，以促使眼部瘀滞肿胀（无菌性炎症）的消退。后加益气健脾、清胃除呕之品，则是意在剿贼不伤正、补益不留瘀而为之。

【病例四】慢性闭角型青光眼

郑某，男，67岁，退休干部。于2001年1月16日就诊。

主诉：双眼反复发作红胀痛，视力下降5个月余。县医院以"青光眼"予内服、外用药，时有减轻，终未愈，来诊。

检查：双眼：VA：OD：0.5，OS：0.2；IOP：OD：26.5mmHg，OS：28.5mmHg；右眼：角膜欠清，瞳孔4.5mm，光反应（±）；房角Ⅱ、Ⅲ象限N_1；眼底：C/D≥0.3，视野向心性缩小5°。左眼：角膜雾状混浊，睫状体充血中度，瞳孔5mm，光反应（-）；房角Ⅲ、Ⅳ象限N_{II}，眼底C/D≥0.4，血管偏向鼻侧；视野缩小10°。ECG：ST段低下；余（-）。

舌色淡黯，苔白乏津，脉象沉弦。

中医辨证：水不涵木，木郁生火，瘀闭目窍。

西医诊断：慢性闭角型青光眼（双）。

治则：滋肾疏肝清心，活血启闭明目。

处方及治疗：

1. 绿风明目汤加减　羚羊角粉（代）^{分冲}、夏枯草、香附^醋、白芍、猪苓、大黄^酒、乌梅、半夏^制、车前草、土鳖虫^醋、熟地、甘草。水煎 3 遍，兑匀滤净，至 35～36℃的温度行肛门滴注，2 次／日。

2. 1%毛果芸香碱、拉坦前列素交替点左眼，双氯芬酸钠点双眼，2 次／日。

3. 穴位注射　左眼球后、肝俞、肾俞穴，各注射葛根素注射液 1mL，1 次／日，7 天为 1 个疗程。

4. 耳穴贴豆法　选眼、肝、内分泌穴，按摩，2 次／日。

诊治经过：二诊。1 周治毕，左睫状体充血轻度，角膜混浊减轻；眼压：右 19.3mmHg，左 22.5mmHg；视力：右 0.6，左 0.4，效不更方。

三诊：2 周治毕，左睫状体充血退，角膜清，瞳孔 4mm，光反应（+）；视力：右 0.8，左 0.6，视野同前；眼压：右 19.0mmHg，左 20.5mmHg。更方为：七叶洋地黄双苷滴眼液滴眼；羟苯磺酸钙、甲钴胺、胞磷胆碱、肌苷口服；中药方减猪苓、大黄；加人参、郁金、肉桂以益气回阳通窍，续煎服。

四诊，又 2 周药毕，视力左 0.5；眼压正常，视野同前，临床获愈。予中药 3 剂制粉，每服 15g，1 日 2 次。嘱忌急躁熬夜，巩固疗效。半年后得知，情况良好。

按语：本案已至天癸欲竭，肾肝阴阳俱虚；又孤居悲观抑郁，已成水不涵木，木郁生火之候；气滞、伏火合邪，上壅目窍，血瘀水停，则玄府郁闭。

患者为保存现有视力，不接受手术而求保守治疗。所予毛果芸香碱有缩瞳、开放房角之功；拉坦前列素既可减少房水生成，又能增加葡萄膜、巩膜通道的房水排出量，改善房水循环而使眼压下降。予绿风明目汤方加减治疗，达到泻肝逐瘀利水、益气滋阴启闭而复明之效。

本案也正合于彭清华教授"水血同治"和王静波教授"益气养阴开窍"的治疗思想。因患者恶心呕吐，不纳汤药，故采取肛门滴注给药法，同样获得满意之效。

【病例五】青光眼术后　滤泡瘢痕化

王某，女，49 岁，已婚，农民。于 2009 年 12 月 16 日就诊。

主诉：右眼因外伤继发青光眼，行单纯小梁切除术半年余；1 个月来又复发红胀疼痛，外用、口服降眼压药无良效来诊。

检查：双眼：VA：OD：0.4，OS：1.0；IOP：OD：38.0mmHg，OS：17mmHg；右眼睑无红肿，睫状体充血中度，角膜雾状混浊，Tyndall 征（+），瞳孔 4.5mm，色显淡绿，光反应（−），11 点滤泡Ⅳ型，按压眼球不见滤泡扩大；眼底：C/D＞0.3。白细胞：9.6×10^9/L，血红蛋白：110g/L，血压：145/92mmHg，余（−）。

西医诊断：小梁切除术后，滤泡瘢痕化（OD）。

中医辨证：血瘀阻络，郁闭目窍。

治则：松解滤泡瘢痕粘连，疏通外滤通道。

治疗及施术：

1. 行滤泡瘢痕松解术：表面麻醉 3 次，以 2mL 注射器吸 8mg/0.5mL 曲安奈德，自滤泡基底外 5mm 处结膜下进针至滤泡，以针尖分拨滤泡周围粘连组织及巩膜瓣切口缘，至轻压眼球有房水外渗为止，缓慢退针；针退至滤泡周围分离之瘢痕组织下，分三面（避开切口面）将药液注入。

2. 妥布霉素地塞米松滴眼液点眼，3 次/日；角膜宁滴眼液点眼，2 次/日。

诊治经过：二诊，第2天，右眼：滤泡扁平弥漫，角膜清，瞳孔4.5mm，眼压18mmHg，睫状体充血略轻。加服：平肝逐瘀汤减槐米、夏枯草，加苏木、五味子以活血通络，滋阴缩瞳。

三诊，1周药毕，睫状体充血退，眼压正常，瞳孔右稍大于左；视力：右0.6，左1.0；视野、眼底同前；临床显效。

于1年后随访，视力稳定，眼压正常。

按语：本案为小梁切除术后，滤泡瘢痕化，丧失滤过功能。病理基础为人造通道因滤泡瘢痕化而房水阻滞。检查尚未见房角形成粘连闭塞。故采取滤泡周围瘢痕分离术使滤过道重新畅通，再注入微量曲安奈德，以阻止成纤维细胞的增生，以及瘢痕的重新形成。实施此术应注意如下几点。

1. 分离瘢痕组织应彻底，范围应大；针尖不要穿透结膜、巩膜。

2. 分离巩膜瓣切口时不要推针栓，以防药液自切口进入前房（亦可在分离完毕后，再以注射器刺入注药）；尚有引起结膜下出血的可能。

3. 药液分注于巩膜切口以外的滤泡周围瘢痕组织下；因眼压的关系，房水为单向外流，只要不从切口加压推注，药液通常不会进入前房。

据临床经验，若分离彻底，多数一次可愈。点角膜宁滴眼液等以保护角膜，控制炎症。治后眼压虽降但抱轮红赤未解者，乃睫状体"脉络瘀滞"这一病理基础未消，故以中药"活血化瘀"除之，方获痊愈。

【病例六】青光眼睫状体炎综合征

卢某，女，34岁，已婚，工人。于2004年2月4日就诊。

主诉：右眼时发胀痛，模糊虹视1年，以"青光眼、虹睫炎"，给"甘露醇、激素"治疗有好转。今突发眼胀恶心，视力下降7天，伴形寒肢冷，便干口黏，来诊。

检查：双眼：VA：OD：0.4，OS：1.2；IOP：OD：

328

38.5mmHg，OS 18.5mmHg；右眼：混合充血轻度，角膜后羊脂状沉着物（KP）、Tyndall 征（+），前房中等深度；房角宽、无粘连，瞳孔光反应（-）。眼 B 超：双玻璃体点状反射影；眼底：右视盘界清、色淡，C/D≥0.3，左视盘正常，C/D≈0.3；视野：右生理盲点扩大，左正常；BP：155/88mmHg，余（-）。

舌色黯红，尖有瘀斑，边有齿印，苔黄腻乏津，脉象弦滑数。

中医辨证： 肝郁脾虚，聚湿生热，上蒙目窍。

西医诊断： 青光眼睫状体炎综合征（OD）。

治则： 先疏肝解郁，逐水启闭；后温运脾肾，助血气畅行。

处方及治疗：

1. 绿风明目汤加减　夏枯草、大黄^酒、猪苓、白芍^酒、乌梅、车前草、山茱萸、槟榔、钩藤、石菖蒲、细辛^{后入}、甘草。水煎 3 遍分服，2 次/日。

2. 鱼金针剂 1.5mL，地塞米松 1.5mg，利多卡因 0.3mL，患眼球旁注射，1 次/日。

3. 香丹注射液 10mL，用正、负极交替，患眼电离子导入，2 次/日。

4. 穴位注射　双合谷、交感穴，维生素 B_1 于双合谷穴注射各 0.5mL、于双交感穴注射各 0.1mL，1 次/日，1 周为 1 个疗程。

5. 马来酸噻吗洛尔眼液滴眼，2 次/日；普拉洛芬滴眼液滴眼，3 次/日。

嘱控情绪，忌烟酒，节房事，忌熬夜。

诊治经过： 二诊，3 天药毕，右眼眼压正常，视力 0.5，充血减轻，角膜后 KP 减少，Tyndall 征（-）。停球旁注射，停马来酸噻吗洛尔滴眼液，加用氟米龙滴眼液；中药减、细辛，加女贞子、白术以增滋阴健脾之效，续煎服。

三诊，2周药毕，视力1.0，角膜后KP消失；生理盲点未缩小；纳寐差解除，形寒肢冷仍在。更予温运明目汤加减：附子^熟、黄芪、白术、猪苓、半夏^制、薏苡仁、石菖蒲、山萸肉、枸杞子、泽兰、生姜。水煎3遍分服，2次/日，用药1周。

于1年后得知，药后病症消除，视力稳定。

按语： 青光眼睫状体炎综合征不同于其他类型青光眼，是眼前部葡萄膜炎伴发青光眼的一种特殊形式。多单眼发病，多见于20~50岁青壮年，其发病机制不明。一般认为是前列腺素介导的睫状体、小梁组织的非肉芽肿性炎症，导致功能性房水滤过障碍，而使眼压升高。其以发病急，眼压骤升（可达40~60mmHg），眼前节炎症反应轻，视力影响小，角膜后少量羊脂状KP沉于下方，前房不浅，瞳孔中大，无房角前粘连和瞳孔后粘连为特征。多为自限性，预后较好，但常易反复。

按中医五轮学说，黑睛属肝，黄仁属脾；又因多发于青壮年，正属肝火易生易盛、脾气易虚易滞、肾精易耗易损之时，故多见明显肝郁、脾虚、肾亏，湿热阻络闭窍之较重病机。予绿风明目汤，重用夏枯草清泻肝火，解毒散结，为君。大黄泻脾通滞，逐瘀排毒；钩藤清肝祛风解痉，共为臣。山茱萸平肝滋肾，益阴助阳，顾护肝肾之本；乌梅生津缩瞳，槟榔利水导滞；细辛温开启闭，石菖蒲祛痰开窍；车前草清热利湿，共为佐。少予甘草益气调和，以防克伐太过，为使者。因本案属上火下寒之候，俟眼压正常，角膜后KP基本消除之时，转予温运明目汤方以温脾益肾养精，使气血津水畅运而愈。

本病眼压增高，是由睫状体"炎性充血"妨碍了房水通道所致，不应盲目手术。球旁用激素者，可解除睫状体的炎性充血，控制好用药量，再配合降眼压药，较为安全的。普拉洛芬能阻断眼局部前列腺素E的合成，有助于对眼压和炎症的控制。

【病例七】虹膜睫状体炎并发青光眼

黄某，男，35岁，教师，已婚。于2001年4月17日就诊。

主诉：右眼时发胀痛，视物模糊，伴恶心呕吐半年；加重10天。村医以"青光眼"予"脱水、消炎、止疼"治疗乏效。

检查：右眼：VA：HM/20cm，IOP：35.0mmHg；混合充血重度，角膜水肿，前房浅，房水混浊（++）；瞳孔后粘连，房角 N_{II}，6点处前粘连；眼B超：玻璃体团状反射影，眼底窥不进。白细胞：$11.5×10^9$/L，红细胞沉降率：20mm/h，余（-）。

舌质红，苔黄乏津，脉象弦数。

中医辨证：肝火炽盛，夹湿上壅，郁闭目窍。

西医诊断：急性虹膜睫状体炎并发青光眼。

治则治法：西医：抗感染、扩瞳、降眼压；中医：泻肝除湿，通络启闭。

处方及治疗：

1. 地塞米松2.5mg，阿托品0.3mg，利多卡因0.5mL；患眼球旁注射，1次/日。

2. 20%甘露醇250mL；地塞米松10mg，清开灵50mL，10%葡萄糖注射液500mL；静脉滴注，1次/日。

3. 消炎痛片25mg，大黄苏打片0.3g，口服，3次/日。

4. 卡替洛尔滴眼液点眼，1次/小时，普拉洛芬滴眼液点眼，1次/2小时。

诊治经过：二诊，1天药毕，眼压下降，头痛、呕吐基本解除；角膜水肿减轻，瞳孔呈梅花形散开。效不更方。

三诊，3天药毕，右眼角膜水肿消，混合充血轻度，前房混浊减轻，瞳孔全开；眼压29.3mmHg；视力0.3。加妥布霉素地塞米松滴眼液常规点眼；绿风明目汤加减：夏枯草、龙胆草、猪苓、大黄^酒、槟榔、乌梅、玄参、细辛^{后入}、当归、甘草。水煎3遍滤净，因患者不接受口服，予肛门滴注给药法，1日2次。

四诊，1周毕，充血退，角膜清，前房（-）；瞳孔药物性散大5mm；双眼压正常；视力：右0.6，左1.0；诸症解除。

予清肝明目汤煎服1周，后2种滴眼液续用。

嘱控情绪，节房事，以防症发。

按语： 虹膜睫状体炎继发青光眼，与上案的青光眼睫状体炎综合征虽都与睫状体有关，都有明显的眼压升高，但其病因病机却截然不同，其症状也迥然有异。

本病的病机是睫状体的严重炎症反应，致角膜混浊、前房浅、渗出多、瞳孔后粘连或房角前粘连。这又分两种情况：一是炎性物质、毒性物质、脱落组织等阻塞小梁网或使小梁组织出现炎症，滤过失职而导致房水外流障碍；二是因瞳孔后粘连或房角前粘连，使房水阻滞而循环障碍。

对本病治疗的关键是急予抗炎、扩瞳、降眼压。实践验证，以地塞米松、阿托品、利多卡因球旁注射，在无禁忌情况下，能迅速发挥消炎扩瞳、降压止痛作用。俟高眼压症状缓解，再予中药使肝火降，水湿除，阴津复，气机顺，血滞通，窍闭启矣。因胃气尚弱，故予肛门滴注给药法。

至于中西治法的更替，是准确辨证使然，以期适时有度，而不犯虚虚之戒矣。

第六节　圆翳内障

（白内障6例）

本病之名出自《秘传眼科龙木论》，是指外观瞳神（瞳孔）内、晶珠（晶状体）出现银白、瓷白或褐白色混浊，透光度减低；不痛不红，视力逐渐下降，终至失明为特征的一种眼病，与现代医学所称的白内障完全对应。

现代医学认为，人眼晶状体是一无血管的、代谢复杂的、通光良好的透明体，光线经过角膜、晶状体的调节，准确聚焦于视网膜上才能看清远近目标，即好视力。任何先天或后天性因素都可直接或间接地阻碍晶状体代谢，使其发生变性、混浊而酿成是病。

本病多发于老年人，故称年龄相关性（老年性）白内障。幼儿有偶发者，称先天性白内障；青中年发病者，多与外伤、疾病（如糖尿病）、用药（如激素）等因素有关，故相应地称为外伤性、糖尿病性、激素性白内障。

本病的主要症状：一是视力缓降，甚至仅有光感；二是屈光度改变，出现近视或原老视减轻；三是眼胀不适，光线越强视力越差；四是单眼复视或多视；五是眼前眩光，色觉改变或视野缺损。

临床上，对白内障大致有如下分类方法。

1. **根据发病年龄** 先天性、后天获得性。后者又包括：年龄相关（老年）性、并发性、代谢性、外伤性、免疫性、继发性、药物及中毒性等。

2. **根据晶体混浊程度** 未熟期、肿胀期、成熟期、过熟期。

3. **根据晶状体混浊的部位** 分为如下三种。

（1）皮质性（C）：又分四期：①初发期：此期仅现视力的模糊，裂隙灯下可见到晶状体皮质中出现空泡、水隙，或周边羽毛状、冰瑕样混浊，眼底可见；②肿胀期：此期也叫未熟期，晶状体混浊、膨胀加重，可引起前房变浅，眼压增高，患者常感觉视力下降，眼胀不适，用灯光斜照瞳孔，可见虹膜投影，眼底观察不清；③成熟期：晶状体完全混浊，呈乳白色，前房正常，视力至手动或光感，眼底窥不进；④过熟期：因晶体水分丢失，纤维分解液化，棕黄色的晶体核可下沉，患者突觉视力改善；此期晶状体囊膜易破裂，导致皮质溢入前房，致生葡萄膜炎。

（2）核性（N）：此型发病较早，一般在 40 岁左右开始，出现晶状体性近视，远视力缓慢下降，后期视力极度减退，眼底窥不进。

（3）后囊膜下性（P）：此型可单独发生，也可与其他类型合并存在，特点是：后囊视轴上出现黄色点状、小泡样、结晶样颗粒构成的盘状混浊，早期即可有明显的视力障碍。本病可发展为同时合并上两型的完全性白内障。

4. 根据晶体混浊程度 0级：为晶状体透明，属正常；Ⅰ级：为晶体混浊轻微，视力在0.5以上；Ⅱ级：为晶状体中度混浊，面积在50%以下，视力低于0.5；Ⅲ级：为晶状体重度混浊，面积在50%以上，视力0.1还有光感。此分级可作为白内障程度的诊断依据，如$C_2N_0P_0$，即为皮质性中度（Ⅱ级）白内障。

5. 根据晶状体核的硬度 Ⅰ级：透明、无核、软性；Ⅱ级：核呈黄白或黄色，软核；Ⅲ级：核呈深黄色，中等硬度。Ⅳ级：核呈棕色或琥珀色，硬核；Ⅴ级：核呈棕褐色或黑色，极硬核。可据核的硬度级别选合适的手术方式。

中医学认为，唯五脏六腑之气血旺盛，阴阳互济，上濡则目光明。若年老体衰，肝肾亏虚，精血不能濡养于目；或脾失健运，生化乏源，气血无以上荣于目；或肝失疏泄，气郁血瘀，阻遏清窍；或阳虚津乏，聚湿生痰，痰热循经上泛于目；或外伤目珠等因，均可致晶珠变为混浊而成是病。此乃虚实夹杂，诸因共致之证。

本病的治疗：对初期、未熟期者，中西医结合施治能减轻症状，保持和改善视力；若病到成熟期，药物治疗困效，唯在无禁忌证的情况下施行囊外白内障摘除＋人工晶体（IOL）置入术，方能获得良好的术后视力。

【病例一】年龄相关性白内障（中期）

褚某，女，57岁，已婚，工人。于1981年4月就诊。

主诉：双眼视物不清、重影，暗处轻、光下重2年余。屡次就医以"白内障"予点药、服药无良效；伴头晕目眩，胸闷纳呆，寐差易惊，来诊。

检查：VA：OD 0.4，OS 0.5，矫正无改善；IOP：OD 21.6mmHg，OS 19.5mmHg；双晶状体冰瑕样混浊Ⅱ级；虹膜投影（+），眼底观察不满意，余（-）。

舌质红，边有瘀斑与齿印，苔白稍腻，脉象弦滑。

中医诊断： 圆翳内障（冰瑕翳初期）。

中医辨证： 肝肾脾虚，郁瘀痰阻，晶珠失养。

西医诊断： 年龄相关性白内障（$C_2N_0P_0$）（双）。

治则： 滋肾补肝健脾，解郁通络遂瘀，宣畅开窍除痰，益精消障明目。

处方与治疗：

1. 消障明目汤　熟地、当归^酒、枸杞子、黄芪、茯苓、海藻、羚羊角粉（代）^冲、决明子、珍珠粉^冲、丹参、全蝎^炙、香附^酒、肉桂、升麻等十六味。水煎分服，2次/日。

2. 消障明目膏　丹参、人参、决明子、女贞子、麝香、冰片。研极细粉，以蜂蜜调成硬膏，双太阳穴贴敷，1次/2日；麝珠明目滴眼液点眼，3次/日。

诊治经过： 二诊，1个月治毕；视力：右0.5，左0.6。头晕、纳呆消失。续治。

三诊，2个月治毕，晶状体混浊减轻；矫正视力：右0.6，左0.7⁺。临床显效。

嘱注意用眼卫生，忌熬夜，调营养，以资巩固。

按语： 本病的发生，乃诸因导致晶珠的混浊，神光发越受阻而成。治之必须恢复脏腑之精气，使之上注滋养目珠。本案所用乃笔者根据家传还睛汤方改进而成的专方，以熟地、当归滋补肝肾，兼顾心脾治其本，为君。枸杞子等滋肝肾之阴，益精润肺；黄芪、茯苓健脾益肺，补气升阳，渗湿利水，"培母益子"，为臣。内障者，多与郁、瘀、痰、浊、结有关，故以香附、海藻等理气解郁，散结消痰；羚羊角粉（代）、决明子、珍珠粉疏风清肝，降浊消翳；丹参、全蝎活血逐瘀，搜剔通络；阴血亏虚，阳常不及，以少量肉桂温运阳气，助津生血，共为佐。升麻宣畅，消阴升阳，为使。方中补泻并用，寒温共济，以清为主，符合"肝之目窍宜清"之旨矣。据现代研究，黄芪、枸杞子、全蝎、珍珠等药，富含锌等微量元素，能增强机体内酶的活性，促进糖与蛋白质的代谢，使晶状体混浊得以改善。

消障明目膏，具有强力渗透、活血开窍、通络明目、退翳消障之功。于太阳穴用药，可获药物、穴位的协同疗效。

如上之治，促进了眼部代谢"垃圾"的清除，改善了目珠的营养状况，达到治疗未熟期白内障之效。

参见：祖传秘方消障明目汤方案治疗未熟期老年白内障临床研究. 健康滨州，2010（1）

【病例二】年龄相关性白内障（$N_2C_0P_0$）

武某，女，48岁，寡居，教师。于1993年4月就诊。

主诉：双眼视物模糊，出现近视，单眼多视1年余。伴情绪抑郁，失眠多梦，短气懒言，月经紊乱。按"更年期综合征、白内障"治疗乏效。

检查：面色少华，双眼睑轻浮，下肢轻度凹陷浮肿。VA：OD 0.5，OS 0.3；晶状体花瓣样混浊OD Ⅱ级、OS Ⅲ级，色白略黄；眼底：隐约见动脉偏细；ECG：ST段低下，BP：159/92mmHg，余（－）。

舌质淡，边有瘀点、齿印，脉象沉细。

中医辨证：心脾两虚，肝郁气滞，清窍失养。

中医诊断：圆翳内障（枣花翳）。

西医诊断：年龄相关性白内障（$N_2C_0P_0$）（双）。

治则：西医：超声乳化白内障摘除+人工晶体（IOL）置入术（OS）。

中医：补心健脾养血，疏肝升清明目。

治疗及施术：

1. 常规操作，于 3 点位穿刺缓降眼压；做 11 点位 3.5mm 透明角膜主切口；注入黏弹剂，环形撕囊；超乳拦截劈核，乳化吸除晶体核与皮质；再注黏弹剂，置入折叠晶体于囊袋内调正；冲吸、恢复前房；水闭切口；滴贝复舒眼液，封眼，术毕。

2. 第二天复诊，术眼无充血，角膜清，前房中深，瞳孔圆，晶体居中；视力：左 0.8。嘱术眼滴典必殊滴眼液，3 次/日，巩固疗效。

诊治经过：隔半月来诊，术眼良好。遂据上述辨证，针对右眼给予消障明目汤加减：黄芪[炙]、熟地、川芎[酒]、茯神、女贞子[酒]、蕤仁、珍珠粉[冲]、龙眼肉、全蝎[炙]、香附[酒]、升麻、益母草。制粉，每服 15g，1 日 2 次；消障明目膏，右太阳穴贴敷，1 次/日。

治疗 2 个月，视力：右 0.7，左 0.9；经血如期而至，精神纳寐良好，获效满意。

按语：白内障至晚期，实施手术会立竿见影地恢复视力。该手术应注意如下几点。

1. 术前检查应完善 眼部无禁忌证；无咳嗽、呕吐及心肝肾疾病；血压在 150/95mmHg 以下，空腹血糖在 8.0mmol/L 以下；眼压在 22mmHg 以下，出凝血时间、白细胞计数等正常；精神正常，配合施术。

2. 手术应掌握好如下几点

（1）要严格无菌；术眼要以 0.5% 聚维酮碘（不过敏者）、灌注液冲洗；结膜囊是细菌、病毒潜在生存场所，碘对细菌、病毒、真菌均有较强杀灭作用。

（2）对精神紧张、血压偏高者，术前予口服镇静药、降压药等。

（3）超乳术可选角膜缘或透明角膜切口，不出血或少出血；做环形撕囊，出核时不致囊袋破裂；利用玻璃酸钠作用，保护角膜内皮。但此术对Ⅳ级以上硬核不可用，仍需以小切口术解决问题。

（4）置入晶体，调正位置，前房内要冲吸干净，以免眼压增高。

（5）术毕，通常结膜下用抗生素、激素。笔者认为：抗生素预防"感染"，激素虽可消"炎"，但会延缓伤口愈合，对手术顺利者只外用抗感染药即可。

（6）嘱保护好术眼，避免触碰、咳嗽等，以防置入的晶状体脱位。

中医认为，肝藏血，主疏泄，气舒则血畅；肾藏精，司阴阳，滋任脉天癸；脾散精，主升发，养后天气血。妇人以血为本，唯诸脏健济方气血充、月事调、耳目明。本案患者虽未老年，但属"天癸"渐竭的更年期，又因丧偶心伤肝郁而加速了肝肾阴血亏虚，脾滞不运，心阴暗耗，而致月事失调，目珠失养。按中医五行生克学说，心脾两虚，必累及其母、子——肝、肾、肺之常运。所予之方，乃消障明目汤加减而成。以龙眼肉、熟地、黄芪、女贞子滋补心脾肝肾，益气养阴补血；川芎、茯神益心养肝行气，柔肝活血利湿；蕤仁、珍珠粉、全蝎安神降浊，清肝除翳；香附疏肝解郁，理气调经；益母草活血调经利水共为佐。升麻升清升阳，引药入经达目，为使。

术后视力的好坏，除手术质量外，与眼内玻璃体和视网膜的情况有直接关系。

后加中医治疗，亦使未做手术之眼视力提高，并获经血复来之效。

【病例三】 年龄相关性白内障并发闭角型青光眼

蔡某，男，66岁，农民，孤居。于2010年1月3日就诊。

主诉：双眼视力逐渐下降2年余；左眼显著降低并眼胀、恶心、头痛3个月。医按"白内障，青光眼"给予服药、点药、输液治疗无显效，来诊。

检查：双外眼（－）。VA：OD 0.6，OS FC/30cm；IOP：OD 18.5mmHg，OS 37.6mmHg；右眼无充血，晶体轻度混浊；左眼混合充血重度，角膜雾状混浊，前房浅，7点处虹膜后粘连；晶体灰白色混浊，核约Ⅳ级，眼底窥不进。眼B超：左玻璃体点状反射影；房角：右N_1，左Ⅱ、Ⅲ象限N_{IV}；P：55次/min，余（－）。

舌质暗红，边有瘀斑，苔白腻，脉象缓滑。

西医诊断：年龄相关性白内障（$C_3N_0P_0$Ⅳ核）并发闭角型青光眼（OS）。

治则：小切口白内障摘除＋分离房角粘连＋人工晶体（IOL）置入术。

治疗及施术：

1. 做好思想工作，术前0.5小时予服阿托品0.2mg，安定10mg。

2. 常规操作，做上穹隆为基底的结膜瓣；做10点位角膜缘穿刺口，缓慢放出房水以减压；注入1%利多卡因0.2mL（配比：2%利多卡因注射液0.5mL，手术用平衡盐溶液0.5mL、肾上腺素0.05mL）；做离角膜缘1.5mm处反眉状6mm、深达1/2巩膜厚度的板层切口；潜行至角膜缘透明处约1mm，一般2min可见瞳孔散大。

3. 穿刺进入前房，扩大内切口约8mm；注入黏弹剂并顺势分离、横划、下压Ⅱ、Ⅲ象限粘连处房角，以使分离；对虹膜后粘连处，以撕囊镊顺势剥离，环形撕囊约7mm；以碎核器劈核，以圈套器借力黏弹剂与灌注液的压力顺势挽核，吸除晶体碎核及前房内皮质。

4. 再注黏弹剂，置入人工晶体并调正；12点位虹膜周切，冲洗恢复前房，切口自闭。

烧灼关闭结膜瓣；结膜下注射妥布霉素3万U，地塞米松2mg；封眼，术毕。

5. 静脉滴注克林霉素、氨基酸、维生素 C，3 天。

诊治过程：第 2 天，术眼充血基本消退，角膜内皮混浊（+）；视力：0.3。予眼氨肽 0.3mL，地塞米松 1.0mg，结膜下注射；妥布霉素地塞米松、双氯芬酸钠滴眼液交替点眼。

三诊，第 3 天视力：0.4；角膜内皮轻度混浊，眼压正常。加用普罗碘胺、眼氨肽各 2mL，肌内注射，1 日 1 次。消蒙散：黄芪、白芍^酒、菊花、熟地、密蒙花、蝉蜕、蒺藜、凤凰衣^炒、黑豆衣^炒、夜明砂、麦麸皮、石榴皮、柴胡^酒等十四味，制末，每服 20g，1 日 2 次。

四诊，3 天药毕，睫状体充血退，前房中等深度，房角开放，角膜内皮清，瞳孔圆，眼压正常；视力：右 0.6，左 0.8。获良效。

按语：本案是在高眼压、窄房角、瞳孔后粘连情况下施术，其特点如下。

1. 此术借鉴杨晖老师之经验，未用散瞳药和球周麻醉，采用前房内麻醉法。因本来瞳孔扩大、后粘连、前房浅，若再用散瞳药，有发生急性眼压升高的可能。因麻醉配方中不含氧化剂、防腐剂，与房水理化性质近似，用量又少，对角膜内皮基本无害。因其直接作用于睫状神经在角膜、虹膜、睫状体的末梢，故麻醉起效快，效果好，还能起到散瞳、降低眼压、软化眼球及防止虹膜出血的作用。若手术时间长，患者有痛感时，还可重复使用（表面麻醉剂禁止在角膜切口后使用）。

2. 本案眼压增高是与晶状体膨胀变硬，虹膜前移而致房角变窄，房水循环受阻有关。故鉴于角膜内皮很脆弱，为减少对前房和角膜内皮的损伤，采取了小切口式摘除了白内障。术中借灌注液的压力使狭窄房角开放，前房加深，小梁网滤过能力增大；从而使白内障摘除、人工晶体置入及高眼压解除一举完成。

3. 术后的主要矛盾已不再是白内障与青光眼，而是术后的角膜内皮修复问题。因该"炎症"不是细菌性的，故用抗生素是罔效的。所以在短暂静脉用药预防感染后，只予结膜下注射法，以改善角膜内皮的水肿和营养；再遣消蒙散方，以使角膜"翳"证改善，进一步恢复透明度。

【病例四】 白内障并发闭角型青光眼 瞳孔散大

余某，女，68岁，农民。于2005年8月1日就诊。

主诉：双眼视物模糊1年，左眼不辨五指并伴头眼胀痛1个月。外院按"青光眼"，给输液治疗2周，眼胀解除，视物仍不见。

检查：双外眼（-）；VA：OD 0.6，OS HM/30cm；IOP：OD 18.6mmHg，OS 39.7mmHg；右眼：晶状体白色混浊Ⅱ°；左眼：混合充血中度，角膜雾状混浊，瞳孔散大至边，光反应（-），晶状体黄色混浊Ⅲ级；眼B超：右玻璃体中散在反射影；房角：右Ⅱ象限N_3、Ⅲ象限粘连；眼底窥不进。白细胞：$11.5 \times 10^9/L$，血清总胆固醇：6.0mmol/L，余（-）。

舌红苔黄，边有齿印，脉弦略滑。

诊断：白内障并发闭角型青光眼（C_3Ⅳ级核）（OS）。

治则：瞳孔成形+分离房角+小切口白内障摘除+人工晶体（IOL）置入。

治疗及施术：

1. 先予降眼压、抗感染、回缩瞳孔用药3天。

2. 常规操作，行边注入黏弹剂，边以钝性针头分离、轻压狭窄处房角部；自制截囊针开罐式截囊，以碎核器劈核，圈套器挽核，超声乳化吸除前房内皮质，置入人工晶体调正。

3. 显微镊夹持缝针侧身进入前房，自10点位瞳孔缘后约1.5mm进针穿透虹膜，再自对侧约1点位瞳孔缘后约1.5mm处穿出；用持针器夹住针尖，使其侧卧，自切口挽出，打结，使瞳孔缩小；剪断缝线，线结隐入虹膜皱褶内；予卡米可林缩瞳，冲洗前房；结膜下注射妥布霉素3万U，地塞米松2mg；

滴小牛血眼膏 1 滴，术毕。

4. 静脉滴注克林霉素、地塞米松、胞磷胆碱钠、能量合剂 3 天。

诊治过程：二诊，第 2 天，术眼切口轻充血；瞳孔约 4.0mm，基本圆，光反应迟；角膜内皮少许褶皱，眼压正常；视力：0.2。更方加用维脑路通、甲钴胺输液；眼氨肽 1mL，地塞米松 1.5mg，利多卡因 0.2mL，患眼球旁注射；普拉洛芬、高渗糖滴眼液交替常规点眼。

三诊，5 天药毕，术眼充血退，眼压正常；眼底：左 C/D≈0.4，视盘色淡，血管偏向鼻侧；角膜略欠清，视力：0.3。停西药，加服消蒙散，每服 15g，1 日 2 次。

四诊，10 天药毕，术眼角膜清，瞳孔基本圆，光反应欠灵；视力：右 0.8，左 0.3$^+$；眼底：左视盘红润度改善，视野周边缩小 10°，获显效。

按语：本案之特点是因青光眼瞳孔散大、虹膜后粘连并房角粘连，晶体核硬度达 Ⅳ 级，且角膜内皮脆弱，手术难度较大。本案施术的特点如下。

1. 巧借黏弹剂分离房角和瞳孔粘连，利用截囊针做开罐式截囊。

2. *瞳孔成形术* 因缩瞳无效，从切口内缝合，使瞳孔缩小成形。笔者经验，主切口达 7~8mm 者，可自切口进针；缝合面积大小要据瞳孔情况酌定；操作关键是针要侧身进出，勿伤及角膜内皮。

3. 因青光眼对眼底和瞳孔括约肌有一定损害，故术后在抗感染之同时，可加用改善微循环、改善视神经和瞳孔括约肌功能的药物。

【病例五】白内障摘除术后无晶状体眼

路某，女，62 岁，寡居，农民。于 1986 年 5 月就诊。

主诉：于 10 年前做右眼囊内白内障摘除术，佩戴笨重眼镜，视力尚可；因眼镜损坏，来求眼内置入人工晶体。

检查：双外眼（–）；VA：矫正：OD：0.6，OS：0.7；角膜尚清，瞳孔略大欠圆，虹膜震颤；眼B超：双玻璃体中点状反射影，眼底隐约见细小动脉，A：V≈1.5：3；血压：155/95mmHg，心电图：ST段低下。白细胞：$9.0×10^9$/L，余（–）。

西医诊断：白内障囊内摘除术后无晶状体眼（双）。

治法：悬吊法，睫状沟人工晶体（IOL）置入术。

治疗及施术：

1. 常规无菌操作，散瞳，表面麻醉，球后麻醉。

2. 在3点、9点位角膜缘外2.5mm处，做2~3mm长的巩膜板层切口，并潜行分离2.0mm，形成对应的两个潜在的板层袋状切口备用。

3. 于12点位透明角膜缘内，做4.5mm的斜行切口；进入玻切头谨慎切吸前房及瞳孔区；于前房和虹膜下注入黏弹剂（见虹膜慢慢隆起）。

4. 取10/0的双针直针缝线，从9点位巩膜瓣切口进针，跨越虹膜下至对侧3点位巩膜瓣切口穿出；从12点位切口将线引出，自中间剪断，将两线尾分别以双连环扣结扎于人工晶体两个攀顶端，涂以黏弹剂。

5. 将人工晶体置入后房睫状沟内，收紧缝线至位置正。

6. 缝针于巩膜瓣切口内绕缝1针打结，线结留于切口内；缩瞳，冲吸前房，角膜切口注水密闭；结膜下注射妥布霉素3万U，地塞米松2mg；封眼，术毕。

7. 静脉滴注克林霉素、地塞米松、维生素C、能量合剂3天。

诊治过程：第2天复查：术眼角膜轻度混浊，两侧缝线处轻充血；瞳孔约4.5mm，光反应迟；晶体位正，视力：右0.5。予眼氨肽1mL，地塞米松2mg，利多卡因0.3mL，术眼球旁注射；妥布霉素地塞米松滴眼液、双氯芬酸钠滴眼液常规点眼。

三诊，5 天药毕，视力：右 0.6，临床获愈。相隔 5 天，左眼同样施术，效好。

按语：本案之特点是原白内障囊内摘除术后囊袋缺失，唯有用悬吊法于睫状沟内置入后房型人工晶体。因首次手术 12 点位巩膜切口瘢痕形成，二次手术切口选位困难，更因无晶体眼的前房深，虹膜塌陷，故选角膜缘内切口，两侧巩膜板层潜在切口，采取直针巩膜外进针法，顺利施术而获效。

【病例六】陈旧性葡萄膜炎　瞳孔闭锁　并发白内障

梅某，男，43 岁，已婚，职员。于 2010 年 9 月 17 日就诊。

主诉：患关节疼痛数年，左眼反复红痛 1 年，视物不见 5 个月。按"虹睫炎"，给"抗生素、泼尼松"等打针、服药，红痛虽减，但仍视物不见，来诊。

检查：面部虚浮，双外眼（−）；VA：OD 0.7，OS FC/30cm；左眼：角膜清，前房浅，瞳孔膜闭；眼 B 超：左玻璃体点状反射影，眼底窥不入；红细胞沉降率：18mm/h，类风湿因子（+），心电图：ST 低下，血压：150/93mmHg，余（−）。

舌质色黯体胖、边有齿印，脉象弦滑。

西医诊断：陈旧葡萄膜炎；瞳孔闭锁（OS）；并发白内障（双）。

治则：瞳孔成形＋白内障摘除＋人工晶体（IOL）置入术。

治疗及施术：

1. 常规操作；散瞳（即使不开也要散），表面麻醉，球后阻滞麻醉。

2. 于透明角膜缘 11～1 点位做潜行 2.5mm 的板层切口 6mm，穿刺透入前房，于 9 点位做侧切口；注入黏弹剂，扩大内切口 8mm；以囊膜剪自 12 点位瞳孔缘剪一小切口进入虹膜下，环形剪除瞳孔缘虹膜组织<1mm，达180°；同样方法剪除对侧瞳孔缘虹膜组织，瞳孔渐渐开大（因有扩瞳剂的药效）；以黏弹剂将瞳孔向四周推挤开大约7mm，开罐式截囊；超声乳化吸除前房的白色皮质，再注入黏弹剂，双手协力劈核，并借灌注液压力顺势将晶体核挽出；冲吸净前房皮质。

3. 置人工晶体于囊袋内调正，卡米可林缩瞳；主切口缝合1针，注水形成前房；自侧切口注入曲安奈德3mg（约0.05mL），6点位结膜下注射妥布霉素3万U，地塞米松2.0mg，滴小牛血去蛋白因子凝胶，术毕。

4. 静脉滴注克林霉素、地塞米松、维生素C、能量合剂3天。

诊治过程： 第3天检查：角膜切口闭合良好，角膜后下方欠清；瞳孔欠圆，光反应迟；视力：右0.8，左0.3。予妥布霉素地塞米松滴眼液、普拉洛芬滴眼液交替常规点眼。

第5天：术眼无充血，角膜、前房清，瞳孔4.0mm，光反应略迟；眼压正常；视力：右0.8，左0.4，眼底：黄斑中心凹微弱反光，临床获愈。因原有风湿、葡萄膜炎病史，为杜绝其炎症复发，加用益肾蠲痹汤：熟地、山茱萸、青风藤、川乌^{制}、丹皮、姜黄、当归^{酒}、黄芪、防风、甘草等十二味，水煎兑匀分服，温黄酒送下。

半个月后复查：视力：右1.0，左0.4$^+$；双眼压正常。将上方减姜黄，加乌梢蛇、土鳖虫以增逐瘀活络之力，3剂，制粉，每服15g，1日2次，温黄酒送服。

半年后随访，视力稳定，眼压正常。

按语： 本案为陈旧性葡萄膜炎并发白内障，瞳孔已膜闭；眼部炎症已除，属稳定期。施白内障摘除+瞳孔成形+人工晶体置入术，是复明的唯一希望。

该术式难度较大，体会如下。

1. 用透明角膜缘切口，可减少对睫状体的扰动，便于剪除虹膜；应巧用黏弹剂，小心吸除晶体核，避免对角膜内皮的损伤。

2. 瞳孔开大和缩小是靠瞳孔开大肌、括约肌相互协调来完成的，其括约肌位于瞳孔缘 1mm 外绕瞳孔环形排列。术中对瞳孔后粘连，剪除限于瞳孔缘 1mm 之内的虹膜才不致伤及括约肌而使瞳孔散大不收。在剪除完成后虹膜与晶状体即分离，再以黏弹剂推挤可达理想程度便于撕囊。避免了虹膜撕裂、出血等情况发生。

3. 因葡萄膜炎患者晶状体核、皮质与囊膜常有前部或后部粘连，故水分离、转核时宜巧用黏弹剂的撑、挤、润滑作用，勿使囊膜破裂。

4. 术中创伤及残留晶体皮质等，常导致眼血-房水屏障的破坏，抗体进入眼内，便会诱发葡萄膜炎。本案原有宿疾，故"炎症"加重的概率更大。为避免全身、结膜下注射激素的副作用，故用曲安奈德这一难溶于水的长效激素注入前房内，可在局部缓慢吸收，作用维持 2~3 周且无昼夜差别，可缩短全身使用激素的时间，避免并发症发生。

5. 临床体会，如此前房用药后，未发现房角阻塞而出现青光眼症状；且术后前房炎性反应明显低于非前房用药而只在全身和局部注射激素者。

6. 本案仍全身使用激素 3 天，是恐前房用药量微效缓，不足以抑制原葡萄膜炎潜在的和术后损伤所致的反应性炎症的发生。若对无明显阳性体征者，只术中前房内使用激素 1 次，再予局部使用激素滴眼液，也很稳妥。

7. 俟眼部症状稳定，针对其原风湿证投以益肾蠲痹汤，以使脾肾阳充阴足，气血调和，故陈旧之风湿痹疾亦得祛矣。

第七节 视瞻有色

(中心性浆液性脉络膜视网膜病变 中心性渗出性脉络膜视网膜病变 近视性黄斑病变 5 例)

本病名见于《证治准绳·七窍门》，为眼睛外观正常，视力渐降，眼前出现类圆形灰色或淡黄色阴影遮挡，或同时出现"视直为曲、视小为大、视大为小"等视物变形现象。大抵相当于西医学的中心性浆液性脉络膜视网膜病变（CSC），中心性渗出性脉络膜视网膜病变（CEC），以及其他可致黄斑水肿的眼底病自觉症状。

中医学对该病是以证统病，通常分为四种情况：脾虚生湿，聚热成痰，湿热痰浊，上蒙清窍；肝失条达，情志抑郁，气滞血瘀，玄府郁闭；肝肾阴虚，精血亏耗，目失濡养，神光衰微；竭瞻劳思，心脾俱虚，气血不足，目暗不明。

本病应与视瞻昏渺证相鉴别。

【病例一】中心性浆液性脉络膜视网膜病变（CSC）

张某，女，35 岁，农民，已婚。于 1994 年 4 月就诊。

主诉：双眼视力下降，黑影遮挡，视物变形 1 个月。素好烟酒、熬夜；今次酒后发病，伴头晕、便溏、形寒，按"上火"治疗无效，来诊。

检查：面色少华；VA：OD 0.4，OS 0.3；眼 B 超：双玻璃体中少许点状反射影。眼底：双后极部灰黄色隆起之弧形反光轮。黄斑凹光反射：右（±）、左（-）。荧光素眼底血管造影：双眼底黄斑区荧光渗漏；余（-）。

中医辨证：脾阳不足，气虚湿停，痰浊上泛。

西医诊断：中心性浆液性脉络膜视网膜病变（CSC）（双）。

治则：温阳健脾，利湿降浊。

处方及治疗：

1. 温运明目汤加减　黄芪、白术^炒、薏苡仁^炒、茯苓、白芥子、枳实^炒、穿山甲（代）^炮、桂枝、通草、半夏^制、白蔻仁、黄芩^酒。水煎 3 遍分服，2 次／日。

2. 维脑路通、肌苷、胞磷胆碱各 0.7mL，利多卡因 0.3mL；球后注射，1 次／日。

3. 穴位注射　心俞、脾俞、合谷、三阴交穴，胎盘针各 1mL，左右交替，1 次／日。

诊治经过：二诊，2 周治毕。视力：右 0.6，左 0.5。纳呆、便溏解除，脉象由沉缓无力转为弦缓。中药减枳实、黄芩；加当归、菟丝子以滋补肝肾，活血益阳。球后注射改为隔日 1 次。

三诊，2 周药毕。视力：右 0.8，左 0.7。眼底：双黄斑水肿基本消除，中心凹反射可见，白色渗出减少，临床显效。予上方制末，每服 15g，1 日 2 次，巩固疗效。

约 1 个月后复诊，视力：双 1.0；视物清晰，食纳、二便良好，临床获愈。

按语：中心性浆液性脉络膜视网膜病变（CSC），简称"中浆"，其临床特点是：多发于 20～50 岁青中年男性，多单眼（或双眼先后）发病；视力突然中度下降，眼前暗影遮挡，视物变形、变色、变小，并有相对的中央暗区；眼底：后极部可见一类圆形灰白色水肿隆起，黄斑凹反光减弱或消失，无出血，无新生血管，病灶区可见黄白色点状渗出物沉着；FFA：可见荧光渗漏，显示神经上皮脱离或色素上皮脱失；光学相干断层成像检查可见黄斑区视网膜浆液性脱离。本病常因不寐、紧张、生气、感染、过敏等因素诱发。本病具一定自限性，部分病例 3～6 个月可以缓解，黄斑反光可恢复，但极易复发。若多次复发致视网膜色素上皮病变，则视力可严重损害。

本病原因至今不甚明确，一般认为是视网膜色素上皮层的屏障功能因上述某种诱因致其出现障碍或损害，脉络膜毛细血管扩张，血浆生理性渗漏，经该损害处进入视网膜神经上皮层下而积存，导致视神经上皮层的盘状脱离，故临床可见类圆形的水肿样病变。

本病须与下列疾病相鉴别。

1. 孔源性视网膜浅脱离　要充分散瞳，见视网膜神经上皮层的脱离可延达周边部且有裂孔。而本"中浆"的病变区域多局限于后极部且无视网膜裂孔。

2. CEC（中渗）　多见于青壮年，无性别之差，在黄斑部出现渗出灶且可见视网膜下的新生血管和出血。而本病 CSC 仅是黄斑区的水肿，无出血。

西医对本病无有效治疗药物。激光算是一种有效方法，能较迅速改善视力，但仅对渗漏点在黄斑凹 $200\mu m$ 以外的病灶适用，且黄斑极易被误伤造成瘢痕或出血，诱发脉络膜新生血管，临床应用受限。更应强调的是，糖皮质激素对本病是有害的，其可加重浆液性视网膜的脱离，但机制尚不明确。通常应用减少毛细血管通透性和促进新陈代谢类药物，如维生素 C、维生素 E、芦丁、羟苯磺酸钙、ATP、肌苷等。

中医学认为，视网膜黄斑区归属于足太阴脾经，脾为生化之源，主升清散精，唯脾脏健运，精气上涵黄斑，方才能清阳出窍，瞻视目明。若诸因导致脾虚失运，则气滞湿停热蕴，痰浊聚生，代谢"垃圾"在视衣上瘀积，便致目暗不明、视瞻有色、视物变形之症状。这一系列病理变化，除与脾经直接相关外，还与肝、心、肾经有联系，故分上述四个证型进行辨证论治才是。

本案当属脾气阳虚，生湿聚热成痰，上蒙清窍之证，故笔者予温运明目汤方加减。方中黄芪、白术健脾益气，燥湿以治其本，为君。薏苡仁"最善利水，且不致耗损真阴之气"

（《本草新编》）；茯苓甘淡利水，益心辅脾；桂枝通阳活络，温化水湿，共助君为臣。以黄芩清泻脾肺，燥湿泄热；半夏、白芥子温阳燥湿化痰，散结降浊；枳实、白蔻仁宽胸理气，化湿降浊；穿山甲（代）活血消肿，促"渗出物"吸收，共为佐。通草"泻降之力缓而无峻厉之弊，虽能通利，不甚伤阴"（《本草正义》），且能通气上达，为使者。诸药协同，有《金匮要略》苓桂术甘汤之意，加重了温运利湿降浊之力，而使目复明矣。

维脑路通中的芦丁成分能对抗5-羟色胺、缓激肽对血管的损害；增加毛细血管的抵抗力，抑制毛细血管的通透性增高引起的组织水肿；可清除视网膜代谢"垃圾"，改善其微循环；与改善视神经营养药物联合使用，起到了促进视网膜细胞功能恢复作用。

合谷、三阴交穴，分属手阳明大肠经与足太阴脾经，一阳一阴，是益肾涩精、清心宁神之要穴。用可恢复元气的胎盘组织液穴位注射，可收到药、穴的协同作用，使疗效倍增。

【病例二】中心性浆液性脉络膜视网膜病变（CSC）

鲁某，女，36岁，结婚3个月，工人。于2006年11月21日就诊。

主诉： 双眼相继视力下降，眼前暗影、视物变小、视路不平3个月余。因婚事过劳而患疾，曾以"视网膜炎"予"抗炎、扩血管"治好。1个月前复发，伴腰酸心烦，失眠口干，月经不调等症，续服原药无效来诊。

检查： 面容憔悴；VA：OD 0.4，OS 0.5；眼底：双后极部见类圆形灰白色水肿，黄白色渗出灶约2PD，黄斑凹反光（±），周围弧形反光晕；荧光素眼底血管造影：双黄斑区荧光渗漏。白细胞：$10.5×10^9$/L，血红蛋白：160g/L，血糖：6.7mmol/L，余（-）。

舌瘦质红，苔白乏津，脉细数。

中医辨证：肝肾阴虚，心血暗耗。

西医诊断：中心性浆液性脉络膜视网膜病变（CSC）（双）。

治则：滋补肝肾，养心活血，兼以清热。

处方及治疗：

1. 滋阴清热明目汤加减 熟地黄、玄参、黄柏^酒、知母^炒、龟甲^炙、山药、山茱萸、丹参、茯苓、丝瓜络、肉桂、甘草。水煎 3 遍，兑匀分服，2 次/日。

2. 维脑路通 0.7mL，肌苷 0.7mL，胞磷胆碱钠 0.7mL，利多卡因 0.3mL，双眼球后注射，1 次/日，用 3 天停 1 天。

3. 穴位注射 肝俞、肾俞、脾俞、心俞穴，胎盘针各 1mL，左右交替，1 次/日。

4. 耳穴压豆法 选交感、神门穴，按压，3 次/日，7 天更换 1 次。

嘱禁房事，忌烟酒，不熬夜，不劳累。

诊治经过：二诊，2 周治毕，视力见增，心烦、口干好转，月经适来，仍觉胸闷乳胀。遂减丹参、熟地黄，加柴胡、当归、香附以疏肝解郁，养血活血，续煎服。

三诊，又服药 2 周，视力：双 1.5；眼底：视网膜水肿吸收，黄斑凹光反射可见；眼底造影：黄斑区荧光渗漏消失，诸症悉除。嘱续服上方 5 剂，以资巩固。

半年后随访，眼病未复发，已怀孕 3 个月。

按语：本案患者属大龄结婚又工作劳累，身劳、心劳、肾劳，以致肝肾阴亏，心脾两虚，精血耗损，目失所养而病；分析之当属前述分类的第三证型。故予滋阴清热明目汤加味。方中以熟地黄、玄参寒温并用，滋肾敛阴，清热泻火，为君。以山药益气养阴，补脾肺肾；山茱萸补肝益肾，涩精敛阴兼以助阳，共为臣。阴虚则火旺，扰心神不安；木虚则土侮，脾虚则湿聚痰生，以茯苓、泽泻健脾宁心，渗利水邪；黄柏、知母清热坚阴；丹参清心凉血，祛瘀安神；丝瓜络祛风通络化痰，共为佐。善补阴者，须借阳助，故少佐肉桂补火助阳，化生阴血，且引火归原，又防阴寒之过，兼为佐使。

妇人以血为本，以气为用，唯阴血足、阳气充方月事调畅。治疗中，当患者蓄热之象退，阴血见恢复，适当减寒凉滋腻之品而加养血活血、疏肝理气之药，终使眼病得痊，月事得调，种子受孕矣。

临床验证，对中心性浆液性脉络膜视网膜病变、中心性渗出性脉络膜视网膜病变，证属肝肾不足兼有郁热者，皆可加减运用本方。对病时较短之新证，可适当加祛风清热之品，如金银花、芥穗等；对病程较长之宿疾，可加通络之药，如当归、红花等。

两案均为 CSC，但治疗法则分别是温运健脾与滋阴清热，同病异治矣。

【病例三】中心性渗出性视网膜脉络病变（CEC）

谷某，女，32 岁，已婚，教师。于 2003 年 5 月 1 日就诊。

主诉：左眼视力下降，视物变形晦暗，黑影遮挡 2 周余。因丈夫回家激动少寐，会友饮酒而发病。延医给"复明丸"10 天未效来诊。

检查：双眼前节（-）；VA：OD 1.2，OS 0.3；眼底：左视盘充血，黄斑区圆形灰白色渗出，边缘不清，中心凹反光消失，颞侧放射状数点出血；荧光素眼底血管造影：左黄斑区高荧光，出血点荧光遮蔽。白细胞：$10.5 \times 10^9/L$，心电图：心率：103/min，余（-）。

舌质红，苔黄乏津；脉象细数。

中医辨证：阴精暗耗，心脾积热，痰火灼睛。

西医诊断：中心性渗出性脉络膜视网膜病变（CEC）（双）。

治则：清心泻脾，养阴濡目。

处方及治疗:

1. 清心泻火汤加味　生地^酒、赤芍、大黄^酒、黄连^酒、栀子、木通、川芎^酒、当归、竹叶、车前子、山茱萸、甘草。水煎兑匀分服,2次/日。

2. 曲安奈德10mg/0.3mL,患眼球后注射。

3. 穴位注射　心俞、肝俞、谷合、三阴交穴,对侧取穴,各注入胎盘组织液1mL,1次/日,1周为1个疗程。

嘱禁房事,好将息,忌烦累。

诊治经过: 二诊,1周治毕,心烦、口苦、寐差症大减。左眼:黑影减轻,视力:0.6;眼底:视盘充血消退,黄斑渗出减轻。更方如下。

1. 补肾益肝明目汤加黄连、肉桂、莲子心,以交通心肾、清心安神。

2. 维脑路通0.7mL,肌苷0.7mL,胞磷胆碱钠0.7mg,利多卡因0.3mL,左眼球后注射,隔天1次。

三诊,2周治毕,视力:双1.2,眼前暗影消失;眼底:视盘色界正常,黄斑中心凹反光(+);觉神清目明,临床痊愈。

于2个月后随诊,病未复发。

按语: 中心性渗出性脉络膜视网膜炎(CEC),简称"中渗"。本病之因目前尚不十分明确,一般认为与结核、霉菌、组织胞浆菌等所致的特异感染有关。但是在本病就诊率不低的情况下,临床上能真正查到上述病原体的概率却甚低。

本病主要由于脉络膜的肉芽肿性炎症,损伤Bruch膜,引起黄斑部脉络膜新生血管生成、渗漏、出血。若失治误治,可致其机化,形成瘢痕而严重影响视力。

本病的诊断要点是:

1. 多单眼发病于20~40岁青中年,很少超50岁者;无性别差异,劳累、饮酒、纵欲、外感等常为诱因。

2. 中心视力减退，视野中心暗点，视物变形、变色。

3. 黄斑部有边缘不清、稍见隆起的渗出，范围（1/4～1/2）PD；病灶周围可见环形或弧形放射状出血，晚期可见黄斑部黄白色瘢痕。

4. 荧光素眼底血管造影（FFA）：可见视网膜下的新生血管，病灶处高荧光，周围荧光遮蔽，瘢痕周围可见斑驳状脉络膜透见荧光。

本病应与以下疾病相鉴别。

1. 中心性浆液性脉络膜视网膜病变（CSC）　见本节病例一。

2. 年龄相关性黄斑病变（ARMD）　多发于 50 岁以上老年人，双眼先后发病，中心视力下降，视物变形；黄斑区出现水肿、渗出、出血，后期遗留盘状瘢痕；FFA：在盘状前期有大小不等的荧光斑；盘状期有均匀荧光斑，出血部位荧光遮蔽；瘢痕期有不规则或花边样荧光图像；晚期机化物可呈假荧光现象。

中医学认为，本病的主要病机有二。

1. 在急性期，多由劳心、纵欲过度、恣食酒酪肥甘所引发，显见阴虚阳亢、心脾积热、痰热上蒙之象。

2. 恢复期，多为肝、肾、脾不足，或正虚邪著，或气滞血瘀，致目失濡养。

本病的治疗，西医尚无理想疗法，只是试用抗结核药、激素、消炎药、维生素等。

本案患者正值中年气盛，病发于劳心、纵欲、嗜酒、息少之因明显。从中医脉证分析，当属心脾积热，肾阴暗耗，目失濡养，痰火郁瘀之证，故给予清心泻火汤。方中以导赤散（《小儿药证直诀》）清心凉血，养阴生津，为君。以黄连、栀子、大黄清泻心脾热邪，燥湿止血散瘀；赤芍清心活血通络；酒川芎活血行气，通经止痛，共为臣。阴亏精耗，目不得濡养，山茱萸大补阴精，又收敛止血且温涩助阳；车前子化痰利水，治内障昏蒙，共为佐。竹叶清心泄热，甘草泻心和营，为使。诸药协同，使心脾热清、痰浊得祛、目得濡养而复明矣。

按西医观点，激素对本病的治疗作用不能肯定，但笔者据证分析，还是于患眼球后小量使用了曲安奈德，取得疗效。

【病例四】中心性渗出性脉络膜视网膜病变（CEC）

余某，男，46岁，已婚，干部。于1992年5月就诊。

主诉：双眼先后视力下降7天，伴发热头痛，胸闷口干，诊为"视网膜炎"，予"抗菌药、激素、维生素"治疗乏效。

检查：面红气促，口渴心烦；VA：OD 0.4，OS 0.6；眼底：双视网膜后极部局限性点状出血、水肿、黄白色渗出；黄斑凹反光不见。白细胞：$11.2×10^9$/L，心电图：T波异常，血压：167/103mmHg，余（－）。

舌质红，苔黄乏津，脉象弦滑有力。

中医辨证：肝火炽盛，灼阴伤目。

西医诊断：中心性渗出性脉络膜视网膜病变（CEC）（双）。

治则：泻肝清热，解郁理气，养阴救目。

处方及治疗：

1. 泻肝清肺汤加减 龙胆草、夏枯草、黄柏^酒、生地黄^酒、穿山甲（代）^炮、青葙子、柴胡、车前子^包、川芎^酒、益母草、肉桂、甘草。水煎分服，2次/日。

2. 地塞米松2mg，维生素C200mg，利多卡因0.3mL，右眼球后注射，1次/日。

3. 穴位注射 肝俞、心俞、三阴交穴，胎盘针剂，各1mL，1次/日。

诊治经过：二诊，5 天药毕，视力：右 0.5，左 0.7；视网膜水肿大部消退，渗出物减少，黄斑凹反光微弱。见肝火折，阴津复，故更方治之。滋阴清热明目汤加减：熟地黄、山药、玄参、女贞子、黄柏^盐、龟甲^炙、丹参、菊花、蔓荆子、甘草^炙。水煎服。球后注射改为隔日 1 次。

三诊，1 周治毕，视力：双 1.5；视野：中心暗点消失，眼底渗出吸收，黄斑中心凹反光可见，咽干、胸闷、不寐症解除，临床获愈。中药续服 1 周，以资巩固。

半年后得知，症未复发。

按语：本案病发较急，当属前述第二种肝火亢盛之证型。肝经湿热上攻目窍，故视力骤降；舌红苔黄乏津，脉弦滑有力，亦是肝经实火，湿热瘀积，阴津耗伤之象，故选直泻肝火、存阴救目的泻肝清肺汤方。以龙胆草、夏枯草之大苦大寒，直泻肝胆实火，清利上焦湿热，泻火、散结两擅其功，为君。生地黄、黄柏泻相火，清心神，大补阴津，凉血解毒以救目之危，为臣。肝经湿热耗津则气滞血瘀，疏泄失司则清窍郁闭，以川芎、穿山甲（代）活血行气，逐瘀除滞；益母草、车前子活血清热，利湿下行；青葙子凉血清肝，防网膜血出，共为佐。柴胡清肝解郁升阳，少许肉桂引心肝浮火归原，且防诸药寒凉之性，为佐使。

全方以清泻为主，"急下存阴"，且泻中有补，寒中有温，以防过激之弊。当肝火清，即转补肝肾之阴为主，清余热为辅。

本案所用是先攻后补之法。对顽症，若能审势更治而获效，方为明医是也。

【病例五】近视性黄斑变性

曲某，女，36 岁，教师，已婚。于 1995 年 7 月就诊。

主诉：近视 10 年，体质素弱。3 年前配镜，OD -6.00D+散光 0.50D、OS -5.50D，两眼矫正视力达 1.0。1 年前视力明显下降，服"近视宝、沃力丁、补肾中药"无良效；伴眼困寐少，须发早白，口干心烦；月经量少，白带多，来诊。

检查：裸眼 VA：OD 0.25，OS 0.2；矫正 VA：OD −6.00D+散光 0.50D = 0.6、OS −5.50D = 0.5；眼 B 超：双眼轴长，后极部向后扩张，玻璃体中点状反射影；眼底：双视网膜呈豹纹状，视盘颞侧弧形萎缩斑；黄斑区周围反光晕，中心凹光反射（±）；FFA：未见视网膜下新生血管；心率：103 次/min，血压：155/97mmHg，余（−）。

舌瘦色红，苔薄乏津，脉象细数。

中医辨证：气血暗耗，目睛失养。

西医诊断：近视性黄斑变性（双）。

治则：补气养血，益阴明目。

处方及治疗：因沉病顽疾，宜缓图功。

1. 补气养血明目汤加减 西洋参、茯神、肉桂、桑椹、鹿角霜、首乌^{制}、丹参、楮实子、决明子^{炒}、甘草^{炙}、大枣。5 剂制丸，每服 15g，3 次/日。

2. 隔姜灸 双太阳、承泣、合谷、三阴交穴，2 次/日，1 周为 1 个疗程。嘱慎用眼，少熬夜，节房事；多食肝类、豆类及富含叶黄素的食物。

诊治过程：二诊，治疗 1 个月，视力见增，戴镜：右 0.7$^-$、左 0.6。觉视物模糊，腹胀便秘。气血虽见复但脾仍健运不力，黄斑之污浊未除。更方如下。

1. 健脾降浊汤加减 黄芪、薏苡仁^{炒}、半夏^{制}、穿山甲（代）^{制}、桂枝、地龙^{炙}、川楝子、防己、山萸肉、菖蒲、升麻、甘草。水煎 3 遍分服，2 次/日。

2. 隔姜灸续用，加耳穴压豆法：眼、肝、神门穴，按压，1 日 2 次。

三诊，1 个月药毕，戴原镜视力：右 0.7$^+$、左 0.6$^+$。视物清亮，效不更方。

四诊，1个月药毕，戴原镜视力：右 0.8$^-$，左 0.7$^+$。眼 B 超：玻璃体反射影显著减少；眼底：视网膜色素变淡，黄斑光反射可见，反光晕消失。伴见症悉除，获良效。

按语：本案证情较前例"中渗"有异。因身体素弱，又竭瞻劳心，伤肝、碍脾，从而导致心肝阴血亏虚，脾气虚弱，乏运湿滞，宜补益气血为主治之。

当气血见复，脾虚湿滞（黄斑渗出物）乃成主要矛盾，故更用健脾降浊方。以防己黄芪汤（《金匮要略》）益气健脾利水；加重桂枝用量，复阳以助除湿；以白术、薏苡仁健脾除湿；以地龙活血利湿；穿山甲（代）、半夏祛痰逐瘀除滞。又因脾土湿聚，侮肝木而致气郁，加川楝子以疏肝理气，以黄肉峻补肝肾阴阳、益精明目；以升麻清热升阳，甘草协调药性。如此，诸药协同，使脾阳复运化之职，湿浊除、目窍得清而神光复矣。

高度近视的眼内病变乃沉疴之疾，治之欲速而不达，只可缓图。虽不能改变其眼睛解剖学变化，但对改善玻璃体、视网膜的病理变化，挽救和改善其矫正视力是有效的。至于生活禁忌要求，尤其是对年轻人，与治疗同等重要。

第八节　视瞻昏渺

（年龄相关性黄斑变性　视网膜分支静脉阻塞
视盘血管炎　慢性球后视神经炎　糖尿病性视网膜病变6例）

本病病名见于《证治准绳·七窍门》，是以外眼正常，患者自觉视瞻昏渺如隔纱幕；或眼前暗影遮挡，视物变形变色；或幻觉眼内闪光，视力逐渐减退，若失治误治可致失明为特征的一类眼病。大抵相当于西医学所称的年龄相关性黄斑变性、视网膜分支静脉阻塞、视乳头血管炎、视神经乳头水肿、视网膜静脉周围炎（轻症）、慢性球后视神经炎、糖尿病性视网膜病变等。

第九版《中医眼科学》在"视瞻昏渺"章节中，纳入的是年龄相关性黄斑变性，该病又分干性和湿性两类（表14）。

临床上，显见"视瞻昏渺"证候的有多种视神经病变，应据其不同眼底表现进行鉴别诊断（表15）。在第五版《中医眼科学》"视瞻昏渺"章节中包括"视瞻有色"，二者的鉴别见表16。

本病之治，应全面检查、分析后，做出明确诊断，再分别予以西医的或中医的，或中西医结合之法，方为上策。

表14　年龄相关性黄斑变性（ARMD）诊断

项目	干性（萎缩性）	湿性（渗出性）
年龄	多50岁以上	多50岁以下
眼别	双眼发生	双眼先后发生
视力	视力下降缓慢	视力下降较急
眼底表现	早期：黄斑色素脱失，中心反射不清或消失，散在玻璃膜疣 晚期：病变加重，金箔样外观，地图状色素上皮萎缩，囊样变性或板层裂孔	早期：黄斑色素脱失，中心反射不清或消失，玻璃膜疣常融合 中期：黄斑区浆液性或出血性盘状脱离，或网膜下血肿、出血，玻璃体积血 晚期：瘢痕形成
眼底荧光素血管造影	黄斑区可透见荧光或弱荧光，无荧光素渗漏	黄斑区有脉络膜新生血管，荧光渗漏，出血性遮蔽荧光

表15 导致视瞻昏渺症状的视神经病变鉴别诊断

项目	视乳头水肿	视乳头炎	视乳头血管炎	假视乳头炎
病因	颅压高,多为颅内肿瘤所致	局部或全身炎症、中毒等	可能与过敏有关	先天性,多见于远视
眼别	多双眼,患侧重	多单眼或双眼发生	多单眼	双眼或单眼
视力	早期正常	急剧减退	正常、缓降、突降	正常或不良
视盘隆起	3D以上	低于3D	低于3D	不隆或微隆
视盘出血渗出	较多	较少	较少	无
视网膜血管	动脉细,小静脉高度怒张	动、静脉轻度怒张	动、静脉迂曲扩张	血管可有轻度扩张弯曲
视野	早期生理盲点扩大,晚期向心性缩小	中心暗点,周边向心缩小,红绿色视野缺损重	正常或向心缩小,生理盲点扩大	正常
视力恢复	逐渐	较快	较快或渐恢复	无须
视神经萎缩	逐渐,数月或1~2年	发生早,1~2个月出现	一般不发生	无
神经系症	或有	通常无	无	无
颅CT病灶	有	无	无	无
预后	可改变,据不同病因而不同	一般较好	良	良

表16　视瞻昏渺与视瞻有色鉴别诊断

项目	视瞻昏渺（年龄相关性黄斑变性）	视瞻有色（中浆性脉络膜视网膜病变）
视力	初期轻度下降、后期明显下降，不能矫正	中度下降，可用凸透镜部分矫正
年龄	多为50岁以上中老年	多见于青壮年
眼底	黄斑出血、水肿、机化物、反光晕；玻璃体混浊、视网膜色素沉着或玻璃膜疣等	黄斑区水肿、渗出、中心反光消失；"中渗"可出现新生血管
FFA	视网膜下可有新生血管、可见玻璃膜疣	色素上皮、神经上皮脱离样荧光表现

【病例一】年龄相关性黄斑变性（湿性ARMD）

闫某，男，63岁，已婚，工人。于2010年3月初诊。

主诉：患高血压多年，伴气短、胸闷、乏力、便干。半年前左眼视力骤降，按眼底出血治好；2周前酒后左眼又突然视物不清，县医院按"黄斑出血"治9天无效来诊。

检查：双外眼（-）；VA：OD 1.0，OS 0.2，矫正无效。IOP：双15.0mmHg；左眼：玻璃体中见灰色漂浮物；眼底A：V=1:2；视网膜后部新生血管，渗出物，黄斑颞侧片状出血，中心凹反射不见；荧光素眼底血管造影见视网膜荧光斑，黄斑区荧光遮蔽；出血时间：2.3min，凝血时间：4.6min，三酰甘油：4.8mmol/L，血压：156/96mmHg，心电图：ST段低下。

舌质淡红，苔白乏津，脉象细数。

中医辨证：气阴两虚，摄血无权，湿热伤络，蒙蔽清窍。

西医诊断：年龄相关性黄斑变性（湿性ARMD）（双）。

治则：益气健脾，活血利湿。

处方及治疗：

1. 益气通脉汤加减　黄芪^炙、当归尾^酒、地龙^炙、石菖蒲、益母草、川芎^酒、女贞子^酒、墨旱莲、三七^粉、桂枝、山楂^炒。

水煎 3 遍，分服，2 次/日。

2. 雷珠单抗注射液　0.05mL，于手术室常规操作，患眼球内注射，1 小时后续测眼压正常。

3. 穴位注射　肝俞、脾俞、足三里、合谷穴，川芎嗪注射液各 1mL 双侧交替注射，1 次/日，7 天为 1 个疗程。

诊治经过：二诊，1 周治毕，查见：左眼眼压正常，新生血管萎缩，黄斑区出血部分吸收，视网膜渗出物仍在；中药加鸡内金、穿山甲（代）以消积通络，续煎服。

三诊，又治 2 周，视力：右 1.0、左 0.7；眼底：左黄斑区出血吸收，留色素沉着，黄斑中心凹反光微弱，获显效。续予中药 7 剂，隔日 1 剂煎服。

嘱忌烟酒，忌生气，节房事，以资巩固。

按语：黄斑，是视网膜中心的视觉敏锐部位；该处椎体细胞密集，脉络膜毛细血管丰富，代谢旺盛，需氧量大，组织结构和生理功能极其复杂。若由各种原因（真正原因尚不清楚）导致此处微循环（包括血循环和组织液循环）障碍，营养（氧气）供应不良，病理代谢产物聚积，极易造成其病变的发生。

老年性黄斑变性，多发生于 50 岁以上老年人，又称年龄相关性黄斑变性。现代医学对其病因仍不十分明确，认为可能是由于年老体衰，脉络膜毛细血管的硬化，或糖尿病等代谢性疾病诸因，导致黄斑区病理改变，或新生血管生成，毛细血管通透性、脆性增加，出现渗出或出血而酿成是病。本病常反复发作，酗酒、不寐、愤怒、房事不节、用眼过度等常是发病诱因。

本病又分为干性（又称萎缩性或非渗出性）与湿性（又称渗出性或新生血管性）两类。西医认为，对干性者无治疗意义；而湿性者，因脉络膜新生血管膜（CNV）的形成，可引发视网膜的渗出性或出血性脱离，造成病变区隆起或出血而使视力突降、视物变形或中央暗点。临床上两型常症状夹杂，不易截然区分。

本病应与下列疾病相鉴别。

1. "中浆""中渗"：这两种疾病的病变范围常较本病要小（见本章第七节）。

2. 脉络膜黑色素瘤：该病典型的眼底表现为脉络膜出现圆形或椭圆形灰黑色肿物，视网膜表面有萎缩型坏死；超声波、眼底荧光血管造影与脉络膜血管造影可显示脉络膜实质性肿物影。

中医学认为，黄斑归属于脾。本病多因年老脾虚，运化失司，水湿停聚，化浊生痰；痰湿郁久，生热化火，灼伤血络，血溢脉外而致。况且，目又为肝窍，瞳神属肾，肝肾同源，体阴而用阳，故临床常见土虚木乘、土湿木郁、水亏木枯等证，亦常诸证相杂，郁闭神光而共成是病。在早期视力下降不重，视物变形阶段属"视瞻昏渺"；当血入神膏，黑影遮挡时属"云雾移睛"；当病情急发，视力骤降时则属"暴盲"之范畴。

对本病的治疗，西医治疗通常给予如下措施。

1. 抗氧化、防自由基对细胞损害药　如维生素 C、维生素 E 等。

2. 非甾体抗炎药　如消炎痛等；抗新生血管增生药，如雷珠单抗等，以抑制视网膜下新生血管的生成；糖皮质激素药，如曲安奈德（TA）等。

3. 止血剂　如维生素 K、安络血等。

4. 激光治疗　在早期，新生血管膜离黄斑中心凹 $500\mu m$ 以外者可使用，以封闭新生血管，但不能防止复发。因激光对眼底组织亦产生一定破坏，故有不少病例予数次激光治疗后，视力不提高反更加损害。

其中雷珠单抗为一新型抗血管内皮细胞生长因子

（VEGF）药物，用于治疗湿性ARMD，一般是每次0.05mL玻璃体内注射给药，每月1次，可连续6~9个月或更多；也可在初始3个月连续注射后，再每3个月注射1次，效果稍逊。但临床证实，单用其或TA治疗，未能解决复发问题。

本案属复发病例，视网膜新生血管已生成，故针对性给予球内注射法，因本品疗效的不确定性，疗程较长，价格昂贵，一般患者难以承担，故对本案患者在注射一次后，再予中医方法协调以治。

辨证认为，本案视瞻昏渺病机乃气虚血瘀。脾气虚弱，动血无力，网膜渗出难消；脉络瘀阻，濡目乏能，神光阻碍发越，故予益气通脉汤加减。方中以当归补血汤（《内外伤辨惑论》）甘温健脾、益气养血为主；白芍益阴养血平肝，川芎温经活血行气；二至丸（《医方集解》）益阴清热，凉血止血，为臣。地龙、益母草活血通脉利水（黄斑水肿）；菖蒲祛痰开窍醒神，三七祛瘀止血兼顾；山楂活血化滞消脂；桂枝温阳助运，逐瘀化湿，共为佐。川芎行血中之气，为使。如是，气阴两充，脉络复常，痰热湿去，神光得以发越矣。

实践证明，对AMD这一顽症，不论出血与否，在非手术治疗中施以中西医结合之法，常较单纯的西医治疗效优，多能恢复或部分恢复视力。

【病例二】 年龄相关性黄斑变性激光术后（干性ARMD）

于某，男，54岁，已婚，工人。于2001年2月12日就诊。

主诉：有高血压、头昏、咳痰、便干史，常服"依那普利"等药。半年前双眼先后出现黑影遮挡、视物变形，市医院以"黄斑水肿"激光治疗2次，未愈来诊。

检查：体胖面黄；VA：OD 0.5，OS 0.2，矫正无效。眼B超：双玻璃体散在反射影；眼底：右网膜密集激光斑，后极部网膜血管萎缩样改变，黄斑区色素紊乱，反光微弱；左眼内灰色漂浮物，后极部视网膜白色渗出，黄斑凹反射消失；荧光素眼底血管造影：双眼视网膜激光斑荧光遮蔽，后极部均见数点圆形荧光斑。血清总胆固醇：6.0mmol/L，三酰甘油：1.75mmol/L，血压：163/96mmHg，余（-）。

舌色淡黯，苔白腻，脉象弦滑。

中医辨证：肝脾两虚，痰浊上蒙。

西医诊断：年龄相关性黄斑变性；激光术后（干性ARMD）（双）。

治则：补肝解郁通络，祛痰降浊明目。

处方及治疗：

1. 补肝降浊汤　熟地、白芍^酒、白术^炒、川芎^酒、菟丝子、女贞子、石菖蒲、刺猬皮^制、鹿角霜、穿山甲（代）^制、柴胡、珍珠粉^制等。共制粉，每服15g，2次/日。

2. 穴位注射　脾俞、肝俞穴，胎盘针各1mL，左右交替注射，1次/日，2周为1个疗程。

3. 隔姜灸　双睛明、太阳、合谷、三阴交穴，2次/日。

诊疗过程：二诊，2周治毕，体倦、头晕症大减，视力见增，效不更方。

三诊，又2周治毕，视力：右0.6，左0.4。证有转机。将中药方减穿山甲（代），加当归、肉桂以增养血益阳之力，续服。

四诊，1个月治毕，矫正视力：右0.7，左0.6；眼底：激光斑间网膜清晰，散在白色机化物，黄斑凹反光微弱，显效。改用羟苯磺酸钙、卵磷脂络合碘、胞磷胆碱、甲钴胺，常规口服；隔姜灸续用。嘱忌烟酒，节房事，以资巩固。

半年后，视力双0.7，血压正常，获愈。

按语：对年龄相关性黄斑变性（ARMD）的发病机制及西医治疗措施，在病例一中已述及。至于激光，临床中对黄斑水肿采取格栅光凝是常用之法，旨在破坏视网膜外层中耗氧高的视细胞和视网膜色素上皮细胞，从而企望减轻黄斑部的水肿，阻止新生血管生成，可部分获效。但激光治疗不能改善视网膜微循环，尤其对有黄斑拱环破坏、黄斑缺血者不宜；甚至由于病情本身的变化以及激光治疗的刺激和对视网膜的破坏，黄斑水肿也可在激光治疗后更加严重。

本案于激光术后，视网膜后极部遭到严重破坏，形成了黄斑区晦暗的干性病变，表现为肝脾两虚、痰浊上犯证候，故给予补肝降浊汤方。方中以熟地黄、白芍补肝活血，益阴辅脾，为君。以重剂白术健脾益气燥湿；以山甲（代）、鹿角霜、刺猬皮逐瘀化浊除滞（网膜陈旧渗出物），相协为臣。脾郁湿困，土虚木乘则生痰致瘀；脾虚及肾，则阳衰不煦而浊生；湿浊痰瘀上蒙，则目窍不明；以川芎解血中之郁，活血中之气；菟丝子温肾助阳益阴，化湿降浊；石菖蒲、珍珠粉开窍祛痰，降浊除翳（改善受损视网膜功能），共为佐。柴胡疏肝解郁升阳，兼为使者。

如此诸法相配合，可能是改善了未被破坏的视细胞功能，减轻了眼底的陈旧性渗出物，而使这一西医认为无治疗价值的病变获得改善。

【病例三】糖尿病性黄斑囊样水肿（DME）激光术后

燕某，男，57 岁，已婚，工人。于 2009 年 11 月 7 日就诊。

主诉：糖尿病多年；双眼视力下降，黑影遮挡，视物变形，右眼显著，3 个月。市院以"糖尿病黄斑水肿"，给球内注射 1 次，激光治疗 2 次，视力改善。今左眼又病，伴周身疲惫，口渴欲饮，少寐多梦等症，来诊。

检查：双眼：VA：OD 0.2，OS 0.4；角膜清，前房中等深度，晶体混浊 C_1；眼底：右网膜激光斑，黄斑区色素沉着，中心凹反光不见；左视网膜欠清，黄斑区色素紊乱，中心凹光微弱；荧光素眼底血管造影：双眼底不规则荧光斑，激光斑及黄斑荧光遮蔽；光学相干断层成像：右黄斑隆起，左局限隆起。血糖：15.8mmol/L，TC：6.5mmol/L，三酰甘油：1.75mmol/L，余（－）。

舌色紫黯，苦少乏津，脉象弦沉。

中医辨证： 脾肾阴虚，痰浊郁目。

西医诊断： 糖尿病性黄斑水肿（双）；激光术后。

治则： 益气养阴，降浊明目。

处方及治疗：

1. 健脾降浊汤加减　黄芪、黄精、白术、茯苓、桑螵蛸、薏苡仁、半夏^制、川芎^酒、穿山甲（代）^炮、女贞子、砂仁、丹参、石斛、肉桂。水煎3遍分服，2次/日。

2. 曲克芦丁 0.7mL，肌苷 50mg，胞磷胆碱钠 200mg，利多卡因 0.3mL，双眼球后注射，1次/日，1周为1个疗程。

3. 胰岛素早 12U、晚 10U，饭前腹部皮下注射。

4. 隔姜灸　双睛明、合谷、三阴交穴，2次/日，1周为1个疗程。

诊治经过： 二诊，用药2周，血糖 6.8mmol/L；视物转清，眼压正常；体倦、口涩、便干症显减，效不更方。

三诊，又治3周，视力：右 0.4⁺，左 0.7；眼前黑影减轻。停穴位注射，予胎盘组织液、普罗碘铵各 2mL，肌内注射；中药方加鹿角胶以增益阳养血之力，3剂，制粉，每服15g，1日2次。

四诊，1个月后，视力：右 0.6，左 0.9；OCT：黄斑隆起灶消失，中心凹光反射（＋）；空腹血糖 6.7mmol，临床获显效。

嘱控血糖，节饮食，控房事。续服药粉1个月，以资巩固。

按语： 糖尿病性黄斑囊样水肿（DME）是糖尿病视网膜病变（DR）这一慢性亚临床低度炎症性疾病中的一种，但对比糖尿病性黄斑变性、增殖性糖尿病性视网膜病变等，此病变对视力的损害似乎较轻。由于患者糖代谢紊乱，引起视网膜微血管的异常，如毛细血管闭锁，组织缺血缺氧，破坏了血－视网膜屏障，使之通透性增加，血液成分渗漏，从而导致了DME 的发生。严格控制血糖，针对性地控制这一"炎症"机制，对本病有重要作用。

球内注射曲安奈德是治疗本病的可效之法，但其效力多可维持 4～6 周，若无相应的保守治疗措施，复发的概率同样很大。

本案宿邪缠绵，虽经球内注射与激光治疗仍反复者，当是机体的"气阴两虚，脉络阻滞，湿浊上犯"的根本病机未得解除是也。故在予胰岛素控制血糖的同时，以笔者治消渴性眼底病验方——健脾降浊汤治之。方中重用黄芪、白术益气健脾，使运化复常，为君。黄精、桑螵蛸滋阴益肾秘精；石斛、女贞子滋肾补肝，助阴血充沛；以川芎、丹参活血行气，助眼底血运，共为臣。黄斑水肿由脉络瘀滞，湿浊停留，故以穿山甲（代）活血祛瘀除滞；茯苓、薏苡仁利水除湿降浊，益脾气而不伤阴；石菖蒲、半夏消痰燥湿，开窍散结；少予肉桂以"阳中求阴"，鼓舞气血以消阴翳。诸味均有消除视衣渗出与机化物之作用，共为佐。砂仁疏肝健脾，利湿理气，并防滋腻太过，为使。实践认为，薏苡仁的用量宜大，可用达 30g 或更多，方可显效。

凌志扬老师研究认为，石斛中含多糖、生物碱、氨基酸等成分，可有效抑制促炎性细胞因子的活性，发挥对视网膜病变的抗炎作用。还有研究认为，健脾补肾活血中药能提高 DR 患者 Müller 细胞膜稳定性，降低其通透性；能减轻视细胞的损害，增强细胞活力，这可能是防治 DR 的有效机制之一，这正与中医对该病的辨治观点相吻合。

如此，诸法配合以治，使这一痼疾得以改善。

【病例四】 视网膜颞上支静脉阻塞（BRVO）激光术后

马某，男，57岁，已婚，机械工人。于2000年5月23日就诊。

主诉： 患高血压病10年；右眼突然视力下降，黑影遮挡2个月余。按"眼底出血"，激光治疗1次，"止血、降压"治疗月余效果不著；伴眩晕、胸闷、口干、乏力来诊。

检查： 双眼：VA：OD 0.3，OS 1.0；眼B超：右玻璃体中点片状反射影；眼底：右视盘色淡红，界欠清，颞上静脉火焰状出血，间有激光斑及黄白色渗出；黄斑区晦暗，中心凹反光不见；荧光素眼底血管造影：右颞上静脉荧光充盈迟延，管壁渗漏，激光斑荧光遮蔽，局部网膜无灌注区；左眼：动脉硬化性眼底Ⅱ期。血清总胆固醇：6.3mmol/L，三酰甘油：1.80mmol/L，心电图：左室肥大，余（-）。

舌质红，尖有瘀点，苔黄乏津，脉象弦数。

中医辨证： 阴虚火旺，上灼目络。

西医诊断： 视网膜颞上支静脉阻塞（BRVO）；激光术后（OD）。

治则： 滋阴降火，通络逐瘀，启闭明目。

处方及治疗：

1. 滋阴清热明目汤加减　熟地黄^酒、丹皮、玄参、黄柏^酒、知母^盐、龟甲^炙、女贞子、山茱萸、夏枯草、海藻、水蛭^炙、柴胡。水煎3遍分服，2次/日。

2. 尿激酶5000U，地塞米松2.0mg，利多卡因0.3mL，患眼球后注射，1次/日。

3. 香丹注射液10mL，用负极电离子导入，1次/日。

4. 普罗碘胺、眼氨肽各2mL，肌内注射，1次/日。

诊疗经过： 二诊，1周治毕，觉视物清亮，眼底出血部分吸收，续治。

三诊，2周药毕，视力：右0.6⁺；眼底：出血大部吸收，静脉怒张减轻，机化物减少，激光斑清晰；头痛眩晕消，唯大便溏。停球后注射；中药方减玄参、黄柏、丹皮，加黄芪、白术、穿山甲（代），以增健脾益气除滞之力，续煎服。

四诊，2周毕，视力右0.8，左1.0；眼底出血吸收，静脉怒张减轻，机化物少许，视盘界清色可，黄斑凹光反射（+）；诸症解除，临床获愈。

按语： 视网膜分支静脉阻塞（BRVO），较视网膜中央静脉阻塞（CRVO）而言，属于本类疾病中的轻证。因不同于后者的视力突降，而是表现为"视物模糊，黑影遮挡"，故在"视瞻昏渺"章节中讨论。

对视网膜静脉阻塞的治疗，激光不失为一种有效手段。主要是针对视网膜的水肿和阻塞后血管无灌注区或微血管瘤进行光凝，以期保护中心视力和预防新生血管的生成，阻止水肿向黄斑部扩散，并期冀预防新生血管性青光眼的发生。

本案已行激光术，出血虽有部分消除，但视网膜与血管组织均受到了破坏，并有新的出血及渗出物的堆积，故视力仍为"视瞻昏渺"，未有提高。分析本案脉证，当属内邪（眼底病变）、外邪（激光）共致的阴虚火旺，上灼目络，气血逆乱之证。阴虚则火升灼血，脾虚则气弱失摄，故视网膜仍见出血、渗出、水肿存在。

由肝肾阴虚衍生之火是为"相火"。朱丹溪云："相火者，阴火也，不可以水湿折之，唯黄柏之属可以降之。"所予方中，以黄柏、知母相须为用，清泻相火，滋阴润燥治其标为主。相火亢上为阴虚不敛而致，以熟地、玄参、龟甲、女贞子凉血滋阴潜阳，使肝肾阴充，纳敛有权，治其本为辅。虚火上升，灼伤脉络，血溢脉外则瘀滞浊生，故以丹皮、夏枯草活血止血，散结利水；以海藻、水蛭破血逐瘀软坚，祛痰降浊消滞；以山茱萸酸温之性，既补肾之阴，又补肾之阳，摄精纳气，使阴平阳秘，共为佐。以柴胡疏肝解郁升阳，为使者。

如此诸药协同，使阴津充，相火降，脉络通，瘀血祛，痰浊除，目窍启而复明矣。后随证转，减阴凉之品而加益气除滞之药，取"健脾降浊"之治，竟收全功。

【病例五】球后视神经炎（慢性）

苟某，男，22 岁，未婚，工人。于 2004 年 5 月 11 日就诊。

主诉：素有鼻炎，因精神受挫出现发热头痛，双眼视力渐降，模糊不清 20 天。县医院以"视神经炎"，予"头孢拉定、氢化可的松"等视力略增；伴头昏、心烦、咽干、口苦来诊。

检查：面浮焦燥；VA：OD 0.3，OS 远 0.4，矫正无效；双瞳孔中度散大，直接对光反应迟钝，眼转动球后胀痛；眼底：双视盘边界欠清；视野：双环中心暗点呈哑铃状改变；VEP：双波幅潜时延长，振幅较低；余（-）。

舌淡红，苔薄黄，脉象弦细。

中医辨证：肝郁血滞，目络受阻。

西医诊断：慢性球后视神经炎（双）。

治则：西医：消除视神经炎症，改善视神经营养；中医：疏肝解郁，通络濡目。

处方及治疗：

1. 甲泼尼龙 80mg，山莨菪碱（654-2）8mg，维生素 B_{12} 300μg，利多卡因 0.4mL；分双眼球后注射，1 次/日，连用 3 天。

2. 清开灵 40mL，维生素 C2.0g，维生素 B_6 0.2g，曲克芦丁 360mg，胞磷胆碱钠 0.75g，分别加入液体，静脉滴注，1 次/日。

3. 消炎痛 25mg，维生素 B_1 30mg，口服，3 次/日。

诊治经过：二诊，5 天药毕，视力：右 0.4，左 0.5；眼球活动痛改善。将甲泼尼龙组更为双眼交替球后注射，1 日 1 次；输液方续用。

三诊，7 天药毕，症状续减。更方如下。

1. 甲强龙 50mg，双眼交替球后注射。

2. 穴位注射　脾俞、肾俞、肝俞、三阴交穴，胎盘针各 1mL，1 日 1 次。

3. 疏肝解郁明目汤加减　柴胡^酒、当归^酒、白芍^酒、白术、郁金、香附^酒、茯苓、川牛膝、桃仁^炒、桂枝、麝香^冲。水煎服，1 日 2 次。

四诊，又 7 天药毕，视力：右 0.7，左 0.8。更方：球后注射 1 周 1 次；中药方加黄芪、菟丝子益气温阳之药，续煎服。

五诊，7 天治毕，视力右 0.8，左 1.0；视野：环中心哑铃状缺损减轻，临床获愈。予中药 3 剂，隔日煎服；穴位隔姜灸续用。嘱控情绪，忌烟酒，巩固疗效。

按语：视神经炎的病因病机及特征，在"暴盲"篇中已详述。至于发病较缓、较轻、视力部分仍存的慢性发病者，在本节中论述。

对本病的治疗，西医是全身或局部使用激素、抗生素和神经营养药。中医则是从肝郁血滞、阴虚火灼等方面辨证施治。因肝主目，应紧抓"治肝"这一主线。

本案原有鼻窦炎症，又以"感冒"为诱因，判断是病毒之邪侵犯了眼球后段视神经，致其发炎、水肿、缺血而视力受损。初治用过激素、抗生素而乏效者，应是"抗菌"之箭未中"热毒"之的矣。

用甲泼尼龙相伍改善微循环和营养神经之品，直指目标；所用清开灵等有较好的清热解毒、镇静安神、促进肝（神经）细胞功能恢复、改善眼底微循环之作用。

当证顺转，停用"清热解毒"，予以"温和"地，疏肝气、化郁瘀、益脾血、启窍闭，是中药的相辅为用，取相乘之效矣。

【病例六】视盘血管炎（静脉栓塞型）

平某，女，33岁，已婚，职员。于2010年1月5日就诊。

主诉：右眼视物模糊不清，荧星扰目1个月余。患者性格内向，1个月前因受辱失眠而发病。县医院以"视神经炎"输液治疗1周效不著，并出现心烦、咽燥症状，来诊。

检查：双眼：VA：OD 0.3，矫正无效；OS 1.5。眼底：右视盘边界欠清，颞上火焰状出血和少许渗出，静脉尚规则，无白鞘附着，未见动脉压迹，黄斑凹反光不见；视野：右生理盲点扩大及中心暗点。左眼及实验室检查（-）。

舌尖红，苔薄白，脉象弦数。

中医辨证：心肝火盛，灼目伤络。

西医诊断：视盘血管炎（静脉栓塞型）（OD）。

治则：西医：消除视神经炎症，改善视神经血供；中医：清心平肝，逐瘀降浊。

处方及治疗：

1. 清心泻火汤加减　生地黄、白芍[酒]、赤芍、黄连[酒]、川芎[酒]、当归[酒]、益母草、丹参、郁金、葱白。水煎3遍分服，2次/日。

2. 甲泼尼龙40mg，维生素B_{12}200μg，利多卡因0.3mL，右眼球后注射，1次/2日。

3. 山莨菪碱（654-2）5mg，胞磷胆碱钠1mL，利多卡因0.3mL，右球后注射，1次/2日。与上组交替使用。

4. 穴位隔姜灸　右太阳、承泣、合谷穴，2次/日。

诊治过程：二诊，3天治毕，视力：右0.6[+]；右眼视盘水肿减轻，出血消失。更方为甲泼尼龙20mg，两组交替球后注射，1日1次；中药减生地、黄连泻火凉血之力，加黄芪、川牛膝以益气活血除湿，续煎服。

三诊，1周药毕，视力：右0.8；咽干、心烦症除，唯眼球转动不舒。山莨菪碱（654-2）组药物球后注射，隔日1

次；甲泼尼龙组药物，1 周 1 次；中药减益母草，续煎服。

四诊，又 7 天药毕，视力：右 1.2，左 1.5；眼底：右视盘界清、色正，出血及渗出全部吸收；黄斑凹反光复见，临床获愈。予知柏地黄丸口服，巩固疗效。3 个月后得知，症未复发（见附录七.2）。

按语：视乳头血管炎是一种原发性的的内障眼病，多发于 20~40 岁青壮年，由视乳头的静脉或动脉的炎症而致，以视乳头水肿、充血，或有鲜红色出血及渗出，视乳头及视网膜静脉扩张迁曲，自觉眼前黑影飘动或荧星遮目为特征。

本病多单眼发病，偶发双眼。初期视力多轻度下降，一般在 0.5 以上；生理盲点扩大，故称"视瞻昏渺"或"荧星满目"。临床按其眼底表现分两种类型。

Ⅰ型：视乳头水肿型，是由筛板前视乳头睫状动脉系统血管的炎症引起，使毛细血管的渗出积于疏松的神经组织内，表现为非高颅压性视乳头水肿，但不超过 3.0D（屈光度）；视乳头及周围视网膜或可有线状或点状出血斑和渗出。

Ⅱ型：静脉栓塞型，由视乳头表层血管及筛板后静脉主干的炎症引起，表现为静脉因炎症而阻塞、迁曲扩张，视乳头周围有火焰状出血斑和渗出。

本病的眼底静脉虽扩张迁曲，但动脉正常或略细且无硬化现象，有时累及黄斑。视野为生理盲点扩大，少有中心暗点，周边视野正常，Ⅰ型较Ⅱ型为重。本病若治疗及时，多可较快恢复视力；若失治误治，后期可见视乳头肿消色退而出现视神经萎缩，视力严重丧失。

本病须与如下疾病相鉴别。

1. 视乳头水肿　该病为颅内占位病变、颅压增高所致，多双侧，视乳头水肿常超出 3.0D 并有恶心、呕吐等颅压增高症状，脑 CT 或 MRI 可证实颅内病灶。

2. 视网膜中央静脉栓塞　该病与本病症状相似，但其多见于伴高血压、动脉硬化等全身疾病的中老年人；眼底静脉扩张重，出血多，面积大；血管旁常有白鞘、机化物及动脉压迹等现象。

3. 视神经前段缺血病变　该病多发于 50 岁以上中老年人，少有青少年发病者。常见视乳头水肿、苍白，视野相应的象限或扇形缺损，视力丧失较重。

对本病的治疗，西医多使用激素、维生素、阿司匹林等。中医认为，发病之人多值青壮之年，心气盛、肝气旺，烈火干柴极易燃焉。此症乃心肝火盛，热伤阴津，目络瘀滞，血溢湿停所致。

本案初治已大量用了激素及抗菌药，以致出现不良反应。故笔者据证摒弃了惯用的"撤火解毒"法，而针对其"因热（炎）致瘀"之病机，予以清心平肝、凉血活血之剂。方中以丹参清心肝益阴血，凉血祛瘀，为君。用生地、赤芍、郁金清心肝之火，使"炎"症消除，且活血行气、化瘀解郁，为臣。肝热缘由血虚阴乏，以白芍、当归养血敛阴平肝，用酒制者以缓其凉性并升提达目；气血瘀滞则水湿停积，以益母草活血逐瘀，利水消肿；少予黄连清心燥湿，共为佐。葱白辛温制寒，通阳散结，且引药入经，为佐使者。如是，使热清血活，湿除肿消矣。

应注意的是，治疗本病忌一味寒凉而造成血凝、热困、湿滞之弊。

第九节　青　盲

（视神经萎缩 5 例）

本病之病名首见于《神农本草经》，但以《证治准绳·七窍门》记载为详，指眼外观端好，唯视力渐降直至失明之眼病，类似于现代医学之视神经萎缩。

西医学认为，本病病因复杂，多是由全身性炎症、中毒、脱髓鞘、营养障碍，或由缺血、压迫、外伤等因，所致的视神经退行性变及传递功能障碍性疾病。正如《审视瑶函》所谓："夫青盲者，瞳神不大不小，无缺无损……俨然与好人一般，只是自看不见，方为此症。"

本病的诊断要点如下。

1. 眼外观正常，视力缓慢下降，失治会致盲。

2. 视神经乳头因缺血显见淡白、灰白或腊黄色（上行性者多见），边界尚清。

3. 视野有向心性缩小或中心暗点；VEP 检查可有潜时延长，振幅降低。

4. 瞳孔对光反应迟钝或消失；色觉障碍多先红色后绿色。

本病又因发病的位置不同分为 3 种。

1. 原发性　又称下行性，原发病在球后，眼内无明显疾患可查，视神经的萎缩过程是下行的，可见视乳头颜色苍白，境界清晰，筛板可见。如球后视神经炎、脑垂体瘤或眶部头部外伤等所致。

2. 继发性　为原发病在球内，视神经萎缩的过程是上行的，显见视乳头境界不清，筛板不可见。如视神经乳头炎、视神经乳头水肿等表现为视瞻昏渺诸症，及青风内障、绿风内障等所致者。

3. 上行性　系由于视网膜或脉络膜的广泛病变，如视网膜色素变性等，引起视网膜神经节细胞的损害所致。

《证治准绳》谓，此证为"玄府幽邃之源郁遏，不得发此灵明耳"。《审视瑶函》亦云："真精者，乃先后二天元气所化之清汁，先起于肾，次施于胆，而后及乎瞳神也。"如此，中医学对本病之病机，常责之肝、脾、肾三脏。认为气虚血亏精乏，无以上乘于目为本，玄府郁闭络阻，神光不得发越为标。

此乃虚实相杂之病，当以滋肾复元、养肝健脾、通络启闭、发越神光为总纲，且应兼顾原受之邪的留滞与否。应遵循"滋阴补血而不滞气，理气解郁而不伤血，扶阳益气而不上火，活血化瘀而不伤络，清热凉血而不伤阳"之原则。无论其原发病是什么，至"视神经萎缩"阶段，多属"阳虚阴亏"，而少有"火热"者，用药不可寒凉，以免致"阳气全无，玄府更加郁闭"。

对本病的治疗，西医多用扩张血管、营养神经、改善代谢药物，或予高压氧、手术减压等措施。笔者认为，若病在早中期，视功能未严重损害，视神经纤维未完全丧失或部分处于抑制状态时，积极进行中西结合治疗可保留或恢复部分视力。但当眼无光感，视神经已完全死亡之时，治疗徒劳，复明无望。

临床上应鉴别出本病的遗传性（常有家族史）和脑源性（可查见占位性病变），此两种排除在本节讨论之外。

对本病的诊断不能囿于中医"盲人摸象"之法，而应以现代科技手段详查，进行病理分析；再与中医辨证法综合权衡，采取标本兼顾之术，方是启闭复明之策。

【病例一】继发性视神经萎缩

王某，女，38岁，铁路工人，已婚。于1999年1月就诊。

主诉：双眼看不清6个月余。因经期受寒，高热头痛，视力下降，几家省市医院以"视神经炎，视神经萎缩"，予"扩血管、激素、营养神经"等药，视力稍增。伴焦躁、少寐、便干、溲赤、月经4个月未行等症，慕名回本省老家来诊。

检查：面黯口渴，郁闷烦躁；VA：OD 0.2，OS 0.3，矫正无效；眼底：双视盘界略欠清，色泽淡，血管细，黄斑凹反光微弱；视野：双视野向心性缩小：OD 15°，OS 10°，右眼中心盲点；视觉诱发电位：双眼P波潜伏期延长。白细胞：9.6×10^9/L，血红蛋白：100g/L，心率：102次/min，血压：149/

95mmHg；脑 MRI 等（－）（外院资料）。

舌色淡黯，尖部瘀点，苔薄黄干，脉象弦数。

中医辨证：宿邪内郁，气血亏损，窍闭不明。

西医诊断：继发性视神经萎缩（双）。

治则：益气养血，启闭明目，兼清宿邪。

处方及治疗：

1. 复元明目汤加减　人参、胎盘粉^{冲}、女贞子^{酒}、山茱萸^{制}、葛根、石菖蒲、全蝎^{制}、鹿角胶、龟甲^{炙}、麝香^{冲}、马钱子^{制}、柴胡^{酒}、郁金、肉桂、甘草^{炙}。水煎 3 遍，兑匀分服，2 次/日。

2. 穴位注射　心俞、脾俞、肾俞、太冲、风池穴，注射胎盘组织液各 1mL，左右交替，1 次/日，7 天为 1 个疗程。

3. 地塞米松 1.5mg，山莨菪碱（654-2）5mg，维生素 B_{12} 250μg；维脑路通 0.8mL，肌苷 0.05g，胞磷胆碱 0.12g。两组均加利多卡因 0.3mL，交替球后注射，1 次/日，用 5 天隔 1 天。

4. 穴位隔姜灸　涌泉、神阙穴，1 次/日。

嘱禁房事，忌恼怒，忌烟酒，节制用眼，配合治疗。

诊治经过：二诊，2 周药毕，视物较前清亮，中药加益母草续服。

三诊，又 2 周治毕，视力：右 0.4^{-2}，左 0.5^{+3}，胸闷症消除，月经复来，量少色淡，病有转机。遂更方如下。

1. 加耳部内分泌、神门穴注射法，1 日 1 次。

2. 加双承泣、三阴交、光明穴隔姜灸，1 日 1 次。

3. 中药方减郁金、葛根等凉血活血之品，加黄芪 100g，鹿角霜 10g，肉桂 5g，以增补气回阳之力，续煎服。

四诊，共治疗 12 周，视力：右 0.6，左 0.8；视野：右周边视野缩小约 10°，左缩小约 7°；眼底：右视盘界清，色略淡，左视盘界清，色正；双黄斑凹光反射可见，临床获愈。再予上方中药 5 剂制粉，每服 20g，1 日 2 次；隔姜灸续用。嘱慎起居、节房事、忌烟酒，以资巩固。

按语： 本案病因，乃是经期受寒入里化热，郁闭目窍。按现代医学分析，可能是感染病毒侵犯视神经所致。屡用"抗炎、抗菌、扩血管"有损气血。久治不愈则心肝郁滞，郁瘀合邪更乏气耗血，从而导致血闭经停，窍闭目暗。

病既日久，神光微弱，乃目中阴阳衰微之势；又察其面晦烦躁欲饮，舌质淡黯、尖有瘀点，苔黄燥，脉弦数，并见视神经乳头边界欠清之征象，当是气血亏虚又兼"郁邪蕴热"之证情，故予笔者家传专方——复元明目汤。方中以人参大补元气，生津益血；胎盘粉补精助阳，养血益气，二者充养先后二天，复元濡目，为君。肾中阴阳两虚，任、督精血不足，不得上乘濡目而视瞻微弱，故以鹿角胶通督脉而补阳，龟甲通任脉而补阴；病久阴虚郁热，视弱为精气耗散，以女贞子养阴清热，补肝益肾；山茱萸温肝涩精，防元气耗散，为臣。初病余邪未尽，郁热蕴结，致清阳下陷而成是证；以柴胡平肝清热，解郁气；石菖蒲开窍化湿，降浊气；葛根生津升阳，"起阴气"（《神农本草经》），共祛内郁余邪。以肉桂益阳消阴，助气血升腾，活阳气；郁金清心凉血解郁，行血气，二者温凉并用，行滞活血。以麝香走窜开窍启闭，醒神气；马钱子散结消肿，"开通经络"（《医学衷中参西录》），振经气；全蝎搜剔通络止痉，解除局部病灶对视神经的压迫，逐晦气，共为佐。柴胡与甘草协和，导药气，为使。如此诸药协同，使阴阳通调，精气血津液共治而达窍启光增之效。据现代研究，人参能增强大脑皮层的兴奋过程，改善神经的冲动传导，对眼动脉有扩张作用；麝香及马钱子所含的麝香酚及士的宁等成分能兴奋呼吸和血管运动中枢。

所选穴位者，涌泉为肾经首穴，"肾出于涌泉"；神阙穴为先天之源，后天之蒂，五脏六腑之本，元气归脏之根。对二者施以温灸，若暖春浇水润木之根，可促阳升芽萌矣。至于太冲穴，于海波老师研究认为：针刺太冲穴对视神经传导功能有改善作用。风池穴下有枕大小神经、枕动静脉分支、脊髓上端和延髓下端等重要结构公布。所选穴均属阳经，有振奋机体阳气、疏通经络气机、启闭复明之功；再以胎盘针与之，对恢复视神经的功能亦起到重要作用。

鉴于本案发病时间不很长，视盘边界欠清，为"炎症"之象，故选微量激素等药用于球后，直达病的，对激活处于抑制状态、尚未死亡的视神经或有良效。

在本病的治疗中，对患者性行为和饮食起居的管控，当是不可或缺之策。

参见：复元明目汤联合中药穴位贴敷治疗视神经萎缩的疗效观察. 中国中医眼科杂志，2012（6）

【病例二】原发性视神经萎缩

贺某，男，27 岁，已婚，铝矿工人。于 2000 年 8 月 15 日就诊。

主诉：双眼视力渐降 1 年余。结婚 3 个月后视力渐降且呈加速状态，以"视神经萎缩"予"激素、维生素"等治疗半年，视力由 0.2 增至 0.4，伴头晕腰酸、梦遗滑精等症来诊。

检查：面色萎黄，精神不振；VA：OD 0.3，OS 0.4；眼底：双视盘界清，色淡，血管细，黄斑凹反射微弱；视野：双周边向心性缩小约 15°。脑 MRI 等（-）。

舌质淡，苔白乏津，脉象弦细数。

中医辨证：肾亏精乏，气血双虚，目失濡养。

西医诊断：原发性视神经萎缩（双）。

治则：滋补肝脾肾，怡养精气血，启神光发越。

处方及治疗：

1. 复元明目汤加鹿茸，加重肉桂量，水煎 3 遍分服，2次/日。

2. 复方樟柳碱 2mL，维生素 B_{12} 250μg，分别球后注射，1次/日，用 3 天隔 1 天。

3. 穴位注射 肝俞、脾俞、肾俞、风池、太冲、丝竹空穴，注射胎盘注射液各 1mL，左右交替，1次/日，7 天为 1 个疗程。

4. 消障明目膏，双太阳穴贴敷，1次/2 日。

嘱绝对远房事，忌烟酒，充分休息，不恼怒。

诊治经过： 二诊，1 个月治毕，视昏、头晕、梦遗症减轻，效不更方。

三诊，1 个月药毕，视力：右 0.6，左 0.7；腰膝酸软除，临床获效。停球后注射，穴位注射更为隔日 1 次；中药方减麝香，马钱子改为 0.5g，加砂仁以醒脾，续用。

四诊，又 1 个月治毕，视力：远：右 0.6^+，左 0.8；近：右 0.8，左 0.9。眼底：双视盘色泽红润，血管基本正常，黄斑凹光反射可见；视野未见扩大，获良效。予右归丸早 1 次、杞菊地黄丸晚 1 次口服，巩固疗效。

按语： 本案体质素差，有贫血史，至 26 岁结婚，纵欲耗精，气血两亏，阳气下陷之病机可知，故予复元明目汤方加重温肾阳、益精血之鹿茸、肉桂，与他法相配合，使顽症得愈。

【病例三】外伤性视神经萎缩

盖某，男，32 岁，已婚，工人。于 2010 年 3 月 2 日就诊。

主诉： 右眼部摔伤后视力下降 5 个月。因"蝶骨骨折，脑震荡"住院 4 周，外伤愈但视力下降。予"神经生长因子、激素"等又治 2 周仍乏效，伴头晕寐差、纳多腹胀等症来诊。

检查： 面部少华；VA：OD 0.05（矫正无效），OS 1.2。右眼：瞳孔 4.5mm，直接对光反应迟钝，间接对光反应存在；眼底：视盘界清色淡，网膜血管细，黄斑凹色素紊乱，反光可疑；视野：向心性缩小 10°，鼻侧部分缺损；视觉诱发电位：P 波潜时延长，振幅减弱。左眼（-）。

舌红稍黯，苔薄黄，脉象弦滑。

中医辨证：目窍外伤，瘀血阻络，神光被遏。

西医诊断：外伤性视神经萎缩（OD）。

治则：活血逐瘀通络，启闭发越神光。

处方及治疗：

1. 复元明目汤加酒土鳖虫、酒大黄、酒乳香、酒没药、川牛膝，以增活血逐瘀除滞之力。水煎 3 遍兑匀，温黄酒50mL 送服，2 次/日。

2. 鼠神经生长因子 30μg，肌内注射，1 次/日。

3. 穴位注射　风池、太冲、丝竹空、肝俞、脾俞穴，注射胎盘针剂各 1mL，1 次/日，左右交替，7 次为 1 个疗程。

4. 消障明目膏，右太阳穴贴敷，1 次/日。

诊治经过：二诊，2 周药毕，视力：右 0.12；因经济困难，求停神经生长因子。改予下述治疗。

1. 嘱自备小羊胎制粉，每服 5g，与中药同服。

2. 胞肌针 300mg，球后注射，1 日 1 次，用 3 天隔 1 天。

3. 穴位隔姜灸　双承泣、合谷、丝竹空、太冲、风池、三阴交穴，1 日 2 次。

4. 消障明目膏，双太阳穴贴敷，1 日 2 次。

三诊，1 个月药毕，视力：右 0.5，时有纳呆。上方加砂仁，续煎服。

四诊，又半个月治毕，右眼视力达 0.6；眼底：视盘淡白，缺血症改善，视网膜动脉血管增粗；视野窄，约 6°，临床显效。予上方 3 剂制粉，每服 15g，1 日 2 次，蜂蜜水调服。须秉持医嘱，以资巩固。于 3 个月后得知，疗效稳定（见附录七.3）。

按语：本案因眼部外伤骨折，瘀血压迫了球后视神经而酿成是证。初始"抗菌、消炎"只控制了"感染"，未中"血瘀窍闭"之的；随后之"营养神经，扩张血管"法，也是旱苗润枝叶，无济于根枯之患。瘀血不除，经络难通，窍闭难启，神光焉能发越乎？

分析认为，眶部蝶骨隐形骨折，排除了骨质压迫视神经的可能，主要病机当是局部瘀血为患，致视神经的营养和传导功能障碍，故将"活血化瘀"和改善视神经功能之药合用于球后，直击病的。予复元明目汤方加入专疗外伤、破血逐瘀的土鳖虫、乳香、没药、大黄、川牛膝。初始 1 周，患者便下黑黏，当为瘀血外排之象，随后即转为正常。方中所含麝香、马钱子亦是治跌打损伤、化瘀通络止痛的特效药。加黄酒者，是借其升散之力以加强化瘀启闭之效。羊胎粉有培补"先天"之力，笔者经验，青盲者用之，效良。

穴位施灸，有若"甘雨润枯苗"，可使肌体被遏之阳气复元，郁闭之阴血流畅，其作用不应小觑。

鼠神经生长因子是从小鼠颌下腺中提取的一种物质，对受损神经具有促进损伤恢复和缩短视觉诱发电位的作用，是治疗神经损伤的良药，一般 4~6 周为 1 个疗程。对视神经损伤患者可酌情使用。

【病例四】视神经萎缩（上行性）额窦炎

秘某，女，37 岁，已婚，教师。于 1994 年 6 月就诊。

主诉：因"感冒头痛"出现视物昏蒙、眼前黑影飘动 3 个月。就医以"额窦炎、视网膜炎"治疗好转，仍视物不清，伴高血压、高血脂、口渴欲饮、痛经，来诊。

检查：面色黧黄，眼周黑圈；VA：OD 0.3^{+1}，OS 0.4；右眼：瞳孔直接对光反应迟，间接对光反应可；眼底：视盘界欠清，色蜡黄，血管细，视网膜周边黑色素样沉着，黄斑晦暗，中心凹反光微弱；视野：周边缩小 10°、中心暗点；视觉诱发电位：P 波振幅低下。左眼底大致同右眼；双鼻甲充血肥大。TC：5.60mmol/L，三酰甘油：1.81mmol/L，血压：157/96mmHg；心电图：ST 段低下，心率：102/min。

舌质黯红，苔白腻，脉象弦数。

中医辨证： 肝郁蕴热，血瘀窍闭。

西医诊断： 视神经萎缩（上行性）（双）；额窦炎。

治则： 先疏肝清热，解郁逐瘀；后益气养血，活血复明。

处方及治疗：

1. 丹栀逍遥散（《内科摘要》）加味　柴胡^酒、当归^酒、白芍^酒、白术、丹皮、栀子^炒、茯苓、薄荷^{后入}、香附^酒、鸡血藤、生姜、甘草。水煎 3 遍分服，2 次／日。

2. 地塞米松 3mg，山莨菪碱（654-2）6mg，维生素 B_{12} 200μg，利多卡因 0.3mL，分别双眼球后注射，1 次／日，用 3 天隔 1 天。

3. 消障明目膏，双太阳穴贴敷，1 次／2 日；呋麻液点鼻，3 次／日。

4. 穴位注射　风池、合谷、太冲、丝竹空、肝俞、脾俞穴，注射胎盘针剂各 1mL，1 次／日，左右交替，7 天为 1 个疗程。

嘱忌烟酒，控情绪，禁房事。

诊治经过： 二诊，2 周药毕，视力：右 0.3⁺，左 0.4⁺；胸闷烦躁解除，月经来潮有血块。球后注射改为复方樟柳碱 2mL，与胞肌 300mg 交替，1 日 1 次。

三诊，2 周药毕，视力：右 0.4⁺²，左 0.5⁻¹，胸豁神清，舌正脉缓，肝郁蕴热解，转向"复元明目"。复元明目汤加酒柴胡、酒白芍以益肝升阳、活血逐瘀，用黄酒 30mL 送服；隔姜灸承泣、丝竹空、合谷、三阴交穴，1 日 2 次；他药续用。

四诊，1 个月治毕，视力：右 0.4⁻²，左 0.5。月经隔 4 周复来，量中、色正、无血块，头晕、腹痛等症悉除。效不更方，续治 1 个月。

五诊，视力：右 0.5⁺³，左 0.6。眼底：双视乳头边界清，色泽明显红润，视网膜大部转清；黄斑区色素减少，中心凹反光可见，视野无改善；临床获良效。

2个月后得知，视力：右 0.6^{+1}，左 0.7；视野仍窄，月经正常，临床获愈。

按语： 肝为刚性藏血之脏，主疏泄，喜条达，恶抑郁，体阴而用阳；脾为后天之本，气血生化之源，主升清、散精、统摄。唯肝脾调和，气血方健。女性以血为本，也唯有肝脾健运，方能月事调畅。

本案患者为青年女性，气血方盛，血压血脂偏高，恐既有气郁不畅之基，又因恼怒而郁瘀更甚。肝郁生热，血瘀窍闭，气血不荣而神光被遏，故予疏肝解郁，健脾养血，清除内热为法；先遣丹栀逍遥方加养血活血的鸡血藤，解肝经郁热；再转以"复元明目"，使脏腑阴阳协调，气血畅运，精微濡目而神光发越。对逍遥散，古人谓有"消其气郁，摇其血郁，而无伤乎正气之妙"，辨证用于眼病可谓良方也。

【病例五】青光眼性视神经萎缩

管某，女，42岁，工人，已婚。于1988年9月就诊。

主诉： 双眼反复发作胀痛雾视，休息后缓解5年，视力下降1年。伴眼胀、头晕、乏力，畏冷、经期错后。就医以"青光眼"给降眼压药等乏效，来诊。

检查： 双眼睫状体充血轻度；VA：OD 0.25，OS 0.4^{+1}；IOP：OD 39.0mmHg，OS 35.5mmHg；瞳孔：OD 4.5mm 对光反应迟，OS 4mm 对光反应迟；前房浅，房角：OD N_{III}，OS N_{II}；眼底：双眼视盘界清色淡，C/D：OD 0.4，OS>0.3，均血管细，屈膝状偏向鼻侧；视野：双中心暗点，鼻侧局限缺损10°；实验室等检查（-）。

舌色淡黯，苔白腻，脉象沉缓。

中医辨证： 脾肾阳虚，肝郁窍闭。

西医诊断： 青光眼性视神经萎缩（双）。

治则： 解除高眼压；平肝解郁，益精养血，濡目启闭。

治疗及施术：

1. 行双眼后路（睫状体扁平部）滤过术。

2. 腺苷谷胺 1.5mg，肌内注射，上午；胎盘针 4mL，肌内注射，下午。

3. 隔姜灸　心俞、肝俞、脾俞、肾俞、三阴交、涌泉穴，1 次/日。

嘱忌竭视劳心，忌辛辣炙煿，调情绪、远房事、适当锻炼。

诊治过程：二诊，术后第 2 天，双眼手术部轻度充血，指测眼压正常，角膜清，前房深；滤枕Ⅱ型，眼胀、头晕症消除。予妥布霉素地塞米松常规点眼。

三诊，术后 5 天，术部充血退，角膜清，滤枕Ⅱ型。更方如下。

1. 七叶洋地黄皂苷滴眼液，常规滴眼。

2. 复元明目汤加重肉桂、人参、山茱萸用量，再加附子，水煎，蜂蜜兑服。

3. 胞肌针 300mg，双眼球后注射，1 日 1 次，用 3 天隔 1 天。

4. 消障明目膏，双太阳穴贴敷，2 日 1 次；隔姜灸，双太冲、丝竹空、承泣、合谷、三阴交穴，1 日 2 次。

四诊，半个月治毕，矫正视力：右 0.4，左 0.6^{+2}；畏寒乏力，头晕眼胀消除；月经适来，少量血块。见机体阳气复，月事调，更予复元明目汤原方加丹皮、升麻、枸杞子、穿山甲（代）^{制}，以益阴升阳活络；隔姜灸加肝俞、心俞、脾俞、肾俞穴；穴位注射改为 1 周 1 次。

五诊，治 1 个月，矫正视力：右 0.5，左 0.7^{+2}，双眼压正常；眼底：双眼视乳头界清，色略见红润，C/D>0.3；视野：双中心暗点、鼻侧缺损仍在。获显效。将中药方稍作出入，3 剂制末，每服 15g，1 日 2 次，蜂蜜水调服。

半年后随访，眼压正常，视力稳定。

按语：本案之症是因青光眼持续高眼压，致视神经供血障碍而成。从脉证分析，因长期用碳酸酐酶抑制剂和脱水药，机体已出现脾肾阳虚、气血亏虚、目窍失养、阴翳内生之象。对本案施治有如下体会。

1. 当务之急是解除高眼压，故立即行后路睫状体扁平部滤过术，同时予视神经营养药。

2. 柯琴曾曰："命门之火，乃水中之阳，夫水体本静而川流不息者，气之功，火之用也，非指有形者言也……故火不可亢，也不可衰……若命门火衰，少火几于熄矣。"（《名医方论》）本案正是因此而成了"阳气全无，玄府郁闭，神光不得发越"之候。故针对其机体阳虚之本，予复元明目方加重温阳益气药用之，以附子、肉桂温补脾肾之阳，使"阳长则阴自消"，为君。以人参、升麻、胎盘粉、灵芝等养元益气，上升濡目；当归、山茱萸补血活血，阴阳双顾，为臣。少予丹皮者，以"其和血、生血、凉血，治血中伏火，除烦热"（《本草纲目》），伍于温补肾阳之药中，补中有泻，使补而不腻；香附开郁疏肝行滞；炙甘草既泻心除烦，又补益脾胃，且调和诸药，兼为佐使者。

目为清窍，忌火恶燥，以润为本。如此，当机体阳气见复，即停大热之药，转以健脾以复元气，助肾阳以益阴精，使气血川流不息，神光得以发越（视力进步）矣。

第十节　高风内障

（视网膜色素变性1例）

本病病名始见于《秘传眼科龙木论》，对其的记载更早见于《太平圣惠方》，又名高风雀目。大抵相当于现代医学之原发性视网膜色素变性（RP）。

本病是一种有遗传倾向的致盲性眼病，主要病机为视网膜细胞进行性营养不良及神经胶质细胞增生，致光感受器细胞及色素上皮细胞进行性损伤，血管管腔狭窄，发生闭塞性血管硬化性病变而导致视功能障碍以至丧失。其临床特点如下。

1. 隐性遗传多，近亲生子女多发；多双眼发病，男多于女。

2. 多始于儿童期，青春期后视力渐减，进行性夜盲，视野逐渐缩窄，终至全盲。

3. 眼外观良好，瞳孔后期扩大，对光反应迟钝。

4. 眼底视盘蜡黄色萎缩，边界清或模糊；视网膜呈青灰色、血管变细样改变，周边部出现骨细胞样色素沉着；黄斑部呈金箔样反光；视野早期呈环形缺损，渐向心性缩小，终至管状；荧光素眼底血管造影见网膜血管充盈延迟及渗漏；视觉诱发电位多呈低波或无波。

5. 后期可并发前极性白内障或青光眼。

中医学认为，本病主因先天不足，命门火衰；再由后天肝肾亏损等导致精血不足，清阳不升；目窍郁闭，神光不得发越。因本病表现夜盲和视野窄小，不仅黄昏不见，而且惟见顶上之物，故称之为"高风内障"。

西医对该病至今尚无有效措施。中医学的脏腑经络学说和阴阳平衡理论及辨证论治措施，与穴位注射、穴位施灸、羊肠线埋藏疗法等结合，从宏观控制论角度或可获得控制病情、改善症状之效果。

原发性视网膜色素变性（RP）案

颜某，女，24岁，已婚，工人。于1990年10月就诊。

主诉： 双眼夜晚视物不见，白天宛若好人，视力渐降，范围变窄2年余。未讯及遗传史。医常予"鱼肝油、石斛夜光丸"等无效；伴失眠多梦，夜尿频多，月经不调，白带稀薄等症来诊。

检查：面色不华；VA：OD 0.4，OS 0.5，矫正无效；双瞳孔4mm，对光反应可；眼底：双视盘边界清，淡蜡黄色；视网膜淡青色，血管稍细，周边部散在黑色骨细胞样色素沉着；黄斑部色暗，中心凹反光微弱；视野：向心性缩小 OD 15°，OS 10°；视觉诱发电位：双眼均显示低波形（外院资料）。余（-）。

舌质色淡，前部瘀点，苔薄黄，脉沉细弦。

中医辨证：禀赋不足，阳弱血虚，目窍失养。

西医诊断：原发性视网膜色素变性（RP）。

治则：温补肾阳，养肝益脾，荣目复光。

处方及治疗：

1. 夜明丸加减　人参、熟地、山药、苍术^{炒}、夜明沙^{炒}、菟丝子、枸杞子、石菖蒲、韭菜子^{炒}、羊肝粉、附子^{制}、鹿茸、沙苑子、丹参、柴胡^{酒}、肉桂。水煎3遍分服，2次/日。

2. 复方樟柳碱4mL，维生素 B_{12} 300μg；双颞动脉旁皮下注射，1次/日。

3. 穴位注射　双肾俞、肝俞、脾俞，风池、合谷、丝竹空、三阴交穴，注射胎盘组织液各0.5mL，左右交替，1次/日，10次为1个疗程。

4. 隔姜灸　脐中、大椎、涌泉、命门穴，1次/日，10次为1个疗程。

嘱忌熬夜竭视，忌烟酒生气，控房事，适锻炼。

诊治经过：二诊，1个月治毕，视力：右 0.4^{+1}，左 0.5^{+2}，头晕、便溏、肢冷症减轻。球后、穴位注射更为1周2次；隔姜灸、中药续用。

三诊，2个月治毕，症状大减，视力：右 0.5^{-3}，左 0.6^{-2}；手足温，便溏除，多梦稀发，月经期至。应要求简便处方。

1. 胎盘针2mL，肌内注射1日1次，10次为1个疗程。

2. **穴位埋线**　取肾俞、肝俞、脾俞、三阴交、头穴视区，以穿刺法埋藏羊肠线各 1cm，双侧交替，3 周 1 次；隔姜灸续用。

3. 因经济困难，中药方减羊肝粉、鹿茸粉，加珍珠粉、羊胎粉（自备），以增复元明目之力。制末，每服 15g，1 日 2 次，蜂蜜水送服。

四诊，又治 2 个月，矫正视力：右 0.5，左 0.6^{+3}；眼底：视乳头蜡黄色萎缩减轻；血管略有增粗；周边色素仍沉着；黄斑中心凹反光可见；视野无扩大；视觉诱发电位：双眼波幅仍偏低；自诉效果满意。嘱续隔姜灸，中药粉续服，以资巩固。

约 1 年后讯知，视力稳定，视野仍窄。

按语：对视网膜色素变性虽无特效疗法，但当患者视功能未完全丧失，尚有部分视力，亦即视网膜感光细胞及色素上皮细胞未完全损失，或部分处于抑制状态，视网膜血管未完全闭塞之时，予中西医结合干预治疗是有价值的。本病夜盲症不同于维生素 AD 缺乏者，故用药须若春雨润物，忌峻药猛攻，急功近利。

本案未追溯到遗传证据（或故意隐瞒），但对其脉证分析，属禀赋不足、阴阳两虚证显然。故予家传治夜盲效方——夜明丸增减：以鹿茸"生精补骨髓，益血益阳，治一切虚损……目暗"（《本草纲目》）；附子"回阳气、散阴寒……乃命门主药，能入其窟穴而招之，引火归元"（《本草汇言》）；肉桂主"气血冷凝而经脉阻遏，假此味厚甘辛大热……壮命门之阳，植心肾之气，宣导百药……使阳长而阴自消"（《本草汇言》）；韭菜子、沙苑子补肾固精，养肝明目；丹参补益肝肾且活血清心，又防附、桂燥热太过；柴胡解郁升阳，引诸药达目。诸药协同，使禀赋充足，阳生阴长，气血往复而目窍增光矣。后加羊胎粉，以其"先天"之灵气，助"复元"明目之效。

所选肝俞、肾俞、脾俞穴，能调节本脏的生血生精益气功能，以治其本；丝竹空属手少阳三焦经，风池属足少阳胆经，合谷属手阳明大肠经，"三阳"合协，共促机体阳气恢复，煦目启闭；用能培补元气之胎盘针，以发挥针、药、穴的相乘效应。

涌泉为肾经首穴，人身之根，施以温灸，若暖春浇水润木之根，促阳发芽萌矣。脐中即神阙穴，是任脉俞穴，为先天之源，后天之蒂，五脏六腑之本，元气归脏之根，任脉为阴脉之海，与督脉相表里；又为冲脉循行之所。冲脉为十二经之海；冲、任、督三脉"一源而三歧"皆汇于脐，故脐中穴为经络之总枢，经气之汇海，是人体最关键、最隐秘之要穴。再者，脐中为任脉上的阳穴，命门穴为督脉之阳穴，二穴前后对应，阴阳和合，能培源固本。大椎穴，手足三阳经与督脉之阳于此汇合，上行于脑，称人体阳经之汇，能升清醒脑，改善脑部供血。对此四穴施灸，虽属远部取穴，但能起到振周身阳气、促气血畅行、荣脑濡目等作用。

至于羊肠线穴位埋藏法，是将异性蛋白植入相关体穴，以求穴位刺激的持续性，通过经络的信息反馈作用，使相关脏腑及眼部组织的功能得以改善。

以复方樟柳碱缓解血管痉挛，营养血管神经，适用于此症视网膜、脉络膜毛细血管的缺血、萎缩性病变。

如此，对这一先天不足（虚）为本、后天目暗（实）为标的看似不治之顽症，予中西医结合之术施治，虽不可能根本改变其病理机制，但确实获得了较好的提升视力之效。

第十一节　瞳神散大

（艾迪综合征 1 例）

艾迪（Adie）综合征（瞳孔散大症）案

曲某，女，44 岁，已婚，工人。于 1990 年 10 月就诊。

主诉：不明原因出现左眼瞳孔散大，视物模糊 2 年。市医院诊为艾迪综合征，经"缩瞳"等治疗时有好转，终未治愈，来求治中医。

检查：面色不华；VA：OD 1.2，OS 0.5，矫正无效；瞳孔：右 3.0mm，光反应（+）；左 5mm，光反应（-），点 1% 毛果芸香碱 5min，可见缩小；眼底：左黄斑凹反光弥散。左下肢腱反射未引出；伴腰膝酸痛，心悸梦多，月经量少；余（-）。

舌色淡，苔薄黄乏津，脉沉细结。

中医辨证：肝肾阴虚，精气不固。

西医诊断：艾迪（Adie）综合征（瞳孔散大症）。

治则：滋补心肝阴血，固肾涩精缩瞳。

处方与治疗：

1. 补肾益肝明目汤加减　熟地、白芍^酒、山茱萸、茯苓、五味子、龟甲^炙、珍珠^粉、枸杞、白术、茯苓、酸枣仁^炒、肉桂、升麻、甘草^炙。水煎 3 遍分服，2 次／日。

2. 隔姜灸　眼周、脐中、大椎穴，1 次／日，10 次为 1 个疗程。

嘱忌熬夜竭视，忌烟酒生气，控房事，适锻炼。

诊治经过：二诊，1 个月治毕，视力：0.6⁺³，腰膝酸痛症减轻，效不更方。

三诊，又治 1 个月，左瞳孔 4mm，光反应仍迟；视力：右 1.2，左 0.7；心悸梦多、腰膝酸痛消除，左腿腱反射可引出；月经如期至，量少；获效。

四诊，上方略事增减，续用1个月。左眼瞳孔与右等大，直接对光反应仍迟于右。视力均1.2，临床获愈。予中药5剂制粉，每服15g，1日2次，以资巩固。

约1年后得知，双眼瞳孔正常，视力稳定。

按语： 艾迪（Adie）综合征是一种少见的、原因不很明确的瞳孔散大症状。一般认为，可能是由睫状神经节的病损引起；多见于中年女性，常单眼发病。

本病的特点如下。

1. 视功能正常，可伴有腱反射消失现象。

2. 病侧瞳孔中度散大，直接、间接对光反应及调节反应均迟钝，晚期可全部消失；在对其持续光照下，瞳孔可缓慢缩小。

对本病的治疗，西医对其除予以缩瞳剂外，尚无特效措施。

中医学认为，瞳神属水轮，为肾所主，肾藏精，纳气敛神；又目为肝之窍，赖心脾之气、肝肾精血的滋养。这正如《黄帝内经》所曰："五脏六腑之精气，皆上注于目而为之睛。"《审视瑶函》亦云："肾水固则气聚而不散，不固则相火炽盛而散大。"唯有精气血充，方能神光集聚而发越矣。据其脉证分析，本案当属肝肾阴精不足，心脾气弱，摄纳无力所致。故予补肾益肝明目汤方治之。以熟地、龟甲滋肝肾之阴血，强骨补心，固人身之根，为君。黄仁（虹膜）属脾，脾主肌肉四肢；目窍属肝，肝主阴血筋脉。脾虚气散则缩瞳无力，肝虚筋缓则腱失反射，肾虚不摄则瞳神散大，故以大量白术补脾益气助运；白芍"收摄脾气之散乱，肝气之恣横"（《本草正义》）；重用山茱萸"大能收敛元气，振作精神，涩精固脱"（《医学衷中参西录》）；五味子滋肾宁心，李杲曰其"补元气不足，收耗散之气，瞳子散大"。上五味共除其标，为臣。茯苓、砂仁健脾利湿助运,镇浮越之心气;珍珠、枣仁补肝养心,涩耗散之精神;肉桂"壮命门之阳,植心肾之气"(《本草汇言》),以加强收敛摄纳之力,共为佐。升麻升阳引经,甘草益心脾,调诸药作为引和。

如此,辨证施治,获较满意疗效。

第八章

眼外伤

（角膜异物　角膜穿通伤　眼化学伤3例）

眼外伤，是指眼组织遭受外物、外力的意外伤害而言，常见的有机械性与非机械性两大类。其临床表现及预后与致伤的因素、性质、部位、程度等密切相关。眼外伤包括中医所述的异物入眼、撞击伤目、真睛破损、血灌瞳神及现代所谓的化学性眼外伤、电光性眼炎等。

眼外伤具有如下特点。

1. 眼居高位，易受外伤，且一轮受伤可累及他轮。

2. 眼球结构脆弱、复杂，受损后既可伤形（组织破坏），又可伤血（循环障碍），更可伤气（功能障碍）。

3. 致伤物质多不洁，极易被毒邪侵袭（感染），尤其化学物质、光辐射、有害气体等，有较强的渗透性、腐蚀性，可造成眼内外组织的损害。

4. 双眼脉络交叉，一眼受伤或失治可累及另眼，造成交感性眼炎，致双目失明。

对眼外伤的处理原则是：追询致伤原因和性质，彻底（中和）冲洗毒物；清除异物及游离腐败组织，修复受伤组织；控制感染，以保护、恢复视功能。

【病例一】角膜穿刺伤并发感染

邓某，男，8岁，学生。于1980年4月就诊。

主诉（其母代诉）：左眼被伤后红痛 7 天。因小孩"射箭"，被 3 个针扎伤左眼。在乡医院治 3 天无效，县医院给输注"青霉素"等 5 天，仍红痛热泪，发热头痛。医生说"眼球已严重感染，须做手术摘除"，患者不从，转来求诊。

检查：左眼：VA：FC/30cm；IOP：T^{-2}。眼混合充血重度，角膜雾状混浊，见 3 点白色伤痕；前房积脓Ⅱ°，瞳孔散大，光反应（−）；眼底窥不进。

患者母亲拒绝转院，要求保守治疗，保住眼球不致塌陷，对视力不报期盼。

诊断：角膜穿刺伤并发感染（OS）。

治则：控制感染，促炎症吸收；除风益损，促角膜组织修复。

处方及治疗：

1. 庆大霉素冲洗患眼，2 次/日；利福平、双氯酚酸钠滴眼液点眼，各 3 次/日。

2. 先锋霉素 0.03g，地塞米松 1mg，利多卡因 0.2mL，患眼球旁注射，1 次/日（皮试）。

3. 红霉素 0.2g，地塞米松 2mg，维生素 C0.5g，维生素 B_6 0.1g，洁霉素 0.1g，静脉滴注，1 次/日。

4. 除风益损汤（《原机启微》）加味 当归^{酒}、白芍^{酒}、熟地、川芎^{酒}、藁本、前胡、金银花、车前子、蔓荆子^{炒}、甘草。水煎 3 遍，加蜂蜜 20g，浓缩至 100mL，每服 50mL（相当于原生药 60g），2 次/日。

诊治经过：二诊，施治 3 天，充血减轻，前房积脓Ⅱ°，眼压指测正常。病有转机，上方续治。

1. 阿托品眼膏散瞳，每晚 1 次；菠萝蛋白酶片，常规口服。

2. 中药加羚羊角粉（代）、珍珠粉以增清肝解毒除翳之效，1 日 2 次，服用。

三诊，用药 3 天，充血显退，角膜上方转清；瞳孔散开，眼压指测正常。将球后注射更为隔日 1 次；输液方减地塞米松，续用。

四诊，3 天药毕，充血基本消退，角膜大部转清，前房积脓可疑，瞳孔内窥见晶状体淡白，透明度减低；眼底未见血性混浊物（当时未有眼科 B 超），上方续用。告知患者母亲，已出现预计的白内障。

五诊，又 7 天药毕，患眼充血退，前房积脓消失，角膜下方白色翳障，染色（±），前房清；晶体混浊加重；视力：左 0.2。

与病家交待：眼球已保住，可待以后做白内障手术。患儿之母表示：既然眼球保住，求继续治疗，争取视力保持或提高。

据证情分析，患眼炎症已基本解除，刻下是角膜与晶状体蛋白受外伤和炎症刺激后处在变性、混浊期。治则更为：滋补肝肾，益精明目，活络除翳。

1. 麝珠明目液外用，1 日 4 次；消障明目膏，患侧太阳穴贴敷，1 日 1 次。

2. 普罗碘胺 0.1g，眼氨肽 2mL，肌内注射，1 日 1 次，10 次为 1 个疗程。

3. 消障明目汤加减　黄芪、当归^{酒}、川芎^{酒}、枸杞、葛根、蕤仁^{酒}、菊花、珍珠粉^{冲}、蝉蜕、羚羊角粉（代）^{冲}。水煎 3 遍，加蜂蜜，浓缩至 100mL，分 2 次服。

六诊，用药 1 个月，角膜伤处有肉眼几乎不见的白色翳痕；瞳孔光反应（+）；晶状体大部转清，下方遗有淡白色混浊；视力：右 1.2，左 0.8^{-2}。临床获愈。

按语：患者的托付是对医生的信任。本患为外县前来投医者，更增加了医者的责任感。第一阶段，以西医为主，使用抗生素和适量激素，果断控制感染；第二阶段以中医为主，控制和清除角膜、晶状体的未成熟混浊病变，利于视力恢复。这对初期及未熟期白内障、角膜翳治疗是完全有价值的。

另外，患儿的配合亦乃获愈之关键。不然，娇气拒治，医者再有良术亦是枉然。

随访至今，患儿已成人，在京务工，双眼视力：右1.2，左0.9，宛若常人。

【病例二】　角膜割裂伤

郭某，女，36岁，已婚，农民。于2001年10月26日就诊。

主诉：右眼被剪刀划伤2个小时，急来诊治。

检查：右眼不敢睁开，泪液频流，扒开眼睑，见角膜中下方有一长约0.3cm伤口，虹膜脱出，前房积血，眼压极低。心脏听诊和血压检查未见异常。

诊断：角膜割裂伤（OD）。

治则：紧急清洁伤眼，缝合伤口。

治疗及施术：

1. 急以庆大霉素、生理盐水冲洗伤眼，0.5%碘伏擦拭眼周皮肤。

2. 无菌操作，局麻，以玻璃酸钠自伤口边注入、边下压，还纳脱出之虹膜形成前房，查见前房内无异物，虹膜无撕裂。

3. 以10-0的眼科缝线缝合角膜伤口，线结埋入前房。

4. 自11点位透明角膜缘，平行于虹膜穿刺进入前房，冲吸前房中积血和玻璃酸钠。检查伤口无渗漏，前房内注入妥布霉素0.1mg（约0.05mL）；结膜下注射妥布霉素3万U，地塞米松1.5mg；涂小牛血去蛋白凝胶。封眼，术毕。

5. 克林霉素0.6g，地塞米松5mg，5%葡萄糖200mL；维生素C2.0g，能量合剂1支，5%葡萄糖200mL。静脉滴注，1次/日。

6. 云南白药胶囊3粒，口服，3次/日。

诊治过程：第 2 天，结膜充血，角膜水肿，前房积血（-），眼压：T^{-1}。续冲洗、结膜下注射；予普拉络芬滴眼液、贝复舒滴眼液交替点眼，各 3 次/日；加眼氨肽针剂 4mL，肌内注射，1 日 1 次。

第 3 天，结膜充血减轻，角膜伤口处轻度混浊，瞳孔中等大。更方如下。

1. 眼氨肽针剂 1mL，地塞米松 1mg，利多卡因 0.3mL，球旁注射，1 日 1 次。

2. 除风益损汤方加减 当归、防风、川芎、蔓荆子、金银花、珍珠、青葙子、车前子、甘草。水煎 3 遍兑匀，加蜂蜜 20g 分服，1 日 2 次。

用治 5 天，术眼充血退、角膜清、前房中等深，伤口处遗有白痕；瞳孔反光（+），视力 0.6。嘱续点眼药和肌内注射用药，以资巩固。

于 2 个月后复查，外眼良好，拆除缝线，点消炎滴眼液而愈。

按语：对本案的处理总结如下。

1. 先予冲洗灭菌，再予手术回纳虹膜，恢复前房，缝合伤口；后予侧切口平行于虹膜，行前房冲洗。

2. 前房内用微量抗生素，对穿通伤预防感染至关重要。

3. 结膜下用抗菌、消炎药，应据情使用 3 天或更多，以防感染；同时应用止血、化瘀、角膜组织修复药；切忌单纯"消炎"。

4. 加中药促进受损角膜的修复，有西药不可替代之作用。

【病例三】 角膜碱烧伤

付某，男，45 岁，已婚，建筑工人。于 2010 年 6 月 10 日就诊。

主诉：石灰粉进入右眼 1 小时。自己用自来水冲洗后随即来诊。

检查：右眼紧闭，泪液频流，检查见结膜重度充血并水肿，角膜大部发白，上皮剥脱，隐约见房水不清。心脏、血压、实验室检查等均无异常。

治则：清除碱性物质，控制感染，修复角膜。

诊断：角膜碱烧伤（OD）。

疗治及施术：

1. 冲洗结膜囊粉尘物；刮除受损角膜上皮；将球结膜做放射状切开，冲洗结膜下和结膜囊；做透明角膜缘平行于虹膜的自闭式穿刺口，以手术灌注液冲洗前房；于上下穹隆部结膜下各注射维生素 C1mL；点小牛血去蛋白凝胶，封眼，术毕。

2. 10% 葡萄糖 500mL，清开灵注射液 40mL，维生素 C2.0g，能量合剂 1 支，静脉滴注，1 次/日。

3. 眼氨肽注射液 4mL，肌内注射，2 次/日。

诊治经过：二诊，第 2 天，眼睑轻度浮肿，结膜充血、水肿轻度，角膜混浊减轻。

三诊，第 3 天，结膜水肿消退，充血减轻，角膜透明度差。更方如下。

1. 眼氨肽 1mL，地塞米松 1mg，利多卡因 0.3mL，患眼球旁注射，1 日 1 次。

2. 眼氨肽针剂、安妥碘各 2mL，肌内注射，1 日 1 次。

3. 普拉洛芬滴眼液、小牛血去蛋白凝胶，常规点眼。

4. 补肝消翳汤加减　黄芪、白芍^酒、密蒙花、凤凰衣^炒、蛇蜕、黑豆衣^炒、青葙子、刺猬皮^炮、珍珠^{粉冲}、川羌活、甘草^炙。水煎服，1 日 2 次。

四诊，施治 1 周，角膜下方染色（±）；前房（−）、瞳孔光反应（＋）；视力：0.8。停球旁注射与肌内注射，眼药续用，中药续服 3 剂，以资巩固。

于 1 个月后复诊，患眼视力良好。

按语：眼的化学性外伤，是指酸性或碱性的液体、气体、粉尘等物质对眼组织的"烧"伤，破坏性极强。其受伤程度和预后取决于化学物品的性质、浓度、量及接触时间的长短。酸性物质如硫酸、盐酸、有机酸等的穿透性较小，故一般酸烧伤症状相对较轻；碱性物质如氢氧化钾、氢氧化钠、石灰等可溶性、渗透性强，可造成眼组织的细胞破坏，极易形成角膜血管翳、结膜机化变性、睑球粘连等严重后果。

故遇此伤，第一时间清洁冲洗或中和冲洗是最重要的，并须做结膜下、前房内的冲洗，以彻底清除残留污染物和坏死的角结膜组织，以利受损组织修复。

对本案的接诊总结如下。

1. 刻诊急用生理盐水、维生素 C 做中和冲洗，清除了致伤物和坏死组织。

2. 用药原则是清热解毒（控制炎症），改善微循环，促使受损组织修复。所用清开灵有清热解毒、化痰通络作用；维生素 C、能量合剂、小牛血去蛋白凝胶有中和碱性损伤与促进角膜组织修复的作用；眼氨肽有促进眼组织新陈代谢、炎性渗出物的吸收和角膜上皮修复的作用。

对化学性眼外伤，中医认为属"热毒侵袭"，易伤阴致翳（角膜混浊、乏津干涩），故在急症处理顺转之时，加服补肝消翳汤，以养阴益气除翳，从而加速了疾病痊愈。

第九章

其他眼病

本章所述，系不能按眼科五轮、外伤归类的眼科杂病，以及某些由全身疾病引起的眼部病症。

第一节　疳积上目

（营养不良性　角膜溃疡1例）

本病之病名、病情见于《秘传眼科龙木论》，又名小儿疳眼，是继发于小儿疳积（消化不良所致的营养不良）而造成的以身体羸弱、眼珠干涩、羞明畏光、暗处不见、黑睛混浊甚则糜烂为特征的眼病。本病相当于西医学之营养不良性角膜溃疡、角膜软化症，若失治易造成失明。

西医认为本病与维生素A等缺乏有关，治疗以对症用药、防止感染为法。

中医学认为，因喂养不当，脾胃失健；或久病虚羸，气血乏源，酿成疳积；脾病及肝，气虚血少，目窍失养，再加血虚内热，外邪袭目，遂发是病。

营养不良性角膜溃疡案

马某，男，4岁。于1980年1月就诊。

主诉（其祖母代诉）：患儿不愿睁眼，怕光、流泪半年。5个月时丧母，靠面糊、稀粥喂养。因常患"发热感冒"，经常打针吃药，渐现双眼不敢睁，怕风怕光。县医院按"角膜炎、营养不良"给"消炎、补血"等，终未愈。

检查：面黄肌瘦，唇舌色淡，舌苔花剥；双眼结膜干涩，轻微充血；角膜无泽，下部一粟状白色溃疡；前房、瞳孔、IOP未见异常；腹部膨大，青筋暴露，触诊肝脾不大。便不成形，易惊多汗。血红蛋白：68g/L（外院资料）。

中医辨证：脾虚失运，气血不足，疳积上目。

西医诊断：营养不良性角膜溃疡；贫血。

治则：益元健脾，养肝濡目。

处方及治疗：

1. *疳症丸加减* 太子参、白术、焦山楂、焦神曲、焦麦芽、莲子、羊肝^粉、鸡内金^炒、胡黄连、肉桂、黑豆衣^炒、密蒙花、甘草^炙、薏苡仁^炒、蛇蜕、石榴皮。水煎3遍，加蜂蜜20g，浓缩至100mL，每服10mL（相当于原生药15g），3次/日。

2. *珍珠滴眼液与纯净蜂蜜配成3：1的滴眼液，2小时1次；鱼肝油滴剂滴眼，2次/日（当时没有小牛血去蛋白凝胶眼药）。

3. *刺穴法* 针刺八风、耳部内分泌穴，1次/周。

嘱忌食生冷、难消化食物；避免不良环境刺激。

诊治经过：二诊，半个月治毕，汗出易惊症减轻，眼睛敢睁；双眼结膜囊稍见润泽，角膜溃疡面略减，效不更方。

三诊，又用1个月，双眼显润泽，角膜溃疡大部愈合，荧光素染色下方（+）；腹部膨隆缩小，纳寐便可；血红蛋白仍低，临床显效。更方为补血明目散：羊肝粉、鸡内金^炒、黑豆衣、大枣^{焙干}、珍珠粉。制粉，每服5g，1日3次。

四诊，2个月后复诊，患儿一切如常，角膜透明，下方局限性薄翳，染色（−），临床痊愈。患儿祖母深表衷谢。

按语：本案患儿自幼丧母，家境贫困，喂养失当，属营养不良，又屡因"发热"用"凉药"，导致胃肠群菌失调、消化吸收和免疫功能低下。

按中医辨证，幼儿脾胃娇嫩，若喂养不当致运化失司，水谷精微不得敷布；阴血亏乏，致面黄腹鼓、易汗怔忡、便不成形之疳积；气阴血虚，目不得濡，伏邪乘袭而酿成疳积上目之症。对本案审证寻因，停用一切抗感染西药，予笔者家传疳症丸方适减辟邪除虫之品，加收敛除翳之药。方中以"四君子"、莲子、羊肝粉健脾益气养血；薏苡仁益阴健脾除湿；胡黄连清热除疳，祛湿敛疮；鸡内金、焦山楂、焦神曲、焦麦芽、黑豆衣健脾理胃，除疳消翳；石榴皮涩肠收敛除翳；少佐肉桂者，以其升阳敛阴、引虚火归原是也。后予家传方补血明目散，效良价廉，可令患者坚持用之而获效。

所予珍珠蜂蜜滴眼液不同于抗菌、抗病毒之药，对清除眼内毒邪、改善角膜营养、减轻翳膜形成有较好之作用。

至于八风穴，乃经外奇穴，对调整患儿脾胃功能、增强机体免疫力效良。

如此，以中医针、药相辅以治，使这一看似小恙却可能遗害患儿终生之顽疾获愈。

第二节　风牵偏视

（麻痹性斜视3例）

本病之名见于《中医眼科学·第五版》。《证治准绳·七窍门》称之为神珠将反；将眼珠偏斜严重、黑睛几乎不见者，称之为瞳神反背。本病是以眼球突然偏斜、转动受限、视一为二、多单眼发病（或可双眼发生）为临床特征，是由支配眼外肌的神经或眼肌本身的器质性病变引起。西医称为非共同性斜视。

本病的诊断要点如下。

1. 复视，或伴有头晕、恶心，步态不稳。

2. 眼球偏斜于麻痹肌对侧，向麻痹肌作用方向运动受限；患者的头常向麻痹肌作用方向偏斜，出现代偿头位；第二视角大于第一视角。

本病病因复杂，大致可分为以下几种。

1. **感染** 某些病毒、细菌感染，如脑炎、脑膜炎、带状疱疹等所致的周围神经炎症；或颅内、眶内感染所致的神经炎症。

2. **肿瘤** 颅内、眶内或鼻部肿瘤压迫相关颅神经或眼外肌引起。

3. **血管性、代谢性疾病** 如糖尿病、动脉硬化、脑血栓、脑溢血、脑水肿、甲状腺疾病、眼外肌炎、重症肌无力等引起的眼球运动神经麻痹。

4. **外伤性** 如眼眶骨折，青光眼、视网膜手术，眼外巩膜环扎术后；或眼周组织的粘连，限制了眼外肌的运动。

5. **中毒** 一些药物毒素、铅或一氧化碳等中毒所致。

中医学认为，本病多因气血不足，风毒之邪乘袭目络；或脾虚不运，聚湿生浊寓目；或阴虚阳亢，风痰上扰阻络；或因外伤、中风致脉道、经络瘀滞。

本病应与共同性斜视相鉴别：后者多发于幼年，逐渐进展，眼球运动无异常，第二视角等于第一视角；无复视、无代偿头位。

西医对本病的治疗主要是：针对原发病用药；对原因不明者多予激素、抗生素、抗病毒药、扩血管药、营养神经药等；在病后6~8个月未恢复者，予手术治疗，但效果不乐观。若采用中西医结合疗法，对非器质性病变者或可获得良效。

【病例一】双眼外展神经麻痹

汪某，女，10 岁，学生。于 1990 年 10 月就诊。

主诉（其母述）：双眼视物不清，视一为二 3 个月。素体较差，因"发热"后出现双眼斗鸡眼、眩晕、不敢睁眼走路，诊为"内斜视"，给维生素等治疗乏效。

检查：面㿠神靡；VA：OD 0.6，OS 0.5；双眼黑睛偏向鼻侧，颞侧白睛显露，双眼球不能外展；双耳前淋巴结轻度压痛。外院查颅 CT 等均（−）。

舌色淡红，苔少乏津，脉沉细数。

中医辨证：气血不足，风袭目络。

西医诊断：眼外展神经麻痹（双）。

治则：养血益气，柔肝祛风，活络正目。

处方及治疗：

1. 固本正容汤加减　黄芪炙、当归酒、川芎酒、葱白、天麻、白附子制、全蝎、僵蚕炙、丝瓜络、葱白、白花蛇、葛根、甘草炙。水煎 3 遍兑匀，蜂蜜水送服，2 次/日。

2. 地塞米松 2mg，山莨菪碱（654−2）3mg，维生素 B_{12} 250μg，双太阳穴皮下注射，1 次/日。

3. 隔姜灸　双太阳、球周（闭眼绕眼球）、合谷、肝俞、脾俞穴，2 次/日。

嘱其母伸出食指，令儿注视并跟随指动大幅度转动眼球，左右各 30 圈，2 次/日。

诊治经过：二诊，1 周治毕，头晕减轻，可睁双眼走路，但不稳；视力：右 0.7，左 0.8。病有转机，太阳穴注射改为双眼交替，中药方续用。

三诊，2 周药毕，见阳气大复，证情改善，恐过热伤阴。故减白附子、川芎活用量，续煎服；穴位注射改为隔日 1 次。

四诊，2 周药毕，双眼外观如常，转动自如，视力：双眼达 1.5，诸症悉除。停穴位注射，续予第二方中药 3 剂，隔日

1剂煎服，以资巩固。

隔3个月后随访，症未复发。

按语： 本案乃素体营养不良，气血虚弱，被风热毒邪乘虚上侵，阻滞目络而致。其初治予维生素乏效，看来是余邪不去则气血难复，只予营养而效不彰矣。

中医学认为，足阳明之脉行头面，环口唇；足太阳之脉起于内眦；阳明内蓄痰湿，太阳外中风邪，风痰阻于头面眼周则经隧不通，筋肉失养故不用而缓（外直肌）；缓者被急者（内直肌）牵引，故双眼内斜。据证予以笔者家传固本正容汤加减用之。方中白附子辛散，祛风化痰，更长于治头面之风，为君。天麻、全蝎、僵蚕均能祛风解痉，兼以化痰通络（解除内直肌痉挛），三药助君为臣。风邪常乘气血之虚夹湿侵袭，以黄芪、当归益气养血柔肝以固本；经络宜温通，以白花蛇、丝瓜络祛风胜湿，共促弛缓之筋肉（外直肌）复常；气血不遂是由于阳遏气郁，以葛根、葱白一温一凉，升阳解郁祛邪，共为佐。甘草益气调和，为使者。如此，使气血复、痰湿祛、经络通而目珠运转复常矣。

双眼外直肌的弛缓，可能是因病毒感染造成动眼神经鞘膜的炎性水肿，血运障碍，致神经功能失灵，故予激素等与之太阳穴注射；再加近端、远端取穴温灸法，以共起"祛邪活络"之作用。

【病例二】外伤性外直肌麻痹

季某，男，26岁，已婚，职员。于1996年5月就诊。

主诉： 左侧头部摔伤，眼球不得外转30天。经住院治疗伤口愈合，发觉左眼球仍不能外转，加用扩血管、养神经药又治疗15天，乏效。

检查： 颞侧有伤口痕迹，头眼胀痛；右眼结膜遗有瘀血，眼位内斜10°，第二视角＞第一视角。VA：OD 1.5，OS 0.8。角膜欠清，瞳孔4mm，直接光反应迟钝，间接光反应（＋）；

颅脑 CT 示：右眼眶骨颞侧隐形骨折；余（-）（外院资料）。

舌色稍黯，前部瘀斑，脉象沉弦。

中医辨证：外伤血瘀，脉络阻滞，筋肉失用。

西医诊断：外直肌麻痹（OS）。

治则：活血化瘀通络。

处方及治疗：

1. 逐瘀正容汤　桃仁^炒、红花、当归^酒、土鳖虫^酒、大黄^酒、僵蚕^炒、全蝎^炙、马钱子^制、甘草^炙、柴胡^酒、天麻、桂枝。水煎 3 遍，温黄酒送服，2 次/日。

2. 川芎嗪 1.5mL，维生素 B_{12} 150μg，于患侧太阳穴皮下注射，1 次/日。

3. 隔姜灸　患眼眉中、承泣、太阳穴，2 次/日。

嘱患者自己坚持眼球运转训练，3 次/日。

诊治经过：二诊，1 周治毕，病愈过半，瘀血退，眼位基本正；左眼外展欠到位约 5°，视力：左 0.9。将穴位注射方改为隔日 1 次，他药续用。

三诊，又 1 周药毕，视力：双 1.5；眼位正，外转到位，无复视而愈。

按语：本案之伤无骨折错位，乃属瘀血阻络所致。经络受损，血行受阻，经气瘀滞则筋肉失用，不通则头眼胀痛。患者年轻气盛，新患初作，气血尚未虚损，故不同于外邪、痰湿、气虚等因所致之偏视者。所予之方遵桃红四物汤（《医宗金鉴》）之意，以活血化瘀、通络启废为主，药中肯綮而获良效。

穴位注射之药，亦着眼于"活血逐瘀，恢复眼部外展神经功能"之旨而用之。

【病例三】糖尿病性动眼神经麻痹

黄某，女，44 岁，已婚，工人。于 1993 年 5 月就诊。

主诉：双眼视物重影，睁双眼不能走路 5 个月。有"三高"表现，经常服药。因劳汗受风，出现右眼转动不灵，视一为二。医生以"动眼神经麻痹"，予"激素、维生素"治月余乏效。患者又自贴膏药、针灸等未愈。伴乏力嗜困、便干溲数等症来诊。

检查： 双眼：VA：OD 0.6，OS 0.9。右眼上睑下垂，自主睁眼不能；提起右睑，眼珠外下斜视，双眼复视，第二视角＞第一视角；双瞳孔光反应正常；眼底：双视网膜动脉偏细；右侧鼻唇沟变浅，嘴歪向左侧，鼓腮右侧漏气。血清总胆固醇：6.2mmol/L，三酰甘油：1.80mmol/L，血糖：24mmol/L，心电图：QTC 延长；颅脑 CT 等（－）。

舌色淡黯、体胖、边有齿印，苔白而腻，脉象弦滑。

中医辨证： 气阴两虚，风邪乘袭，阻滞目络。

西医诊断： 糖尿病性动眼神经、面神经麻痹（OD）。

治则： 益气养阴，祛风活络。

处方及治疗：

1. 固本正容汤加减　黄芪、黄精、当归^{酒}、川芎、鸡血藤、山茱萸、白附子^{制}、僵蚕^{炒}、白花蛇、川羌活、马钱子^{制}、葱白。水煎 3 遍，兑匀分服，2 次/日。

2. 地塞米松 1.0mg，山莨菪碱（654-2）5mg，维生素 B$_{12}$ 250μg，患眼球旁注射，1 次/日。

3. 胞磷胆碱钠 0.25g，能量合剂 1 支，肌内注射，2 次/日。

4. 刺络法　在右侧面颊内面咬合线第二白齿处，以三棱针深刺三下使出血数滴，予消毒干棉球按压，咬住数分钟；隔 5 天酌情再刺。

5. 温针灸　太阳、头光明、四白、丝竹空、合谷、三阴交、脾俞、肾俞穴。用 1~2 寸毫针刺入，得气后，于针柄插入小艾珠点燃，每穴 5~10min，1 次/日（眼穴、体穴各取两处，左右交替）。

诊治经过：二诊，1周治毕，症状减轻，患眼已能转动，但不到位。将球后注射改为隔日1次；他方续用。

三诊，半月药毕，患眼球活动四周到位；矫正视力双1.0，临床获愈。

灸法续用，以资巩固。半年后得知，病未复发。

按语：有资料显示，糖尿病性动眼神经麻痹在糖尿病患者中发病率可高达90%，多累及动眼神经、外展神经和滑车神经；眼内肌受累少且症状较轻。其病因主要是由机体的糖代谢紊乱及蛋白质、脂肪、B族维生素的代谢异常，使营养神经的血管缺血缺氧，影响了眼部神经肌肉组织的正常代谢，从而导致动眼神经受损。

对本案之治，有以下体会。

1. 从宏观上看，肝脾肾不足是本，风邪阻络是标。肾寓阴阳，主摄纳；脾主肌肉，司升清；肝主筋脉赖血养。本患正是因肝脾肾不足而致目珠筋肉失灵者，故以固本正容汤加大益气滋阴之力，以助祛风正容之效。方中予大量黄芪、黄精补气养阴为君。以鸡血藤、川芎、当归补血养肝，舒筋活络；山茱萸阴阳双补，滋肾摄精，助君以固本，为臣。风邪入侵，致睛之约束（眼肌）弛缓失用，所以用白附子、川羌活辛散通阳祛风，僵蚕解痉活络，马钱子、白花蛇通经络、消瘀肿、振经气，共为佐；葱白辛温解肌，通上下阳气，为使。

2. 从微观分析，应是糖尿病者由于体内糖代谢失常，血脂、血压增高，致周身血液的流变性及血管的伸缩性、通透性都发生了改变；若局部再受外邪的刺激，便更易致眼肌、面肌及其周围组织出现微循环障碍，导致渗出、水肿而废用。故球旁注射法用药，有既治本又除标之效。

3. 面颊内面刺络法，是据民间的割治法改进而成，施以深刺，较习惯的只划破颊内黏膜效果好。对初发周围型面瘫者用之效佳。究其机制，可能是因强烈的出血刺激，使局部的水肿瘀血得以解除，促使麻痹的神经功能得以恢复。

4. 温针灸法，可起到穴位刺激与热物理效应的双重作用，尤其头部乃诸阳之会，脏腑经络之气血汇聚之地，施以温针灸可促使呆滞的神经功能恢复。

5. 能量合剂每支含胰岛素 8U、ATP 20mg、辅酶 A 50U，与胞磷胆碱钠合用，能促进机体的神经功能恢复和血糖的降低，亦是治本之法矣。

第三节 弱 视

本病之病名，见于《秘传眼科龙木论》，其症状散载于"小儿通睛""能远怯近""目偏视"等篇目中。

现代医学认为，弱视是指眼球无器质性病变，而矫正视力≤0.8，或以双眼视力相差≥2 行为特征之眼病。属于在视觉发育的敏感期时，由于各种不良原因使眼球内外视觉环境发生异常，造成对视细胞的有效刺激不足，视觉冲动传递障碍，从而导致单眼或双眼矫正远视力低于正常同龄儿童的结果。视功能的发育主要是在儿童时期，尤其是 5~6 岁时段。超过 12 岁后，视功能损害的恢复难度很大。

本病的诊断要点如下。

1. 视力减退，无法矫正。

2. 眼位偏斜，眼球震颤。

3. 异常注视，视觉拥挤现象（分开难）。

4. 无完善的主体视觉。

5. 视觉诱发电位：可有潜时延长，振幅降低。

临床上，弱视分为三度。

轻度：矫正视力 0.6~0.8。

中度：矫正视力 0.2~0.5。

重度：矫正视力≤0.1。

按弱视发病机制，又分五大类。

1. 斜视性弱视　因患者有斜视，大脑皮层主动抑制由该眼黄斑传来的视觉冲动，以解除斜视引起的主觉不适，则该眼黄斑功能长期被抑制而成。

2. 屈光参差性弱视　因两眼屈光参差较大（2.0D以上），大脑皮层不易或不能将两眼的清晰度或差别太大的物象融合为单一物象，就只能抑制来自屈光不正较大的眼的物象，则该眼形成弱视。

3. 屈光不正性弱视　单眼或双眼有高度的屈光不正（多见于远视性屈光不正），而未采取戴镜矫正，久之发生弱视。

4. 形象剥夺性弱视　幼儿期由于先天性白内障、角膜混浊、眼睑下垂等遮盖了瞳孔，剥夺了该眼黄斑接受光线刺激的机会而发生弱视。

5. 先天性弱视　可能是因出生时视路或视网膜的血管出血，影响了视功能的发育，有些是继发于眼球震颤而影响了正常的视觉定位所致。

黄庆山老师研究认为，视觉传递虽有多种通道，但其中传递黄斑部视冲动的为X视通道，主要由视锥细胞组成，专司昼光觉和色觉，对色光极为敏感；传递周边部视冲动的为Y视通道，主要由视杆细胞组成，专司暗光觉。弱视的原因，是当X、Y视通道同时开放时，Y对X视通道产生一种竞争性抑制所致。

对本病的治疗，西医多采用验光配镜、遮盖疗法、视觉刺激疗法、三棱镜疗法、抑制疗法及红色滤光片疗法等，需持续1~2年时间。中医学认为，本病多因禀赋不足或后天失养而成，故采取补肾填精、健脾益气、养血濡目为治疗大法。再结合配镜、针灸、按摩、光谱刺激和管制训练等综合疗法，可收良效。

【病例一】屈光参差性弱视

马某，男，6岁，学生。于2008年4月16日就诊。

主诉（其母代诉）：自幼视力差，不时出现斜视，市医院以"屈光参差性弱视"给予交替压抑疗法及视标训练法，视力提高2行后再无进展。伴纳差腹胀、睡中有汗、夜寐易惊、小便频数等症状。

检查：营养欠佳，眼球转动到位。VA：OD 1.0，OS 0.3；矫正：OD 1.2，OS 0.5。左眼外隐斜约6°。视觉诱发电位：左眼潜时延长、振幅降低；眼底等无异常（外院资料）。

舌色略淡，苔白乏津，脉象细。

中医辨证：禀赋不足，目珠失养。

西医诊断：屈光参差性弱视（OS）。

治则：补先（天）培后（天），养肝宁心，益精明目。

处方及治疗：多元综合疗法

1. 增视明目液　人参、胎盘粉、白芍^酒、熟地、山茱萸^制、枸杞子、石斛、菟丝子^酒、决明子^炒、川芎、柴胡^酒、肉桂、焦神曲、焦麦芽、焦山楂等十七味。按口服液制备标准，制成药液，每毫升相当于原生药2g，每服15mL（相当于原生药30g），2次/日。

2. SZS-28型增视仪　按说明对双眼进行光谱刺激。选穴：体穴取双太阳、鱼腰、合谷；耳穴取眼、肝、肾、神门、皮质下。电笔以疏密波，耐受能量为度，10~15min，2次/日，1周为1个疗程。

3. 管制训练　令其做穿珠练习100~200次，2次/日。限制其偏食，增加营养。教其顺、逆时针方向旋转眼球训练各30~50圈，2次/日。

4. 散瞳验光后配镜。健眼遮盖1天，敞亮1天。

诊治经过：二诊，1个月治毕，斜视现象减轻，精神纳寐转佳，效不更方。

三诊，2个月治毕，视力：右1.0。嘱每次遮盖右眼2小时，1日2次。

四诊，续治3个月，视力：右1.0、左0.6；矫正视力：右1.2、左0.8⁻。面华神清，临床获愈。嘱管制训练继续，以资巩固。

于1年后随访，视力稳定。

按语：本病是一种儿童视力发育障碍，可导致智力发育障碍而遗害终生，但又易被忽视。年龄越小治疗效果越好。3~6岁为最佳矫治时期，至7~9岁效果相对较差，12岁后矫治获效更难。

增视明目液是笔者根据家传方，经多年实践改进而成的验方。弱视的病因是先天不足，故以胎盘补益先天，培本养元；人参大补元气，使土沃木旺，为君。精气血得充皆赖后天肝脾肾相济而濡于目，所以以山茱萸、枸杞子、菟丝子滋养肝肾，阴阳双补；决明子"助肝气、益精水"（《日华子本草》）；熟地、白芍补肝肾精血，抑阳敛阴，此六味若六大金刚，共助君药使肝血肾精充沛，为臣。脾得散精，赖胃之受纳；阴血上濡，借阳气升发；筋脉常运，依气血畅行；气血协调，恶郁热内伏；以石斛、焦山楂、焦神曲、焦麦芽益胃阴、助胃运，消痰浊，使生化有源；肉桂补命门之阳，旺全身气血；川芎鼓血中之气，畅周身脉络，共为佐。柴胡疏肝升阳，解郁清热，舒筋通络，"推陈致新"（《神农本草经》），兼为佐使者。有研究认为，儿童弱视应与某种微量元素缺乏有关。方中的枸杞子、菟丝子、川芎等，富含 Zn、Fe、Cu 等微量元素，可影响视细胞的发育和代谢，既能活血通络，又可补充营养（微量元素），对弱视效良。本方无不良反应，对儿童弱视、假性近视而符合上述证候者，配合综合疗法，可获一定疗效。

SZS-28 型增视仪，利用红、绿、黄三色光交替闪烁刺激，可使视锥细胞兴奋，增加 X 视通道的冲动输入量，消除

Y视通道的抑制作用；激活视神经系统，促进视觉的发育，达到治疗屈光参差性及屈光不正性弱视之目的。其具有的CAM刺激法，宜于中心注视者；对旁中心注视者，须用后象遮盖法，以对异位注视点超限抑制，促使黄斑中心凹视网膜功能的提高。再者该仪器的电笔疏密波可刺激体穴、耳穴，更有通经络、开玄府、调气血、平阴阳之作用，从而可促使视功能的提高。

家庭管制训练中，穿珠训练可锻炼儿童手、脑、眼的协调力，促进视觉发育。遮盖优势眼，必须在该眼视力恢复至0.8以上1个月后施行，须分时段，据情确定遮盖时间之长短，以免因对其视刺激的减少而造成视力的减退。

总之，对该病采取如上"多元综合疗法"坚持以治，方可收良效。

参见：华亚增视仪配合增视明目液与家庭管制训练治疗儿童弱视109例.现代中西医结合杂志，2009（29）

华亚增视仪为主配合中药与家庭管制训练治疗儿童弱视109例疗效观察.第二届中国西部弱视、斜视学术研讨会.西安，2006年1月

【病例二】屈光不正性弱视

焦某，男，7岁。于2009年3月4日就诊。

主诉（其母代诉）：孩子视力不好2年。省、市医院以"远视性屈光不正性弱视"，给予配镜及营养药。因孩子常拒戴眼镜，视力进步不明显。伴异嗜纳少、寐差便秘等来诊。

检查：面黄无华，怯视低头。VA：OD 0.5，OS 0.4；矫正视力：OD 0.5^+，OS 0.6^-；右眼内隐斜约15°；余未见异常。

舌色淡红，苔少乏津。

中医辨证：禀赋不足，脾虚血虚，睛珠失养。

西医诊断：屈光不正性弱视；内隐斜（OD）。

治则：补肾健脾养肝，益精濡目增视。

处方及治疗：

1. 增视明目液方减白芍、柴胡，加鸡内金，以增健脾消滞之力。按上方制成药液：中药饮片为 1：2 的口服液，每服 15mL，3 次/日。半个月为 1 个疗程，间隔 2 天续用。

2. 左旋多巴片，0.05g，2 次/日，3 天后改为 0.125g，2 次/日；胞磷胆碱片 0.05g，2 次/日，半个月为 1 个疗程，间隔 2 天续用。

3. SZS-28 型增视仪，选穴操作同前述病例一；托品卡胺滴眼液点眼，2 次/日。

4. 隔姜灸　脐中、足三里、内关、脾俞、肝俞、太阳穴，2 次/日。

5. 家庭管制训练同病例一，原配矫正镜继续佩戴；限制不良用眼和饮食习惯。

诊治经过：二诊，施治 1 个月，食纳正常，视力见增，眠差易醒。遂将中药方加石菖蒲、炒酸枣仁，续用 2 个月。

三诊，视力：右 0.6，左 0.7。矫正视力：右 0.7，左 0.8。他药续用，加眼氨肽滴眼液常规点眼。

四诊，又 2 个月药毕，矫正视力：右 0.7^+，左 0.9^-。临床获愈。

按语：对本案有如下体会。

1. 本案属明显的脾胃受纳无力而致气血虚弱，目珠失濡，眼筋失约，故减方中凉性酸涩药，加强健脾益胃之力。

2. 左旋多巴为抗震颤麻痹药，研究认为，其对人体视觉冲动、视功能有改善作用。因视网膜中央有多巴胺能神经，给予左旋多巴可增加神经元中的递质，改善视觉敏感度，减少固视点而提高视力。但服用该药可出现恶心等副作用，可能影响心、肺、气管功能，配伍禁忌证较多，故初用应慎重。

3. 对屈光不正性弱视者，应予睫状肌调节药物外用，并必须严格按时进行仪器治疗和管制训练。

第四节　屈光不正

当眼睛在调节松弛状态下，来自5米以外的光线经过眼屈光间质（包括角膜、房水、晶状体、玻璃体）的屈光作用，正好落在黄斑凹形成焦点，此眼即为正视状态，即正视眼。如平行光线进入眼睛，不能在黄斑凹形成焦点，称非正视状态，即屈光不正眼。屈光不正可分为三大类：近视、远视、老视。

一、近视（2例）

近视之名始见于《目经大成》。《审视瑶函》称"能近怯远"症，认为"禀受生成近觑""久视伤睛成近觑"，指出"肝经不足，肾经病"是导致近视的原因之一。

现代医学认为，近视是指眼睛在调节松弛状态下，平行光线经过眼的屈光间质折射后，成像焦点形成在视网膜前，远点移近而不能在视网膜上形成清晰的图像，此为屈光力大于眼球轴长的屈光不正状态，而眼轴的延长也可促使近视的发生。近视眼的临床表现主要有如下几点。

1. 视功能改变　远视力降低，度数越高，远视力越低；敏感度降低，或可出现生理盲点扩大。

2. 眼疲劳　出现视疲劳、眼干、畏光、眼痛、头痛等症状。

3. 眼位斜　多表现为外隐斜或外斜视。

4. 眼球改变　高度近视者，眼球前凸，前后径变长。

5. 眼底改变　出现豹纹状眼底；视乳头颞侧或环周出现半月形或环形白色弧形斑；黄斑部色素紊乱、变性、出血、萎缩、裂孔等；玻璃体液化、混浊、后脱离；视网膜脱离、变性；高度近视者甚至会出现后巩膜葡萄肿等。

现代科学对近视眼主要有如下分类法。

1. 根据屈光成分分类

（1）轴性近视：眼球的前后径较长而眼的屈光力正常，此类多与遗传和体质有关，亦与后天的发育、用眼不当关系密切。

（2）屈光性近视：眼轴正常而屈光力增强，此类多见于糖尿病等原因造成的晶状体密度增加，屈光度改变，或先天圆椎角膜等，使眼的屈光力增加。

2. 按眼的调节作用分类

（1）假性近视：为眼的睫状肌调节痉挛，使原本的正视眼或远视眼表现出一时性的近视现象。当疲劳缓解后，或用阿托品散瞳后检查，近视消失而呈正视或原有的远视。此类多发于青少年，完全与用眼不当有关。若积极治疗和注意用眼卫生，可望恢复正常；反之，近视可继续发展，随身体的发育定性，即成真性近视。

（2）真性近视：为用药散瞳后检查视力，近视度未降低或降低度数<0.5D 者。

（3）混合型近视：为用药散瞳后检查视力，近视度数降低≥0.5D，但未至正视者。

3. 按近视程度分类　轻度：<-3.0D；中度：-3.0D～-6.0D；高度：>-6.0D。

西医对本病的治疗方法是：对真性近视予以配镜矫正；对假性近视予以睫状肌麻痹剂。

中医学认为，本病多因先天禀赋不足，劳瞻竭视所致。对未成年人特别是假性近视者，采取中西医结合之法再加行为管控，可达控制度数增长，部分提高视力之目的。而对成年人或真性近视者，唯有配镜矫正或施激光手术等方法，或可立竿见影地提高视力。

准分子激光角膜切削术，适用于 18 岁人群，屈光度-2.0D～-6.0D，度数稳定 2 年以上，矫正视力 0.8 以上且无眼部病变，并排除结缔组织和全身免疫性疾病者。因该手术是人为使角膜前部基质层变薄，在随后生活中可能有近视反弹、圆锥角膜形成等情况出现。

角膜塑型镜，对未成年人近视可有改善视力、控制度数增长的作用，值得提倡。

【病例一】假性近视

李某，男，10岁，学生。于1992年5月初诊。

主诉：双眼视力下降，视远不清1年余。因看不清黑板而课桌几次前移，清晨觉视物清亮。就诊以"假性近视"，予"视力宝、眼药水"治疗数月，无显效。

检查：双外眼（-）。VA：远 OD 0.6，OS 0.7；近 OD 1.0/30cm，OS 1.0/30cm。散瞳后检查，近视消失。其他检查未见异常。

中医辨证：肝失疏泄，劳视伤目。

西医诊断：假性近视。

处方及治疗：

1. 增视明目液Ⅰ号　白芍^酒、熟地、钩藤、枸杞子、女贞子^酒、菟丝子^酒、菊花、沙苑子、青葙子、决明子^炒、甘草^炙等十二味。水煎3遍混合，加蜂蜜浓缩至药液：中药饮片为1∶2的中药溶液，每次服25mL（相当于中药饮片50g），2次/日。

2. 山莨菪碱（654-2）注射液1mg，眼氨肽注射液0.5mL，利多卡因0.2mL（共计0.9mL），太阳穴皮下注射，双眼交替，1次/日，7次为1个疗程，间隔3天续用。

3. 托品卡胺滴眼液滴眼，1次/每晚；眼胺肽滴眼液，4次/日。

4. 耳穴压豆　神门、交感、眼穴，按摩，2次/日，1周更换1次。

5. 做眼增视保健操，早、晚各1次。

管控看书姿势、距离、光线、时间。

诊治经过：二诊，3个月治毕（双太阳穴共注射30次），远视力：双 0.8^{+2}；近视力：双 1.0/30cm，临床显效。

停太阳穴注射法，改药液口服为 1 日 1 次。继续保持用眼卫生，巩固疗效。

半年后随访，双眼视力 1.0，良好。

按语：青少年的近视和远视多责之肝肾。肾中寓阳藏阴，生精涵木；肝主血，司疏泄，又主筋，开窍于目。故认为眼睛睫状肌的痉挛与肝气疏泄失调有关，再加任性劳视，久之则成是病。

笔者认为，近视者多为神光发越受阻，远视者则多为神光失敛耗散。故将增视明目方加减分而治之，以调其肝肾所偏，即是调补先后天不足是也。Ⅰ号方，是增视明目方减补元益气之品，加清肝益阴解痉、发越神光之药而成。以白芍平肝益阴养血，为君。目能视赖血滋养，以熟地滋补肝肾，养血滋阴，为臣。能近怯远乃阴不制阳，睫状肌痉挛，神光不得发越，故以枸杞子、菟丝子、沙苑子调补肝肾阴阳；青葙子、决明子、钩藤清肝解痉扩瞳，通窍宁神，促神光发越，为佐。甘草益气调和为引。

增视保健操者，通过远、近取穴法和气功动作，能缓解眼肌紧张，使眼部微循环得到改善。尤其头光明属足少阳胆经络穴，沟通肝胆表里，是治疗目疾的要穴。怡悦师研究证实，针刺该穴"可增加视网膜的循环血量"；张栋师也证明，针刺该穴时"目区升温明显"；在眼屈光不正的治疗中，有不可或缺的良好作用。

太阳穴注射法，是用解除平滑肌痉挛，营养眼神经药于局部，但需注意眼压之变化，用 1mL 注射器基本无痛，对配合良好之儿童多能用之。

所选耳穴，可调节自主神经和眼睫状肌的舒缩功能。实践证明，此组穴位对改善儿童的偏执行为和注意力也有良好作用。

【病例二】近视

陈某，女，17 岁，学生。于 1995 年 1 月就诊。

主诉：双眼视力明显下降 1 年。原戴镜：OD -3.0D、OS -4.0D，视力达 1.0。因学业紧张，视力下降，矫正无效。常觉眼涩畏光，口苦咽干，月经不调，来诊。

检查：面色少华；VA：裸眼：OD 0.06，OS 0.04；矫正：OD -5.5D 镜 0.7、OS -6.0D 镜 0.7⁺；双眼晶状体（-），眼底：双视乳头颞侧见弧形斑，视网膜虎皮样；黄斑区色素沉着，中心凹光反射弱；眼 B 超：双眼轴稍长，玻璃体少许点状混浊；余（-）。

舌淡略黯，苔白乏津，脉象细数。

中医辨证：肝肾阴虚，心阴暗耗；睛珠失养，能近怯远。

西医诊断：近视。

治则：滋肾养肝，清心明目。

处方及治疗：

1. 增视明目汤Ⅰ号加减 白芍^酒、当归^酒、密蒙花、石菖蒲、枸杞子、沙苑子、菟丝子、决明子^炒、莲子心、益母草、酸枣仁^炒、月季花、青葙子、肉桂、甘草^炙。水煎 3 遍兑匀，蜂蜜水送服，2 次/日。半个月为 1 个疗程，间隔 3 天续用。

2. 眼氨肽 4mL，肌内注射，1 次/日。维生素 E 胶丸 100mg，维生素 AD 胶丸 1500IU，口服，3 次/日。

3. 耳穴压豆法、眼增视保健操、眼氨肽滴眼液外用，同上。

诊治经过：二诊，1 个月治毕，头眼清亮，视力有增，效不更方。

三诊，3 个月治毕，视力：裸眼：右 0.1，左 0.1⁺，矫正：右-5.5D、左-6.0D（原眼镜），均达 1.0；头眼轻松，月经适来；眼 B 超：玻璃体混浊消失，疗效满意。

于 1 年后得知，患者已毕业工作，视力稳定。

按语：成年人之近视，是眼轴长度改变的器质性病变；再加不良用眼习惯，精神紧张及竭瞻劳视，致肝肾阴亏，心阴暗耗，郁热内生而目失濡养，视力下降。

妇女月事不调乃诸病之根，使月事调畅是愈病之本。故在增视明目方中加莲子心、酸枣仁以清心泻火，除烦安神；加益母草、月季花以养血活血，调经利水；以密蒙花"专入肝经血分，润肝燥……甘以补血，寒以除热，肝血足而诸症无不愈矣"（《神农本草经疏》）。

近视的保守治疗，对眼轴长度和视网膜器质性病变是不可更改的。所以临床获效者，当是疏肝平肝之治缓解了眼肌痉挛，清心安神消除了精神紧张，滋肾养肝改善了睛珠营养，活血消蒙减轻了眼组织的渗出、混浊所使然。

二、远视（2 例）

远视之名，始见于《目经大成》，《审视瑶函》称为"能远祛近"症，是指眼睛在无调节状态下，平行光线经过眼的屈光间质屈折后，成像焦点落在视网膜之后，近点移远，而在视网膜上只形成一个弥散环，没有清晰的图像，此为屈光力小于眼轴长的一种屈光不正状态。

本病的确切病因尚不十分明确，但主要认为与眼球发育异常及发育时期的不良用眼习惯有关。其临床表现如下。

1. 视力　远视力尚可，近视力降低，度数越高，近视力越差，或远、近视力均下降。

2. 视疲劳　出现模糊、酸胀、眉棱骨痛、眼球沉重，甚会出现恶呕感。

3. 内斜视　因调节与集合关系失调，发生调节性内斜视。

4. 眼部病理改变　高度远视者，常见眼球较小，前房浅，结膜充血；眼底常见：视乳头色红、较小、稍隆起、边缘不清、血管充盈迂曲等；类似视神经炎、视乳头水肿之表现；但矫正视力尚好，视野无改变。

临床上对远视眼的分类如下。

1. 按屈光成分分类

（1）轴性远视：多因眼球自幼发育不良，眼球的前后径未达到正常长度而较正常为短所致。

（2）屈光性远视：多是由于角膜与晶状体的弯曲度降低，或晶状体脱位、缺失，或年老生理之变化，致使眼的屈光力减弱所致。

2. 按远视程度分类　（1）轻度：<+3.0D；（2）中度：+3.0D～+6.0D；（3）高度：>+6.0D。

对本病的治疗，通常是配镜矫正。

1. 对幼儿及青少年，应散瞳验光确定度数。矫正原则如下。

（1）6岁以下幼儿之轻度远视为生理性，不需配镜；若度数较重，有内斜倾向，应配镜矫正或行弱视训练。

（2）7～16岁学生，因视近较多，对轻度远视者可予配镜。

（3）配镜处方，应从散瞳验光度数中减去1.0D，以适应睫状肌张力；但对调节性内斜者，应予全矫正。

2. 对成年人验光可在小瞳下进行，以最高度数取得矫正最佳视力且舒适为原则；年龄越小，矫正度数可少些；如视疲劳重，应予全度数；有内斜者，应予全矫正。

中医学认为，本病之因大致有二：一是先天不足，肝肾俱虚，眼球发育不良并伴他处发育欠佳；阳不生阴，阴不敛阳，神光散乱而怯近视昏。二是肾阴亏虚，复加后天失调，劳瞻竭视，致眼球发育障碍；常伴形瘦无华，眼干视疲，头昏眼胀，神光不敛，视远怯近或远近皆暗。

总之，先天禀赋不足是本。特别对幼儿或青少年，积极标本兼治，严加行为管控，对控制度数增长，恢复和提高视力，是可望的。

【病例一】 轴性远视

纪某，女，11岁，学生。于1998年5月就诊。

主诉：因近视力差，配镜、按摩治疗2年无显效。视远较好，时有内斜。市医院以"轴性远视"予配镜，因戴镜后头晕不能坚持；伴头胀、眼昏、寐差、多动症，来诊。

检查：精神怯懦；双眼：内隐斜约10°；VA：远：OD 0.8，OS 0.7⁻；近：OD 0.6/30cm，OS 0.5/30cm；散瞳检查：OD+2.25D，OS+2.75D；结膜充血轻度，瞳孔辐辏与对光反应迟；眼底：右视盘稍小，轻充血，黄斑凹反光（+）；左大致同右；余（-）。

舌质红，苔薄黄乏津，脉沉细略数。

中医辨证：肝肾俱虚，睛珠失养，神光耗散。

西医诊断：轴性远视。

治则：滋肾养肝，涩敛神光。

处方及治疗：

1. 增视明目液Ⅱ号加减 白芍^酒、熟地、山茱萸^炙、菟丝子^酒、五味子、木瓜、鹿角胶、龟甲^炙、珍珠粉^冲、肉桂、甘草^炙。水煎3遍混合，加蜂蜜浓缩至1∶2溶液，每次30mL（相当于原生饮片药60g），2次/日。2周为1个疗程。

2. 耳穴压豆法 神门、交感、眼穴；按摩2次/日。眼增视保健操，2次/日。

3. 配+2.0D、+2.5D的凸球镜矫正；眼氨肽滴眼液滴眼，4次/日。

嘱惜目珍摄，管控看书姿势、距离、光线、时间。

诊治经过：二诊，2个月治毕，视物清晰度增加，头困眼胀减轻，唯食纳欠佳。中药加鸡内金、砂仁以健脾和胃，振复中州，益兴气血之源；他方续用。

三诊，3个月治毕，视力：矫正：远：右0.8，左0.8⁺，近：右0.7⁺，左0.8；临床显效。予上方3剂制面，每服10g，蜂蜜水调服，1日2次；他方续用。

约1年后随访，视力稳定。

按语：眼睛近视者多为神光发越受阻；远视者，则多为神光失敛耗散。

本案之治，在增视明目方基础上，针对远视病机，加重益肝涩精、收纳神光之药成为Ⅱ号方；以熟地、鹿角胶滋补肝肾，益精养血，为君。白芍、龟甲滋阴补血，平肝潜阳；山茱萸等阴阳双补，益阴生津，敛精明目，共为臣。珍珠粉镇心安神，清肝明目，收敛神光；木瓜舒筋活络，促眼肌调节复常，共为佐。炙甘草甘温益气，调和诸药，兼为佐使者。如此，诸药协同，收敛神光，使远视之症状得以改善。

笔者认为，对远视者，应重用山茱萸、五味子以"补元气不足，收耗散之精气，敛瞳子散大"；珍珠粉、桑椹子以益阴生津，清肝安神可获良效。

眼增视保健操与耳穴压豆法，对眼部经络有双向调节作用，故袭用治近视手法于远视之治。对未成年近视、远视者，若病程不长、度数不大，眼底、眼轴无严重改变者，若坚持上法结合治疗，既可防病情发展，更可获良好疗效。但对屈光度数大，眼底、眼轴严重改变者，用本法无效。

【病例二】远视

康某，男，36岁，工程师。于2003年7月26日就诊。

主诉：双眼视物模糊，视近更重，配镜效不著2年。双眼干涩，怯视易疲。县医院以"远视、视疲劳"治疗效差；伴头昏眼胀，寐少纳差，口干欲饮。

检查：双眼结膜轻度充血；VA：远：双1.0；近：OD 0.7，OS 0.5；验光：OD +2.0D，OS +2.5D。角膜、瞳孔、眼B超、眼底、IOP检查，均正常。

舌质红，苔黄干，脉象弦数。

中医辨证：肝肾阴虚，受寒化热，神光耗散。

西医诊断：远视；视疲劳。

治则：滋肾养肝清热，益精敛神明目。

处方及治疗：

1. 增视明目汤Ⅱ号加减　白芍^酒、熟地、山茱萸^制、龟甲^制、菟丝子^酒、五味子、桑椹、木瓜、珍珠^{粉冲}、柴胡、钩藤、郁金、肉桂、甘草^炙。水煎3遍，蜂蜜水送服，2次/日。

2. 耳穴压豆法，眼增视保健操，眼药水外用，同上。

3. 穴灸　双太阳、合谷、大椎穴，1次/日。

诊治经过：二诊，半个月治毕，双眼视物清晰，充血消退，唯久视易疲，伴纳差、口黏、便秘。中药方遂减钩藤、郁金，加砂仁、决明子以增理气明目之效，续用。

三诊，续治1个月，视力；矫正：右+2.00D，左+2.50D，均1.0，疗效满意。

遂停服药，续做穴灸、眼增视操。嘱珍目适劳，以资巩固。

按语：古人曾云：用药如用兵，兵无常势，医无常型。能因敌之变而布阵取胜者，谓之神将；能因病之变而施法收效者，谓之神医。治病欲愈，应统览大局，随机应变，且忌胶柱鼓瑟矣。本案虽于肝肾阴虚中见有寒湿化热之象，却不予寒凉直折，而是于滋补肝肾方中加柴胡和解以清热，更予少许肉桂以温肾祛寒，使真阳归元，"阴火"自退，收得良效。

三、老视（2例）

老视，是指人随着年龄的增长，眼睛晶状体出现硬化，弹性降低，睫状体功能减退，以致眼的屈光调节力减弱，属于生理性衰退的一种视力现象。

本病的诊断要点如下。

1. 年龄多大于 40 岁。

2. 视近模糊，视远尚清，视久疲劳。

3. 可有眉棱骨痛。

4. 戴凸球镜，视力提高。

本病的治疗，通常是配镜，一般正视眼至 40～45 岁时，可配+1.0D 镜，每增加 5 岁可酌增+0.50～+1.0D；若原有远视或近视，则应在矫正屈光不正的基础上，再按不同年龄给予所需度数。须注意的是，应同时检查近点距离和验光，以了解剩余调节力和屈光状态，再根据年龄、工作性质配镜。

中医学认为，"人过四十，天过午"，身体及眼的功能逐渐退化，肝肾阴耗，筋络失养，弛张摄纳不利，俗称"老花眼"，这是老年衰退的自然现象，不能根治。但若施法调理脏腑，管控用眼卫生，对减缓病程，改善症状，是可能的。

【病例一】老视

崔某，男，48 岁，教师。于 2004 年 11 月 12 日就诊。

主诉：视近不清，视久疲劳，伴眼困胀 2 年。佩戴+1.0D，+1.5D 凸球镜可效。近 2 年常加夜班，视力速降且矫正无效；伴眼涩疲劳、寐差口苦等症，来求治中医。

检查：双外眼（-），VA：远：OD 1.0，OS 1.0；近：OD 0.5，OS 0.4；矫正：OD +2.OD，OS +2.5D，双 0.7。血清总胆固醇：6.05mmol/L，三酰甘油：1.75mmol/L，余（-）。

舌色黯淡，苔白腻，边有齿印，脉象弦滑。

中医辨证：肝肾阴虚，心脾劳伤，神竭光散。

西医诊断：老视。

治则：滋养肝肾，补益心脾，涩精濡目。

处方及治疗：

1. 增视明目汤Ⅱ号加减 白芍^酒、熟地、西洋参、龟甲^炙、女贞子、山茱萸^炙、珍珠粉^冲、五味子、木瓜、茯苓、肉桂、山楂^炒。水煎 3 遍兑匀，蜂蜜水调服，2 次/日；半个月为

1个疗程。

2. 隔姜灸　双太阳、承泣、鱼腰、合谷穴，2次/日。

3. 配+2.00D、+2.50D凸球镜全面矫正；珍珠滴眼液滴眼；眼增视保健操，2次/日。

嘱忌熬夜，节房事，少用眼，好将息。

诊治经过：二诊，1个月治毕，自觉症状改善，视昏减轻，食纳良好。

三诊，又2个月治毕，双眼矫正视力：右+2.00D，左+2.50D，均达1.0；且头眼困胀，怯视易疲，口干黏腻等症亦解除。予中药方5剂制粉，每服15g，1日2次；续服巩固疗效。

【病例二】老视

刘某，男，55岁，已婚，干部。于2006年6月7日就诊。

主诉：双眼佩戴+2.0D花镜数年；3年来视远、视近皆模糊，增加度数无显效。又因精神受挫，时觉头昏胸闷，眼胀疲劳，腰酸乏力，纳差寐少，来诊。

检查：双眼VA：远：双0.6，近：双0.5，矫正：双+2.0D镜，近0.7；双晶状体混浊II°，眼底：双视网膜动脉细。血清总胆固醇：1.87mmol/L，三酰甘油：1.65mmol/L；血压：156/100mmHg，心电图：P-R短缩，余（-）。

舌体淡胖，边有瘀斑，苔白乏津，脉象弦滑。

中医辨证：肝肾不足，瘀郁扰目，神光受阻。

西医诊断：老视；未熟白内障；眼底供血不足。

治则：补肝益肾，解郁活络，升精明目。

处方及治疗：

1. 增视明目汤II号合消障明目汤加减　黄芪灸、熟地、龟甲灸、山茱萸灸、丹参、海藻（女贞）子炒、茯神、珍珠粉冲、薏仁霜、肉桂、石菖蒲、五味子、升麻。水煎3遍兑匀，蜂蜜水调服，2次/日。

2. 消障明目膏　双太阳穴贴敷，1次/2日；麝珠明目液点眼，3 次/日。

3. 眼增视保健操，穴位施灸，同例一。

嘱续戴原配眼镜，注意用眼卫生。

诊治经过：二诊，用治 1 个月，自觉视物清晰，头眼困胀、视物疲劳症状减轻。上方稍事增减予 10 剂制粉，每服 15g，1 日 2 次，蜂蜜水调服。

三诊，2 个月治毕，视力：双 +2.5D 镜，达 0.8^{+3}；腰酸胸闷、寐差眼胀症状解除。

嘱中药粉、滴眼液、消障明目膏续用，以资巩固。

按语：人到中年，多是正处工作及家庭事务繁琐且繁重时期，更是身体及眼部组织趋向老化、功能退变和精神神经调节趋于失常的关键期。

从上述二案观察，既有老视眼的局部病理表现，又有机体的动脉硬化、晶状体混浊、劳瞻竭视等因素，这是眼的调节力减退的宏观病理基础。故单纯增加度数，物理矫正往往效果不著。

施治中，在增视明目Ⅱ号方之滋补肝肾主旨基础上，再酌情增减：例一加用了益心阴、消积滞之品；例二则加用了益气解郁、活络明目之药，而获得良效。

本病之治，宜综合施法，缓而图功，忌急功近利。虽对眼组织解剖形态不可能产生影响，但可明显改善眼部功能性和尚未老化的器质性病理状态，改善视力是现实的。

第五节　突起睛高

（眼眶蜂窝织炎 2 例）

突起睛高之名，首见于《秘传眼科龙木论》，其症状正如《银海精微》所述："突起睛高，险峻厉害之症也……初起麻木疼痛，汪汪泪出，病势汹涌，卒暴之变莫测……治稍迟，或控脓。"其相当于西医学的眼眶蜂窝织炎。

本病是眼眶内组织的急性化脓性炎症。多由临近组织感染如：眼部、面部疖肿、牙槽脓肿、鼻窦炎、泪囊炎等引发；或由败血症等全身感染所致；也可由眼损伤或手术感染造成。病原体多为溶血性链球菌、金黄色葡萄球菌等化脓性细菌。其诊断要点如下。

1. **眼部症状** 睑部红肿，视力骤降；眼球突起，活动受限；热泪频流，白睛红肿，跳痛拒按；成脓可从结膜或睑外溃出；甚则眼球不保。

2. **全身症状** 可伴发热、头痛、恶心。

3. **眼底表现** 若侵及视神经或眶内压力增高，可致视神经水肿，血管扩张，甚至视神经萎缩而危及视力；或导致海绵窦血栓，可危及生命。

4. **实验室检查** 白细胞、嗜中性粒细胞明显增高；眼 CT 可显示眶内组织的炎性水肿，炎性细胞浸润区密度增高。

中医学认为，本病多由风热火毒袭目，或脏腑积热攻目，或外伤毒邪壅目所致。因主症为目珠红肿高起，故名"突起睛高"。

本病应与鹘眼凝睛（甲亢性突眼）、眼内肿瘤相鉴别（表18）。

对本病的治疗原则是：紧急、对证、得力、高效，不容缓图。西医常给以足量、高效的抗生素、激素，或手术治疗；中医则是泻火解毒为法。现代条件下，应当以西医措施为上，或可配合中医之策善后。

外伤性眼眶蜂窝织炎案

杨某，男，56 岁，农民。于 1981 年 7 月就诊。

主诉：左眼红肿疼痛，下睑伤口渗脓 7 天。因下睑划伤，在村医处缝合，3 天后出现红肿疼痛、发热寒战症状。乡医院以"伤口感染"给"头孢、激素"等药输液7天,红肿好转,疮口仍流稀脓,来诊。

检查:双眼:VA:OD1.2,OS0.4;左眼下睑肿高色黯,结膜水肿充血;角膜染色(±),眼球活动不灵;下睑伤口处有淡绿色脓液渗出。白细胞:$12.6×10^9/L$,中间细胞百分比:78%,血糖:7.5mmol/L,余(-)。

舌色黯红,苔黄腻,脉弦滑。

诊断:外伤感染性眼眶蜂窝织炎(OS)。

治则:清创杀菌,解毒救目。

处方及治疗:

1. 开放伤口,以过氧化氢溶液、氯化钠冲洗伤口;将1%红升丹油纱条填塞入伤口内;以庆大霉素冲洗结膜囊,涂四环素可的松素眼膏,2次/日。

2. 头孢哌酮舒巴坦钠4.0g,0.9%氯化钠250mL;维生素C2.0g,10%葡萄糖100mL;丁胺卡那霉素0.3g,0.9%氯化钠溶液500mL;静脉滴注,2次/日。

3. 菠萝蛋白酶片0.3g,转移因子9mg,3次/日;布洛芬缓释胶囊(芬必得)1粒,2次/日,均口服。

4. 穴位刺血 左耳尖、耳背静脉,1次/日。

诊治经过:二诊,3天用药毕,伤口脓液减少不明显,述乏力腹胀。予泻肝败毒汤加减:龙胆草、蚤休、鱼腥草、大黄^酒、芒硝^化、当归^酒、薏苡仁、青葙子、甘草、海浮散^{分冲}。水煎,于午后间隔输液5小时后服。

三诊,又3天用药毕,泻下黑黏便数次,患眼肿胀消,充血减轻,眼球活动可,伤口分泌物少许;眼底检查:左视盘界欠清,血管略扩张;视力:右1.2,左0.7。更方为:

1. 停止输液;续伤口冲洗后,内涂湿润烧伤膏,1日1次。

2. 中药方减芒硝、龙胆草、大黄;加黄芪、白术益气健脾，以促病愈。

四诊，续 7 天用药毕，视力：右 1.2，左 1.0；眼部症状消除，伤口愈合。

按语：外伤后清创消毒不严谨，极易造成感染。本案患者于农田中眼睑受伤，细菌循眼周疏松组织泛滥，从分泌物状况看，当属绿脓杆菌感染。

对本案，局部清创杀菌为先。考虑已大量用过抗生素和激素，故全身用药去掉激素；以丁胺卡那霉素配合头孢哌酮舒巴坦钠抗杀绿脓杆菌、大肠杆菌；并配用了高渗糖，以期补充机体肝糖原，增加肿胀组织的脱水作用。在基层无条件做细菌培养和药敏试验情况下，予广谱抗菌药是良策。头孢哌酮舒巴坦钠是第三代头孢类广谱抗生素，是通过抑制细菌细胞壁的生物合成而达杀菌作用。其中的舒巴坦虽只对奈瑟菌科和不动杆菌有抗菌活性，但其对抗生素耐药菌株产生的 β-内酰胺酶具有不可逆性的抑制作用，因而可保护 β-内酰胺类抗生素免受耐药β-内酰胺酶的水解破坏。两者合用，从而对革兰阳性、阴性需氧菌及部分厌氧菌所致的软组织感染等有良效。然而，本案复予输液 3 天获效不显，分析之，恐是细菌的耐药性所致。查本案已现肝郁火瘀征象，故加用中药，3 天而获显效，遂停输液。

泻肝败毒汤中，以龙胆草、蚤休、鱼腥草泻肝火，解热毒；大黄泻火解毒逐瘀；海浮散活血逐瘀，排脓止痛；薏苡仁、甘草益气利湿排脓；青葙子清肝明目扩瞳，防瞳神干缺；更有黄芪、当归扶正养血，振奋机体免疫功能，从而促进了疮口愈合。

红升丹，是传统的治恶疮要药，对诸种菌毒均有较好疗效。

菠萝蛋白酶，是植物蛋白水解酶，能促进局部血液循环，催化蛋白质分子中肽键裂解，具有显著的抗炎、消水肿作用；

对蜂窝织炎、术后感染、急性骨关节炎、气管炎等有较好疗效。转移因子是免疫调节剂，能增强机体的抗菌、抗病毒能力。两药与抗菌药合用，能增加机体免疫功能，促进药物的扩散和渗透，加速对细菌的"歼灭"，加速对组织炎症、水肿的消除，使疾病痊愈。

随治程顺转，适减寒凉而加益气托毒之药，以使解毒、复明协调进行矣。

第六节　鹘眼凝睛

（甲状腺相关眼病 2 例）

鹘眼凝睛之病名，首见于《秘传眼科龙木论》，时称鹘眼凝睛外障，又称鱼睛不夜。相当于西医学的甲状腺相关性免疫性眼眶病，又称 Graves 眼病。

本病是指因免疫系统失调，甲状腺功能异常而致的眼眶"炎症"。常表现为上睑落迟，睑闭不全，瞬目减少，眼珠（单或双）硬胀突出，转动不利；白睛充血，眼痛复视，畏光流泪，视力下降等。多发于女性，常有甲状腺肿大、甲状腺功能亢进或低下等；多伴有怕热、多汗、易怒、食多、消瘦、心慌、腹痛、腹胀、便秘等全身症状。

中医学认为，本病多因腑脏积热，阳邪亢盛；风热蕴结，上壅眼目；或眼络瘀滞、清窍闭阻等，致使目珠暴突而成。

本病"标"证突出，"本"证隐秘。临床中，应对眼部体征、脏腑辨证及检验数据进行综合分析，方可作出明确诊断和有效治疗。

本病应与突起睛高、眼内肿瘤所致的目珠高起症状相鉴别（表 17）。

表 17　突起睛高与鹘眼凝睛、眼内肿瘤鉴别诊断

项目	突起睛高	鹘眼凝睛	眼内肿瘤
病性	急性炎症性病变	甲状腺相关免疫病	眼内占位性病变
病势	急，多单眼急性外凸	缓，多双眼渐凸	缓，多单眼缓凸
全身症状	发热、头痛、烦躁，可显头眼昏胀	心慌、多食、消瘦、头痛	恶心呕吐、眼压高、拍片见占位病变

对本病的治疗，西医多予抗甲状腺功能亢进药、免疫抑制剂、局部对证用药或手术治疗等。中医则是辨证施治，或泻肝解郁，除痰散结；或滋阴潜阳，软坚导滞；或活血通络，消癥启闭。

临床实践证实，唯有中、西医术相协为治，方可达到控制症状、挽救眼球、改善视力之效。

【病例一】甲状腺相关眼病（TAO）

季某，女，23 岁，医学院学生，未婚。于 2010 年 8 月 23 日就诊。

主诉：患甲状腺功能亢进症 1 年余，双眼球外凸半年余。初诊予服"他巴唑、心得安、泼尼松"等，心慌、出汗症状缓解；但渐之出现眼突、复视，并伴咽干、口苦、胸闷、心烦、性急、寐差，月经错后半年余。因惧怕再大量使用激素，来求治中医。

检查：双眼：VA：1.5，角膜清明，双眼复视；右眼球前突，结膜充血中度，外展受限；左眼球稍突，结膜（-），活动良好；触诊甲状腺无肿大；甲状腺功能：三碘甲腺原氨酸（T_3）3.0mmol/L，四碘甲腺原氨酸（T_4）145mmol/L，促甲状腺激素（TSH）偏低；血压：125/85mmHg，心率：105/min；眼眶磁共振：OD 外上眼肌肥厚，眶隔轻度前移；OS 框内软组织高密度反射影（外院资料）。

舌质红，苔黄乏津，脉弦滑数。

中医辨证：肝经蕴热，痰火郁结。

西医诊断：甲状腺相关眼病。

治则：泻肝解郁，除痰散结。

处方及治疗：

1. 泻肝散结汤加减　龙胆草、玄参、鳖甲^炙、山慈菇、郁金、夏枯草、肉桂、水蛭^炙、薄荷^{后入}、山楂^焦、山甲（代）^炮、壁虎^焙、茯苓、珠珀散^{分冲}。水煎3遍，兑匀分服，2次/日；2周为1个疗程，间隔3天续用。

2. 曲安奈德注射液20mg，利多卡因0.3mL，于右眶上缘外1/3处与眼球壁之间隙进针1.5cm，回抽无血，将药注入，轻按3min，1次/2周。

3. 穴位针刺　内关、神门、太冲、合谷穴，强刺激，不留针，1次/日；穴位刺血：太阳、风池、肝俞、耳尖穴，1次/2日。

4. 妥布霉素地塞米松滴眼液、普拉洛芬滴眼液常规点眼。嘱控情绪，忌辛辣，以资巩固。

诊治经过：二诊，半个月治毕，眼突、充血、复视症状减轻；心烦、寐差改善，手抖减轻，胃纳不适。中药方减龙胆草用量，续煎服；续球旁注射一次。

三诊，1个月治毕，右眼外展到位，复视消除；眼压、血压正常；心率87/min；T_3、T_4正常范围；月经如期至，临床显效。再予：

1. 予上方减泻肝之龙胆草，加益气之白术，5剂，制粉，蜂蜜水调服，15g，1日2次。

2. 穴位针刺续用；加耳穴压豆法：取肝、神门、内分泌、交感穴，按摩，2次/日。嘱控情绪，忌辛辣，安睡眠。

半年后随访，药用毕后停药观察，病未复发。

按语：甲状腺相关眼病，是由自身抗原引起的血管特异性免疫病。早期，多为核细胞、T淋巴细胞的浸润；提上睑肌、眼外肌和Müller肌的炎性水肿、变性、肥大、纤维化、张力增强而致上睑迟落和退缩；甚至出现眼睑闭合不全、红肿、结膜充血、角膜炎等。慢性期，主要是T淋巴细胞的浸润，肌束成纤维细胞的增殖，胶原纤维合成增多，造成提上睑肌和Müller肌的纤维化，从而导致眼球活动受限和眼球的前突。对这一病理过程，特别是在眼部成纤维细胞增殖前的炎症期进行抗感染和免疫抑制治疗，可改善炎症状况，恢复眼睑、眼肌的正常解剖位置和功能。

曲安奈德可干扰体液免疫，降低毛细血管通透性，减少局部炎症反应和体液外渗，抑制肉芽组织形成。定向用于球周，可减轻眼外肌肥厚。因用量较小，所以无眼部和全身的副作用。进针应避开眼球的弧度最高点，以免伤及眼球壁。

本患者为医学院学生，得病之初甲状腺功能亢进指标明显，已较大量地用过激素、甲状腺激素合成抑制药及β-肾上腺素能受体阻断剂，症状虽得缓解，但病根未解除，又出现突眼、复视、月经紊乱和激素的副反应。因其为医学生，对本病的西医认知和治疗前景完全明了，故在言明曲安奈德的局部使用疗效和中西医配合治疗的优势后，接受治疗。

本患者性格急躁，言行亢奋，又遭情感纠葛，故郁闷而病。脉证分析：原有肝气偏盛，加痰火郁瘀。故予笔者家传泻肝散结汤方：以龙胆草、郁金泻肝火、散郁结、活血通络，为君。玄参、鳖甲滋阴平肝、软坚消癥；水蛭、穿山甲（代）搜剔逐瘀、通络除滞；壁虎解毒散结启废，夏枯草清肝泻火散结，山慈菇清热除痰散结，共为臣。茯苓健脾宁心、利水化痰；薄荷解郁疏肝清热，山楂消积化滞散瘀；琥珀、朱砂宁心安神，镇浮越之心阳；少许肉桂助软坚化痰，制诸药寒性，共为佐。薄荷清扬升浮解郁，兼为使者。后随火气瘀滞的消除，减泻肝之药，加健脾益气之品，而使病获愈矣。

所选穴位者，针刺组采取本经远端取穴法，以足厥阴肝经太冲穴为主，配以手阳明经合谷、手少阴经神门施以泻法，以直泻肝火，清心安神，通经活络。刺血组采取异经取穴法，以足少阳经风池穴为主，该穴又称"热府"；配以经外奇穴太阳、足太阳膀胱经穴肝俞，施以刺血泻法，可清肝利胆、祛瘀导滞而使目明。

所用滴眼液含肾上腺皮质激素，与非甾体抗炎药相协，可起到抑制眼肌和球周组织的非感染性肥大、增生、水肿作用。

如此，针、药、穴协同治疗，使肝火泻、郁滞解，疏泄条达；心热清、瘀阻除，阴阳守舍；脾湿消、痰结散，升运复常，而鹘眼（眼球外突，眼睑迟落）回退、凝睛（眼肌麻痹，运转失灵）复活矣。

【病例二】甲状腺相关性眼球活动失灵

李某，男，46岁，已婚，超市老板。于2005年5月20日就诊。

主诉：患甲状腺功能亢进症3年，双眼复视，眼球前突，活动失灵半年余。屡服"他巴唑、心得安、泼尼松"及"降肝火"中药可缓解。后因左眼前突严重，在省医院行眶内减压术。半年后，渐觉双眼活动不灵，复视严重，不能睁双眼走路；伴眼昏头胀、烦躁易怒、口苦咽干、腹满便结等症来诊。

检查：双眼胞睑浮肿，眼球前突；VA：OD 0.5，OS 0.3；IOP：双Tn；双黑睛晶亮，染色（-），结膜水肿充血中度。眼球活动：OD上、外、下活动欠位，外斜10°，内转不能；OS上、内、下活动不能，向外偏斜。眼睑：OD上睑退缩，下落迟缓，上睑缘下白睛显露。OS同上略轻。眼底：双眼视乳头界欠清，血管扩张，黄斑凹光反射不清。磁共振：双眼多条眼外肌肥厚，肌腱、眼球壁完好；眶内软组织高密度反射影，眶隔前移。甲状腺轻度肿大，局部听诊无杂音。血压：158/95mmHg，心电图：T波异常，心率：107/min，餐后血糖：

8.4mmol/L，甲状腺功能（－）。

舌质红，边有瘀斑，苔黄燥，脉弦滑数。

中医辨证：肝火瘀滞，毒邪上壅，痰瘀互结，阻遏目窍。

西医诊断：甲状腺相关性眼球活动失灵。

治则：泻火排毒，逐瘀软坚。

处方及治疗：

1. 泻肝散结汤加减　龙胆草、大黄、玄参、枳实^炒、郁金、壁虎、山慈菇、芒硝、蜈蚣^冲、水蛭、夏枯草、麝香^冲、白芍、甘草。水煎 3 遍分服，2 次/日。

2. 甲泼尼龙针剂 80mg，利多卡因 0.5mL；双眼眶外上缘球旁注射，1 次/2 日。

3. 穴位刺血法，针刺法，滴眼液外用，同上。

4. 布洛芬 1 粒，大黄苏打片 3 片，口服，1 日 2 次。

嘱控情绪，忌烟酒，禁房事。

诊治经过：二诊，治疗 3 天，泻下褐色黏便，双眼突胀、结膜充血水肿略消，眼胀头昏、腹满壅塞减轻。减方中生大黄、芒硝，加酒大黄、砂仁增逐瘀理气之力，续煎服；球旁注射改为隔 2 日 1 次。

三诊，5 天用药毕，黏褐便渐除，日行 1~2 次；双眼球外凸及活动度改善；可睁双眼走路但不持久；心、肝、肾功能检查均（－）；舌红，苔薄黄有津，脉弦略滑。更方如下。

1. 平肝逐瘀汤加减　白芍^酒、柴胡^酒、白术、夏枯草、郁金、益母草、山慈菇、水蛭、鳖甲^炙、穿山甲（代）^炙、壁虎^焙、甘草。水煎服，1 日 2 次。

2. 球后注射、刺血法续用，1 周 2 次。

3. 穴位施灸　内关、神门、太冲、合谷穴，1 日 1 次。

四诊，1 个月治毕，向左看仍有复视，视力增加。将球后注射更为 1 周 1 次；中药方减郁金，加黄芪 100g，橘络 12g，续煎服。

五诊，又 1 个月治毕，症状大除，宛若常人；视力右 0.8，左 0.7；眼球活动：右到位，左外斜 5°；配镜双眼达 1.0。予第三方中药 3 剂制粉，每服 30g，1 日 2 次，蜂蜜水调服；加耳穴压豆法：神门、内分泌、交感穴，按摩，1 日 2 次。

嘱控情绪，忌烟酒，节房事，巩固治疗。

半年后随访，情况良好，病未复发。

按语：本案已经屡治，又做过手术，甲状腺功能指标虽基本正常，但眼肌肥厚，功能失调等病变未得消除，属鹘眼凝睛重症。察其脉证，显见肝郁火炽、痰热燥结、血滞瘀塞目窍之征象。

对此症之治，应以逐瘀解毒泻火散结软坚为急。《药品化义》曾曰："郁久皆变为燥，燥甚为热，热极为火。三者属阳邪……若用硝黄，如开门放贼，急须驱逐"。故予泻肝散结汤方，方中遵大承气汤（《伤寒论》）之意，以大量大黄配小量芒硝，荡涤火毒瘀滞从大便解，为君。大黄虽予大量，只要针对"里实"之证，着实有功而不妨，这正如《神农本草经》所言："大黄，下瘀血、血闭寒热。破癥瘕积聚，留饮宿食；荡涤肠胃，推陈致新……安和五脏。"以龙胆草、郁金清泻肝脾心经郁热火邪，助君通腑解毒，为臣。火热生燥，灼津成痰，痰热郁积，耗血致瘀，以玄参滋阴降火，釜底抽薪；水蛭、蜈蚣破血逐瘀，消癥散结；山慈菇、壁虎、枳实理气消痰、软坚散结；麝香"走窜，能通诸窍之不利，开经络之壅遏，若诸风、诸气、诸血……癥瘕诸病，经络壅闭，孔窍不利者，安得不用为引导，以开之通之耶"（《本草纲目》）；白芍顾护肝脾阴血之气，七味相协为佐。甘草用量较重，既有解毒之功，又能补脾益气、协调药性，为佐使者。当证见顺转，更用平肝逐瘀加软坚散结为治而获效。此若据敌之变而调兵之用，歼敌剿贼与复城还生相携，以防患复起矣。

因本案病情急重，宜速救而不宜缓图，故用强效激素于球旁注射，以针对眼肌和眶内组织的增生肥厚；取效之同时，未出现副作用。

口服西药，取非甾体消炎药的消炎止痛作用，并纠正胃肠酸碱失衡状况。

第七节　神光自现（光视症）

（玻璃体后脱离　视网膜脱离前证候群2例）

"神光自现"之病名，始载于《审视瑶函》，是指患者自觉眼前闪光如电，时发时止，不红不痛，过后如常，视力暂无障碍之眼部症状。相当于西医学的光视症。

现代医学认为，此"闪光"症状与下列疾病有关。

1. 玻璃体后脱离　因玻璃体的活动，牵引其与视网膜的粘连处，刺激视网膜细胞引起。

2. 视网膜周边部发生囊样变性和（或）网状退行性病变　因这些病变与玻璃体后囊膜紧贴或粘连，易被玻璃体的动度牵引，使视网膜视细胞受刺激所致。

3. 视网膜脱离前证候群　由于视网膜色素上皮或脉络膜的病变，引起渗出液聚积在视网膜神经上皮层下；或由视网膜的萎缩对玻璃体的牵引，形成视网膜神经上皮的裂孔，液化的玻璃体经裂孔进入视网膜下形成脱离，在这一视网膜完全脱离之前的病变过程中，视细胞受刺激而出现闪光症状。

对本病的治疗，西医多是在视网膜脱离形成后施以"网脱复位"术。而对上述三种情况所致的"神光自现"症状束手无策。

中医学对本病的认识和治疗，正如《审视瑶函》所谓："神光人自见，起初如闪电，阴精清纯阳，阳光欲飞变，唯见一片茫，何用空哀怨。"究其病因，乃属"阴精亏损，玄府太伤，孤阳飞越而神光欲散"之内障眼病重症，若失治误治，有恶化失明之虞。故笔者针对性拟定"补阴宁神"之大法和专用方剂，临床疗效尚可。

【病例一】玻璃体后脱离

方某，男，42 岁，教师，已婚。于 2001 年 4 月 1 日就诊。

主诉：左眼视物不清，下方闪光感 3 周。常戴 −400° 镜，因熬夜出现黑影遮挡，闪光感 1 天 10 余次；就医按"神经衰弱、视力疲劳"，予"磁朱丸"口服半月无效；伴腰膝酸软、头晕耳鸣、寐差、梦遗、口燥，来诊。

检查：双眼：VA：OD 0.6，OS 0.4，矫正：OD 1.2，OS 0.8；眼底：豹纹状；左眼：后极部视网膜色显灰淡；眼 B 超：右眼玻璃体内少许反射影，左眼玻璃体内点状反射影，后界膜分离影，余（−）。

舌质红，苔薄黄乏津，脉象细数。

中医辨证：阴精亏虚，摄敛失职；孤阳浮越，神光自现。

西医诊断：玻璃体后脱离（OS）。

治则：育阴潜阳，镇心宁神。

处方及治疗：

1. 补水宁神汤（《审视瑶函》）加味 熟地、生地、茯神^{朱砂拌}、白芍、五味子、麦冬、磁石^煅、珍珠粉^{分冲}、肉桂、丹参、甘草。水煎 3 遍分服，2 次／日；7 天为 1 个疗程。

2. 隔姜灸，取承泣、神门、涌泉穴；耳穴压豆，取神门、交感穴；按摩，2 次／日。

3. 曲克芦丁 1mL，肌苷 0.05g，胞磷胆碱 0.125g，利多卡因 0.2mL，患眼球后注射，1 次／日，用 3 天，隔 1 天续用。

4. 普罗碘铵 2mL，眼氨肽注射液 2mL，肌内注射，1 次／日。

嘱禁房事，忌烟酒，戒恼怒。

诊治经过：二诊，1 周治毕，眼内闪光感减至 1 日 3～5

次，闪光时间也缩短，睡眠好转，梦遗偶发。中药方加山茱萸20g，建莲子10g，续煎服。

三诊，续1周用药毕，偶在头动时出现眼前闪光；视力：右0.8，左0.7。停球后注射，予复方樟柳碱2mL，维生素 B$_{12}$ 100μg，左颞动脉旁皮下注射，1日1次；中药续服2周。

四诊，视力：双眼矫正1.2；眼B超：左玻璃体后界分离影未见，诸症悉除。予上方3剂，隔日1剂，以资巩固。约1个月后得知，病未复发。

按语：玻璃体后脱离，多发生于中老年高度近视者，或眼内原有出血、炎症等病变导致玻璃体（部分或全部）由凝胶状态变性为液态。此时，尚未液化的玻璃体较水样液稍重，当随眼球运动，液腔移至视网膜之前时，凝胶样体下沉并使玻璃体后皮质前移，即形成玻璃体的部分后脱离。在这一病变过程中，随眼球运动，胶状玻璃体因惯性作用对视网膜产生牵拉，故出现该眼的闪光感。再者，因玻璃体液化，析出之混浊成分形成点、片、线状的漂浮物，可造成眼睛运动性的黑影遮挡而妨碍视线。

对这一病理过程，中医学从宏观角度认为，是"阴精亏损，清气怫郁，玄府太伤，孤阳飞越"。同时认为，按五行之论，水能克火，补肾水则火不妄动，宁心神则光自消除。傅仁宇之补水宁神汤即是针对这一病机所设。方中以熟地滋阴生水，大补真阴；生地滋阴生津，清热凉血，共为君药。阴与血相附为用，补阴必养血；心为生火之源，滋阴必清心。故以麦冬、丹参清心养血安神，滋阴降火除烦；白芍平肝滋阴，养血活血，共为臣。神光荡漾，夜寐不宁，乃心经无形之火妄动故也，以茯神、五味子、磁石、珍珠培子益母，健脾利湿，宁心安神，涩精敛阳；阴虚至极则阳虚浮越，以少许肉桂之甘热温暖命门，摄纳浮越之阳，引火归原，共为佐。甘草益气缓急，调和药性，兼为使者。诸药协同，助气血运化，阴阳合和；使肾水升，心火降，镇摄浮越之阳。心神安，血活畅而光视症愈矣。

予球后注射，是基于修瑞娟的微循环学说，将改善眼底微循环和修复眼组织功能之药物做靶向使用，希望能减轻或消除玻璃体的病理状态。

如此中西医配合，虽未能解决玻璃体液化和后脱离，但已成功消除"神光自现"症状。

【病例二】葡萄膜炎　渗出性视网膜脱离前综合征

郁某，男，42岁，已婚，工人。于2008年11月7日就诊。

主诉：右眼闪光感频繁，黑影飘动半月余。因有眼红痛史，常用滴眼液。"上火"后出现上症，县医院诊为"葡萄膜炎"，给"泼尼松"等治疗10天无效，伴心烦不宁等症，来诊。

检查：双眼：VA：OD 0.3，OS 1.2；右眼结膜充血（轻度），角膜内皮见少许kp，Tyndall征（+），瞳孔光反应迟；右视盘边界欠清，颞下方类圆形灰色隆起，未发现裂孔；眼B超：右玻璃体内点状反射影，后下方视网膜局限性脱离影；余（-）。

舌色黯红，苔黄腻，脉象弦数。

中医辨证：肾阴亏虚、水不涵木；浮火妄动、神光自现。

西医诊断：葡萄膜炎；渗出性视网膜脱离前综合征（OD）。

治则：以西药局部抗炎；以中药整体滋阴降火，摄纳神光。

处方及治疗：

1. 甲泼尼龙40mg，山莨菪碱（654-2）3mg，利多卡因0.3mL；患眼球后注射，1次/日。

2. 补水宁神汤（《审视瑶函》）加减　生地^酒、白芍、茯神^{朱砂拌}、五味子、麦冬、黄柏^酒、知母^{盐炒}、郁金、珍珠粉^冲、砂仁、肉桂。水煎3遍，兑匀分服，2次/日。

3. 普拉络芬滴眼液、妥布霉素地塞米松滴眼液点眼；普罗碘铵、眼氨肽注射液各2mL，肌内注射，1次/日。

4. 隔姜灸　承泣、神门、涌泉穴，2次/日。

诊治经过：二诊，5天药毕，右眼视力0.5，闪光感次数显著减少，时间缩短。球后注射改为隔日1次；中药方减生地20g，续煎服；隔姜灸续用。

三诊，1周治毕，右眼闪光感偶发；视力0.8，眼压正常，"热"象已除。球后注射改为1周2次；中药方减生地、黄柏，加熟地、黄芪益气养血之用，续煎服。

四诊，调治半个月，右眼闪光消失，视力双1.0；玻璃体后部脱离影未见；视盘界清色正，青灰色隆起消失，遗有白色机化物；诸症消除，临床获愈。

停球后注射；予上方中药5剂，隔日1剂；嘱忌烟酒，节房事，以资巩固。

按语：本案为后葡萄膜炎继发的渗出性视网膜脱离，控制渗出是当务之急。西医治疗通常予静脉大量滴注激素，可控制炎症，但易致副作用，病也易反弹；且对糖尿病、高血压、胃肠病者不宜应用。

本案以高效抗炎、抗渗出药物用于球后，直中病的。并针对机体的阴虚火旺、湿聚络阻之证，将补水宁神汤方减熟地而大量用生地，以滋阴凉血撤火；加郁金、黄柏、知母以清泻相火，解毒逐瘀；以茯神健脾安神，解除湿聚；五味子补肝涩精敛神；加肉桂、砂仁温阳理气，促水湿运化。

治疗中，随水复火降而及时递减寒凉药，复加益气养血滋阴、活血逐瘀复光之药。一味生地，从大量到中量至停用，随证调适，顺势驾驭，使邪祛正复，不留积弊。"中药用之秘，在于量上"，诚者，斯言。

第八节　目黑候

（闪辉性暗点2例）

目黑候，现代医学一般称为闪辉性暗点、暂时性不完全性视野缺损，亦称为眼型偏头痛，是以双眼或单眼周期性的（可数日、数周或数月不等）或不定时的，突然发作性的眼前弧光闪烁，有灰色暗点、暗影或同侧偏盲；并伴随出现偏头痛、面色㿠白、恶心呕吐等症状，但过后又复如常人为特征。

本病多发于15~35岁青年女性，有时与月经有关，精神因素常是诱因。发作期，眼底可见视网膜动脉痉挛、管壁闪光搏动，过后复常。中年以后可发作渐止。

本病临床大致可分三种情况。

1. **轻度**　暗点、闪光持续10min之内，无明显的头痛、恶心。

2. **中度**　暗点、暗影持续20min左右，视物不清、轻度头痛、恶心、呕吐。

3. **重度**　偏盲、剧烈头痛、面色㿠白、呕吐涎沫，多持续在30min以上。

现代医学对本病的发病原因不甚明确，一般认为与遗传、内分泌功能紊乱及变态反应有关。各种病因引起血管运动中枢功能失调，5-羟色胺代谢紊乱，致大脑和视网膜动脉发生痉挛，继而扩张，一过性循环障碍而出现的上述证候群。

中医学将此病的"视物昏暗"症状归为"目黑候"。目窍属肝，清晶为常。足厥阴之脉连目系，上出额，与督脉交汇于巅。寒伤厥阴，浊阴循经上逆，肝之经气与虚寒阴邪交争，阴迫阳越，可致眼前黑蒙、头痛、干呕而涎沫出；寒性收引，阻于脉中，气机不利则猝然发病。寒邪盛缘于阳气虚，此是本病之本。

本病应与"神光自现"相鉴别,后者的特点,见本章第七节。

对本病的治疗,西医多是对症给予镇静、止痛、解痉等措施;而中医学认为,寒邪非温不除,阳虚非补不足,可作为治疗本症的基本法则。

【病例一】闪辉性暗点

靳某,女,37 岁,已婚,演员。于 2007 年 7 月 26 日就诊。

主诉:双眼间歇性锯齿状闪光,视物黑蒙;头痛干呕,手足怕冷 2 年。症因精神受挫而发,持续数分钟不等;遇焦躁、月经期症易发,休息后缓解。屡以"神经官能症"服中西药,时有缓解终未愈。本次于月经后 4 周又发病,即刻来诊。

检查:面色㿠白;双眼视网膜反光增强,视盘色正界清,黄斑凹反光(+),鼻侧血管径不匀,视网膜中央动脉收缩样变化;右眼较著,余(-)。

舌色淡黯,苔白乏津,脉沉弦细。

中医辨证:肝经虚寒,浊阴犯目。

西医诊断:闪辉性暗点(双)。

治则:温肝散寒,益气活血,降逆启闭。

处方及治疗:

1. 温肝解痉汤减味 吴茱萸、附子^{制先煎}、琥珀^{分冲}、半夏^制、党参、当归^酒、川芎^酒、青皮^炒、甘草^炙、大枣、生姜。水煎 3 遍兑匀,加黄酒 30mL,放凉,分数次口服。

2. 山莨菪碱(654-2)5mg,维生素 B_{12} 200μg,利多卡因 0.3mL,右眼球后注射,1 次/日。

3. 隔姜灸 太阳、脐中、关元、肝俞、脾俞、三阴交、涌泉穴,1 次/日。

诊治经过:二诊,5 天药毕,闪光未发,干呕时作。中药方加竹茹 10g，续服；球后注射改为隔日 1 次，隔姜灸续用。

三诊，又 1 周治毕，月经适来，诸症消除。停球后注射；予上方中药 3 剂制粉，每服 15g，1 日 2 次，温黄酒 50mL 送服；隔姜灸续施。

嘱控情绪，远房事，忌熬夜，禁烟酒，以资巩固。半年后得知，病未复发。

按语：厥阴、少阴、太阴之经脉为母子关系，病相侵及，治相辅佐。厥阴虚寒，当温之。势必温补少阴之少火，以开厥阴之出路；唯肝经温顺条达，方气机不逆。笔者遵《伤寒论》吴茱萸汤之意，以吴茱萸辛苦大热之性，禀东方之气色，入通于肝脾胃经，温肝使木得生荣，疏肝使气下寒散；燥脾使湿不上逆，辛开可止脘腹冷痛，为君。以附子之辛热"补少阴之少火"，使水不寒，木得遂；以生姜、半夏平温之性，温脾和胃，降逆止呕，燥湿化痰，使土气安守而不上扰，共为臣。以党参固元益气，安抚神明，协姜枣调营卫、补四末以坚本源；以当归、川芎养血活血，行气止痛；青皮疏肝破气，散结消滞；琥珀镇惊安神，活血散瘀，协同疏肝散郁活血，化痰降逆安神，为佐。甘草益气和营，协调诸药，为使者。

至于服药方法，因患者头晕干呕，故分次"热药冷服"，以防其"拒药"之弊。

球后用药，可解除血管痉挛，缓解精神紧张，营养眼底神经；特别在病症发作期使用，可起到立竿见影之效。

【病例二】闪辉性暗点　偏头痛

季某，女，28 岁，已婚，职员。于 1995 年 2 月就诊。

主诉：因"受寒"后双眼时发暗影，右眼反复性黑蒙，弧光闪烁，伴同侧头痛干呕吐涎 5 个月余。近 2 个月来症情加重，月许复发一次。市医院以"偏头痛"予"卡马西平"等药可控，停服又复发；伴形寒腹冷便溏，月经延后，经期症状加重，来诊。

检查：面色㿠白，精神不振；VA：双 1.5，IOP：双眼指测 Tn；眼底等析查均（−）。

舌色淡，边齿印，苔白滑，脉沉细迟。

中医辨证：脾肾肝三经虚寒；气血凝滞，上不濡目。

西医诊断：闪辉性暗点；偏头痛（OD）。

治则：先温脾肾，降逆止痛；后暖肝解痉，镇潜启明。

处方及治疗：

1. 附子理中汤（《阎氏小儿方论》）加减　附子^制、肉桂、白术^焦、干姜、生姜、半夏^制。水煎 3 遍，滤净适温，肛门滴注，1 日 2 次。

2. 山莨菪碱（654−2）10mg，维生素 B_{12} 200μg，利多卡因 0.6mL；双眼球后注射，1 次/日。

3. 穴位刺血法　双太阳、耳尖穴，1 次/日。

4. 隔姜灸　肝俞、脾俞、风池、内关、三阴交、涌泉穴，1 次/日。

诊治经过：二诊，3 天用药毕，头痛、黑蒙、干呕症减轻，腹冷便溏解除；仍头重如裹，闪光时作；见脾肾阳虚证减，肝经虚寒之候显见。更方用：温肝解痉汤加减：吴茱萸、川乌^制、半夏^制、白术、钩藤、青皮^炒、磁石^煅、石菖蒲、竹茹、生姜。水煎 3 遍滤清，肛门滴注，2 次/日。

三诊，1 周治毕，头痛闪光、干呕心烦症除，觉口干郁闷。停球后注射方；将中药减半夏、川乌，加石斛、醋香附续煎，肛门滴注；加神门、交感穴针刺法。

1 周后复查，诸症悉除。

按语：本案虽同属"闪辉性暗点"，初诊之时显见脾肾阳虚，中土不固之候。故先予温补脾肾，待其阳复中固，即转治厥阴之本。再者本案与上案不同，脾虚湿盛郁滞，肝寒阳浮之症较重，故适加温肝镇潜、解郁利湿理气之品用之。又因干呕频作，纳药困难，故以肛门滴注给药取效。

第九节　妊娠目病

（妊娠高血压综合征4例）

所谓妊娠目病，一般指的多是妊娠高血压性视网膜病变，是妊娠高血压综合征（PIH）最严重的并发症之一，常发生在妊娠末3个月。

本病是由于高血压（尤以舒张压增高明显）引起，出现眼睑与结膜水肿，或上睑下垂；结膜小血管痉挛、弯曲；可有瞳孔震颤、散大；眼前黑影光视，视力突然下降；眼底若出现急性高血压视网膜病变，则可有动脉痉挛反光增强，动静脉压迹明显，视网膜水肿、出血，黄斑部星芒状渗出，甚至浆液性视网膜脱离、视盘水肿等；以及头痛眩晕、恶心呕吐、腿部水肿、蛋白尿等全身症状为特征的妊娠并发性疾病。多数在分娩后症状消失，亦有症状持续者。

对本病视力的预后及是否继续妊娠，应据下情判断。

1. 若仅见视网膜血管痉挛性狭窄，其他症状尚轻者，可妥善处理后继续妊娠，视力预后乐观。

2. 若见视网膜出血渗出，视盘水肿，黄斑渗出，贫血及全身中毒症状较重，血压持续不降且离预产期较远者，应终止妊娠，以保母体视力与生命安全。

现代医学对本病的病因病机尚不十分清楚。目前认为主要与原有疾病、营养失调、精神不良、运动不足、胎儿过大等因素有关，可能是由于妊娠干扰了机体内分泌系统，代谢机制障碍，血中脂肪聚积，影响了肝肾功能和血液循环而致低血糖、高血压、高血脂、眼底血管异常等妊娠中毒性视网膜病变。

中医学认为，冲任二脉主血、主妊，二脉又赖阴精、阳气、营血的滋养，才能营孕顺产。心主血，主神明，宜清静

（精神舒畅）；肝藏血，主气机，适调达；脾生血，主精微，常运化；肾藏精，主阴阳，应合和。因诸脉皆上入目窍，下入胞官，系于胎脉；故唯有精神舒畅，诸脏功能协调，冲任二脉方能气充血足，妊娠顺利。反之，若因妊娠打乱了各脏腑的正常功能活动，再加焦虑恼怒，肝郁火升，阴血暗耗，灼伤目络；或脾失健运，膏脂内蓄；或肾阳衰微，湿浊上泛；或某脏失调（原有疾病），累及他脏等因，皆可导致目络瘀阻，血溢脉外，渗出水肿，目窍郁瘀而酿成是病。

　　本病多数于产后，随着机体各脏腑功能的协调复常而愈。如若至产（引产）后，仍目暗不明者，当属气血不复，玄府闭塞未启是也。故中医对本病多责之心、肝、脾三脏，如若病累及肾，则更危重矣。

　　对本病的治疗，西医是对症用药或终止妊娠；中医的辨证论治可获较好疗效。

【病例一】　妊娠毒血症性视网膜病变引产后

　　宫某，女，30 岁，已婚，营业员。于 1992 年 9 月就诊。

　　主诉：引产后双眼昏暗不明 15 天。自怀孕 5 个月起血压升高，就医以"妊高症"给降压药服用。当孕 6 个月时血压至 240/160mmHg，双足水肿，视力下降；医院予引产术后血压下降，又予"扩血管、养神经"治疗半月，视力仍恢复不佳；伴恶露不尽，气短乏力，来诊。

　　检查：面容憔悴，双睑、足胫水肿 I°；VA：OD 0.2，OS 0.3；眼底：双眼视盘边界不清，静脉怒张，动脉变细；静脉旁白色硬性渗出物波及黄斑区，中心凹光反（-）。血红蛋白：82g/L，血清总胆固醇：5.5mmol/L，三酰甘油：1.72mmol/L，尿蛋白（+）；血压：168/105mmHg，余（-）。

　　舌体胖，色黯红，苔白腻，脉象弦滑。

　　中医辨证：妊毒蓄久伤目，产后气血俱虚；玄府瘀血阻闭，神光不得发越。

西医诊断：妊娠毒血症视网膜病变（双）。

治则：活血祛瘀，利水降浊，益气养血。

处方及治疗：

1. 甲泼尼龙 40mg，维生素 B_{12} 250μg，利多卡因 0.3mL；双眼球后注射，上午，连用 5 天。

2. 复方樟柳碱 4mL，双太阳穴，皮下注射，下午。

3. 生化汤（《傅青主女科》）加味　当归^酒、川芎^酒、桃仁^炒、黄芪、肉桂、茯苓、益母草、川牛膝、干姜^炮、甘草^炙，大枣。水煎 3 遍兑匀，温黄酒 30mL，温童便 20mL 送服，2 次/日。

4. 隔姜穴灸　双承泣、风池、三阴交、涌泉穴，2 次/日。

嘱忌生气，无盐、低脂、高糖饮食。

诊治经过：二诊，5 天用药毕，双睑、双足水肿见退，恶露净；视力：右 0.5，左 0.6。调方：球后注射隔日 1 次；中药方加重黄芪量，加山茱萸 15g 以增益气补肾之力。

三诊，1 周治毕，视力：右 0.7，左 0.8；血压：145/96mmHg；双眼睑、足胫水肿全消；双视盘界欠清，动脉管径见增，静脉怒张改善。再调方：球后注射，1 周 2 次；太阳穴注射，隔日 1 次；中药减益母草、桃仁，加人参、阿胶以益气补血滋阴之用；加耳穴针刺法：双神门、内分泌、降压点，1 次/日。

四诊，又 1 周治毕，视力：双远 0.8，近 1.0；眼底：视盘界清色润，A：V≈2：3；后极部网膜少许硬性渗出物，黄斑凹反光可见；血压 145/92mmHg，临床获愈。

嘱慎起居，调饮食，控情绪，禁房事。于两个月后访知，情况良好。

按语：妊娠高血压疾病的发生，与胎盘源性肾激素增加，刺激肾素—血管紧张素—醛固酮系统的改变，导致机体出现高血压、蛋白尿、水肿、视网膜功能障碍而视物模糊等一系列并发症有关，严重时可引起子痫发作。其病理变化主要是全身（眼底）小动脉的痉挛，内皮损伤及局部的缺血。本病所造成的眼底病变分为三期：Ⅰ期：动脉痉挛期；Ⅱ期：动脉硬化期；Ⅲ期：视网膜病变期。

本案妊娠毒血症，属妊高征眼底病变的重症。虽已产后，但仍未恢复，当是妊毒、湿邪、瘀血阻遏目窍之因未解是也。按现代医学机制分析，可能是因妊高征所致脑内的血管、血压调节中枢没有复常；眼底视网膜血管的器质性（狭窄、怒张）、通透性（渗出、水种）改变没有消除，视细胞功能性障碍未得恢复所致。

所遣之方乃遵生化汤加减而用。病既日久，邪已入里，血已大虚，瘀滞已聚；非重剂不可撼邪扶正耶。故重以酒当归活血补血、化瘀生新为君。重用酒川芎活血行气，桃仁活血润燥，共为臣。血瘀则水停，寒凝则水滞，以茯苓健脾宁心渗湿；益母草、川牛膝活血利水，引瘀血滞水下行；肉桂、炮姜补脾肾之阳，祛寒湿之邪；黄酒温通血脉，以助药力；童便益阳化瘀，引恶血下行；又因病在产后，恶露日久，气血已伤，故本方之治，有悖傅青主"如血块未消，不可加参、芪"之训，而加用黄芪以益气生血，防克伐太过，共为佐。炙甘草益气调和，兼为佐使者。治疗中随症转更方，增量益气补血之药，使处方由活血利水为主，佐以益气养血，转为益气补血为主，兼以活血通络。此乃遵仲景先师的"观其脉证，知犯何逆，随证治之"之训导是也。

局部用药者，以期消除视神经周围组织的炎性水肿，解除对视神经的挤压，解除视网膜血管痉挛，改善眼底血供和视神经营养。

因病在产后，气血俱虚，故不宜穴位刺血而施以灸法，以温运气血，调畅经络。这在"启闭复明"之治中，亦功不可没。

【病例二】妊娠高血压综合征　视网膜病变

黄某，女，42 岁，农民。于 1995 年 5 月就诊。

主诉：怀孕 7 个月，血压升高，视物模糊 1 个月。素患高血压病，求二胎成功；出现阵发性视力模糊、腿部转筋、双胫水肿等症；因恐"终止妊娠"，来求治中医。

检查：体型胖，精神萎靡；VA：OD 0.7，OS 0.6；双视乳头色可界欠清，静脉怒张，动脉偏细，反光增强，动静脉压迹明显；眼底查见棉绒斑，黄斑凹反光弥散。血清总胆固醇：5.7mmol/L，三酰甘油：7.5mmol/L；血压：185/100mmHg，余（-）。

舌质红，苔薄黄乏津，脉弦滑数。

中医辨证：肝阳上亢，胎气浮越，上蒙清窍。

西医诊断：妊娠高血压综合征；视网膜病变（双）。

治则：平肝潜阳，养血安胎。

处方及治疗：

1. 安胎明目汤　白芍^酒、熟地、珍珠粉^冲、当归、黄芪、白术^炒、山茱萸、砂仁、川续断、甘草^炙、生姜、大枣。水煎 3 遍，红糖水送下，2 次/日。

2. 隔姜灸　中脘、关元、曲池、足三里、承山穴，2 次/日。

3. 七叶洋地黄双苷滴眼液滴眼，3 次/日。

嘱调情绪，禁房事。

诊治经过：二诊，1 周治毕，视力：右 0.8，左 1.2；胫肿消退，转筋偶作；血压 162/95mmHg，心率 88/min；诸症皆减，续治 1 周。

三诊：县医院检查胎儿正常；中药加砂仁续服；穴灸法续用。施治半月，诸症悉除。

随后询访得知，视力正常，血压 146/85mmHg；足月顺产一男婴。

按语：本案原有高血压病，高龄再怀孕，出现视力下降。

据脉证分析，当属于妊娠高血压综合征眼底病变Ⅲ期。因屡服西药乏效，刻下面临视力受损，胎儿不保之虞，故求治于中医。

所遣之方，为笔者家传由《景岳全书》泰山磐石散化裁而成的治妊娠目病之效方。胎生赖气充血足之养，胎安需阴敛阳潜之和。证见肝阳浮越，妊毒上逆，故以白芍、珍珠平肝潜阳益阴，清心肝二经虚热，收敛浮越之气为君。重以黄芪、当归、熟地益气固脱，养血活血，其虽有益气升阳之功，但还有降压利水、排解妊毒之效，对本病用之不可有虞；白术健脾利湿，补气安胎，"主筋急拘挛"（《神农本草经》）；山茱萸、川续断滋补肝肾，益阴助阳，行血安胎。六者合力，使气血和谐，阴阳相济，涩敛胎气，为臣。气血畅，胎气安，有赖气调胃和，以砂仁解郁理气，助胎气安和；生姜温脾开胃，和中止呕；大枣益阴健脾，补血生津，共为佐。炙甘草益气健脾，调和诸药，兼为使者，至于用量少许，是免其助湿壅气之虞。

所选中脘、关元穴居于任脉，有补虚调气、止呕安胎之效；曲池、足三里位属阳明，有强壮潜阳、治疗高血压之功；承山穴属太阳经，有解腓肠肌痉挛、稳固肠胞作用；且施以隔姜温灸，更使经络之气舒展调畅。

如此，以中医之术相协，达到了排解妊毒、抑制浮阳（血压升高）、活络明目、母子保全之功。

所予滴眼液者，亦起到了改善眼底循环、有助视力恢复之作用。

【病例三】神经性头眼疼痛（产后）

胡某，女，37岁，工人。于2001年7月3日就诊。

主诉：流产后途中遭受雨淋，出现头眼疼痛，视物模糊，遇冷更甚半年余。虽值夏季仍需裹头巾、穿双裤；前医按"神经性、风湿性头痛"，予激素、止痛药，以及川芎嗪头穴注射法等，终未治愈。

检查：面色㿠白，怕冷无汗；VA：双0.8；双眼视网膜动脉偏细，A∶V≈1∶2，余（-）。

舌质淡黯，苔薄白乏津，脉沉弦紧。

中医辨证：产后百脉空虚，寒湿邪郁经络。

西医诊断：神经性头、眼疼痛（产后）。

治则：温经暖肝祛寒，活络通经止痛。

处方及治疗：

1. 温肝解痉汤加减　川乌^{制}、吴茱萸、当归^{酒}、川芎^{酒}、藁本、细辛^{后入}、麻黄、甘草^{炙}、止痉散^{分冲}（全蝎∶蜈蚣＝1∶1）、葱白、大枣、生姜。水煎3遍兑匀，以热黄酒50mL（据其酒量）送服；继以第3煎熏蒸头部，令头身汗出，2次/日。

2. 复方樟柳碱4mL，维生素 B_{12}200μg；分别于双太阳穴皮下注射，1次/日。

3. 隔姜灸　大椎、百会、长强、双风池、曲池、足三里穴，2次/日。

嘱调情绪，忌风寒，禁房事。

诊治经过：二诊，用药5天，前2天只觉头热未得出汗，后3天药后头热汗出颇多，觉头裹如释，疼痛未作，视物好转。遂减方中藁本，减半川乌用量，加炙黄芪、酒白芍、防风续煎服，不再熏蒸求汗；太阳穴注射隔日1次。

三诊，1周用药毕，视力双1.0，诸症悉除。续中药3剂，续隔姜灸；以资巩固。

嘱慎外出，避风寒，观察3个月，症未复发。

按语：产后百脉空虚，复受冷雨，寒湿循经入于太阳、厥阴，使经脉痹阻不通则疼痛，络窍瘀滞则头裹、目暗。如此，非温热发散、解痉活络之治，邪不得去矣。

古人曾训："产后无有余之证"，不可予汗、吐、下、攻之法。这当是指正常情况下，初产妇百脉空虚是无"有余"之实邪的。本案虽为产后，但遭冷雨侵袭，痛固有定处之"有余"症显见；不攻邪不去，只补寇益留。"祛头面之邪，宜开'鬼门'（汗孔）。"故予笔者家传温肝解痉方加减：以川乌、吴茱萸之温热散寒胜湿，治厥阴头痛，为君。川羌、藁本祛风散寒，治太阳头痛；细辛辛温驱寒，治少阴头痛；麻黄散寒发汗，治伤寒头痛，予其中量者，以其既发汗出，又防汗过而致虚；三者共助君祛风散寒止痛之力，为臣。经脉痹阻，"不通则痛""不通则目暗不明"，又以川芎活血行气，祛风止痛；当归养血活血，杜发汗散邪伤阴之弊；止痉散专事息风解痉，通络散邪；葱白、生姜温经通阳，解毒散结，祛寒湿宿邪，共为佐。甘草、大枣甘润益气，解川乌之毒，防辛热伤气并兼调药性，为佐使者。如此诸药协同，加之熏蒸之法，使汗出而宿邪解矣。

据现代医学知识对该病机制分析认为：应该是产后至虚之体，受寒湿侵袭之后，头眼局部的神经系统、血管运动系统、肌肉纤维的自身调节功能，及 5-HT 在局部的含量等出现异常，而造成该处的血管、神经、肌肉的阵挛性收缩所致。

施灸穴位中，百会、大椎、长强为督脉要穴，可从上至下祛除滞留寒邪，恢复其阳脉通达功能；风池为少阳经要穴，有良好的祛风解痉止痛之功；曲池、足三里为手足阳明经穴，灸之有引浮阳下行、降低血压之效。如此诸穴相协，对促使血管、神经、肌肉纤维调节功能的恢复，也起到了不可或缺之作用。

对这一产后之患，西医查无"阳性"体征而屡治乏效之顽症，破常规地予以中医之术获得良效，这方彰显了中医学的博大精深矣！

临床中，遵古而不囿于一家之言，方是医者胆识。

【病例四】妊娠目暗不明症

葛某，女，27 岁，农民。于 1981 年 4 月就诊。

主诉：孕后出现视物昏暗 4 个月。因检查是女孩，家人要其流产不从而遭责难，自回娘家路遇风寒，继而出现头昏目暗，膜满抑郁，喘息少痰，口渴纳呆，不寐无汗等症；屡延医按"精神抑郁"给中、西药治疗无效，来诊。

检查：精神不振，VA：双0.3；外院屡查眼压、B超、眼底、心电图等均（-）。

舌质黯红，苔黄乏津，脉象滑数。

中医辨证：妊体受寒，气郁化火，灼肺伤心，碍脾及肝。

西医诊断：妊娠目暗不明症。

治则：宣肺散郁降火，清心醒脾，疏肝明目。

处方及治疗：

1. 麻杏石甘汤（《伤寒论》）加味　麻黄^炙、石膏、郁金、丹参、杏仁^炒、白术、茯神、蝉蜕、石菖蒲、砂仁、甘草^炙。水煎3遍兑匀，蜂蜜水送服，2次/日。

2. 隔姜穴灸　大椎、神门、三阴交、涌泉穴，2次/日。

3. 耳穴压豆法　双耳神门穴，按摩，2次/日。

嘱忌精神刺激，做心理疏导。

诊治经过：二诊，用药7天，精神大振，食纳可进，视物模糊好转。

三诊，续服1周，视力双1.0；纳寐正常，唯觉口干欲饮，心中烦热；见郁火已解，气阴不足证显露。更用补肾益肝明目方加柴胡续服1周，诸症悉除。

半年后得知，顺产一女婴。

按语：妊娠后，百脉更调之际，遭受精神刺激及风寒侵袭，致火气郁闭在华盖之下，胸腹之内；扰心则阴血暗耗，神不守舍；灼金则肺气郁结，宣发不行；燥脾则气阴亏乏，运化不畅；及肝则玄府郁闭，目暗不明。

笔者分析认为：因寒郁于上焦而变生火热，当宣发为先。故遵"诸气膜满，皆属于肺"之义，予麻杏石甘汤方加味用之：以麻黄、石膏宣达华盖气机，发肺经寒闭郁热为君。以杏仁苦泄降气平喘；蝉蜕疏气解痉明目；郁金、丹参清解心肝郁热，兼以养血共为臣。以白术、砂仁扶中土醒脾胃；茯神益心神镇心阳；菖蒲开心窍散结滞共为佐；炙甘草益心脾调诸药为佐使者。如此，共使郁解热除，阴复目明胎安矣。

蝉蜕者，性甘微寒；含甲壳质、钙等微量元素，为祛风涤热，解痉除翳要药。有说对妊娠者忌，而本案用其"轻清疏风，解痉明目"之功获效。实践认为，只要对证，无碍胎之虞。

如此，采用"麻黄"这一看似非宜之法，药穴相协以治，使肺金一清，心火熄平，肝郁解除，脾气畅运，玄府得通；从而使这一棘手的妊娠并发的精神抑郁、视力下降的顽症得除，母子获得平安矣。

第十节 肝 劳

（视疲劳 2 例）

肝劳一名，在《中医眼科学》中没有明确记载。孙思邈曰："其读书博弈过度患目者，名曰肝劳"（《备急千金要方·七窍病》）。这是一组眼科临床常见的表现为长时间近距离用眼后出现的眼睛不能正常视物，甚会出现头痛眩晕、恶心疲乏等全身症状的一组证候群。相当于现代医学通常称谓的"眼疲劳综合征"。

《济生方·目病论治》曰："倘将养失宜，六淫外伤，七情内郁，嗜欲不节，彻夜博弈，热啖煎炙，久视勤书，忧郁悲泣，皆能病目。"此论当是对这一无红肿热痛表现之肝劳（视疲劳）症，阐明了其发生的内因、外因。

本病在《眼科学》中没有专门章节论述。按现代医学观点，其病机主要是：

1. 视器因素 如屈光不正、屈光参差、内外隐斜、调节障碍、劳瞻竭视等。

2. 身体因素　如眼部器质病变、慢性全身疾病、精神紧张、过度劳累等。

3. 外界因素　如环境、物理、体位等对眼目的影响。

这均可导致视疲劳的发生和复发。这是一组由多因素相互交织形成的综合症状，当属于身心医学的范畴。

对本病的治疗，西医除对屈光不正者给予配镜矫正，对相关疾病进行治疗和控制用眼卫生外，别无特殊措施。而中医学以药物调补脏腑，穴位疏通经络，行为矫正用眼环境，再加眼部外用药相结合，常可获较好疗效。

【病例一】 视疲劳

李某，男，50 岁，会计，已婚。于 2010 年 4 月 10 日初诊。

主诉：双眼干涩，视久疲劳二年。常熬夜工作，每觉眼睛疲劳则现视物昏花，头晕目眩引及眉棱骨痛；伴性情躁急，口渴欲饮，需闭目休息方可缓解。

检查：双外眼（-）；VA：远双 1.2，近双 1.0，余（-）。

舌色红，苔薄黄，脉象弦细。

诊断：肝劳（视疲劳）。

中医辨证：肝旺阴虚，劳目过度。

治则：平肝滋阴，活血舒目。

处方及治疗：

1. 补肾益肝明目汤加减　熟地、白芍^酒、茯苓、香附^酒、山茱萸、枸杞子、决明子^炒、蝉蜕、川芎、珍珠粉^冲、柴胡^酒、甘草^炙。水煎 3 遍分服，2 次/日。

2. 耳穴压豆法　选目 1、肝、肾、神门穴，按摩，2 次/日，半个月为 1 个疗程。

3. 珍珠明目液常规点眼。

嘱忌食辛辣，禁劳瞻竭视，节控房事。

诊治经过：用治 3 个疗程，视疲劳症基本解除，双眼视力：远、近均 1.2，效良。

按语：肝开窍于目，藏血主筋司疏泄。眼睫状肌的痉挛，应与肝之阴阳失调，疏泄失司有关；再加久之任性劳视，则酿成屈光不正，调节性视疲劳症状。

本案时值中年，其病机乃用眼不当复加恣情纵欲，致眼部筋脉（睫状肌调节）不畅，神光受阻使然。故予补肾益肝明目方治之：以白芍、香附、柴胡平肝解郁，调畅气机；熟地、枸杞子、山茱萸滋阴养精，上濡目窍；茯苓益心脾，除湿滞，降浮阳；决明子、珍珠清头明目，发越神光；蝉蜕、川芎活血逐瘀通络，解除眼肌痉挛；甘草健脾协和，共奏其功。

珍珠明目液中，所含微量元素硒、锌等，可强化视神经传导，改善上皮细胞代谢；其中冰片有消除结膜的渗出、炎症，从而减轻刺激作用。

【病例二】调节性视疲劳

冀某，男，13 岁，学生；于 1982 年 6 月初诊。

主诉：双眼视物不清，眼困头晕 1 年余。习惯躺着看书，暗灯作业，觉眼胀头晕，视物不清，看远更甚，晨起清亮。屡延医以"近视、视疲劳"用药，无显效。

检查：VA：远 OD 0.6，OS 0.8；近双 1.0/30cm；散瞳验光近视消失，余（-）。

中医辨证：肝失疏泄，阴津过耗，劳视伤目。

西医诊断：假性近视，调节性视疲劳。

处方及治疗：

1. 增视明目液Ⅰ号加减　白芍^酒、熟地、柴胡、钩藤、山茱萸、菊花、木瓜、僵蚕^炙、决明子^炒、甘草^炙。水煎 3 遍混合，加蜂蜜浓缩至 1:2 中药溶液，每次 30mL（相当于中药饮片 60g），2 次/日。

2. 珍珠明目液常规点眼；托品卡胺滴眼液滴眼，1 次/每晚。

3. 耳穴压豆法　目1、肝、肾、神门、交感穴，按摩，2次/日。

4. 眼增视保健操，早晚各一次。嘱管控看书姿势、距离、光线、时间。

诊治经过：二诊，2个月治毕，视力：远：双0.8^{+2}；近：双1.0/30cm，肝劳症状解除。停服中药；眼药、耳穴压豆、增视保健操续用；保持用眼卫生，巩固疗效。

半年后随访，视力：双远、近均1.0，肝劳症状未复发，获愈。

按语：本案症状是由屈光不正所致。因家属拒绝配镜矫正（恐怕越戴越坏），故予用增视明目汤Ⅰ号加减，以期平肝养血，益精解痉，通窍宁心，促神光发越。

耳穴压豆法，能使屈光不正及视疲劳症状得以改善，且易于儿童接受。

眼增视保健操已如上所述，通过远、近取穴法和气功动作，可缓解眼肌紧张；尤其头光明穴，是沟通肝胆表里，增加视网膜微循环血量，改善睫状肌调节的要穴。实践证明，对屈光不正和视疲劳症的治疗，同样有良好的作用。

注：上述病例所用方剂，除标有出处者，皆为笔者的家传、师传及其经验方。

一、医论（12 条）

1. 关于中药的用法、用量问题　药物的用量，也称剂量。一般是指成人在一天内所需药物使用的数量。

临床上所用的西药，包括中药西药化的提取物，因是经过了严格的动物试验和临床验证，从而确定了有效量（药物用量/千克体重）、中毒量、极量、致死量，及亚于有效量的维持量；并且注重药物的血药浓度，以药物在体内的半衰期来掌握用药间隔时间，这无疑是最科学的、可控的用药方式。

而中药的用量问题，由于历史的局限，没有达到上述的严格标准，而是沿袭了自古以来模糊的经验数学模式，也可以说是"黑箱"的理论和方法。

"是药三分毒"，如何能掌握好中药的剂量，达到既有效治病，又不致中毒的合适的量，一直是为中医者的一个严谨课题。再者，由于中药的生产地、生长周期、采集季节、加工方法等的不同，也会明显地影响其有效成分的含量和溶出。另外，中药处方多是复方，煎煮后的汤汁可以说是一种"化合"物；而不是如西药的青霉素、毛果芸香碱之类的单一物质。所以，对中药的用量，是不能以使用西药的剂量和方法来衡量的。

"中药不传之秘，在于量上。"这是中医自古以来形成的所谓"保守"观念。细析之，也不无道理，这应是说中医的遣方用药，是需要在审人（大人、孩子）、审证（病之轻重）、审药（是否道地药材，是属上、中、下哪一等级）后，再来确定用量的，这就是医者的"道业"所系了。这是只可凭经验心领神会，而不是可以呆板地言传、死记、硬套的，故称之为"不传之秘"。

至于中药处方的用量，各家掌控不一。有的主张轻剂缓图，有的主张峻剂速效。因眼位在上，故中医眼科界素有"眼病之剂宜轻为要"的说法。笔者认为，这里的所谓"轻"，应该是指处方所予药物，宜适应眼位在上之特性，而用"轻扬"上浮之性者；或是对初感外邪眼疾，宜用"质轻"宣散之剂；或是对陈旧内障之疾，宜以"轻清"升阳之性药味来提携，以引药性上达濡目，而不应理解为是单纯指处方剂量的轻、重而言。

临床中，若谨小慎微，用药量太轻，有如杯水车薪，无济于病；若鲁莽粗俗，妄胆大量，又若拳打跳蚤，不但于病无救，反会克伐加害矣。

对中药的使用和用量问题，体会如下。

（1）对中药的使用问题

①在审人、审证、审药而配方后，煎熬质量尤为重要：应以足够时间浸泡（2~3小时，冬天需用温水）；煮沸后，小火慢熬；严格掌握先煎后下，除花、叶类可轻煎1~2遍外（或浸泡代茶饮），其他质重药品均应煎煮3遍或更多；以利药物有效成分的最大溶出度；对易挥发和贵重之药不可煎，宜溶入汤剂或冲服。

②严格遵古炮制：中药炮制的目的，就是去其杂质，便于调剂，去其毒性，改其药性，增其药效。因在眼科临床，用诸籽较多，应予"必炒"，这样可破坏籽类药物中的酶类，以减其毒性且更便于药效的溶出；用酒炙的较多，如：当归、川芎、生地、黄连、黄芩、黄柏、大黄、白芍等，这样可借助酒

之升散之性，以引药效达目，祛弊益利。

③用药间隔时间：一般习惯是 1 剂药分 1 日 2 次服用。对外眼病者，可以药气先熏蒸眼部，药汤再服。但对于重症之内、外障眼病者，可酌情用到平常剂量的 1.5~2 倍（非毒性药），分 1 日 3~4 次服用，以求有效血药浓度和维持药效的连续性。焦东海就曾一昼夜内，予连续煎服大黄 500g，治疗急性胰腺炎而获效者。

④蜂蜜的使用：在无禁忌（如糖尿病、胃酸多）情况下，可适用蜂蜜水送服中药，以求其甘缓濡目解毒之效。

⑤酒的使用：特别对内障眼病者，在无禁忌（如热证、阳亢、怕酒）情况下，可适用温黄酒做药引，以借其透达之性，消除眼内积滞（渗出、瘀血、机化物），求启闭复明之效。

用药如用兵。为医者应审时、审证、审人、审药而为之，以夺得胜势。

（2）中药处方的用量：多年来，笔者多方考察了一些教授级医师的处方用量，在治疗同类成人、同类疾病情况时，轻者一剂中药饮片在 90g 上下，重者可达 350g 上下。

在传统中药制剂的用量资料中，如：杞菊地黄丸，每丸 9g，除却 1/2 的蜂蜜辅料，尚含原生药 4.5g，按每日 4 粒计，则只相当于原生药 18g；又如浓缩制剂羊肝明目片，其片重 0.35g，按说明服每日 8 片，即相当于原生药每日 8.4g；再如黄芪注射液，按说明每日服 20mL 计，即相当于原生药每日 40g；再如浓缩度较高的鱼金注射液，按说明用每日 12mL，即相当于原生药每日 72g。这可是与通常医师所开每剂中药饮片的量相差悬殊的。

察《中医眼科临床实践》中，其每个处方用量在 80~200g。如治霰粒肿之化坚二陈汤，用量较轻，每剂 81g；而治开角型青光眼用阿胶鸡子黄汤方，用量较重，每剂 215g（不计鸡子黄）。既使治成人的同一种病症，各家用量也迥异，如，同治风热型黑睛翳障症，《中医眼科临床实践》用银翘散加减方，量131g；而《中医眼科五色复明新论》用加味双解汤方，量则为93g。再如，同是治闭角型青光眼，前书用丹栀逍遥散方，量达140g，而后书中用舒眼汤方，量仅105g。综上所述，对中药处方的剂量问题，仁者见仁，智者见智，各家莫衷一是，乃凭医者经验所予，故从理论上是较难准确度量的，这是中医界有待研究的大课题。

参照各家经验，笔者结合自身实践经验，于临床对中药煎剂的用量，所掌握的如下。

①对毒剧中药：在未有确切新的科学依据之前，应谨按传统经典规定剂量。

②对一般体重、病情之成年人：在药材质量上乘，仍以传统煎煮方法之情况下，以每千克体重予以原生中药饮片1.5～2g为宜；如60kg体重者，一剂中药的剂量可在90～120g，给医者针对患者的不同情况留有伸缩空间：对体轻、体弱、症轻、表虚证者，可予其轻量；而对体重、症重、里实证者，可按其重量。对于初发眼疾或兼有表证者，宜用质轻、量轻之药予以配方，如疏风散邪汤等；而对久疾内障里证者，宜用质重、量重之药予以配方，如补肝降浊汤等，但应适加轻扬上行之引经药为使。

③对各味药的用量：一剂药内各味的用量，应以主证、兼证的不同予以侧重。一般情况下是：主药（治主症，即解决主要矛盾的药）应重；辅佐药（治次症，即解决次要矛盾的药）应轻；使药（引经药与缓和药性之品）宜少。但也有例外，如：一脾胃虚弱之人，患肺肝热盛之急性流行性角膜结膜炎，其热证虽是刻下症状，但其脾胃虚弱又是解决这一症状的主要障碍；若不顾护胃气而妄投苦寒，恐热不除而胃更伤；即使热除却使脾胃受损，身体益虚，亦属得不偿失。故应予顾护

胃气药为主但量宜轻，只为守住"底线"；再予重量泻火解毒药，方可达除邪而不伤正之效。

用药如用兵。为医者应审"敌情"之轻重而遣"兵"之多寡，以夺得胜势。

2. 关于处方的药味多少问题　方剂的组成既有严格原则，又应具灵活性。"以法遣方，方以药成"，以君、臣、佐、使配伍，这是历史的成功经验。酌予药味的多寡，有如将军布阵遣兵矣。

传统的方剂中，有独味成方者（如独参汤）；有仅四味即君、臣、佐、使相配者（如四君子汤）；也有大到五六十味成方者（如鸿茅药酒67味，大活络丹50味）等。有学者认为，处方有君、臣、佐、使即可，或再加二味增减亦成，不宜众味乱箭失的；而亦有医者，照顾全面对症遣药，多达20~30味者不乏其人。总之，此亦乃莫衷一是，仁者见仁，智者见智，而是显现各医者的不同思路和用药习惯而已。对此笔者的体会如下。

（1）对初病而症状单一者，可予独味或少味药以治。如对初发之结膜下出血症，以鲜茅根50g煎水服，2天可愈；对初发麦粒肿者，单以耳尖穴刺血，1~2次可愈；又如，对泡性结膜炎者，只以春天榆树条嫩绿色内皮擦拭2次可愈；再如，对气轮风热之急性结膜炎者，予菊花20g，薄荷6g，水煎先熏后服，1~2天可愈。

（2）对病邪较深，症状复杂，特别是陈旧性眼底病变者，则应主、副证兼顾，用药味数可稍多。君药可用1~2味，臣药2~4味，佐药2~6味，使药1味或以他药代之；一般在8~12味也足矣。至于症状复杂或多变者，可酌予分阶段针对性施治，有若各个攻敌破阵矣。

（3）对病状慢性、复杂、较稳定，难以短期取效而需缓图者，遣药可针对性众味相配，但也不应多于十五六味是宜。

3. 关于引经药问题　引经用药，乃中医独特的用药理论和实践，此若布阵攻敌启用向导矣。五脏之经皆通于目，五脏之精皆濡于目。眼之五轮罹患，皆为五脏受邪而显现症状。然而，唯肝开窍于目，目位在上；在治目病遣方中，应在着重对某脏施治的同时，加用引入肝经之药，或加入药性轻扬易升之味，可获得引兵至敌巢之目的。再者，补益滋阴，平肝镇潜类药物，多属质地沉重，味甘厚润，黏腻沉降，难以升腾而取效者，故更应加用发散升清、上行达目之引经药为要。

按祁宝玉教授给出的定义："一种药，可以引导其他药物趋向某经，或直达病所，从而有力地发挥疗效，这种作用称为'引经'。有这种作用的药物则称为引经药，即方中的使药，也可称为引经报使。"其更认为，眼科方剂必用引经药，原因是"眼位至高，组织精细，脉络深邃。方剂中如不加入引经佐使之药，很难将所用方药之精微上达病所，引入目窍而发挥疗效，否则疗效不彰"。

在中医眼科，对引经用药理论的发挥，当数《原机启微》为详尽。如倪维德在对羌活胜风汤治目翳的论述中谓："必要明经络，庶能应手，翳凡自内眦而出，为手太阳、足太阳受邪，治在小肠、膀胱经，加蔓荆子、苍术，羌活胜风汤主之。自锐眦客主人而入者，为足少阳、手少阳、手太阳受邪，治在胆与三焦、小肠经，加龙胆草、藁本，少加人参，羌活胜风汤主之。自目系而下者，为足厥阴、手少阴受邪，治在肝经、心经，加黄连，倍加柴胡，羌活胜风汤主之。自抵过而上者，为手太阳受邪，治在小肠经，加木通、五味子，羌活胜风汤主之。"对上述的这些所加之药，祁宝玉教授认为，"已不是单纯引药到眼之用，而是根据眼病的不同部位而选择了与经络走形相应的药味，使引经药的定位定向更加具体"，这无疑是对引经药的使用有了新发展（《引经理论在眼病治疗中的作用》）。

中药的归经性能是每味药都有的，但其引经作用则不然。

所谓"引经"，可理解有二：一是大多升阳发散、引药上行达
目者：如荆芥、藁本、柴胡、菊花、葛根、细辛等，虽然性味
归经不同，但均有升散之性，可引药性上行目窍而直达病所。
二是能引诸药性归达相关经络。有些药虽能归属某经以治该经
之病，但不一定有引诸药归于该经之能，如桔梗、浮萍均归肺
经，浮萍虽可升散，却无桔梗的"载药上行"引归目窍作用。
又如熟地、牛膝同归肝肾经，有补血之功；但牛膝可兼"引
血下行"之功，而熟地却不能。这又如祁宝玉教授所述："具
有引经功能的药物……尚还有它本身的治疗作用，即所谓双重
性。而不具备引经作用的药物，只是发挥本身的治疗功能……
使用具有双重性的药物时，不一定是同时用其双重性作用。例
如表证发热无汗，头痛项强之证可用葛根，此时其引经作用就
很次要；而于补益气血治疗目疾时伍用葛根，此时它的引经作
用就是主要的了。"对引经药的具体应用，高键生教授曾谓：
"药物的选用，在益精升阴法中起'使药'作用者，应有'升
阴'功用，选用这方面的药物参与处方的组成，才能达到治
疗的最佳目的……在目疾中无论外障或内障眼病，因精血不足
或精血亏损者，其治疗原则，一为补益精血，使肝肾之气
充……二为升发精血，使下焦肝肾中轻清之精血升腾，上升至
清阳目窍，达到耳目聪明的目的。祛风药与补益肝肾药同用，
有助于益精升阴的'使药'作用。明目地黄丸中之'防风'
为风药中润剂，升发阴精而无燥烈伤阴之弊，当为首选。"

对引经之药，笔者临床常用者如下。

（1）引入肝经之药：柴胡，有疏肝升阳解毒之功，多于
肝经风热目疾和内障眼病方中，用为主药、辅药或引经药。

薄荷，多于肝肺风热目疾中为辅药、佐药；或于燥热药方
中做升清引经药。

荆芥、防风，在外感风寒目疾中可作为主药、辅药并兼引
经之职；若内障眼病且有表证者，可用为发表引经药；防风更

以其"风药中润剂"之性，作为益精升阴药而用之。

全蝎，《神农本草经疏》曰："全蝎入厥阴经，诸风掉眩属肝木，风客是经，非辛温走窜之性则不能祛风逐邪，兼引诸风药入达病所也。"

（2）引入肺经之药：牛蒡子，在诸籽中，唯其之性能上升；在肺经风热目疾中用为辅药、佐药，或于燥热之方中作为引经上升药。

升麻，常于肺脾风热目疾中为辅药、佐药，又可在治诸内、外障眼病方中，作为上升引经药。

桔梗，质轻升浮，开提肺气，载药上行，有"诸药舟楫"之称；但因其味苦，历来有"苦味性降"的观念，故对其能否作为引经药，偿有不同之论。《本草求真》曰："桔梗味苦气平，质浮色白，系开提肺气之圣药，可为诸药舟楫，载之上浮，能引苦泻峻下之剂，至于至高之分成功。"笔者认同这一观点，并常将其伍用于治热因眼病之方中，以使药效"至于至高之分"矣。

（3）引入脾经药：葛根，常在脾肺风热或郁热目疾中做主药、辅药，并可在内障眼病方中兼作升阳生津之引经药。

防风，对内、外障眼病，证显脾经蕴伏风邪者可作为辅药、佐药或兼作引经药。

生姜，在外感风寒目病或内障眼病中，可为佐药以和胃止呕之用或为引经药。

葱白，在风寒目病或寒凉滋腻方中，可作为主药、辅药，或为引经药。

（4）引入心经之药：肉桂，对心阳浮越，肾阴虚而相火妄动之目疾，作为辅药、佐药，以其"引火归原"之性引药入达心、肾经。

甘草，能解百药之毒且调和诸药，对目疾诸脏之因尤其是心脾气虚之证者，可用为佐药和引经药。

石菖蒲，有开窍宁神、化湿和胃之功；在视瞻昏渺等心肝肾不足之目疾中，常用为佐药及开窍引经药。

竹叶，多于心火上炎及心经郁热之目病中用为佐药，或可引湿热之邪从小便而解。

麝香，《本草纲目》谓其："通诸窍，开经络，透筋骨。"刘若金在《本草述》谓："盖凡病于为壅、为结、为闭者，当责其以疗之；然，不开其窍，散其结，通其闭，则何处着手？……即虚而病于壅结闭者，亦必先借之为先导，但贵中节而投，适可此也。"说明在其主治之外，还有"开经络""为先导"之引经作用。

冰片，缪希雍谓其"辛温主散，能引火热之气自外而出"。倪朱谟谓其"性善走窜，启发壅闭，开达诸窍……辛烈之性能散一切风热。"《本草备要》曰其："走窜，通窍开郁。"现代研究证实，"冰片易于穿透角膜、结膜，给治疗眼病创造了条件，同时易于穿透血-房水屏障而达房水、晶状体、玻璃体及视网膜，说明外用药也能治疗内障眼病"（《眼科外用中药与临床》）。如此说明，冰片的"走窜""开达""主散""通窍"作用，即现代所谓的"穿透"作用，亦即中医之"引经"作用。

（5）引入肾经药：黄柏，多于清泻相火和清热解毒方中为主药、辅药或引经药。

知母，有清泻肾肺之火作用，常与黄柏相须，用于阴虚火旺之内外障眼病方中为佐药或兼引经作用。咸味入肾，上二味药盐灸炒后，引入肾经之力更著。

肉桂，其"引火归原"之性引药入达肾经，以助肾阳升发，温煦诸经。

4. 关于眼病服药禁忌问题　用药禁忌，是中医治病的重要内容，对提高疗效，预防副作用是有益的。眼目是清晶之府，恶一切不良刺激。临证中常嘱患者注意禁忌的事项如下。

（1）食物类

①辛辣，因可致眼部充血，有刺激性；

②炙煿、肥腻，可妨碍胃对药效的吸收；

③腥、臭物，如：虾酱、咸鱼、臭豆腐等，因其含多种菌群，有致"炎"之嫌；

④鱼类、牛羊肉等，因其热量大，有致过敏之嫌，对风湿热因所致外障眼病者，当宜禁、慎；

⑤食物添加剂等，含化学物质，或对眼不利。

（2）环境：不洁物、强光、风沙、花粉、浊气，及不良用眼习惯等均应在眼病者的避忌之例。

5. 关于顾护胃气　脾胃乃后天之本。《灵枢·五味》称："胃者，水谷气血之海。"《素问·玉机真脏论》亦谓："五脏者，皆禀气于胃；胃者，五脏之根也……平人之常气禀于胃……人无胃气曰逆，逆则死。"

所谓胃气，应包括胃的受纳、蠕动、消化液的分泌、对食物的腐熟、营养的吸收（虽大部分在小肠）和排空功能。有保护改善此功能之药，即为顾护胃气药。

作为有形物质进入人体的第一道站点，其对食物和药物精微的有效吸收，方使机体得到滋养，疾病获得痊愈。故在眼病治疗中，特别在一些寒凉药、金石药、滋腻药、逐瘀破气药较多的处方中，更需顾护胃气，使其不受克伐或得以辅助。李杲的《脾胃论》开创补脾学派，认为"脾胃健，病无由生。"《太平惠民和剂局方》的"四君子汤"，更是健脾益气之名方，诸多与胃脾虚弱相关疾病的治方，也多依其化裁。

顾护胃气之药，临床常用的如下。

焦山楂、焦神曲、焦麦芽、鸡内金，有健胃除滞消食，消痔止遗软坚作用，能促进消化液的分泌，后者更可促进痰核和陈旧性渗出、机化物的吸收。

枳壳、枳实，有宽胸理气健胃和促进胃肠蠕动之效。

砂仁、白蔻仁，有温中行气，化湿醒脾，促进胃肠蠕动及消化吸收功能；蔻仁兼有止呕（胃气上逆）作用。

生姜、大枣，有和胃止呕，补气养血作用，在寒凉、滋腻、金石、克伐药之处方中，用作顾护胃气、调和营卫药。

白术、陈皮，有健脾益气，燥湿利水及健胃消食化痰之功；唯有脾健胃方能和，故亦属顾护胃气的要药。

6. 关于益气升阳药的应用　气是生命之根，血无气助不动，精非气推不升，故眼目之晶明亦赖之于气。正若《素问·生气通天论》所曰："阳气者，若天与日，失其所，则折寿而不彰。"在诸脏之气中，因脾经之气为"后天之本"尤显重要。《兰室秘藏》曰："夫五脏六腑之精气，皆禀受于脾，上贯于目。脾者诸阴之首也，目者血脉之宗也，故脾虚则五脏之精气皆失所司，不能归明于目矣。"至于益气升阳药，多为补脾之药，因其多甘温之性，故该类药最适于慢性、虚寒性、陈旧性眼病治疗之用。临床常用的如下。

黄芪，为补气升阳圣药，且宜重用，其含多种氨基酸等成分，有增强心脑血液循环，改善机体免疫等作用。王清任的补阳还五汤方，就重用至"四两"；张锡纯创制升陷汤亦是以黄芪为主。笔者亦曾用其至100g，治气虚邪陷之内、外障眼病，并可适加升麻、柴胡以助其力，但须以辛凉潜守之品佐之，以防升散太过，如升陷汤中就加有知母，以制黄芪之温性。

人参，大补元气，多于阳气衰微或阴阳气血俱虚证候的眼病治疗中作主、辅药为用。西洋参，补气中兼养阴生津，多于气阴两虚兼津乏有热之眼病中用之。

葛根，有升阳生津，解肌退热作用，在内障眼病方中为主药、辅药或兼作引经药。

白术，以健脾益气为长，多于气虚湿停之眼病中做主药、辅药为用。

至于补气升阳之药，对外感风热、火毒炽盛、阴虚阳亢、充血出血之证者应忌用，或伍佐制约之品而慎用之。

7. 关于大黄的应用　大黄，苦寒，归心、肝、脾、胃、大肠经，其既能清胃肠实热积滞，又可清血分实热郁瘀；既可破坚利湿退黄，又能退肿疗伤活血。现代研究，其有清除胃肠积滞，促进阻塞血管再通，改善脂质代谢的作用，对人体的"推陈致新"起着重要作用。

人体内的入侵菌毒、宿屎积滞、代谢垃圾及病原体代谢产生的内毒素，对机体的损害是严重的。对此因所表现的"羸弱"体征，若施以"补"，则更会"闭门留寇"。而对这一体内毒素的排除，只有汗、吐、大便、小便四通道（血液透析属另外）；特别是宿屎积滞的排解，从大便泄出则是唯一之出路，这有若"开门驱贼"，机体方才能得太平矣。

历代善用大黄之名医者甚众，以其泻下、解毒、存阴而愈病。如《伤寒论》《金匮要略》《备急千金要方》中，均有用大黄的名方，如：大承气汤、大黄附子汤、温脾汤等。现代焦东海更是善用大黄，开创"解毒复健"新思路，据载曾治一急性胰腺炎者，24 小时内予以频服 500g 大黄煎剂，使患者由吐到泻而疾病得痊。

眼科临床虽不同于内科，但对急需泻热解毒者，笔者应用生大黄、酒大黄也曾至 10~20g，或需少佐芒硝，以增泻下排毒之力；以 1 日泻下 1~2 次为宜，不可过多，以防伤阴脱水。且应酌以患者体质和毒邪排除情况用 1~3 天而适停，并佐以健护胃气药。俟毒邪将尽，再宜少佐酒大黄且加活血润肠之药，以清排体内余邪，因为大黄中含有的鞣质，常在泄泻后反会有致便秘之虞，应知矣。至于内障眼病中的陈旧出血、渗出、机化物形成者，宜将酒大黄伍于活血、益气、开窍之方中，以用其"将军"攻坚扫障之力，获"以通为补"之效。

大黄的适应证除上述者外，如对高血脂、高血压、高血糖、高尿酸，以及口唇暗红、舌燥苔黄、质红瘀斑、脉象弦涩等症状，亦为可鉴别应用之指标。临床须依据症状的轻重以确定用量的多寡和用时的长短。

至于大黄的用量，有书记载：18g 以上为大量，用于攻下；10~12g 为中量，用于活血；3~6g 为小量，用于除痹，引邪外出。可酌参以用。

大黄久煎则效力减。于临床，应以泻下、逐瘀、攻积的急缓之需来灵活掌握。大黄的应用禁忌证是：身体羸瘦、孕妇、出血、虚脱、滑泄者。

8. 关于精神、饮食、环境、房事与眼病的关系

（1）精神为气所主，精神愉悦即是气机调畅；精神不快，则气机郁闭。这正如《素问》曰："人有五脏化五气，以生喜怒悲忧恐……暴怒伤阴，暴喜伤阳""大怒则形气绝，而血郁于上，使人薄厥""怒则气上，喜则气缓，悲则气消，恐则气下……百病生于气。"故而，气机的顺逆，亦即精神的调畅与否，对身体的康疾、病复的快慢有重要意义。特别在肝火易升，阴虚阳亢之人，精神刺激常是发病和久病复发之诱因。如高血压眼底出血症，因生气而又复中者不乏其数。故在对眼病施治之同时，应谨嘱患者注意精神调养，避免七情过伤为要。

（2）从口纳食以养身，从口服药以治病。"病从口入"，是说摄纳不当而致病者。众所周知，"三高"（高血压、高血糖、高血脂）症大多与嗜食炙煿、酒酪等不良饮食习惯有关。有很多人，患眼病服药治疗，因不节饮食而使病治难愈或愈后复发。笔者曾治疗不少糖尿病性、动脉硬化性等眼病，都是因复食肥甘酒酪而病情加重者。病既能"从口入"，亦可在服药的同时，酌情用些有益疾病康复的食物，以使病"从口消"是可行的。故在医嘱中，应强调饮食宜忌的注意。

（3）"天人相应"，环境对人体和眼睛的影响颇重。不少病证即是不良环境所致，如：戾气侵目、毒气伤眼、电光灼眼、风寒湿热袭目等。特别是对一些外眼病和体质虚弱（免

疫力低下）者，应嘱其努力避免外界不良环境对眼睛的刺激。

（4）房事，对身体和眼睛的影响至关重要。"瞳神属肾""目为肝窍"；因肾藏精为人身之根，肝藏血为人体之本，唯精血上濡于目方得睛明。所以，房劳过度，肾精亏损乃眼之大敌。临床所遇不少因恣情纵欲而导致眼病，特别是内障眼病发生者；也有在治疗中因不节房事而致病情加重者。笔者曾遇一花翳白陷患者，经治恢复顺利，溃面向愈；却突然于第二天复诊，见溃疡明显加重，抱轮红赤，羞涩乏津。询之，其未食酒酪炙煿之物，却是自认为病已痊愈而一夜恣情纵欲使然。

在临证中，对一些热毒炽盛或肝肾阴虚之内外障眼病者，特别是对中青年患者（包括女性），应谨嘱禁止或节制房事，方为愈疾之要策。

9. 关于对"人"的问题　作为医生，面对的是病人。这里就有两个问题：一是"病"；二是"人"。对"病"，是以辨证（病种、病性、病因、病位；年龄、文化、体质、时令等的不同）来施术，这是客观的。而对"人"，则更为复杂，应辨分的是：精神状况，家境好坏，接受能力，受治与否等因素，这方是主观的和难料的。须由医者通盘斟酌，灵活判辨和掌握才是。

"不从医者，病不治"。这是说，不服从治疗者，讳疾忌医者的病不能治。这里就有个患者的主观意识和医患关系问题。患者来诊，就是初步对医生的信任和托付，医者如何取得患者的信任，使其接受治疗，遵从医嘱，积极配合，可谓是愈病之重要一环。不容否认，有一部分患者，特别是一些"来钱较易"的富有者，多求治"名医、好药"，给他用廉价有效之治，偏认为你"技术低俗"。但是，大多数百姓则是要求"对症用药，经济有效"。更是，也有不少为医者，妄开大方贵药，以"医"图利而为之。

面对这些不同"需求"之患者，笔者认为，经审病、审人，在遵"医者之责"前提下，应做到的是：一是神情坚毅，态度和蔼，诊断认真，如对父兄，以增加患者对医者的知遇度；二是对病情须简要说明（无须保密者），对提问要简捷诠释，以增患者对医者医技的信任度；三是以"愈疾"为目的，可针对不同"病人"遣方用药：对"富有"者，可予"好药"治疗；而对"贫困"者，可予"简廉"之方；即是对复杂重症，也应施予既有效于病，又使其能"承受"之方药为宜。笔者曾治两例视神经萎缩患者，其中一例身显富贵，公费报销，因原屡治乏效，来诊即求"好"药快治，便据其症情，给予复元明目汤加西洋参、冬虫夏草煎服，又予鼠神经生长因子针剂肌内注射，治疗三个月，效良。而另一例同样是视神经萎缩的农村患者，仍给复元明目汤煎服，嘱其自备羊胎粉服用，并予胞肌针剂肌内注射，再配合穴位施灸法三个月，亦同样获得了良好疗效。所谓"同病异治"者，即是对同一种疾病，根据不同情况而采取的不同措施，却达到了"殊途同归"之效。

医者，应对的是患者心灵的疾苦、身体的康复、家庭的承受力，这关系到其疾病痊愈速度、生活质量、家庭稳定，甚至关系到患者的终身生活。总之，医术首当重要，医德弥足珍贵。医生应以"医"者风范、"智"者素养，而不应以"商"者面孔展现于患者面前。

"大医精诚""小心入微"！如是，方为良医者也。

为医者，责大似天，任重如山！医为仁术，善者可为！

唯"小心"方可深"入微"驱邪，唯"大医"方可进"肯綮"除病，唯医者"精诚"方可博患者信赖，唯医患共同努力方可使疾病速愈。

10. 关于中药材的道地、成分、极量、配伍问题　几千年来，中医能医护国人而昌盛不衰，靠得是辨证论治、经典配方与道地药材这三个法宝。

　　中药所以能愈病，是通过药物的有效成分、适宜用量与得当配伍后的"化合"作用来实现的。随着中药材的规模化种植、产地的变更、收获期的缩短、农药化肥的应用等，药材的有效性已大异于从前的"道地"货。随着社会的变迁，也不乏不道地甚至假药材流入市场，中医临床治疗的有效率、治愈率便会大打折扣。这已使很多学者担心，唯恐中华医学这一国粹绝技毁在不良中药上。

　　故而对中药材，如何确定其是否"道地"货（有相当的品种，已不能以传统的鉴别方法来确定）？如何依据道地货之标准确定其主要成分？含量多少？使用的有效量、极量是多少？以及配伍后的"化合"结果怎样等问题，为医者是无能为力弄清楚的。唯望相关部门来研究解决，给出明确的技术标准和使用规范，以加速中医药的现代化、"白箱"化和可控化。只有如此，方有利于医者遣方用药，利于患者疾病康复，达到振兴、弘扬中医药事业之目的。

　　11. 关于虫类药在眼科的应用　虫类药用于治病，是我们祖先实践经验的结晶。历代中医文献，如《本草纲目》就收载虫类药 107 种；张锡纯对虫类药的应用，更有颇多的创见经验。朱良春主任医师将虫类药的功用归纳为：攻坚破积，活血祛瘀，息风定惊，宣风泻热，搜风解毒，行气和血，壮阳益肾，消痈散肿等八个方面（《虫类药的应用》）。

　　在中医眼科，通常虫类药应用较少。笔者则常用之，种类如下。

　　全蝎、蜈蚣，常用于"热证"不著的黑睛翳障、眼底渗出、机化物形成，及目珠偏视、鹘眼凝睛、目劄目痒等病。这与其特有的走窜、祛风、解痉之引经作用是直接相关的。

　　白花蛇、乌蛇，已在祛风药中详述；多将其用治目珠偏视、鹘眼凝睛、目劄目痒等内外眼部病变。

　　土鳖虫、水蛭、地龙、僵蚕、蝉蜕、蛇蜕，均在活血逐瘀利水，祛风退翳散结药中述及；常用于外伤瘀肿、痰核翳障、瘀血郁滞等内外障眼病治方中。

蜂房，其"含有蜂蜡、树脂、挥发油、钙、铁等。有强心、利尿、止血、驱虫，及血液凝固和一时的降血压的作用"（《虫类药的应用》），其祛风除湿解毒力强；常用于风湿热邪所致胞睑疾患之治。

桑螵蛸，《神农本草经》曰其"主阴痿，益精生子"；《本经逢原》称其为"肝肾命门药也。"刺猬皮，能固精缩尿，凉血止血，化瘀行气。二者常用于脾肾阳虚之证候的溢泪、花翳白陷，以及肝肾阴虚证候的视网膜静脉周围炎、眼底瘀血、机化物形成、糖尿病性眼底病等内外障眼病中。

海螵蛸，有收敛止血、燥湿愈疮之功；常用于翳陷不收，胞睑湿烂之证。

壁虎，能祛风解毒，通络启废，尤善解恶疮癌毒。还有实验证实，"用守宫（壁虎）制成的组织液，对神经衰弱……神经性头痛、视神经萎缩等症有一定的疗效"（《虫类药的应用》）。

12. 关于治未病与养生问题　如何养生，达身体健康，是人们普遍的期望和追求。这里就有个不得病（身体素来健康），或未病先防，有病早治问题。重要的是治未病（未病先防）。《素问》曰："上古之人，其知道者，法于阴阳，和于术数，饮食有节，起居有常，不妄作劳，故能形与神俱，而尽终其天年，度百岁乃去。"又强调说："圣人不治已病，治未病；不治已乱，治未乱。"那怎么才能做到养好生，治疗未病（使身体不得病），而不至于"临渴掘井，欲斗铸锥"呢？笔者对上述之论，理解有五。

（1）法于阴阳：即是顺从天时四季之候，适应寒热暑湿燥之气，不违昼作夜息之律，做到"天人相应，病不由生"。正若《灵枢·本神》篇曰："故智者之养生也，必顺四时而适寒热，和喜怒而安居处。"究其本质，即是要"顺从"自然规律来生活。

（2）和于术数："术数"一词，本指权术、谋策、治国方略等，古代医家借用以对调摄养生方法的代称。分析其意义当是：遵从阴阳五行生克制化规律，借助导引、按跷、吐纳等术式来调神修身养性的一种方法。《周易》载："天行健，君子以自强不息；地势坤，君子以厚德载物。"对其义的解释历来有诸多不同。笔者的体会是：人生于天地之间，天主动，地主静。首先，为人就应"自强"，象星空运转那样"不息"地活动、劳动，方能获得食物和生机，故曰"生命在于运动"；再者，为人更要若大地的广袤，"厚"纳万物，仁心宽容一切可容之事，以使自己神静气畅，方可避免郁瘀之疾生，达养生之目的。这里就有个身体强健、秉性谦和、道德仁厚的修养问题。以上所述的"导引、按跷、吐纳"之术，即是诸如太极拳、硬气功、软气功；或若现代的跳舞、锻炼等。如此，从修身、调神、养性几个方面，亦即现代所说的"身体锻炼和精神修养"共济，才会实现益寿延年。

笔者认为：体壮为健，神怡为康。故"健康"之意，是涵盖肉体和精神两个方面的。按唯物辩证法观点，物质（肉身）虽是第一位的，但精神反过来可制约和改变物质。如此，精神状况对养生、防病和愈病当推为首位。这里就又有个恬淡虚无，知足常乐，不被一切色、物所困惑的问题。亦正如《老子》所曰："祸莫大于不知足，咎莫大于有欲得，故知足之足，长足矣；盖非谓物足者为知足，心足者乃为知足矣。"这里还更有一个重要的"和"字问题：要想体健、神康、长寿，就得将自己的一切作为，跟大自然和、跟社会和、跟他人和、跟形体和；要做到动度适中，既无太过又无不及。一言以蔽之，还是要静心恬淡，自知自控，跟自己的心理相"和"才是。

总之，"法于阴阳，和于术数"，乃是《黄帝内经》中先贤所述"生命"之定律，也是我们应遵循的"养生"总原则。

（3）饮食有节：正常摄入，乃生生之本。要做到不偏食、不乱食、不暴食、五谷杂粮皆适口而摄才是。这正若《素问·脏气法时论》所曰："五谷为养，五果为助，五畜为益，五菜为充，气味和而服之，以补益精气矣。"如此，人身安得不健而染病乎？这里就有两个问题应重视之：首先，选择饮食要顺应五脏之性而摄。《素问·脏气法时论》就曾曰："肝苦急，急食甘以缓之；心苦缓，急食酸以收之；脾苦湿，急食苦以燥之；肺苦气上逆，急食苦以泻之；肾苦燥，急食辛以润之，开腠理，致津液通气也。肝欲散，急食辛以散之，用辛补之，酸泻之；心欲软，急食咸以软之，用咸补之，甘泻之；脾欲缓，急食甘以缓之，用苦泻之，甘补之；肺欲收，急食酸以收之，用酸补之，辛泻之；肾欲坚，急食苦以坚之，用苦补之，咸泻之。"此段论述虽觉笼统粗俗，但按中医之"黑箱"理论，也可谓较详尽地指出了五脏之性的喜、恶；与所予饮食五味对五脏益、制的关系。再者，对已得之疾，应予食疗、药疗相配合。这又如《素问·脏气法时论》所曰："毒药攻邪，五谷为养，五果为助，五畜为益，五菜为充，气味和而服之，以补益精气；此五者，有辛酸甘咸苦，各有所利，或散或收，或缓或急，或坚或软；四时五脏，病随五味所益也。"至于对已病之治，有如《素问·五常政大论》曰："病有久新，方有大小，有毒无毒，固宜常制矣""大毒治病，十去其六；常毒治病，十去其七；小毒治病，十去其八；无毒去病，十去其九；谷肉果菜，食养尽之。"总之，用药治病的原则是："无使过之，以伤其正""以平为期"是也。

（4）避染邪气：自然界邪气，乃染病之源；对其避之，乃防病之道。正如古代医贤所曰："避邪气若避矢石，不避则伤人，伤人则病，病则正气受损，伤身减寿矣"。《素问遗篇·刺法论》更曰："正气存内，邪不可干……虚邪贼风，避之有时，恬淡虚无，真气从之，精神内守，病安从来。"这充分说明，保存和培养正气，才能御避邪气的侵袭，才是获得健康的基础。亦乃"治未病"以养生，得益寿以延年之根蒂。

（5）不妄作劳：这里所指之"劳"，应包括心劳、力劳、房劳三个方面。

"不妄作劳"，即是指：一要禁止竭虑耗神；二要避免过劳损身；三要节制纵欲伤精之谓也。

如是，为人若能够做到：谨顺天时，张弛有度；多味摄纳，饥饱自控；开怀长乐，恬淡无欲；正常劳作，适息胜邪，则可保持康健之体魄，充沛之精力，神怡之风貌，从而达到所希冀的"度百岁乃去"是也！

参见：中西医治疗思路的临床结合运用.现代中西医结合杂志，2008（34）

中药配合维脑路通在中医眼科中的应用.全国中医眼科学会第二届年会暨第六届学术交流会.泰安，1993 年 5 月

二、几种验方眼药水的临床应用

1. 低量激素滴眼液　因常用的含激素眼药水，多为 5mg/5mL（含量 0.1%），或恐有使眼压增高、白内障及溃疡加重之嫌；对"炎症"不重或无菌性炎症之眼病者，需减低激素用量。

以氯霉素滴眼液或鱼腥草滴眼液 5mL+地塞米松注射液 0.5mg（吸地塞米松针剂 5mg/1mL 的 0.1mL 加入滴眼液中），即成含激素 0.01% 的低量激素滴眼液。

用于轻度充血的角膜、结膜炎症。

2. 微量激素润眼液　以玻璃酸钠滴眼液或贝复舒滴眼液 5mL+地塞米松注射液 0.05mg（吸地塞米松注射液 5mg/1mL

的 0.1mL,加入生理盐水成 1mL,再吸出 0.1mL,即地塞米松 0.05mg 加入滴眼液中)即成含激素 0.001% 的微量激素滴眼液。

用于角结膜干燥症、糖尿病性眼病的干涩痒症状。

3. 复方蜂蜜滴眼液　以珍珠滴眼液+新鲜纯净蜂蜜,比例为 3:1,摇匀用。

用于慢性结膜炎、浅层点状角膜炎。

4. 自血血清滴眼液　以珍珠滴眼液+自血血清(即抽血现分离),按 3:2 比例,摇匀冷藏,每次 1 滴,1 次/2 小时;据丁洁谨老师的经验,在常温下(药瓶不受污染),使用 2 天,最多 3 天是安全的;若在冷藏条件下,可用到 5 天。

用于角膜炎症控制后的角膜修复、浅层点状角膜炎、干眼症等。

5. 0.3%碘伏滴眼液　有效碘对细菌、病毒、霉菌、芽孢、衣原体等均有良好的杀灭和抑制作用。0.3%含量者对皮肤、黏膜、眼部无刺激性(有实验证实,患者对碘过敏率约 0.3%,且多在 2~3 天消失)。

以其用于可疑与霉菌有关的眼部感染,尤其在眼病普查和眼部术前使用,有良好的治疗和预防感染之效。

三、眼科常用处方自编歌诀

1. 家传、师传、验方部分

(1) 四鲜宁血汤

四鲜宁血地荷蓟,茅根旱莲芍槐米,

猬皮神曲消瘀滞,眼底出血用可祛。

(2) 安胎明目汤

安胎明目归地芍,术芪苄肉续断草,

珍珠砂仁安胎气,红糖相辅生姜枣。

（3）补肝消翳汤

补肝消翳芍术芪，沙苑蒙花凤凰衣，
珍珠蛇蜕葱白草，青葙豆衣羌猬皮。

（4）补肺益气汤

补肺益气童参芍，兜铃白果药胡桃，
五味床子麻黄草，气虚目病服之消。

（5）补肝降浊汤

补肝降浊地芍术，川芎菟丝石菖蒲，
角霜猬皮珍珠粉，楮实海藻共柴胡。

（6）青风明目丸

青风熟地芍丹参，枯草香附猪枣仁，
槟菊芎丝车前子，琥珀五味敛瞳神。

（7）固本正容汤

本虚睑废归芍芎，白附虫鹿蚕胆星，
天麻花蛇马钱子，芪草丝瓜与白葱。

（8）败毒散

败毒散用败酱草，壁虎全虫齿苋枣，
蜣螂干蟾共散用，癌毒恶肿用后消。

（9）泻肝败毒汤

泻肝败毒胆蚤休，硝黄归芎草鱼腥，
蔓荆青葙车前子，海浮薏苡山甲收。

（10）温经散邪汤

温经散邪芪羌归，苍术防风荆芥穗，
谷精蚕沙味姜草，驱寒明目治溢泪。

（11）武苓汤

武苓汤用附干姜，二苓枳实枣生姜，
白术泽兰芍半夏，阳虚湿停目病彰。

（12）夜明丸

夜明丸地丹药苍，丝杞韭苑附桂菖，

羊肝鹿茸参夜砂，柴胡共协治夜盲。

（13）祛风正容汤

祛风正容羌秦艽，芥穗归芎葱甘草，

白附天麻蛇瓜络，僵蚕全虫睑垂消。

（14）祛痰散结降浊汤：

祛痰散结术茯前，半夏皂刺翘僵蚕，

山甲枯草白芥子，陈皮姜草散结痰。

（15）疳症丸

疳症术茯陈三仙，童参芦荟夏胡连，

蒙花砂仁黑豆衣，鸡金肉桂草羊肝，

疳疾上目服之除，健脾益气效可参。

（16）绿风明目汤

绿风羚羊夏枯附，苓芍芋肉泽珠母，

乌梅槟榔草大黄，前草琥珀青光除。

再加逐瘀解郁药，急闭重病予须速。

（17）消障明目汤

消障明目地归苓，丹芪藻珍虫决明，

香附羚羊杞麻桂，蕤仁菊花共效成。

（18）清脾泻火汤

清脾泻火重石膏，玄参双花芍连翘，

防风甘草生大黄，脾经火邪服之消。

（19）消蒙散

消蒙芪柴地芍菊，蒙花蒺蝉凤豆衣，

内金榴皮麦麸枣，黑睛宿翳服之祛。

（20）消脂饮

消脂饮用焦山楂，草决清肝降脂浊，

大黄逐瘀又通滞，减肥消积效可佳。

（21）通络止痉汤

通络止痉荆芥羌，白附白术葱麻黄，

松节蜈蚣芎全虫，祛风通阳睑跳康。

（22）益气止痉汤：

益气止痉通络方，减去荆芥羌麻黄，

重加黄芪葛根草，益气升阳止痉良。

（23）滋阴止痉汤

滋阴止痉葛黄精，阿胶蝉蜕芎全虫，

天麻钩藤木瓜草，滋阴止痉熄贼风。

（24）清肺泻火汤

清肺泻火黄芩膏，桑皮地骨皮连翘，

双花赤芍白茅根，防风薄荷生甘草。

（25）益肾蠲痹汤

益肾蠲痹乌青风，归地羊藿姜黄虫，

丹黄蛇芪防风草，除痹治本加地龙。

（26）益气通脉汤

益气通脉芪川芎，归尾水蛭桂地龙，

白术菖蒲益母草，枳壳山楂苦桔梗。

（27）益气摄泪汤

益气摄泪芪茯苓，床子蒙花味防风，

车前草决石榴皮，甘草白术泪纳睛。

（28）益气消风散

益气消风玉屏风，地肤蛇蜕薏草葱，

脾虚受风睑浮痒，煎服熏洗用之通。

（29）祛寒散邪汤

目痒洗方白鲜皮，川椒甘草蛇床子，

荆芥同煎温熏洗，风邪湿毒一并祛。

（30）消障明目膏

消障目膏丹人参，草决女贞研细粉，

麝香冰片蜜调敷，太阳穴中消障神。

（31）滋阴散邪汤

滋阴散邪丹枯草，熟地知母柏连翘，

薄荷甘草共参与，阴虚目病服之消。

（32）健脾降浊汤

健脾降浊芪茯苓，白术防己薏苡芎，

半夏海藻甲菖草，桑蛸砂桂糖眼病。

（33）清火消肉丸

清火消肉栀黄连，胆草赤芍槟榔蝉，

蒺藜蒙花山楂草，胬肉赤眦服之痊。

（34）清热除湿汤

清热除湿用二妙，荆芥菊花蜂房壳，

木通连翘蔓荆子，蝉蜕赤芍生甘草。

（35）清肝泻肺汤

泻肝清肺胆草芩，夏枯知母翘玄参，

车前茺蔚黛骨皮，石决麻草泻毒神。

（36）温阳消滞膏

温阳消滞膏白术，肉桂川椒与陈曲，

鸡金炒用共细面，醋调贴脐治阳虚。

（37）增视明目液

增视明目参胎盘，地芍萸决杞三仙，

石斛菟丝芎柴桂，珍珠全虫弱视痊。

酌增解痉为Ⅰ号，雅童近视用可参。

适加敛阴是Ⅱ号，远视老视共酌选。

（38）清心泻火汤

清心泻火导赤散，栀子赤芍当归连，

大黄川芎同消滞，专消眦部赤肉眼。

（39）泻脾除湿汤

泻脾除湿麻苦参，银翘紫草酒黄芩，

白鲜薏苡防风草，内外湿邪目病饮。

（40）泻肝散结汤

泻肝散结胆玄参，牡蛎慈菇枯郁金，
蛭桂甲楂苓壁虎，珠珀薄荷共为珍。

（41）逐瘀正容汤

逐瘀正容归桃红，土元大黄蚕全虫，
天麻桂枝马钱子，柴胡炙草共效成。

（42）逐瘀明目汤

逐瘀明目当归芍，郁金香附夏枯草，
半夏土元琥牛膝，大黄甘草益母草。

（43）羚菊明目饮

羚菊明目决明子，枸杞茯苓甘草成。
清肝益阴治目涩，青风内障可参用。

（44）温肝解痉汤

温肝解痉附吴萸，参归芎夏琥青皮，
生姜大枣炙甘草，寒郁目病服之愈。

2. 经方部分

（1）二仙汤《中医方剂临床手册》

二仙汤用仙灵脾，仙茅巴戟知柏与，
更有当归养阴血，阳弱阴虚目病祛。

（2）天麻钩藤饮《杂病证治新义》

天麻钩藤石决明，杜仲栀子芩寄生，
牛膝夜交茯坤草，暴盲偏视可酌用。

（3）二妙散《丹溪心法》

二妙散用柏苍术，米泔浸炒莫黑糊，
目病对症酌配用，滋阴益气湿热除。

（4）二至丸《医方集解》

二至女贞与旱莲，加入桑椹功更全，
补肾益肝好功效，内障目暗用可参。

（5）大定风珠《温病条辨》

大定风珠补阴方，龟鳖芍胶麦地黄，

麻仁五味生牡蛎，炙甘草加鸡子黄，

阴虚阳亢视力降，酌予配伍是良方。

（6）八味大发散《眼科奇书》

八味大发辛麻黄，藁本蔓荆配老姜，

羌活防风芎白芷，发散风邪是良方，

通方温燥须注意，滋阴益气防津伤。

（7）六味地黄丸《小儿药证直诀》

六味地黄山药丹，泽泻茯苓萸肉全，

补阴祖方益肝肾，加减运用效可参。

加用生地归柴味，明目地黄用可对。

增用知母与黄柏，知柏地黄相火瘥。

加增麦冬五味子，麦味地黄肺肾虚。

再加枸杞与白菊，杞菊地黄涩障祛。

更加附子与肉桂，补益肾气名金匮。

（8）右归饮《景岳全书》

右归饮治命门衰，附桂山萸杜仲挨，

熟地山药枸杞草，阳虚目病睑不开。

（9）丹栀逍遥散《太平惠民和剂局方》

逍遥散用归芍术，茯苓姜薄草柴胡，

疏肝解郁和营脾，再加丹栀火热除。

（10）生蒲黄汤《中医眼科六经法要》

生蒲黄汤地旱莲，芥炭郁金芎二丹，

清热凉血止血用，眼目血症用可痊。

（11）通窍活血汤《医林改错》

通窍全凭好麝香，桃红大枣老葱姜，

川芎赤芍活血用，专治窍闭中风盲。

（12）散风除湿活血汤《中医眼科临床实践》
散风除湿血冬藤，二活二术归防芎，
赤芍前胡红壳草，风热湿瘀目病穷。

（13）蝉花散《银海精微》
蝉花散用蒺蔓荆，草决车前芩防风，
甘草蝉菊共散用，黑睛翳障用之通。

（14）玉液汤《医学衷中参西录》
玉液知母味花粉，黄芪山药葛内金，
益气滋阴消渴病，适症加减效堪珍。

（15）玉女煎《景岳全书》
玉女石膏加知母，熟地牛膝麦冬与，
清泻阳明补少阴，阴充火降邪热除。

（16）正容汤《审视瑶函》
审视瑶函正容汤，羌防芜蚕草生姜，
白附胆星法半夏，松节木瓜偏视方。

（17）柴胡疏肝散《景岳全书》
柴胡疏肝陈皮芍，香附川芎枳壳草，
肝郁气闭目昏暗，酌用配伍效尚好。

（18）血府逐瘀汤《医林改错》
血府逐瘀归地桃，川芎红花壳赤芍，
柴胡牛膝甘桔梗，血化下行不作劳。

（19）芍药清肝散《原机启微》
芍药清肝术荆防，桔羌前柴胡硝黄，
栀芩知滑膏薄荷，祛风清热目疾良。

（20）芍药红花散《审视瑶函》
芍药红花归二黄，生地栀子芷壳防，
清热活血除目病，红赤湿毒用可祥。

（21）除湿汤《眼科纂要》
眼科纂要除湿汤，芩连滑石车荆防，

连翘枳陈通苓草，清热除湿效可彰。

（22）桑白皮汤《审视瑶函》

桑白皮汤泽玄参，麦冬夫花菊草芩，

茯苓桔梗地骨皮，清肺散邪效如神。

（23）泻肝散《银海精微》

泻肝大黄龙胆草，玄参知母羌芒硝，

当归桔梗车前芩，肝热目翳用可消。

（24）羌活胜风汤《原机启微》

羌活胜风芎独活，荆防芷术柴薄荷，

枳芩前胡桔梗草，暴盲混睛服之瘥。

（25）洗肝散《银海精微》

洗肝散用栀大黄，归芎羌草薄荷防。

肝经风热一洗去，目翳赤豆服之康。

（26）补水宁神汤《审视瑶函》

补水宁神二地芍，当归茯神生甘草，

麦冬五味共协用，神光自现用可消。

（27）除风益损汤《原机启微》

除风益损用四物，藁本前胡防风入，

伤损真睛可伍用，清创手术是急务。

（28）菊花决明散《原机启微》

菊花决明二决明，川羌石膏蔓防风，

川芎黄芩甘贼草，气轮热邪血满睛。

（29）眼珠灌脓方《中医眼科学讲义》

眼珠灌脓芩萎仁，硝黄石膏枯草银，

枳实栀子花粉用，再加竹叶排毒神。

（30）镇肝熄风汤《医学衷中参西录》

镇肝熄风赭茵陈，龙骨牡蛎龟玄参，

白芍牛膝川楝子，天冬甘草麦芽均，

（31）石斛夜光丸《审视瑶函》

石斛夜光二地冬，参苓药草杞犀明，

菊杏膝羚丝壳味，蒺防连菊芎苁蓉，

益气滋阴通调治，内障目昏用之灵。

四、论文题录

1. 复元明目汤联合中药穴位贴敷治疗视神经萎缩的疗效观察．中国中医眼科杂志，2012（6）

2. 华蟾素注射液治疗眼睑皮脂腺癌 1 例．现代中西医结合杂志，2011（2）

3. 复方血栓通胶囊治疗视网膜静脉阻塞 60 例．现代中西医结合杂志，2010，19（12）

4. 清肝明目汤治疗病毒性角膜炎临床研究．中国中医眼科杂志，2010（4）［获滨州市科技进步奖三等奖］

5. 清肝明目汤配合中西医辨治角膜炎．全国中医眼科学会第二届年会暨第六届学术交流会．泰安，1993 年 5 月

6. 自拟清肝明目汤治疗单纯疱疹性角膜炎（HSK）89 例临床观察．中华中医药学会第七次眼科学术交流会．贵州，2008 年 10 月

7. 华亚增视仪配合增视明目液与家庭管制训练治疗儿童弱视 109 例．现代中西医结合杂志，2009（29）

8. 华亚增视仪为主配合中药与家庭管制训练治疗儿童弱视 109 例疗效观察．第二届中国西部弱视、斜视学术研讨会．西安，2006 年 1 月

9. 耳穴刺血法治疗天行赤眼 50 例疗效观察．现代中西医结合杂志，2009（2）

10. 华蟾素注射液眼周局部封闭治疗鳞状细胞癌 1 例．中国中医眼科杂志，2008（2）

11. 中西医治疗思路的临床结合运用．现代中西医结合杂

志，2008（34）

12. 水前房角镜在眼科临床上的应用. 中国现代医生，2007，45（23）

13. 华蟾素注射液治疗单疱病毒性角膜炎 65 例临床研究. 中国实用眼科杂志，2006（13）

14. 中药配合维脑路通在中医眼科中的配伍应用. 全国中医眼科学会第二届年会暨第六届学术交流会. 泰安，1993 年 5 月〔山东省第六届五官科学术会议，泰安，1989 年 5 月〕

15. 华蟾素注射液肛周封闭治疗直肠癌 3 例. 中国肛肠病杂志，2011，31（4）

16. 逐瘀扶正宣肺汤治疗咳喘病//丛林. 中医治疗疑难病症经验荟萃. 北京：中国中医药出版社，1993.〔首届山东中医药学会肺系病学术会议. 济南，1993 年 5 月〕

17. 癔病性失语一例治验. 实用中西医结合杂志，1986，1（1）

18. 双龙汤的临床应用. 全国古方新用和自拟经验方学术会议. 泰安，1993 年 5 月

19. 祖传秘方消障明目汤方案治疗未熟期老年白内障临床研究. 健康滨州，2010（1）.〔滨州市科技进步奖三等奖〕

五、常用方剂索引

一画：一
二画：二 十 八
三画：三 大 小 千 川
四画：天 止 升 六
五画：玉 正 右 平 归 目 四 生
六画：托 血 安 导
七画：龟 羌 补 阿
八画：武 青 固 败 和 肥 夜 泻 参

九画：牵 复 洗 祛 除

十画：逐 逍 健 疳 益 消 海 通 桑

十一画：黄 菊 眼 麻 羚 清 绿

十二画：散 葱 椒 温 滋 舒

十三画及以上：蜂 蝉 增 镇

一　画

1. 一贯煎（《柳洲医话》）　生地、沙参、当归、麦冬、枸杞子、川楝子

主治：视瞻昏渺

二　画

2. 二仙汤（《中医方剂临床手册》）　仙茅、炙淫羊藿（仙灵脾）、盐知母、酒黄柏、巴戟天、

酒柴胡、熟地、女贞子

主治：更年期干眼症

3. 二圣散（《眼科阐微》）　明矾、胆矾

主治：睑弦赤烂

4. 二至丸（《医方集解》）　女贞子、旱莲草

主治：肝肾不足，发白目暗

5. 二陈汤（《太平惠民和剂局方》）　半夏、陈皮、茯苓、甘草

主治：燥湿化痰和中

6. 二妙散（《丹溪心法》）　黄柏、苍术

主治：眼睑湿疮

7. 二鲜汤　鲜榆叶、鲜柳叶

主治：眼睑疖肿

8. 十全大补丸（《太平惠民和剂局方》）　人参、白术、茯苓、甘草、当归、熟地黄、川芎、白芍、黄芪、肉桂

主治：气血两亏

9. 八味大发散（《眼科奇书》）　麻黄、细辛、蔓荆子、

藁本、川羌活、防风、白芷、川芎、老姜

主治：聚星障，宿翳

<h2 align="center">三　画</h2>

10. 三鲜汤　鲜毛根、鲜野生地、鲜小蓟、冰糖

主治：白睛溢血，眼底血症

11. 大补阴丸（《丹溪心法》）　熟地黄、炙龟甲、黄柏、知母

主治：滋阴降火，目昏目暗

12. 大定风珠（《温病条辨》）　生地、白芍、麦冬、五味子、甘草、麻仁、生龟甲、生牡蛎、生鳖甲、阿胶、鸡蛋黄

主治：暴盲

13. 大秦艽汤（《素问病机气宜保命集》）　秦艽、川芎、当归、白芍、细辛、川羌活、防风、黄芩、石膏、白芷、白术、生地黄、熟地黄、茯苓、独活

主治：风中经络，口眼㖞斜

14. 小建中汤（《伤寒论》）　白芍、桂枝、甘草、生姜、大枣

主治：温中补虚，和里缓急

15. 小柴胡汤（《伤寒论》）　柴胡、人参、黄芩、半夏、甘草、生姜、大枣

主治：和解少阳

16. 千金托里散（《眼科集成》）　党参、黄芪、茯苓、甘草、当归、芍药、川芎、桔梗、金银花、白芷、防风、麦冬

主治：漏睛疮

17. 川椒方（高健生验方）　荆芥、防风、地肤子、蛇床子、川芎、知母、川椒

主治：目痒，风寒目病

<h2 align="center">四　画</h2>

18. 天麻钩藤饮（《杂病证治新义》）　天麻、钩藤、生

石决明、栀子、黄芩、川牛膝、杜仲、益母草、桑寄生、首乌藤（夜交藤）、茯神

主治：暴盲，风引偏视

19. 止痉散（《方剂学·上海》）　全蝎、蜈蚣

主治：口眼㖞斜

20. 升陷汤（《医学衷中参西录》）　黄芪、桔梗、升麻、柴胡、知母

主治：气虚邪陷之内障眼病，花翳白陷

21. 六君子汤（《妇人良方》）　人参、白术、茯苓、甘草、陈皮、半夏

主治：脾虚痰湿

五　画

22. 玉女煎（《景岳全书》）　石膏、熟地、知母、麦冬、牛膝

主治：阴虚胃热之内外障眼病

23. 玉屏风散（《丹溪心法》）　黄芪、白术、防风

主治：表虚自汗

24. 玉液汤（《医学衷中参西录》）　生山药、生黄芪、知母、生鸡内金、葛根、五味子、天花粉

主治：消渴目病

25. 正容汤（《审视瑶函》）　川羌活、防风、白附子、秦艽、胆南星、僵蚕、法半夏、木瓜、松节、甘草、生姜

主治：口眼㖞斜

26. 右归饮（《景岳全书》）　熟地、山药、枸杞子、杜仲、山茱萸、炙甘草、肉桂、熟附子（除却甘草，加菟丝子、鹿角胶为右归丸，补肾壮阳力增）

主治：上胞下垂，陈旧内眼病

27. 平肝逐瘀汤　酒白芍、酒当归、酒柴胡、茯苓、夏枯草、郁金、炒槐米、土鳖虫（土元）、水蛭、益母草、酒大

黄、川牛膝

主治：视瞻昏渺，眼部血证

28. 归脾汤（《济生方》）　黄芪、白术、茯神、人参、当归、木香、龙眼肉、远志、酸枣仁、甘草

主治：益气补血，健脾养心

29. 目痒洗方　白鲜皮、蛇床子、荆芥、川椒、甘草

主治：目痒

30. 四君子汤（《太平惠民和剂局方》）　人参、白术、茯苓、甘草

主治：气虚目病

31. 四鲜宁血汤　鲜野生地、鲜小蓟、鲜荷叶、鲜白毛根、赤芍、旱莲草、炒槐米、炮刺猬皮、神曲

主治：白睛溢血，眼底血症

32. 生蒲黄汤（《中医眼科六经要法》）　生蒲黄、旱莲草、生地、荆芥炭、丹皮、郁金、丹参、川芎

主治：云雾移睛

六　画

33. 托里消毒散（《医宗金鉴》）　黄芪、皂角刺、金银花、甘草、桔梗、白芷、川芎、当归、白芍、白术、茯苓、人参

主治：凝脂翳

34. 血府逐瘀汤（《医林改错》）　当归、生地、桃仁、红花、枳壳、赤芍、柴胡、甘草、桔梗、川芎、牛膝

主治：云雾移睛，暴盲

35. 安胎明目汤　酒白芍、珍珠粉、酒当归、熟地、炙黄芪、炒白术、山茱萸、砂仁、川续断、炙甘草、生姜、大枣

主治：妊娠目暗不明

36. 导赤散（《小儿药证直诀》）　生地黄、木通、竹叶、甘草梢

主治：清心养阴，目赤口疮

七　画

37. 龟鹿二仙胶（《医方考》）　龟甲、鹿角、枸杞子、人参

主治：填阴补精，益气壮阳

38. 羌活胜风汤（《原机启微》）　柴胡、荆芥、防风、羌活、独活、薄荷、川芎、白芷、白术、甘草、枳壳、黄芩、桔梗、前胡

主治：暴风客热，混睛障

39. 补水宁神汤（《审视瑶函》）　熟地、生地、白芍、当归、麦冬、茯神、五味子、甘草

主治：神光自现

40. 补气养血明目汤　人参、白术、酒当归、茯苓、酒白芍、桑椹子、酒川芎、熟地黄、鹿角霜、肉桂、炙甘草、砂仁、生姜、大枣

主治：视瞻昏渺，胞虚如球

41. 补阳还五汤（《医林改错》）　黄芪、当归尾、赤芍、地龙、川芎、红花、桃仁

主治：风引偏视，陈旧内障眼病

42. 补肝降浊汤　熟地、酒白芍、酒川芎、白术、炒菟丝子、鹿角霜、楮实子、海藻、石菖蒲、酒柴胡、炮刺猬皮、珍珠粉、

主治：视瞻昏渺

43. 补肝消翳汤　酒白芍、黄芪、白术、沙苑子、青葙子、蛇退、川羌活、密蒙花、凤凰衣、炮刺猬皮、珍珠粉、黑豆衣、葱白、炙甘草

主治：宿翳，疳眼

44. 补肝摄泪汤　熟地、酒白芍、酒川芎、刺蒺藜、山萸肉、决明子、防风、石榴皮、肉桂、甘草

主治：溢泪症

45. 补肾益肝明目汤　熟地黄、鹿角胶、酒白芍、炙龟甲、人参、枸杞子、茯苓、酒香附、山茱萸、菟丝子、珍珠粉、升麻

主治：视瞻昏渺，云雾移睛

46. 补肺益气汤　太子参、山药、酒白芍、五味子、马兜铃、炒白果、蛇床子、甘草、连皮胡桃、炙麻黄

主治：溢泪，目痒，白涩症

47. 阿胶鸡子黄汤（《通俗伤寒论》）　生地黄、阿胶、白芍、茯神木、生牡蛎、钩藤、鸡子黄、石决明、络石藤、炙甘草

主治：阴虚风动内障

八　画

48. 武苓汤　制附子、干姜、白术、茯苓、猪苓、酒白芍、炒枳实、泽兰、制半夏、生姜、大枣

主治：视衣脱离，视衣水肿

49. 青风明目丸　熟地、酒白芍、猪苓、夏枯草、丹参、酒香附、槟榔、菊花、炒枣仁、酒川芎、酒菟丝子、车前子等十四味

主治：青盲

50. 青白散　青黛、煅石膏、煅牡蛎、扑尔敏、米泔水

主治：睑眩湿烂

51. 固本正容汤　酒白芍、酒当归、黄芪、鹿茸、胆南星、白附子、酒川芎、天麻、白花蛇、制马钱子、炒僵蚕、丝瓜络、全蝎（全虫）、葱白、炙甘草

主治：睑废，视瞻昏渺

52. 败毒散　马齿苋、大枣、焙壁虎、制全虫、焙蜣螂、败酱草、干蟾

主治：眼睑肿瘤

53. 和血宁血汤　鲜生地、鲜白茅根、鲜小蓟、白芍、仙鹤草、白术、阿胶、旱莲草、三七、白及

主治：白睛溢血，眼底血症

54. 肥儿丸（《医宗金鉴》）　炒神曲、炒山楂、炒麦芽、黄连、使君子、胡黄连、人参、芦荟、炒白术、茯苓、炙甘草

主治：虫积，疳症

55. 夜明丸　人参、熟地、山药、炒苍术、炒夜明砂、酒菟丝子、枸杞子、石菖蒲、炒韭子、制附子、鹿茸、酒沙苑子、丹参、酒柴胡、羊肝粉、肉桂

主治：夜盲，弱视，视瞻昏渺

56. 泻白散（《小儿药证直诀》）　桑皮、地骨皮、甘草

主治：白睛红赤，咳喘

57. 泻肝败毒汤　龙胆草、重楼（蚤休）、酒大黄、玄明粉、酒当归、酒川芎、鱼腥草、薏苡仁、炮山甲（代）、蔓荆子、青葙子、车前子、海浮散、甘草

主治：凝脂翳，黄液上冲

58. 泻肝清肺汤　龙胆草、酒黄芩、玄参、知母、夏枯草、地骨皮、连翘、车前子、茺蔚子、青黛、升麻、石决明、甘草

主治：凝脂翳，火疳，白睛青蓝，胞肿如桃，瞳神紧小，黄液上冲

59. 泻肝散（《银海精微》）　玄参、大黄、黄芩、知母、桔梗、车前子、龙胆草、川羌活、当归、芒硝

主治：花翳白陷

60. 泻肝散结汤　龙胆草、玄参、煅牡蛎、炙鳖甲、山慈菇、郁金、夏枯草、肉桂、水蛭、薄荷、炒山楂、炮山甲、壁虎、茯苓、珠珀散（含量1∶1）

主治：鹘眼凝睛

61. 泻脾除湿汤　防风、升麻、金银花、连翘、酒黄芩、紫草、苦参、白鲜皮、炒薏苡仁、甘草

主治：眼睑赤烂

62. 参苓白术散（《太平惠民和剂局方》）　人参、茯苓、白术、莲子、薏苡仁、砂仁、桔梗、白扁豆、山药、甘草

主治：气虚湿盛目病

九　画

63. 牵正散（《杨氏家藏方》）　白附子、僵蚕、全蝎

主治：偏视，口眼㖞斜

64. 复元明目汤　人参、胎盘粉、灵芝、鹿角胶、炙龟甲、女贞子、山茱萸、葛根、酒川芎、酒香附、肉桂、全蝎、制马钱子、炙甘草等十六味

主治：视瞻昏渺

65. 洗肝散（《银海精微》）　大黄、栀子、防风、薄荷、川芎、当归、川羌活、甘草

主治：风轮赤豆

66. 祛风正容汤　荆芥穗、川羌活、秦艽、酒当归、酒川芎、制白附子、天麻、白花蛇、炒僵蚕、丝瓜络、全蝎、葱白、炙甘草

主治：睑废

67. 祛痰散结降浊汤　炒白术、茯苓、制半夏、炮山甲、皂角刺、连翘、炒僵蚕、夏枯草、白芥子、车前子、生姜、陈皮、甘草

主治：胞睑痰核，溢泪症，视瞻昏渺，鹘眼凝睛

68. 除风益损汤（《原机启微》）　当归、白芍、熟地、川芎、藁本、前胡、防风

主治：真睛破损

69. 除湿汤（《眼科纂要》）　连翘、滑石、车前子、枳壳、黄芩、黄连、木桶、荆芥、陈皮、茯苓、防风、甘草

主治：风赤疮痍，睑弦赤烂，目痒

十　画

70. 逐瘀正容汤　炒桃仁、红花、酒当归、炙土鳖虫（土元）、酒大黄、僵蚕、全蝎、酒柴胡、天麻、桂枝、制马钱子、炙甘草

主治：目珠偏视

71. 逐瘀明目汤　酒白芍、酒当归、郁金、酒香附、酒大黄、夏枯草、制半夏、土鳖虫（土元）、益母草、川牛膝、琥珀、甘草

主治：视瞻昏渺，消渴目病，陈旧视衣病变

72. 逍遥散（《太平惠民和剂局方》）　柴胡、当归、白芍、茯苓、白术、甘草、薄荷、生姜（加丹皮、栀子为丹栀逍遥散，凉血清热力增）

主治：云雾移睛，视瞻昏渺，青盲

73. 健脾降浊汤　黄芪、白术、茯苓、桑螵蛸、薏苡仁、防己、制半夏、海藻、酒川芎、炮穿山甲、石菖蒲、砂仁、肉桂、甘草

主治：视瞻昏渺，消渴目病，陈旧视衣病变

74. 疳症丸　太子参、白术、茯苓、陈皮、制半夏、砂仁、焦三仙、芦荟、胡黄连、蜜蒙花、炒鸡内金、黑豆衣、肉桂、羊肝粉、炙甘草

主治：疳积上目

75. 益气止痉汤　黄芪、白术、酒川芎、制白附子、葛根、松节、蜈蚣、全蝎、葱白、炙甘草

主治：胞睑振跳，面肌痉挛

76. 益气消风散　黄芪、防风、白术、地肤子、薏苡仁、蛇蜕、葱白、甘草

主治：目痒

77. 益气通脉汤　黄芪、白术、酒川芎、当归尾、水蛭、

地龙、石菖蒲、益母草、肉桂、桔梗、炒枳壳、山楂

主治：暴盲

78. 益气摄泪汤　黄芪、白术、茯苓、蛇床子、五味子、密蒙花、防风、车前子、石榴皮、决明子、甘草

主治：溢泪症

79. 益肾蠲痹汤　熟地黄、山茱萸、青风藤、制川乌、丹皮、姜黄、酒当归、黄芪、防风、乌蛇、全蝎、甘草等十四味

主治：抱轮红赤，瞳神紧小

80. 消脂饮　炒山楂、炒决明子、酒大黄

主治：高血脂症

81. 消蒙散　黄芪、酒白芍、菊花、熟地、密蒙花、蝉蜕、刺蒺藜、凤凰衣、黑豆衣、麦麸皮、酒柴胡、鸡内金、石榴皮、大枣

主治：宿翳

82. 消障明目汤　熟地、酒当归、丹参、枸杞子、炙黄芪、茯苓、海藻、羚羊角粉、炒决明子、珍珠粉、炙全虫、酒香附、肉桂、升麻等十六味

主治：圆翳内障

83. 消障明目膏　丹参、人参、炒决明子、女贞子、麝香、冰片。共细面，蜂蜜调制成硬膏，贴敷太阳穴

主治：圆翳内障

84. 海浮散（《疮疡经验全书》）　明乳香、净没药

主治：疮疡久不收口

85. 通络止痉汤　荆芥、川羌活、麻黄、白术、酒川芎、制白附子、松节、蜈蚣、全蝎、葱白

主治：胞睑振跳，面肌痉挛

86. 通窍启闭汤　麝香、酒川芎、炒桃仁、赤芍、水蛭、炒枳实、石菖蒲、胆南星、葱白、大枣

主治：暴盲

87. 通窍活血汤（《医林改错》）　麝香、酒川芎、炒桃仁、红花、赤芍、葱白、生姜、大枣、黄酒

主治：中风窍闭，暴盲

88. 桑白皮汤（《审视瑶函》）　桑白皮、泽泻、玄参、甘草、麦冬、黄芩、旋覆花、菊花、地骨皮、桔梗、茯苓

主治：白涩症

十一画

89. 黄芪桂枝五物汤（《金匮要略》）　黄芪、桂枝、白芍、生姜、大枣

主治：血痹

90. 黄连解毒膏　酒黄连、酒黄柏、大黄、连翘、皂角刺、赤芍、天花粉等九味，加醋浓煎制膏，调涂患处

主治：胞肿如桃

91. 菊花决明散（《原机启微》）　菊花、石决明、石膏、木贼草、川羌活、防风、蔓荆子、川芎、黄芩、决明子

主治：白睛溢血

92. 眼珠灌脓方（《中医眼科讲义》）　大黄、瓜蒌仁、石膏、玄明粉、枳实、栀子、夏枯草、金银花、黄芩、天花粉、淡竹叶

主治：凝脂翳，黄液上冲

93. 麻杏石甘汤（《伤寒论》）　麻黄、杏仁、石膏、甘草

主治：宣肺清热

94. 羚菊明目饮　羚羊角粉、菊花、炒决明子、枸杞子、茯苓、炙甘草

主治：青风内障，白涩症

95. 清火消肉丸　酒黄连、龙胆草、炒栀子、赤芍、刺蒺藜、密蒙花、蝉蜕、槟榔、炒山楂、甘草

主治：胬肉，眦部红赤

96. 清心泻火汤　酒生地、酒黄连、酒大黄、酒川芎、酒当归、赤芍、栀子、木通、竹叶、甘草

主治：胬肉攀睛，抱轮红赤

97. 清肝明目汤　酒柴胡、酒黄芩、菊花、紫草、蔓荆子、丹参、青葙子、羚羊角、甘草、葱白、大枣等十三味

主治：黑睛翳障，白睛红赤

98. 清肺泻火汤　黄芩、石膏、桑白皮、地骨皮、连翘、金银花、赤芍、白茅根、防风、薄荷、甘草

主治：白睛红赤

99. 清热除湿汤　炒苍术、酒黄柏、连翘、菊花、荆芥、蜂房、蝉蜕、蔓荆子、赤芍、炒枳壳、木通、甘草

主治：睑弦赤烂，暴发火眼，针眼

100. 清营汤（《温病条辨》）　犀牛角（代）、生地黄、玄参、竹叶心、麦冬、丹参、黄连、金银花、连翘

主治：清营透热，活血

101. 清脾泻火汤　大黄、石膏、金银花、连翘、玄参、赤芍、防风、甘草

主治：抱轮红赤，黑睛翳障，胞肿如桃

102. 绿风明目汤　羚羊角粉、夏枯草、酒香附、酒白芍、珍珠母、泽泻、槟榔、猪苓、酒大黄、乌梅、山茱萸、车前草、琥珀、甘草

主治：肝气郁闭，绿风内障

103. 绿风羚羊饮（《医宗金鉴》）　玄参、防风、茯苓、知母、黄芩、细辛、桔梗、大黄、羚羊角、车前子

主治：绿风内障

十二画

104. 散风除湿活血汤（《中医眼科临床实践》）　鸡血藤、忍冬藤、川羌活、独活、白术、苍术、当归、防风、川芎、前胡、红花、枳壳、赤芍、甘草

主治：风湿目病，抱轮红赤

105. 葱糖泥　葱白、白糖

主治：伤口瘘

106. 椒黄汤　花椒、麻黄、葱白。水煎，熏洗

主治：寒翳

107. 温阳消滞膏　肉桂、川椒、白术、鸡内金、陈曲。共细面，醋调，贴敷神阙穴

主治：疳积目病

108. 温运明目汤　黄芪、炒白术、茯苓、熟附子、酒当归、炒薏苡仁、枳实、桂枝、五味子、通草、炮山甲、白芥子、生姜皮、大枣

主治：寒翳，阳虚湿聚目病

109. 温肝解痉汤　吴茱萸、制附子、制半夏、党参、酒当归、酒川芎、青皮、琥珀、蜈蚣、炙甘草、大枣、生姜

主治：闪辉暗点，产后头痛目暗

110. 温经散邪汤　川羌活、荆芥穗、防风、黄芪、苍术、当归、谷精草、蚕沙、五味子、生姜、甘草

主治：冷泪症，寒翳，白涩症

111. 滋阴止痉汤　葛根、黄精、阿胶、蝉蜕、天麻、钩藤、川芎、木瓜、全蝎、炙甘草

主治：目劄，胞睑振跳

112. 滋阴清热明目汤　熟地、山药、玄参、山茱萸、盐知母、盐黄柏、炙龟甲、丹皮、酒女贞子、青葙子、蔓荆子、炙甘草

主治：青盲，瞳神干缺，视瞻昏渺，绿风内障术后

113. 滋阴散邪汤　熟地、丹皮、夏枯草、连翘、黄柏、知母、薄荷、甘草

主治：针眼，白睛红赤

114. 疏风散邪汤　桑叶、菊花、荆芥、蝉蜕、蔓荆子、

连翘、牛蒡子、薄荷、甘草

主治：迎风流泪，白睛红赤，白涩症

115. **疏肝解郁明目汤** 酒柴胡、郁金、酒当归、酒白芍、白术、炒枳实、夏枯草、茯苓、五味子、蔓荆子、车前子、炙甘草

主治：青风内障，视瞻昏渺

十三画及以上

116. **蜂艾煎** 蜂房、艾叶。水煎，熏洗

主治：胞睑湿烂，浮肿

117. **蝉花散**（《银海精微》） 蝉蜕、菊花、蒺藜、蔓荆子、决明子、车前子、防风、黄芩、甘草

主治：花翳白陷

118. **增视明目汤Ⅰ号** 酒白芍、熟地、女贞子、枸杞子、沙苑子、钩藤、菊花、青葙子、炒决明子、炙甘草等十二味

主治：视近怯远

119. **增视明目汤Ⅱ号** 酒白芍、熟地、山茱萸、菟丝子、五味子、鹿角胶、炙龟甲、珠粉、肉桂、炙甘草等十二味

主治：视远怯近，老视

120. **增视明目液** 人参、胎盘粉、酒白芍、熟地、山茱萸、枸杞子、石斛、酒菟丝子、炒决明子、川芎、酒柴胡、肉桂、焦三仙等十五味

主治：弱视

121. **增液汤**（《温病条辨》） 玄参、麦冬、生地黄

主治：滋阴清热，润肠通便

122. **镇肝熄风汤**（《医学衷中参西录》） 怀牛膝、代赭石、生龙骨、生牡蛎、皂角刺、白芍、玄参、天冬、川楝子、生麦芽、茵陈、甘草

主治：暴盲

【注】上述方剂，除标明出处者外，皆为笔者的家传方、

师传方和经验方。

六、参考文献

［1］清·张锡纯．医学衷中参西录．石家庄：河北科学技术出版社，1957.

［2］明·傅仁宇．审视瑶函．上海：上海人民出版社，1959.

［3］宋·葆光道人．秘传眼科龙木论．北京：人民卫生出版社，1958.

［4］明·王肯堂．证治准绳．上海：上海科学技术出版社，1959.

［5］唐·孙思邈．银海精微．上海：上海科学技术出版社，1956.

［6］清·陈修园．南雅堂医书全集·眼科捷径．上海：上海久敬斋书局

［7］明·吴谦，等．医宗金鉴．北京：人民卫生出版社，1963.

［8］陈达夫．中医眼科六经法要．成都：四川人民出版社，1978.

［9］廖品正．中医眼科学．上海：上海科学技术出版社，1983.

［10］葛坚．眼科学．北京：人民卫生出版社，2002.

［11］石学敏．针灸学．北京：人民军医出版社，2003.

［12］刘家琦，等．实用眼科学．北京：中国中医药出版社，2005.

［13］肖家翔．中医眼科临床实践．贵阳：贵州科学技术出版社，2002.

［14］曾庆华．中医眼科学．北京：中国中医药出版社，2002.

［15］凌一揆．中药学．上海：上海科学技术出版社，1984.

［16］许济群．方剂学．上海：上海科学技术出版社，1986.

［17］高学敏．中药学．北京：《健康报》振兴中医刊授学院，1985.

［18］郭同经．穴位注射疗法．济南：山东人民出版社，1976.

［19］彭清华．中医眼科学．北京：中国中医药出版社，2012.

［20］杨维周．眼科临床实用中药．北京：科学技术文献出版社，1998.

［21］彭晓燕．眼底病诊断思辨．北京：人民卫生出版社，2009.

［22］李国锐．中医病症诊断疗效标准．南京：南京大学出版社，1994.

［23］潘朝阳．常见眼病诊断图谱．北京：金盾出版社，2004.

［24］黄树春．水前房角镜学手册．沈阳：辽宁科学技术出版社，2009.

［25］印会河．中医基础学．上海：上海科学技术出版社，1988.

［26］田德禄．中医内科学．北京：人民卫生出版社，2002.

［27］赵庭富．中医眼科五色复明新论．石家庄：河北科学技术出版社，1990.

［28］朱良春．虫类药的应用．南京：江苏科学技术出版社，1981.

后　记

　　在医学科技发达的今天，临床实践进一步证明，唯有走中西医结合之路，相互取长补短，发挥协同效应，方是速愈疾病的最佳选择。

　　刘恒先生深知：医德乃为医之根，医术为行医之本。他每每教导弟子们说：

　　医者，责大似天，任重如山！医为仁术，善者可为！

　　唯"小心"方可深"入微"祛邪；唯"大医"方可进肯綮除病！

　　唯"精诚"方可博病家信赖；唯医患共济方可使疾病速愈矣！

　　所以，刘恒先生与其医术传承人——刘爱民、刘爱新、刘爱峰等，于行医一途中，始终秉承着家传的行医训教和箴言，践行在中西医结合眼科之路上。

　　聚天地灵气　祛穹下庚邪，
　　汇东西仁术　济世上苍生。
　　大医精诚
　　承岐黄秘术　除顽疾由我，
　　操科学医技　还光明于您。
　　小心入微
　　精研岐黄医顽病，如同父兄对待病；
　　谨守医德不侮病，自己不行不误病。

　　医道，是人民尊敬的职业；医生，应敬畏自身的职责。刘恒的行医之路是艰辛的，并几经干扰和破坏。刘恒几十年如一日悬壶济世，特别是在二十世纪六七十年代，他不分风雨寒暑，奔波在农家、田间（做着全科医生），曾经挽救过很多垂危的生命，得到群众一致的赞誉。正如他在《咏蝉》一诗中所感慨的那样：

　　囹圄几载日，阎罗伴侧旁。思翔求梦暂，茹苦恨幽长。

　　半命积微步，一朝见曙阳。白驹擦隙过，遗世有流响。

　　此部《小刘眼科衷中参西录》的整理撰著，基于刘恒长期的思想准备和临床实践，并以他为主，自 2013 年 1 月动笔，在业余时间进行编写、审核、修改完成；其中的手术部分之内容，是刘爱民、刘爱峰成功经验的总结。书中文字稿的撰写、修改、补充计有数十遍，电子稿也经十多遍之反复地、逐字逐标点地修改、删减、补充，这亦可以说是"百炼千锤"吧！

　　在本书的编纂过程中，承蒙中国中西医结合学会眼科分会主任委员、山东中医药大学附属眼科医院院长、山东中医药大学博士生导师——毕宏生教授；山东省中西医结合学会眼科分会主任委员、山东中医药大学博士生导师、山东中医药大学附属医院眼科主任——郭承伟教授；山东省中西医结合学会眼科分会原主任委员、山东中医药大学博士生导师、山东中医药大学附属医院原眼科主任——王静波教授等老师的指导，对稿件给予审阅、斧正并写了序言，在此对诸位老师致以衷心感谢！！

　　遗憾的是，刘恒先生的导师——陈明举教授由于身体原因，未能对本书进行审阅！

　　在此亦对在临床实践中得以借鉴经验的诸位良师致以深深谢意！

　　本书得以完成，刘恒还深切感谢他的半边天——结发之妻李荣云！是年近七旬的她，拖着需要调理的身体，操持着繁重的家务，护理着九旬的公爹，还照顾着刘恒的身体和生活，从而使他抓紧这五年多的时间，得以潜心完成这一工作！！

　　在本书的资料整理和电子稿制作过程中，承蒙刘爱勇、刘红芬、张秀焕、李婷婷女士，以及史新华、赵海波、张辉先生等的大力协助，在此一并致谢！

对本书的编纂，刘恒先生所秉持的良好目的，正若他在《自白诗》中所感慨的：

一

七旬不寂狂愚叟，轻叩悬壶百案收。

希冀拙言拯庶众，未来或许有春秋。

二

阴阳转旋畅秘平，黎民繁衍望安生。

中西合璧除盲障，冀为人间少暗睛！

"砖"既已抛出，翼引"玉"踵来。冀望我国的中西医结合眼科事业日渐昌盛！

手稿初成于 2013 年 12 月 26 日

定稿于甲午年孟春